糖尿病并发症诊治丛书

糖尿病并发症
中西医结合诊治

总主编　肖新华

主　编　倪　青　徐　春

科　学　出　版　社

北　京

内 容 简 介

本书结合糖尿病并发症中西医结合研究最新成果和临床经验编写而成。系统梳理了糖尿病并发症的基础研究，内容包括糖尿病并发症的中医学病名、病因病机、中医辨证方法、中西医结合治疗原则、中医内治、中医外治及其他康复方法，对糖尿病并发症的中医药多靶点干预研究进展进行系统介绍。详细介绍糖尿病常见并发症病因病机的现代医学认识、病证结合诊断、病证结合治疗、病证结合康复，以及专方专药、特色疗法和综合管理策略等。

本书适合从事糖尿病研究的临床医师、科研工作者和医学研究人员参考阅读。

图书在版编目（CIP）数据

糖尿病并发症中西医结合诊治 / 倪青，徐春主编．-- 北京：科学出版社，2025. 8. --（糖尿病并发症诊治丛书 / 肖新华总主编）.

ISBN 978-7-03-082868-2

Ⅰ. R587.2

中国国家版本馆 CIP 数据核字第 2025TF0263 号

责任编辑：王海燕　李　玫 / 责任校对：张　娟

责任印制：师艳茹 / 封面设计：牛　君

科学出版社出版

北京东黄城根北街 16 号

邮政编码：100717

http://www.sciencep.com

中煤（北京）印务有限公司印刷

科学出版社发行　各地新华书店经销

*

2025 年 8 月第　一　版　开本：787 × 1092　1/16

2025 年 8 月第一次印刷　印张：21 1/4

字数：500 000

定价：178.00 元

（如有印装质量问题，我社负责调换）

《糖尿病并发症中西医结合诊治》编写人员

总 主 编 肖新华

主　　编 倪　青　徐　春

副 主 编 王世东　王颜刚　毋中明　张润云

主编秘书 卜祥伟　张　珊

编 著 者 （按姓氏笔画排序）

卜祥伟　王世东　王佳玲　王皓朔

王颜刚　毋中明　史佩玉　白　煜

庄子凡　刘馨谣　李雨倩　李艳杰

肖新华　吴秉融　宋长恒　张　珊

张　洋　张　婉　张润云　陈玉鹏

陈世波　周　扬　郝晓晖　秦　瑞

倪　青　倪栎茵　徐　春　常瑞婷

温志歌　裴珍珍　谭伟丽

前言

随着现代生活方式的改变，糖尿病及其并发症已成为常见病和多发病、全球性公共卫生问题。糖尿病并发症不仅严重影响患者的生活质量，而且给社会经济带来巨大负担。糖尿病并发症的综合防治与管理，不仅是医学领域的重要工作，也是提高患者生活质量、降低医疗成本的关键。近年来，我国采用中西医结合方法管理和治疗糖尿病及其并发症取得较大进展，得到国际社会的广泛关注。中西医结合治疗以其独特的疗效优势，为糖尿病及其并发症的管理提供了崭新的视角和解决方案。编写一本专著，将这些宝贵的临床研究成果和治疗管理经验荟萃出版，对推动糖尿病及其并发症管理事业的发展意义重大。

本书基于以上认识，由多位专家反复酝酿、充分讨论取舍证据，集体合作编写而成。

对糖尿病及其并发症的治疗与管理，我国中西医结合工作者近年来取得了较大进展。糖尿病并发症中西医结合治疗与管理的优势主要体现在以下 5 个方面：① 为患者提供全面的综合治疗与疾病管理策略。在现代诊断技术、药物治疗等优势基础上，中医药疗法与管理措施通过调整机体脏腑气血阴阳平衡，增强体质来防治糖尿病并发症，能够实现较短时间控制病情，保持较长时期稳定的临床效果。② 改善患者的生活质量。中医药通过针灸、中药、推拿、养生功、药膳、情志疗法等综合手段，帮助患者改善症状与体征，如失眠、疲劳、疼痛、水肿、心悸等，提高生活质量。③ 减少药物的用量和种类，对抗和治疗不良反应。中西医有机结合、综合疗法，可以减少药物的服用量和种类，对抗药物的不良反应或副作用。如在糖尿病合并冠心病治疗中，中医通过活血化瘀中药，联合降脂、抗血小板聚集药物（如阿司匹林、他汀类药物），可以更有效地减少心血管事件的风险。中药的使用有助于调节血脂、减轻炎症反应，可减少原服用药物的种类和用量，同时治疗和减轻如肝功能损害、肌痛等药物不良反应或副作用。④ 逆转或延缓糖尿病并发症。中西医综合疗法，可以逆转早期糖尿病微血管并发症，延缓或减轻慢性并发症。例如，糖尿病肾病治疗中，通过使用滋阴补肾、活血化瘀中药，可以改善肾脏微循环，减少糖尿病引起的肾小球高滤过状态，从而有助于减轻肾脏负担，保护肾功能。在微量蛋白尿阶段，可以使病情得到逆转；在临床蛋白尿阶段，可以保护肾功能；在肾损害阶段，可以延缓病情的发展。中医的整体调理作用与西药的靶向治疗相结合，不仅可以更好地控制病情，实现对肾脏保护的最大化，延缓病变进程，部分患者甚至可见到肾功能的部分恢复。⑤个性化治疗，量体裁衣。中医“治未病”和个体化治疗，一人一方案，可以达到个体化最佳疗效。通过辨证论治，宏观和微观辨证相结合，为每个患者量身定制治疗方案，并根据患者的具体病情、病程、体质等因素，灵活定制个体化治疗方案。

本书全程贯穿以上学术特色，基于最新文献资料和理论提炼，系统地梳理了糖尿病并发症的最新中西医基础理论。内容包括糖尿病并发症的中医学病名、病因病机，还涵盖了实验室检查及辅助检查新技术，以及辨证施治方法、中西医结合治疗原则，包括中医的内治和外治方法、康复方案、中医药多靶点干预和中西医结合治疗的最新研究成果等。从临床实际应用出发，较详细介绍了糖尿病常见并发症的综合诊治方案，包括病因病机、病证结合诊断、病证结合治疗、病证结合康复，以及专方专药、特色疗法等，旨在为临床医师和科研人员提供全面、实用的研究思路和治疗方案。

本书既是糖尿病并发症中西医结合治疗的进展综论，也是编者们多年诊疗经验和临床研究成果的总结。希望通过阅读本书，读者能够获得糖尿病及其并发症中西医结合诊疗比较全面的系统知识，能启迪临床思路，激发科研灵感，提高诊疗能力，造福广大患者。

由于经验和水平所限，在文献应用、证据编排、文字润色、医学术语、逻辑关系诸方面难免存在不足，恳请读者批评指正。

倪　青

中国中医科学院广安门医院内分泌科主任

北京中医药大学兼职教授

中国中西医结合学会内分泌专业委员会候任主任委员

徐　春

解放军总医院第三医学中心内分泌科主任

中国研究型医院学会糖尿病专业委员会副主任委员

北京中西医结合学会糖尿病专业委员会副主任委员

2025 年 3 月

目录

第1章 中医学对糖尿病并发症的认识

糖尿病（diabetes mellitus，DM）是一种代谢性疾病，长期高血糖会损伤各种组织和器官，导致多种并发症。中医学将糖尿病并发症称为“糖尿病证”或“糖尿病症候群”，主要包括眼、肾、神经和心血管系统等多个方面的并发症。糖尿病疾病分期一般包括脾瘅期、消渴期、消瘅期，并发症多在消瘅期出现，且病情复杂多变。中医学认为，糖尿病并发症的病因主要分为先天及后天因素，后天因素多与饮食、情志、劳逸有关。中医病机涉及阴阳失调、邪盛正衰、脏腑及气血津液功能失常。

第一节　糖尿病并发症的中医范畴

一、中医病名认识

糖尿病肾病（diabetic nephropathy，DN），又称糖尿病性肾小球硬化症，主要病理特点是系膜区大量基质堆积，系膜区变宽或结节形成及肾小球、肾小管毛细血管基底膜增厚，以后逐渐发展至肾小球硬化，最后丧失肾功能。糖尿病肾病的临床表现主要是水液代谢失常所致水肿、小便频数、小溲如脂、小便不利等症状。本病归属中医学“肾消”“消渴”并发“水肿”“淋证”“癃闭”“尿浊”“血尿”“关格”“虚劳”等范畴。

糖尿病控制不佳能导致多种眼疾，如并发白内障，属中医“圆翳内障”范畴，并发视网膜、眼底病变，属中医“视瞻昏渺”“云雾移睛”“暴盲”“青盲”“血灌瞳神”“眼底血证”“雀目”等范畴。

现代医学认为糖尿病足是糖尿病合并周围神经病变、末梢血管病变、缺血、足部畸形和感染共同作用的结果。其主要表现为肢端麻木、疼痛、发凉和（或）有间歇性跛行、静息痛，继则下肢远端皮肤变黑、组织溃烂、感染、坏疽。糖尿病足感染包括浅表溃疡、蜂窝织炎、深部脓肿、骨髓炎和肢端坏疽。糖尿病足的皮肤溃疡不易愈合，容易复发，甚至导致截足的后果。本病当属于中医学“脱疽”“筋疽”范畴。

糖尿病可并发心脏微血管和大血管病变。可并发冠状动脉粥样硬化性心脏病、心肌病、心脏自主神经功能紊乱、心律失常、心力衰竭等疾病。其临床表现为胸闷胸痛、心悸心慌、气短、咳喘不得平卧等。本病当属中医学“消渴”并发“胸痹”“厥心痛”“心痛”“心胃痛”“真心痛”“心悸”“水肿”等范畴。

糖尿病血管病变可并发脑血管意外，以脑动脉粥样硬化所致缺血性脑病最为常见。临床以突然昏仆，不省人事，半身瘫痪，语言不利为主要表现。本病属于中医学“消渴”并发“中风”“偏枯”“仆击”“昏厥”“头痛”等范畴。

糖尿病周围神经病变（diabetic peripheral neuropathy，DPN）主要表现为肢体麻木、拘挛、疼痛、无力，肌肉萎缩，腱反射减弱或消失等。古代中医学认识糖尿病得之日久，即可出现上述类似周围神经病变的症状，并提出病机及可行的治疗方法。本病可归属于中医学“消渴”兼“痹证”“血痹”“络病”“麻木”“不仁”“痛证”“痿证”等范畴。

糖尿病皮肤感染表现为皮肤上生疮疖，红肿热痛，有时伴见全身症状如发热恶寒、口渴、疲乏等，相当于中医学“痈”“疽”“疮”“疖”等范畴。

糖尿病自主神经病变可造成运动障碍、心肌缺血、直立性低血压、多汗症、胃轻瘫、膀胱功能障碍与性功能障碍等。这相当于中医学“消渴”兼“心悸”“怔忡”“眩晕”“阳痿”“强中”“癃闭”“淋证”“尿失禁”“腹胀”“便秘”“泄泻”“痞满”“呕吐”“呃逆”“汗证”“郁证”“健忘”“痴呆”等多种病证的范畴。

二、中医疾病分期

1. *脾瘅期*　脾瘅，是以口中发甜为主要临床表现并以过食肥甘为主要病因的疾病，如果不加以控制，任其发展，就会导致糖尿病的发生。关于脾瘅，“瘅，谓热也。脾热则四脏同禀，故五气上溢也。生因脾热，故曰脾瘅”“脾好燥而恶湿，今脾伤于肥甘，而内热熏灼，故名曰脾瘅”。以上论述都说明过食甘美肥味之后，脾胃运化功能失常，郁久化热，导致内热中满，蓄积于脾，脾气上溢于口，从而出现口甘之症状，日久可转为消渴病。脾瘅一病的发生，主要与湿、热二邪相关。然湿热之邪久滞，又往往损及正气，如湿邪偏重，则损伤脾胃，造成湿邪困脾；邪热过剩，热则耗损阴液，最终转化为消渴，因此，脾瘅也是消渴的发病原因。

2. *消渴期*　《素问·奇病论》云：“……肥者令人内热，甘者令人中满，故其气上溢，转为消渴。治之以兰，除陈气也。”“肥者令人内热”指在肥胖的基础上，诸多因素皆能使体内化热成病，如胃肠结滞内生结热、饮食积滞化生痰热、脾胃积滞化生湿热、肺胃积滞化生实热、肝气郁滞化生郁热、烟酒过度成为毒热、诸热伤阴内生燥热等。“甘者令人中满”，结合糖尿病代谢异常的特点，可以理解为“中”即血液中，“满”即血糖达到一定高度，“热”与“满”相合，则“其气上溢，转为消渴”。“其气”指甘甜之气，可理解为糖尿病患者的血糖，“上溢”指超越正常水平。从现代医学角度看，就是血糖升高达到了糖尿病的诊断标准。此时，病情转为消渴，出现多尿、多饮、多食、疲乏、消瘦等诸多因血糖过高导致的临床症状。

3. *消瘅期*　《灵枢·五变》云：“黄帝曰：人之善病消瘅者，何以候之？少俞答曰：五脏皆柔弱者，善病消瘅。”微型癥瘕合邪热可伤及全身脏腑器官，临床上患者并发症表现各异。“五脏皆柔弱者，善病消瘅”，糖尿病并发症的发生与否与脏腑气血是否充盛、功能是否完备密切相关。《灵枢·本脏》云：“心脆，则善病消瘅，热中……肺脆，则若病消瘅，易伤……肝脆，则善病消瘅，易伤……脾脆，则善病消瘅，易伤……肾脆，则若病消瘅，易伤。”患者禀赋各异，脏腑柔弱，气血阴阳不足，最易受微型癥瘕侵袭，导致相应脏腑损伤、功能异常，从而出现相应临床症状。

第二节 糖尿病并发症的中医病因病机

一、病因

（一）饮食失宜

糖尿病及其并发症的发生与饮食失宜有着密切的关系。中医学认为，饮食习惯直接影响脾胃的运化功能，是维持人体气血平衡和健康状态的基础。饮食失宜，包括饮食过量、偏食、饮食不定时、食用不当等，都可能导致脾胃负担加重，气机失调，最终引发糖尿病及其并发症。

饮食过量是饮食失宜的一种常见形式，尤其是高糖、高脂肪的食物过量摄入，会增加脾胃的运化负担，导致脾胃湿热积累，形成痰湿。中医学认为痰湿内阻是引起糖尿病的主要病因之一，长期累积还会导致气滞血瘀，加重或诱发糖尿病并发症。长期饮食过量，特别是对于油腻、甜腻之品，会导致脾胃湿热积聚。脾胃为水谷之海，其功能受损则水湿停滞不化，转化为痰湿，内生湿热。脾胃负担过重，会导致气机运行不畅，形成气滞。气为血之帅，气滞则血行不畅，形成瘀血。气滞血瘀不仅影响脏腑功能，还会加重痰湿的积聚，形成恶性循环。饮食过量导致的脾胃负担加重，会影响到整个代谢系统的功能，导致代谢紊乱。这不仅会加重胰岛素抵抗，还可能导致血脂异常、高血糖等症状，为糖尿病及其并发症的发生提供了土壤。长期的饮食过量，尤其是高糖、高脂肪食物的摄入，会导致体质向痰湿、湿热方向转变。这类体质的人更容易出现脂肪积聚，不仅表现为肥胖，还可能内生更多的痰湿和湿热，增加糖尿病及其并发症的风险。

偏食，特别是偏好甜食、油腻食物，不仅导致热量摄入过剩，还可能造成营养不均衡，影响脾胃的正常功能，损伤脾胃的运化能力，加速痰湿的生成和积累，影响机体对糖和脂肪的代谢，增加糖尿病及其并发症的风险。饮食不定时，如经常暴饮暴食或吃夜宵，会打乱人体的生物钟，干扰正常的消化吸收和代谢节律，影响脾胃的运化功能，导致气血生化不足，进而影响全身的气血运行，为糖尿病及其并发症的发生创造条件。食用不当，包括食用过冷、过热、变质、不卫生的食物，都可能损伤脾胃，影响其对食物的正常消化吸收，导致脾胃湿热、痰湿内生，久而久之形成糖尿病及其并发症。寒凉食物具有清凉降火、解毒消肿的作用，适合在体内有实热、上火的情况下食用。然而，当过多食用寒凉食物时，如生冷的瓜果、冰镇饮料等，会对脾胃产生过度的寒凉刺激，损伤脾阳。脾阳是维持脾胃运化功能的基本动力，一旦脾阳受损，脾胃的运化功能就会减弱，导致食物精华转化不足，水湿内停，形成痰湿。这种状态不仅影响代谢，还可能导致或加剧糖尿病患者的胰岛素抵抗，增加糖尿病并发症的风险。温热食物如羊肉、辣椒等，能够温中散寒、增加身体的热量。在体内有寒凉之邪时，适量食用温热食物可以帮助驱寒暖胃，增强身体的阳气。但是，如果过量食用这类食物，尤其是在体内已有湿热或瘀血倾向的情况下，可能会导致湿热和瘀热在体内积聚，形成“内热”。内热的存在不仅加重脾胃的负担，还可能导致血液黏稠度增加、血液循环不畅，进而加剧糖尿病及其并发症的病理状态。

（二）七情内伤

1. 怒伤肝　怒气上冲会导致肝气郁结，肝失疏泄，影响到肝脏的正常功能，进而影响血糖的稳定，加重糖尿病病情。怒气上冲使肝气失去疏泄和调畅的功能，导致气滞。肝气郁结不仅会引起情绪进一步的不稳定，如易怒、情绪抑郁等，还可能导致其他症状，如头痛、胸闷等。肝气郁结会影响到气血的正常运行，因为肝主疏泄，与调节血量有密切关系。气血失调可能进一步导致经络阻塞，气血不畅，形成瘀血，影响全身的营养供应和代谢功能。中医学认为肝脾相互制约，肝气郁结易影响脾胃的运化功能，导致消化不良、食欲不振等症状。长期下去，会影响营养物质的吸收，加重糖尿病患者的代谢紊乱。情绪波动，特别是怒气上冲，会通过神经内分泌系统影响胰岛素的敏感性和分泌，加剧糖尿病患者的胰岛素抵抗问题，影响血糖控制。

2. 喜伤心　过度喜悦使心气散乱，心神不宁，可能导致心脏功能受损，影响心脏对内分泌系统的调节，进而影响胰岛素分泌和血糖控制。过度的喜悦情绪会使心气过于活跃，导致心神不宁，心脏功能亢进。长期心气亢进不仅会消耗心脏的正气，还可能导致心神失养，出现失眠、多梦、心悸等症状。心主血，过度喜悦导致心气亢进，会影响气血的正常运行和分布，可能导致气血上冲，出现头晕、面红等症状，久而久之，可能引发或加重糖尿病并发症，如视网膜病变等。喜过则散，长时间的情绪亢奋会损耗心阴，导致心脏功能失衡，表现为心悸、心烦、口干舌燥等。在糖尿病患者中，这种心脏功能的受损会加重心血管系统的负担，增加心血管并发症的风险。心脏功能的紊乱还会影响到内分泌系统的稳定，可能导致胰岛素分泌和利用出现异常，影响血糖控制，加剧糖尿病的病情。

3. 忧、思伤脾　长期忧虑、过度思虑会损伤脾气，脾为后天之本，主运化水湿，脾气虚弱则水湿内停，转化为痰湿，影响代谢功能，加剧糖尿病病情。长期忧虑和过度思考会消耗脾气，导致脾功能减弱。脾气虚弱表现为食欲下降、消化吸收能力减弱、容易疲乏、体重下降或消瘦、大便溏泻等症状。忧思过度还会导致气机郁滞，气滞则血行不畅，长期气滞可转化为血瘀。血瘀可能进一步导致疼痛、经络阻塞、肢体麻木等症状，对糖尿病患者而言，这可能加剧神经病变或周围血管疾病。脾为运化水湿的主要脏器，脾虚则水湿不化，内停形成痰湿。痰湿在体内积聚，不仅增加体重，还可能导致或加剧糖尿病的胰岛素抵抗，增加并发症的风险。脾开窍于口，主思。脾气虚弱会进一步影响情志，形成恶性循环，忧、思加重脾虚，脾虚又加剧忧、思，对身心健康构成双重打击。

4. 悲伤肺　悲伤会导致肺气郁结，肺主气，肺气受损会影响气机的正常运行，导致气滞血瘀，影响血液循环，加重糖尿病并发症。悲伤情绪使得肺气抑郁，不能正常宣发，导致气机郁滞，表现为胸闷、呼吸短促等症状。肺气郁结还会影响到肺的正常下降功能，导致气逆、咳嗽等问题。肺为气血之根，肺气不畅会影响气血的正常运行和分布，导致身体乏力、面色苍白等症状。在糖尿病患者中，这种情况可能进一步影响血糖的稳定和代谢功能。悲伤伤肺的过程中，肺脏功能的下降又会反过来影响情绪的调节，使悲伤情绪更加难以缓解，形成一个恶性循环。

5. 恐伤肾　惊吓可导致肾气不固，肾主水，肾气虚则水液代谢失常，可能导致水肿、尿频等症状，影响糖尿病患者的健康状态。恐惧情绪会导致肾精亏损，肾精是维持人体生长、发育、繁殖的基础。肾精亏损会导致生殖系统功能下降，骨骼脆弱，听力减退，以及头发早白等问题。

长期的恐惧情绪还会导致肾阳虚弱。肾阳是维持身体生命活动和温暖的动力，肾阳虚弱会导致身体虚寒、畏寒、四肢冷、腰膝酸冷等症状。肾主水，肾功能受损会影响到水液代谢，可能出现水肿、尿频或尿少等问题。在糖尿病患者中，这种水液代谢的紊乱可能加剧血糖控制的难度，增加糖尿病并发症的风险。肾脏在中医理论中也与内分泌系统有着密切的联系，恐惧伤肾可能导致内分泌系统功能紊乱，影响到胰岛素的分泌和利用，进一步加剧糖尿病的病情。

（三）劳逸过度

劳过度主要指过度的体力劳动或精神压力，导致身体和心理的过度消耗。在中医理论中，长期过劳会损伤肾精、耗伤气血，特别是损伤肾精。肾藏精，主生长、发育和生殖，是人体先天之本。肾精亏损会导致身体的基本生理功能下降，影响到血糖的稳定和代谢调节，从而加剧糖尿病的病情及其并发症。此外，过度的精神压力还会导致肝气郁结，影响肝的疏泄功能，进而影响脾胃的运化功能，导致气血生化不足，为糖尿病并发症的发展提供了条件。

过度的体力或精神劳动，是中医学中“劳则气耗”的具体表现，认为长时间的过度劳累会导致气血消耗过快，进而损伤人体的正气。在中医理论中，气是维持生命活动的基本物质，具有推动、温煦、防御、固摄等作用，是人体健康运行的关键。劳过度直接影响到气的生成与运用，导致气血两虚，进而影响到脏腑功能，尤其对于糖尿病患者而言，这种状态会加剧病情，增加并发症的风险。持续的过度劳累会消耗体内的气血，导致气虚和血虚。气虚表现为乏力、气短、语声低弱、自汗等；血虚则可能导致面色苍白、眩晕、心悸、失眠等症状。气血是脏腑功能正常运行的基础，劳过度引起的气血两虚会影响脾胃的运化功能、肝脏的疏泄功能和肾脏的精气生成，导致消化不良、情绪抑郁、生殖功能下降等。糖尿病患者本就存在气血运行不畅、脏腑功能失调的问题，劳过度会进一步耗伤气血，导致血糖控制更加困难，加剧胰岛素抵抗，提高并发症如糖尿病足、肾病变、视网膜病变等的发生风险。

逸过度则是指过度的休息或放纵，缺乏适量的体力活动和心理压力的调节。在中医看来，逸过度会导致气机停滞不畅，脾胃积滞，形成痰湿、瘀血等病理产物，影响正常的代谢功能。对于糖尿病患者而言，逸过度可能导致体重增加，加重胰岛素抵抗，增加糖尿病并发症的风险。此外，长期缺乏运动还会导致身体的免疫功能下降，减少对疾病的抵抗力，使得并发症更容易发生。缺乏必要的身体活动会导致体内气机运行缓慢，气血循环不畅，从而影响到身体各个系统的正常功能，特别是脾胃的消化吸收能力。逸过度使脾胃因缺乏运动而功能下降，导致食物在脾胃内停滞不化，进而产生痰湿和食积，影响食欲和消化，形成一个恶性循环。脾胃的功能障碍会导致痰湿内生和血液循环不畅，进而形成瘀血。痰湿和瘀血不仅加重体内的湿重感，还可能导致局部或全身的疼痛、肿胀等问题。逸过度通过上述机制影响正常的代谢功能，导致能量消耗减少，脂肪积累，进而引起体重增加，加重胰岛素抵抗，使得糖尿病的血糖控制更加困难。体重的增加和胰岛素抵抗的加剧会显著增加糖尿病并发症的风险，如心血管疾病（CVD）、糖尿病足、肾病变等，严重影响患者的生活质量和预后。

（四）先天禀赋不足

先天禀赋不足是指个体从出生时就携带的体质弱、抵抗力差等特点，这种情况通常与遗传因素有关，受父母精气所赋予的质量影响。先天禀赋在中医理论中占有重要地位，被认为是人体健康和疾病抵抗力的基础。对于糖尿病及其并发症而言，先天禀赋不足可能是其发病和病程发展的重要内在因素之一。先天禀赋不足的人，其脏腑功能可能天生就比较弱，特别是脾胃的消化吸收能力和肾脏的精气生成能力。这种脏腑功能的先天不足，会导致后天气血生化不足，进而影响全身的营养供应和代谢平衡。脾为后天之本，主要负责食物的消化吸收和气血的生化。脾功能弱导致食物精华转化效率下降，进而影响气血的生成，造成气血两虚，表现为面色苍白、乏力、头晕等症状。肾主水，肾功能弱会影响到水液的代谢，导致水液停滞积聚形成痰湿或水肿，长期则可能引发或加剧糖尿病肾病等并发症。心脏在中医中被视为“君主之官”，主要负责精神活动和情志调节。心脏功能弱，可能导致情绪波动、心神不宁，影响精神状态，进一步影响身体的自我恢复能力和对疾病的抵抗力。脾肺为表里相关脏，肺主宣发、调节水道、主管皮毛和免疫功能。脾肺功能弱，易导致外邪侵袭，表现为反复呼吸道感染，增加糖尿病患者感染风险，影响病情控制。

由于脏腑功能弱，导致气血生成不足，身体的抵抗力和适应环境变化的能力下降，容易受到外邪侵袭，从而增加了患病的风险，包括糖尿病及其并发症。气血充足是维持身体正常防御机制的基础，当气血生成不足时，人体的抵抗力明显下降，容易受到外界邪气（如风、寒、暑、湿、燥、火等）的侵袭，导致各种疾病的发生。气血不足还会影响到身体对环境变化的适应能力，如气温变化、季节交替时，身体调节功能减弱，易出现感冒、过敏等问题。对于糖尿病患者而言，气血生成不足不仅直接影响到疾病的控制，如血糖管理、伤口愈合等，还会因为身体抵抗力下降而增加感染的风险，加重糖尿病足、肾病变、视网膜病变等并发症的发展。先天禀赋不足的个体，其代谢功能可能也存在先天性的不足，这使得他们在面对不良生活方式（如不合理饮食、缺乏运动等）时，更易发生胰岛素抵抗、血糖调节失衡等代谢紊乱，从而诱发糖尿病及加剧其并发症。先天禀赋不足还可能导致个体的恢复能力弱，对治疗的反应不佳，一旦患病，康复的过程可能较长，病情也更容易反复或加重。

二、病机

（一）阴阳失调

在糖尿病及其并发症中，阴阳失调主要体现在以下几个方面。

1. 阴虚引发的阳亢　在糖尿病的背景下，长期的高血糖状态消耗体液，导致阴液亏损，表现为口干、多饮、夜间尿频等阴虚症状。阴虚导致机体无法得到充分滋润，使得阳气相对亢进，可能表现为手足心热、盗汗、失眠等。这种阴虚阳亢的状态不仅加剧了基础疾病，还可能诱发或加重心血管并发症、神经病变等。

2. 阳虚导致阴寒内盛　另外，部分糖尿病患者可能表现为阳气虚弱，尤其是在疾病晚期或伴有肾阳虚的情况下，表现为畏寒、四肢不温、面色苍白、精神不振等阳虚症状。阳虚使得体内温煦功能下降，导致阴寒内盛，这可能导致代谢率下降，加重糖尿病患者的血糖控制难度，增加冻伤、足部溃疡等并发症的风险。

3. 阴阳俱虚的复合失衡　在一些长期糖尿病患者中，可能出现阴阳俱虚的情况，即身体的阴液和阳气同时亏损，导致身体功能全面下降，抵抗力减弱，易引发多种并发症。这种情况下，患者既有阴虚的症状，如口干、多饮，也有阳虚的表现，如畏寒、腰膝冷痛。

（二）邪正盛衰

1. *正气虚弱*　糖尿病长期耗损正气，特别是脾胃的运化功能和肾脏的精气，导致机体的抵抗力下降。正气虚弱，无法有效抵御外邪侵袭，容易引发感染、炎症等问题，如糖尿病足部感染、泌尿系统感染等。在中医学中，正气是维护身体健康、抵御外邪侵袭的关键力量，包括人体的生理功能、免疫力和自我修复能力。正气的充足与否直接决定了个体对疾病的抵抗能力。对于糖尿病患者而言，正气虚弱不仅影响到疾病的控制，还大大增加了并发症的风险。正气虚弱的个体容易感染外邪，如细菌、病毒感染等，表现为易感冒、伤口愈合缓慢、反复发作的慢性病证等。生理功能影响包括消化吸收能力下降、代谢功能障碍、体力下降、疲乏无力等，这些都是因为身体的正气不足，无法有效支持身体的正常运作。正气虚也会影响到人的精神状态，表现为情绪低落、易怒、失眠多梦等，这反过来又会进一步耗伤正气，形成恶性循环。糖尿病患者由于长期血糖控制不佳，身体代谢紊乱，容易导致正气虚弱，进而影响到并发症的发展，正气虚弱使得身体无法有效抵抗疾病，加速了糖尿病并发症如肾病变、视网膜病变、神经病变等的发展。并发症一旦发生，正气虚弱的糖尿病患者恢复能力弱，治疗效果不佳，容易出现并发症的反复或加重。正气虚弱还会导致体内代谢功能障碍，痰湿、瘀血等内邪积聚，形成糖尿病并发症的内在病理基础。如痰湿内阻是糖尿病肾病的重要因素之一；瘀血则可能导致视网膜病变、心血管疾病等。

2. *外邪侵袭*　由于正气不足，外邪（如风、寒、湿、热等）容易侵入体内，引发或加重并发症。例如，寒邪侵袭可能加剧糖尿病患者周围神经病变的症状；湿邪停留则可能导致水肿、痰湿内生等问题。风邪为“百病之长”，变化无常，易上扰头面，引发头痛、面瘫、风湿性关节炎等。对糖尿病患者而言，风邪还可能加剧血糖波动，引发或加重糖尿病肾病等并发症。寒邪使体内阳气收缩，导致血管收缩、血流减慢，易引发疼痛、关节僵硬等症状。在糖尿病患者中，寒邪可加剧周围神经病变的症状，增加心血管并发症的风险。暑邪损伤体液，引起中暑、头晕、恶心、烦躁等。对糖尿病患者，高温环境下易加速体液消耗，导致血糖控制困难。湿邪重浊，易阻碍气机，导致身体沉重、乏力、水肿。糖尿病患者遇湿邪可能会加重痰湿内生，影响代谢，加剧糖尿病足等并发症。燥邪伤津，导致口干舌燥、皮肤干燥等。在糖尿病患者中，燥邪可加剧体液亏损。火邪上炎，易引起咽痛、口疮、眼红等。对糖尿病患者来说，火邪还可导致血糖升高，加剧并发症。

（三）脏腑功能失常

在中医学中，脾胃被视为“后天之本”，主要负责食物的摄入、消化及转化为气血的过程。糖尿病患者如果脾胃功能失调，会导致食物精华转化不足，气血生化减少，形成气血两虚，影响糖代谢，加重糖尿病的病情，并可能引发如糖尿病性胃轻瘫（DGP）等胃肠道并发症。肝脏在中医理论中负责疏泄，保证气血、情绪的畅通无阻。肝脏功能失衡，如肝气郁结，会影响气机的正常运行，导致情绪抑郁、血糖波动，进而加剧糖尿病并发症，如糖尿病足、视网膜病变等。

肾藏精，主水，掌管生长、发育和生殖。糖尿病长期耗伤肾精，可能导致肾阴虚或肾阳虚，影响全身的水液代谢和内分泌平衡，加重糖尿病肾病等并发症。心主血脉，藏神。心脏功能不足，如心血不足，会影响全身的血液循环和精神状态，可能导致心血管并发症的发生，如糖尿病心脏病等。

（四）气血津液失常

气虚表现为乏力、气短、语声低弱、自汗等。糖尿病患者气虚可能导致免疫力下降，恢复能力减弱，增加感染的风险，加重病情。血虚表现为面色苍白、眩晕、心悸、失眠等。糖尿病患者血虚会影响到伤口的愈合，减慢恢复速度，增加并发症的发展。津液亏损表现为口干舌燥、少尿、皮肤干燥等。糖尿病患者津液亏损尤其突出，与高血糖状态下的多尿、高渗透压有直接关系，进一步加剧脱水和血液浓缩，影响血糖控制。血瘀表现为疼痛固定、肤色紫暗、舌下静脉曲张等。血瘀在糖尿病患者中可能导致微循环障碍，加剧神经病变、足部溃疡等并发症。痰湿停滞表现为身体沉重、胸闷、食欲不振等。糖尿病患者中的痰湿停滞与代谢紊乱有关，可加重胰岛素抵抗，增加糖尿病并发症的风险。

第三节　糖尿病并发症中西医结合认识

一、血瘀与微循环障碍

消渴病（糖尿病）的微循环障碍在中医学中对应"血瘀证"的核心病机。现代研究证实，血液黏度增高、高凝状态及血流变性异常构成糖尿病血瘀证的三大病理特征——这些改变不仅与微循环障碍互为因果，更形成加速糖尿病及其并发症进展的恶性循环。中医学将血瘀定义为气血运行失畅导致的病理性血液瘀滞，其特征性表现为肢端厥冷、固定痛症、肤色晦暗等。糖尿病患者因微循环障碍引发的血液流变学改变，恰是血瘀证在现代医学维度的客观映射。此种病理状态系统性累及全身微小血管，突破脏腑定位限制，最终诱发多系统并发症。

微循环障碍包括三个方面：血流动力学异常、微血管病变和血液流变学改变。

高血糖通过持续炎症与内皮功能障碍引发血管舒缩失衡，导致血流压力/流速/流向异常（血流动力学异常），其本质是血管糖基化增厚、弹性下降及血流调控能力衰减引发的微循环障碍，最终导致组织缺血缺氧，为糖尿病并发症埋下病理基础。中医学则归因于“气不摄血，血行失畅”病机——脾胃虚弱致源气匮乏（气失帅血之职）、肾精亏损致阴阳失衡（血失畅行之能），共同形成全身性“脉道瘀阻”（血瘀证），表现为固定痛症、肤黯甲错，并通过经络传变加速并发症进程。尽管理论体系迥异，二者在干预策略上殊途同归：现代医学以血糖控制、血管活性药物及血液流变学优化恢复循环功能，中医学则以活血化瘀、调和气血、健脾益肾破除瘀阻，终极目标高度统一于改善微循环障碍（现代医学）或疏通脉道瘀阻（中医学），实现对组织器官的核心保护。

糖尿病微血管病变的核心病理特征表现为微血管壁增厚、硬化及管腔闭塞，其关键机制在于高血糖诱导的氧化应激直接损伤内皮细胞，引发血管结构与功能障碍。这种病变通过破坏组织血液灌注与氧供，导致靶器官特异性损伤：视网膜微血管渗漏引发眼底出血及视力下降，肾小球微血管损伤致使蛋白尿与肾功能衰竭，神经滋养血管闭塞则造成感觉运动障碍。中医学将此类病变归因于 " 瘀热互结 " 病机——瘀血阻滞脉络导致局部缺血缺氧（对应微循环障碍），阴虚所生内热持续煎灼络脉（类比氧化应激损伤），二者协同形成糖尿病并发症的病理基础。

糖尿病血液流变学异常的核心表现为血液黏稠度增高与流动性下降，其病理基础在于高血糖诱导的红细胞变形能力减退、血小板聚集性亢进及血浆纤维蛋白原水平升高。现代医学揭示其分子机制为：持续高血糖促进晚期糖基化终末产物（AGEs）堆积，通过 AGE-RAGE 受体轴激活炎症级联与氧化应激，直接损伤血管内皮；同时改变血液成分物性（如红细胞膜流动性降低、血小板活化阈值下降），共同导致微循环血流动力学恶化。中医学则将其纳入 " 血瘀证 " 范畴，以活血化瘀改善血液流变状态、滋阴降火抑制内热煎灼为治则，与现代医学抗凝治疗及生活方式干预（血糖控制 / 运动疗法）形成协同——二者虽方法迥异，却共赴改善微循环障碍、重建组织灌注的核心目标。

二、络病与血管内皮损伤 / 神经病变

“络”与西医微血管、毛细血管等相对应。糖尿病血管及神经病变的发病及临床表现完全符合中医“久病入络”及“久痛入络”的病理特性，是典型的络病表现，应将其归属“络病”范畴。

络脉作为分布于皮肤、肌肉的细小血脉网络，兼具濡养机体与防御外邪的双重职能。当外邪入侵或情志内伤引发气血运行失序时，络脉易受损形成“络病”，此病理状态在现代糖尿病并发症中具象化为血管内皮损伤与神经病变。络脉损伤通过双重路径加剧病程：①微观层面，内皮细胞功能障碍导致血管舒缩失调、血液流变异常及炎症因子释放，直接诱发微血管病变（对应中医“络脉瘀阻”）；②宏观层面，因络脉与脏腑经络的密切关联，局部气血失养引发肢体麻木疼痛等症状，并进一步波及相关脏腑功能。糖尿病神经病变的本质恰是微循环障碍所致神经缺血缺氧与高血糖神经毒性共同作用的结果，其感觉丧失、痛觉异常等表现可阐释为络脉损伤导致“气血不荣经筋”。中医学的络病理论与现代医学的内皮 / 神经损伤研究，实为从“整体调控”（气血运行）与“分子机制”（炎症 / 氧化应激）双维度解析并发症的发病本质。基于此，中医以调理气血、疏通络脉为纲，运用活血化瘀滋阴降火等法修复络脉功能；现代医学则通过血糖调控、血液流变学优化及内皮 / 神经保护等策略防治并发症。

络脉不和主要涉及络脉瘀滞、络脉不荣和络脉受损三个环节，这些环节相互联系，共同构成了疾病发展的病理基础。

（一）络脉瘀滞

络脉瘀滞作为中医核心病机，特指络脉中血液运行失畅形成的病理性瘀阻状态，其直接导致局部组织灌注不足引发营养与氧供障碍，并诱发疼痛麻木等神经症状，此与糖尿病神经病变的临床表现高度吻合。现代医学揭示其病理级联为：长期高血糖首先诱发血管内皮功能异常（表现为血管舒张功能减退与通透性增高），促使红细胞与血浆蛋白向血管壁内皮的病理性迁移沉积；同步介导的红细胞晚期糖基化终末产物（AGEs）蓄积显著降低红细胞变形能力，协同血浆

纤维蛋白原浓度上升共同推高血液黏滞性;加之糖尿病患者特征性血脂谱异常[甘油三酯(TG)]与低密度脂蛋白(LDL)水平升高)进一步加剧血液高凝状态;最终,自主神经系统失衡(尤以交感神经张力亢进为著)引发的持续性血管收缩效应,构成加重微循环血流动力学障碍的终末环节。

(二)络脉不荣

络脉不荣特指络脉所属组织器官失于气血濡养的病理状态。在糖尿病患者中,长期高血糖通过损伤微血管内皮细胞功能,破坏血液对组织的正常滋养机制,导致靶器官功能衰减——此现象在糖尿病视网膜病变及肾病中尤为突出:视网膜与肾脏因内皮损伤致局部灌注不足,引发视功能下降及蛋白尿等器质性病变。中医学将此种微循环滋养障碍归因于气血运行失调,尤强调“血行受阻而失荣络脉”的核心机制:消渴患者因恣食伤脾,脾失运化致精微不布,日久累及肾精亏损,终致气血生化乏源、运行涩滞,形成“血不荣络”之证,此即糖尿病眼病、肾病的中医病机本质。治疗层面,中医以补益气血、调和阴阳为纲,运用养血活血类方药(如当归补血汤)联合针刺疗法(如足三里、三阴交穴位刺激),双向调节气血运行状态,重建血液对组织的滋养功能,最终实现器官功能改善。

(三)络脉受损

络脉受损指外力或病邪直接损伤络脉结构的功能性破坏,其现代病理基础为氧化应激与炎症反应对微血管壁的直接攻击,加之糖尿病血液高凝状态促发的血管阻塞风险,共同加剧络脉功能障碍。此损伤不仅强化血流动力学异常与血液流变学改变,更直接破坏神经纤维结构(如糖尿病外周神经病变的轴突变性),其深层病机根植于气血失和:长期高血糖形成的“痰热内蕴”持续灼伤络脉,阻滞气血运行;而气血失调诱发的“血瘀证” 又使络脉更易受损,形成“瘀损互结”的恶性循环。典型例证为糖尿病性勃起功能障碍(ED)——气滞血瘀导致阴茎络脉(宗筋)受阻,气血不能荣润宗筋,致海绵体血流动力学稳态崩溃。络病理论揭示:经络作为气血输布通道,其微细分支(络脉)连接脏腑肌肤,当气滞血瘀阻滞经络时,靶器官功能即告失调。糖尿病性ED正是高血糖内环境失衡叠加不良生活习惯,引发阴茎络脉气血瘀阻,使海绵体血液灌注不足所致。行气活血法通过改善微循环(血流量/血管阻力),重建海绵体血流充盈机制,从病机根源恢复勃起功能。

常用的药物有丹参、红花、川芎等。也可使用补气养血的药物,如黄芪、人参、当归、阿胶等,以增强机体的气血生成,改善神经组织的营养状态。选用清热生津、润燥的药物,如知母、生地黄、玉竹等,以降低内热对络脉和神经组织的损伤。也可通过疏肝解郁的方法,调畅气机,促进气血流畅。常用药物包括柴胡、郁金、香附等。

三、痰湿阻滞与胰岛素抵抗

痰湿体质在肥胖人群中的核心表征——头身困重、腹型肥胖、高血压、高血糖及高血液黏滞状态——与现代医学胰岛素抵抗的临床表型高度重叠。中医学“痰湿阻滞”理论与肥胖的紧密关联,恰与现代医学揭示的肥胖-胰岛素抵抗双向作用机制形成跨理论印证:中心性肥胖作为胰岛素抵抗的关键风险因素，其内脏脂肪蓄积诱发脂肪细胞功能障碍及炎症因子［如肿瘤坏死因子 α（TNF-α）、白细胞介素 -6（IL-6）］过度分泌，通过干扰胰岛素受体底物 -1（IRS1）酸化破坏信号转导通路；同步激活的脂肪分解作用导致游离脂肪酸（FFA）浓度升高，进一步恶化胰岛素敏感性。值得注意的是，痰湿阻滞既是胰岛素抵抗的病理产物（脂肪合成代谢亢进），更是其核心驱动因素——肥胖经由炎症风暴与 FFA 毒性加剧胰岛素抵抗，而胰岛素抵抗又通过抑制脂肪分解、促进脂质新生形成 " 肥胖 - 胰岛素抵抗 " 恶性循环。此循环更延伸至高血压、高血糖及高黏血症等代谢三联征，共同构成痰湿阻滞参与胰岛素抵抗发病的终极临床证据链。

“痰证”作为中医学阐释复杂代谢性疾病的经典病理模型，其本质是神经 - 内分泌 - 免疫网络失调引发的系统性病理生理过程：初始致病因子首先破坏下丘脑 - 垂体 - 靶腺轴稳态，诱发自主神经功能紊乱，继而导致体液代谢失衡（如水钠潴留）与物质代谢障碍（如脂质重分布），最终促使 AGEs、同型半胱氨酸等毒性代谢废物堆积，造成内环境稳态全面崩溃，临床呈现头重如裹、脘痞苔腻等痰证特征症候群。中医学理论框架中，痰湿源于中焦气化失司——脾失健运致水谷精微不归正化，反聚为秽浊之痰；阻滞则因三焦气机壅塞，气血津液输布障碍形成的全身性病理阻碍。二者协同作用不仅直接瓦解机体代谢稳态（尤以胰岛素信号通路受损为著），更深度损害脏腑功能（如肾失封藏、肝失疏泄），共同构成糖尿病及其微血管并发症的核心病机。现代医学研究进一步揭示：糖尿病并发症的本质锚定于胰岛素抵抗（IR），即 IRS 酪氨酸磷酸化障碍导致的葡萄糖转运体 4（GLUT4）膜转位失败，引发持续性高血糖毒性，最终导致视网膜周细胞凋亡、肾小球足细胞损伤及神经轴突变性。值得注意的是，IR 的形成机制与慢性低度炎症（TNF-α 抑制胰岛素受体自磷酸化）、氧化应激［线粒体活性氧（ROS）过量产生］及异位脂质沉积［肌细胞内甘油二酯（DAG）堆积］深度交织。通过整合中西医视角可建立更完备的病理模型，痰湿阻滞通过三重级联驱动糖尿病进程：①脾胃运化失职激活脂肪组织 c-Jun 氨基末端激酶（JNK）通路，直接恶化 IR；②气血运行障碍抑制骨骼肌 AMP 依赖的蛋白激酶（AMPK）信号，阻碍 GLUT4 囊泡转运；③痰瘀互结加速微血管基底膜胶原交联（AGEs 及其受体轴激活）。基于此双理论体系，中医治疗以健脾利湿（四君子汤重建脾主散精）、化痰散结（黄连温胆汤清除脂毒性 FFA）、活血化瘀（丹参酮改善红细胞变形性）重塑代谢内稳态；西医则通过精准血糖调控（二甲双胍激活 AMPK）、IR 逆转［胰高血糖素样肽 1 受体激动剂（GLP-1RA）促进 β 细胞再生］、脂代谢重构（他汀类调节 LDL 受体表达）实现并发症防控。

四、先天禀赋不足与表观遗传异常

先天禀赋（中医“先天之本”）与表观遗传调控共同构成糖尿病发病的遗传 - 表观遗传交互框架，从基因型—表型关联层面诠释了个体易感差异。先天禀赋指代亲代遗传的体质基质与生命潜能，其不足表现为胚胎源性生理功能缺陷（如线粒体生物合成障碍）及免疫稳态失衡，致使环境致病因子易感性显著升高；此类个体在胰岛 β 细胞胰岛素原加工效率、胰岛素受体自磷酸化能力等关键糖代谢节点存在先天性脆弱性，使糖尿病发病风险提升 3 ~ 5 倍。发育早期环境暴露通过表观遗传重编程深刻影响糖尿病易感性——配子形成期、胚胎植入窗口期及胎儿生后发育期的营养 / 代谢应激（如子宫内高血糖环境）可诱导：①胰岛发育关键基因如胰十二指肠同源异型基因（PDX1）/GLUT2 启动子区超甲基化；②组蛋白 H3K27me3 修饰异常；③ miR-375 表达下调，共同导致子代胰岛 β 细胞功能储备降低（妊娠糖尿病母亲子代患 T2DM 风险增加 2.8 倍）。值得注意的是，早发型 T2DM 患者更呈现进行性 β 细胞衰竭及微血管并发症加速进展。

遗传 – 表观遗传共作用是其核心驱动机制。二者存在动态互作，即先天禀赋缺陷个体暴露于代谢应激环境时，DNMT3A 介导的异常甲基化水平升高 2.7 倍，加速胰岛淀粉样多肽沉积；反之，跨代表观遗传记忆可通过改变胚胎期多能干细胞分化轨迹，重塑个体代谢表型（如肌肉组织 GLUT4 表达永久性下调）。从先天禀赋 – 表观遗传双维度切入，不仅揭示糖尿病发病中遗传负荷与环境压力的协同作用，更指明防治新路径：针对高风险人群实施孕前干预（叶酸补充纠正 DNA 甲基化）、发育关键期营养调控（限制高血糖生成饮食阻断代谢记忆）及基于表观遗传生物标志物（如 cfDNA 羟甲基化水平）的早期预警，为突破糖尿病代际传递提供精准防控策略。

五、痰湿瘀热阻滞与炎症状态

痰湿、瘀血、瘀热构成糖尿病进展的“病理铁三角”，其交互作用呈现级联放大效应：①痰湿源于中焦气化失司（脾胃升清降浊功能障碍），致津液输布失常而凝浊成痰，此过程伴随脂蛋白酯酶活性抑制及 FFA 代谢紊乱；②瘀血指血行失度、离经之血滞络成癥的病理状态，其特征性改变包括血小板 P- 选择素表达上调和纤维蛋白原交联增强；③瘀热则因瘀久化热［缺氧诱导因子 -1（HIF-1α）激活］或外邪入里与瘀搏结［Toll 样受体 4（TTLR4）/ 核因子 κB（NF-κB）信号轴亢进］形成灼络之势。三者相兼为患，通过 " 痰瘀互结热瘀相煽 " 的恶性循环，全面阻滞三焦气机、闭塞孙络 – 缠络，形成胶着难解的 " 窠囊 " 之邪——此即糖尿病微血管并发症的核心驱动力。具体病理级联表现为：①长期膏粱厚味损伤脾络，痰湿内蕴阻碍宗气布散，触发脂毒性（骨骼肌 DAG 沉积）与糖代谢紊乱，使胰岛素抵抗指数（HOMA-IR）恶化；②瘀血既截断局部气血濡养（组织氧分压≤ 35mmHg），更通过激活核苷酸结合寡聚结构域，富含亮氨酸重复序列和含 Pyrin 结构域 3（NLRP3）炎症小体诱导 IL-1β 风暴，加剧微循环 " 无复流 " 现象；③瘀热作为代谢性炎症与氧化应激的交汇态（线粒体 ROS 产生速率增加），通过下调内皮一氧化氮合酶（eNOS）表达诱发内皮糖萼脱落，最终导致代谢 – 免疫 – 血管三重网络崩溃。针对此复杂病机，中医创新性采用“化痰祛瘀凉血”三联疗法（如黄连温胆汤合桃红四物汤加赤芍），同步瓦解痰瘀热病理轴；现代医学则通过过氧化物酶体增殖物激活受体 γ（PPARγ）（改善脂代谢）、钠 – 葡萄糖转运体 2 抑制剂（SGLT2i）（减轻血液高凝）、线粒体抗氧化剂实现协同干预。

糖尿病患者体内持续存在的低度系统性炎症反应本质上是多细胞因子（TNF-α、IL-6、IL-1β）与免疫细胞（巨噬细胞、T 淋巴细胞）共同构成的复杂网络效应，其通过双重病理级联加速疾病进程：一方面直接损伤血管内皮糖萼层引发 NO 合成障碍，另一方面通过抑制 IRS1 酪氨酸磷酸化恶化胰岛素抵抗。炎症风暴源于四大互作机制的核心驱动：①内脏脂肪堆积激活脂肪组织缺氧诱导因子 HIF-1α，促使巨噬细胞 M1 极化（CD68+ 细胞浸润），大量释放 TNF-α/IL-6 经循环播散；②持续高血糖激活多元醇通路，使烟酰胺腺嘌呤二核苷酸磷酸（NADPH）氧化酶活性增强，导致线粒体超氧化物歧化酶（SOD）表达下调而 ROS 爆发性增长；③因高糖诱导的内皮细胞细胞间粘附分子 -1（ICAM-1）/ 血管内皮生长因子（VEGF）过表达，使血管通透性增加，促进单核细胞跨内皮迁移；④最终环节为 AGEs 与 FFA 作为损伤相关分子模式（DAMPs）结合 TLR4，通过髓样分化因子 88（MyD88）依赖途径激活 NF-κB 信号轴。这种慢性炎症不仅是糖尿病进展的“代谢记忆载体”，更直接催化多器官并发症，如动脉壁中 TNF-α 刺激血管平滑肌基质金属蛋白酶 -9（MMP-9）分泌增加，加速动脉粥样硬化斑块纤维帽变薄；肾脏足细胞 TNFR1 过表达诱发胱天蛋白酶 -3（caspase-3），使蛋白尿进展至终末期肾病的风险提升 3.5 倍；视网膜 Müller 细胞 IL-6 介导信号转导和转录激活因子 3 磷酸化，导致 VEGF 上调并伴随周细胞凋亡（血视网膜屏障破坏）；背根神经节中 NF-κB 持续激活促使 TNF-α 合成增加，通 TNFR1/p75NTR 双通路诱导轴突变性（神经传导速度下降）。

将中医的痰湿瘀热阻滞概念与现代医学的炎症状态相结合，可以发现两者之间存在内在联系。痰湿瘀热阻滞导致的局部或全身的气血运行不畅，不仅可形成局部的微环境异常，更促进炎症因子的产生和释放，还可以通过影响代谢和内分泌平衡加重炎症状态。反之，体内的炎症状态也可加剧痰湿瘀热的形成和积累，形成恶性循环。针对痰湿瘀热阻滞与炎症状态的相互作用，中医治疗可采用化痰利湿、活血化瘀、清热解毒等方法，通过调理脾胃、疏通经络、清除痰湿和瘀热，从而改善气血运行，减轻炎症状态。现代医学治疗则侧重于使用抗炎药物、提高胰岛素敏感性。调节血糖水平等措施，减轻炎症反应，改善代谢状态。

六、气阴两虚，痰湿瘀滞与氧化应激

消渴病虽然复杂，但其发病、发展及演变有一定的规律。“内热伤阴耗气”基本病机贯穿消渴始终，在不同病理阶段，其病性、病位和病势皆与内热伤阴耗气有关。气阴两虚证糖尿病患者合并视网膜病变、神经病变、肾病、心脑血管病等慢性并发症的概率更高。《素问·阴阳应象大论》曰：“壮火食气”内热炽盛，耗伤气阴，致气阴两虚。消渴此病，起初散载于《素问·奇病论》，其曰：“此肥美之所发也，……肥者令人内热，甘者令人中满……转为消渴。”过量摄入肥腻之品，则郁脾，久之成湿热，湿热则困脾，病势不加遏止，将会转为消渴，即糖尿病。《灵枢·师传》提及：“胃中热则消谷，令人悬心善饥。”明确指出消渴内热的关键病机。《医学传心录》云：“大抵三消，皆因火热之气煎熬脏腑，消烁血液也。”消渴的发病机制为内热，内热可表现为肺热、胃热、肾之虚火、心火、肝火等脏腑之火、五志之火，也常见燥热、湿热、痰火、郁热诸邪。内热是“壮火”“壮火食气”，不仅可伤阴，又可耗气，则成气阴两虚结热之局。阴虚可表现为肺阴、胃阴、肝阴、肾阴不足，其中肾阴不足最为关键。气虚则以肺、脾、肾气虚多见，其中以肾气虚为主。消渴日久，在伤阴耗气病变基础上易阴伤气耗，阴阳互根，阴损及阳，更可见阴阳俱虚之证。严重者可因阴液极度耗损，虚阳浮越，而见烦躁、头痛、呕恶、呼吸深快等症，甚则出现昏迷、肢厥、脉细欲绝等阴竭阳亡危象。

糖尿病为慢性低度炎症性疾病，其病程中“气阴两虚、痰湿瘀滞”的中医证候本质是机体氧化应激 - 炎症调控网络系统性崩溃的病理表征。糖尿病血管并发症（大血管病变以动脉粥样硬化为典型，微血管病变以肾病为代表）共享氧化应激这一核心病理主线：ROS 作为需氧代谢的必然副产物，生理浓度下参与细胞信号传导（如促凋亡突变细胞清除），但在高血糖环境下生成速率激增，其主要通过四重损伤机制驱动并发症：①脂质过氧化破坏细胞膜磷脂双分子层，诱发红细胞溶血及内皮细胞焦亡；②蛋白质羰基化修饰致关键酶失活（如 SOD 活性下降，过氧化氢酶结构域变性），削弱抗氧化防御；③ 8- 羟基 -2'- 脱氧鸟苷（8-OHdG）升高，提示 DNA 氧化损伤及染色体畸变；④ MMP-9 表达上调降解 IV 型胶原致肾小球基底膜增厚及动脉纤维帽变薄。此过程通过正反馈循环放大炎症：ROS 激活 NF-κB 通路促使 TNF-α 分泌增加，而炎症因子反促线粒体 ROS 生成，形成“氧化 - 炎症”轴心效应。该病理状态与消渴病“气阴两虚 - 痰湿瘀滞”阶段呈现精确对应。益气养阴药可分阶段改善上述病理过程，如黄芪（黄芪甲苷激活 Nrf2/KEAP1 通路，使 SOD2 表达增加）、西洋参（人参皂苷 Rb1 抑制线粒体通透性转换孔开放）；清热活血药如丹参（丹参酮 IIA 下调 NOX4 表达，降低 NADPH 氧化酶活性）、赤芍（芍药苷清除羟自由基能力）；清热化痰药如川贝母（贝母素甲阻断 TLR4/MyD88 二聚化）及瓜蒌［三萜皂苷降低丙二醛（MDA）］，共同构建多靶点抗氧化防御体系，从分子层面验证中医病机的科学内涵。

七、脾胃受损与肠道菌群紊乱

脾升胃降作为气血津液运行之枢纽，是脾胃发挥功能的核心。消渴之患，源自过食肥甘厚味，病变中心在脾胃，始动之因亦在脾胃的“升清降浊”。《素问·六微旨大论》中提及“上下之位，气交之中”，营卫运行，经络贯通，津液输布，气血流通，糟粕排出，无不依赖于气机的升降协调，气机升降有序，肠道微生物与宿主之间相互制约又互利共生，共同维护机体内环境的稳定。“升清降浊”功能对肠道菌群具有较好的调节作用，而嗜食肥甘造成脾胃升清降浊失司，肠腑之气不畅、清浊代谢受阻、气血津液等精微物质转化障碍，肠道菌群失养，从而造成肠道菌群对复杂纤维、葡萄糖、蛋白质、脂肪、维生素等的分解能力下降且调节免疫功能减弱，大量的糖脂代谢物和炎性介质堆积。因此，“升清降浊”失司通过介导肠道菌群失衡导致过剩的糖脂沉积物和炎性因子沉积于脉道，成为消渴痹证发生的基础。

脾胃升清降浊功能失常导致的肠道代谢失衡所形成的痰瘀毒是糖尿病发病的重要因素。脾胃功能受约，升降滞塞，糟粕浊邪不能及时排出，滞留肠道，致病菌大量繁殖，从而导致菌群比例失调、菌群异位、外籍菌入侵和肠道通透性增加，肠道内毒素、菌落及其代谢产物通过直接或者间接的方式引起糖脂代谢紊乱和激活免疫调节通道，产生大量的糖脂代谢物和炎症介质。此时，相对或绝对过盛的糖脂代谢物由生理意义的浊阴浊气转变为病理意义的浊邪，一部分随血的运行进入血脉，脉中本有糖脂浊邪沉积，浊邪与异常沉积的脂质堆积物两者又过度募集和激活免疫细胞，造成免疫细胞比例失衡而触发免疫炎症反应，另一部分浊邪积聚于脏腑，入里化热，销烁津液，血液衰耗，化生瘀血，浊者气涩。

与正常人相比，糖尿病患者的肠道微生物中双歧杆菌、梭状芽孢杆菌和厚壁菌的数量明显减少，拟杆菌和 β- 变形杆菌等有害菌的数量显著增加，拟杆菌门 / 厚壁菌门和厚壁菌 / 梭状芽孢杆菌与血糖水平呈正相关。炎症因子、血糖、胃肠激素等相互作用促进胃肠运动障碍。肠道菌群紊乱导致革兰氏阴性菌数量增多，引发炎症过程，释放 IL-1、IL-6、TNF-α 等炎症因子。炎症与胃肠动力密切相关，炎症因子水平升高可引起肠黏膜屏障受损，通过分子通道诱发肠黏膜炎症反应，促进高凝状态，加重微循环障碍，延缓胃排空。

有益的肠道菌群可通过减轻糖脂代谢紊乱与炎症反应、保护肠黏膜屏障、维持胃肠激素水平稳定以提升胃肠动力。肠道菌群与造血原料如维生素 B_{12}、叶酸、铁的合成与吸收相关，这与脾运化水谷精微化生血液的统血功能类似。肠道菌群能够刺激巨噬细胞、树突细胞和淋巴细胞，维持造血干细胞、造血祖细胞等的活性，进而促进造血功能稳态。被誉为“新型抗癌明星细菌”的嗜黏蛋白艾克曼菌与肥胖、糖尿病呈负相关，其丰度的增加改善了代谢功能和内毒素症。由此可见，肠道菌群对维持中医脾主运化功能的发挥具有重要作用。

八、肾虚血瘀与骨代谢紊乱

肾虚被视为骨质疏松症发生的根本原因，这一观点深植于中医的理论体系之中。在中医学中，肾藏精，精生髓，髓化为骨，因此肾中的精气不仅是生命活动的基础物质，而且对骨骼的生长发育和生理功能至关重要。肾精的充沛与否直接影响到骨髓的生成，进而影响骨骼的营养状态和结构完整性，维持着骨骼的强度和支撑结构，保障机体能够正常进行生长发育及维持生理功能。这与《素问・痿论》中的记载相呼应，肾气热，则腰脊不举，骨枯而髓减，发为骨痿，意味着肾功能的衰弱会直接导致骨髓的损伤，骨髓一旦损伤，便会导致肢体无力，甚至无法站立行走。特别是在中老年人群中，由于年龄增长和长期的劳损消耗，肾精逐渐衰落，导致肾精亏虚，骨髓生化无源，骨骼变得干枯痿弱，长期下去可能导致无法长时间站立，行走时易摇摆不稳，临床上常见的症状还包括四肢无力、行动困难、肌肉萎缩等。补肾填髓进而使骨骼得到充分的滋养和强化，是治疗骨质疏松症的关键。这一治疗原则不仅体现了中医对于骨代谢紊乱疾病深刻的理解，也指明了通过调整和改善肾功能，进而影响骨骼健康的治疗路径。

肾虚血瘀与糖尿病患者的骨代谢紊乱之间存在着密切的联系。由于胰岛素的相对或绝对不足导致蛋白质合成障碍，体内呈现出负氮平衡，这不仅影响了骨有机基质的生成，导致骨氨基酸减少，胶原组织合成障碍，还减少了肠钙的吸收和骨质钙化，从而导致骨代谢紊乱。在中医看来，这种情况下的肾虚可能导致精气不足，影响骨髓的生成和滋养，而血瘀则进一步阻碍了气血的流通和营养物质的输送，加剧了骨质的脱钙和骨质疏松的风险。糖尿病患者因高尿糖渗透性利尿，导致尿钙磷排出增多及肾小管对钙、磷的回吸收障碍，进一步导致体内负钙平衡，引起继发性甲状旁腺功能亢进，造成钙缺失状态。这可以被视为肾虚导致的“骨蒸”，即骨髓不足，无法滋养骨骼，而血瘀使得局部血液循环受阻，加重了骨质的损伤和脱钙。2 型糖尿病伴随围绝经期骨质疏松，将糖代谢与骨代谢状态紧密关联。2 型糖尿病中过多的脂质沉积可导致髓腔内的血管受压，血瘀现象显著，血窦面积缩小，引发骨髓微循环障碍，影响骨细胞活性，进而影响骨代谢。中医学认为，这种情况下需要活血化瘀，以改善微循环，促进气血流通。中医通过滋阴降火、补肾填精的方法，旨在从根本上调整和改善肾虚血瘀的状况，从而影响骨代谢，改善骨质疏松的症状。

骨代谢紊乱的机制涉及多种因素，包括激素失衡、营养不良、慢性炎症及遗传和环境因素。将中医的血瘀观念与西医学中的骨代谢紊乱机制结合，我们可以看到一个多维度的疾病发展模型。现代医学表明，骨质疏松症的发生与骨骼重建过程中的不平衡有关，特别是当骨吸收超过骨形成时，会导致骨质密度下降，骨骼变得脆弱。而血瘀阻滞不仅影响了气血的正常流通，也影响了营养物质到达骨骼的能力，进而影响骨骼的健康和强度。总结来讲，骨质疏松症的病位在骨，而经络的正常运行对于骨骼的滋养至关重要。这与西医学中对于血液循环在维持骨骼健康中的作用相呼应。血液不仅携带氧气和营养物质，还运输对骨骼重建至关重要的激素和矿物质，如钙和磷。

九、肝失疏泄与心理障碍

心理障碍的机制通常涉及神经递质的失衡、大脑结构的变化、遗传因素及环境压力等。将中医学的肝郁概念与西医学中的心理障碍机制结合，我们可以探索肝郁对心理健康影响的深层机制。中医学认为，肝郁为糖尿病性胃轻瘫等疾病的重要病机之一。肝气郁结，长期下来可转化为热，横逆犯脾伤胃，导致脾胃虚弱，进而引发呕吐、反胃等症状。此外，肝郁还会影响血脉运行，导致血虚，心神得不到滋养，情志受到影响，形成心理障碍。从西医学的角度看，情绪压力和心理障碍可以通过影响神经递质的平衡，如血清素和去甲肾上腺素（NE）的水平，进而影响个体的心理状态和行为反应。长期的情绪压力还可以通过激活身体的应激反应，导致慢性炎症，影响大脑功能，进而影响心理健康。中医学的肝郁与西医学的心理障碍的生物学基础之间存在潜在的联系。肝郁导致的情绪问题，如焦虑和抑郁，可以视为慢性应激状态的反映，这种状态可能通过影响神经递质的平衡和激活身体的应激轴，进而影响大脑功能和心理健康。

糖尿病的长期不良控制导致多系统并发症，包括心血管疾病、眼病、周围神经病变和脑病等。这些并发症的发生与糖尿病引起的微血管和大血管病变、氧化应激增加、炎症反应及内皮功能障碍等因素密切相关。长期的高血糖状态会导致血管内皮细胞损伤，进而影响血液循环，导致气滞血瘀，从而加重糖尿病的病情并引发糖尿病并发症的发生发展。将这一西医理论与中医理论结合，我们可以看到，中医学的“气机郁闭”和“气滞血瘀”概念与西医学的微循环障碍和血管病变有着相似之处。中医学认为，肝失疏泄导致的气滞血瘀不仅会影响局部器官的功能，如导致糖尿病眼病、心血管疾病、周围神经病变和脑病，还会影响整个身体的气血运行，进一步加重糖尿病病情。张锡纯的观点进一步强调了肝与脾胃（包括胰腺）之间的相互作用在糖尿病管理中的重要性。肝的疏泄功能正常，可以促进脾升胃降，进而促进胰液和胰岛素的分泌排泄，有助于纠正胰岛素的相对或绝对不足，从而控制糖尿病。这一点与西医学中通过改善胰岛β细胞功能、增强胰岛素敏感性来控制糖尿病的理念不谋而合。糖尿病的综合管理不仅需要控制血糖，还需要关注和调整整个身体的气血运行和器官功能，特别是肝脏和脾胃（胰腺）的相互作用，以及预防和管理糖尿病的并发症，从而实现对糖尿病患者的全面治疗和护理。

肝失疏泄是指肝脏功能失调，不能正常疏泄和调节气血，导致情绪抑郁、气机郁结等。肝在中医理论中被认为是主疏泄的脏器，与情绪调节密切相关，特别是与抑郁、焦虑等情绪状态有直接的联系。当心情抑郁等精神因素影响个体时，可以通过肝失疏泄的机制，解释其对自主神经功能的影响，以及进一步对糖代谢的紊乱。心情抑郁等精神因素导致的肝失疏泄，可以使自主神经功能紊乱，特别是交感神经的兴奋增加，肾上腺素水平升高。这种状态下，胰高血糖素的分泌增多，进而诱发糖代谢紊乱。肝的疏泄功能不仅影响情绪和气血的调节，也间接影响脾胃的运化功能，从而影响糖代谢。此外，肝失疏泄还可能导致血液循环的问题，如血小板功能亢进，这与西医学中描述的由心情抑郁引起的血小板功能亢进，造成小血管栓塞，从而导致糖尿病各种并发症的机制相呼应。在中医理论中，肝郁化火可能导致血热，血热使血液黏稠度增加，易于形成血瘀，血瘀又进一步阻碍气血运行，形成恶性循环。

十、气血津液失调与外泌体异常

气血津液是维持生命活动的基本物质，其平衡状态对于保持身体健康至关重要。气血津液失调，不仅影响身体的营养供给和代谢功能，还会影响身体的防御机制和修复能力。外泌体是细胞释放到外部环境中的小囊泡，可以包含蛋白质、RNA 等分子，通过介导细胞间的通信，影响炎症反应、组织修复及免疫调节等生物过程。外泌体的异常，如数量的增减、成分的改变，可能会影响这些生物过程的正常进行，进而影响身体健康。将中医理论的气血津液失调与外泌体异常相结合考虑，推测气血津液的失衡可能通过影响细胞的代谢状态和内分泌环境，间接影响外泌体的产生和功能。例如，气虚可能导致细胞能量供应不足，影响外泌体的生成；血瘀可能导致局部微循环障碍，影响外泌体的成分和释放过程；津液失调可能影响细胞的微环境，进而影响外泌体介导的细胞通信。

“气”作为生命活动的基本物质，负责推动身体内的血液循环和津液分布，维持生命活动的正常进行。胞外囊泡（extracellular vesicle，EV）作为生物体内一类重要的活性微泡结构，它们通过包裹并传递功能物质如小分子核糖核酸（miRNA）、转录因子、蛋白质等，介导细胞之间的通信和器官之间的对话，其功能在某种程度上与中医理论中“气”的运动性和功能性相符合。这种远程输送的特性，使得 EV 在糖尿病肾病等代谢性疾病中的病理变化中扮演了重要角色。外泌体在介导炎症反应和组织修复中的作用，与中医学通过调和气血津液来促进伤口愈合和减轻炎症的理念相呼应。在糖尿病肾病中，EV 的病理作用尤为关键——高血糖刺激下巨噬细胞源性外泌体上调 TGF-β1 表达，通过抑制足细胞 nephrin 蛋白降低黏附能力，并激活 caspase-3 通路诱导足细胞凋亡，加速肾纤维化进程。此过程与中医气血津液失衡理论形成双重映射：① EV 介导的炎症反应与组织修复障碍对应“气滞血瘀”状态；②足细胞损伤导致的蛋白尿体现“水精不布”病机。本质上，糖尿病肾病的进展不仅是代谢紊乱，更是全身气血津液运行失序的局部表征，而 EV 的功能失调正是“气失燮理”的微观体现。

在中医学中，“肾生骨髓”理论强调了肾精对于骨骼健康和骨髓生成的重要性，这一理论与现代医学中干细胞的功能有着惊人的相似性。干细胞，特别是骨髓间充质干细胞，被证实在促进机体生长发育、组织再生修复中发挥着关键作用，这与中医所说的肾之精气滋养骨骼、化生骨髓的功能相呼应。现代医学的研究进一步揭示了肾精与干细胞之间的相关性，特别是在维持骨髓健康和促进骨骼修复方面的作用。外泌体的源细胞性和器官靶向性，意味着每种细胞产生的外泌体带有其源细胞的特性，并能准确地定位到靶向细胞，执行特定的生物功能。这一特性不仅在现代医学中被视为一种重要的治疗潜力，也与中医学中通过调节肾精来影响整个身体健康的理念相契合。通过调节和恢复肾精的平衡，可能对干细胞的功能和外泌体的产生与作用产生积极影响，从而促进身体的自我修复和对多种疾病，包括肾病和骨髓相关疾病的治疗。

十一、气虚痰瘀与细胞死亡

细胞焦亡作为炎症依赖性程序性死亡方式，在糖尿病及其并发症中发挥核心病理作用。这种死亡模式兼具坏死与凋亡形态学特征，NLRP3 炎症小体介导 caspase-1 切割消皮素 D 形成质膜孔道，导致细胞渗透性溶解。糖尿病患者慢性高血糖环境诱发氧化应激与炎症级联，协同激活 NLRP3 炎症小体，促使关键靶细胞焦亡。如糖尿病肾病中肾小管上皮细胞焦亡致紧密连接蛋白 occludin 降解，加速足细胞脱落及肾功能衰退；糖尿病足溃疡局部巨噬细胞焦亡释放 IL–1β 风暴，阻碍创面血管新生；糖尿病视网膜病变中 Müller 细胞焦亡破坏血视网膜屏障，诱发黄斑水肿及视力损伤。细胞焦亡的炎症依赖性特质使其在直接杀伤组织细胞的同时，通过释放 IL–1β/IL–18 扩大炎症级联，加速糖尿病病理进程。中医药调控焦亡的核心策略契合“补虚泻实”治疗原则，针对糖尿病“气虚痰瘀”状态，通过双重机制干预：①“补其不足”—益气温阳（黄芪上调 Nrf2 通路使 HO–1 增加）与滋阴清热（生地抑制 NF–κB 核转位）改善细胞抗凋亡能力；②“损其有余”—化瘀解毒（丹参酮阻断 NLRP3 炎症小体组装）及清热祛湿（黄连素降低 caspase–1 活性）抑制焦亡过度激活。在糖尿病肾病中，益气温阳（淫羊藿苷）联合化瘀利水（泽泻）可改善肾血流、抑制 TGF–β1，使肾小管焦亡率降低；于糖尿病心血管并发症中，滋阴清热（麦冬多糖）协同化 瘀解毒（水蛭素）下调血管内皮 ICAM–1，通过调节巨噬细胞焦亡减轻动脉粥样硬化斑块不稳定性。此治疗体系通过重构“阴阳自和”状态，同步实现细胞保护与代谢 – 炎症网络再平衡。

第 2 章 中医药多靶点干预糖尿病并发症的研究进展

糖尿病并发症的发生涉及多种复杂的生物学通路。经典通路中，胰岛素信号转导异常导致细胞对胰岛素反应减弱，是引发器官组织功能紊乱和并发症的重要因素。多元醇通路在糖尿病眼部并发症中起关键作用。随着研究的深入，炎症、氧化应激、肠道菌群失调、DNA 甲基化、非编码 RNA、铁死亡和细胞焦亡等机制也被发现，这些新兴机制揭示了糖尿病并发症的复杂性和多样性，为进一步理解疾病提供了新视角。中医药由于其多靶点的特性，在糖尿病并发症的干预中展现出独特优势。本部分将探讨糖尿病并发症的经典途径与新兴通路及相关中医药的干预作用。

第一节　经典途径与中医药干预

一、胰岛素信号通路与糖尿病并发症及中医药干预

人胰岛素是一种多肽激素，由 51 个氨基酸组成。它在胰腺 β 细胞的粗面内质网中合成为前胰岛素原，然后转化为胰岛素原。胰岛素原经消化裂解后产生具有两条氨基酸链（α 链和 β 链）的 C 肽和胰岛素。各种因素都可以刺激胰岛素的生物合成。血液中葡萄糖水平升高会刺激胰岛素的产生和释放。除此之外，一些氨基酸、脂肪酸、乙酰胆碱和肠促胰岛素激素也会调节胰腺 β 细胞的胰岛素分泌。胰岛素在体内发挥各种作用。特别是在骨骼肌和脂肪组织中，可增强葡萄糖的吸收和利用，从而将血浆葡萄糖水平维持在生理范围内。在肝脏中抑制糖原分解、葡萄糖输出和糖异生。此外，还具有抑制蛋白水解、脂肪分解等分解代谢过程，并促进细胞生长作用。但在糖尿病等病理条件下，由于 1 型糖尿病中胰岛素分泌不足或 2 型糖尿病中胰岛素作用受损，导致胰岛素功能失用，血糖升高。

胰岛素发挥生理功能是通过与细胞膜上胰岛素受体相结合而实现的。胰岛素受体是一个跨膜糖蛋白，由 α 亚基和 β 亚基组成，属于酪氨酸激酶受体家族。α 亚基 *N* 端富含半胱氨酸残基的结构域，是胰岛素的结合位点，结合后诱导构象变化，激活 β 亚基内在的酪氨酸激酶活性。胰岛素受体自磷酸化 β 亚基酪氨酸残基，并启动细胞内一系列磷酸化及去磷酸化反应。随后底

物与细胞内信号蛋白发生相互作用。胰岛素的功能通过两条主要的信号转导途径得以实现。一条是磷脂酰肌醇 3 激酶（phosphatidyliositol 3 kinase，PI3K）通路；另一条是丝裂原激活的蛋白激酶（mitogen–activated protein kinase，MAPK）通路。

糖尿病可引起大血管病变和微血管病变，大血管以动脉内膜脂质沉着和平滑肌细胞增殖引起的内膜肥厚与狭窄为主要特征，主要表现为动脉粥样硬化，微血管病变以微循环障碍、微血管瘤形成及微血管基底膜增厚为主要特征，主要表现为糖尿病视网膜病变和糖尿病肾病等。在高糖高脂环境下，PI3K/AKT/eNOS 信号通路的表达下调，一氧化氮（nitric oxide，NO）的生成减少，损伤内皮的结构和功能，导致心肌组织器官供血不足。长期的高糖高脂环境可诱导机体炎症因子表达增加，进一步促进胰岛素抵抗的发生，形成恶性循环。

糖尿病肾病的发生发展与胰岛素信号通路的异常调节相关。足细胞，即肾小球脏层上皮细胞结构和功能的异常是造成糖尿病肾病出现蛋白尿的主要因素。PI3K/AKT 信号通路的异常激活可介导足细胞的损伤。转化生长因子 –β1（transforming growth factor–β1，TGF–β1）异常激活 P3K/AKT 信号通路，参与了肾小管上皮细胞向间质细胞的转分化过程。此外，糖尿病状态下多种因素的作用激活 p38MAPK，促进肾脏细胞肥大，细胞外基质（extracellular matrix，ECM）积聚，导致肾小球硬化和肾小管间质纤维化，影响糖尿病肾病的进程。p38MAPK 在发育期肾脏呈高表达，主要在肾脏芽细胞和输尿管芽细胞表达丰富，肾小球有微弱表达。肾脏发育成熟后其表达明显减少，仅在肾小球脏层上皮、远端肾小管和集合管可见表达。糖尿病肾病早期肾脏细胞处于增殖状态，表现为细胞数目增多，体积增大。体内及体外的实验均证实，p38MAPK 途径激活后，糖尿病肾病中肾小球 ECM 积聚增强，间充质干细胞（mesenchymal stem cell，MSC）分泌纤维粘连蛋白及胶原成分明显增加。肾内血流动力学改变，引起肾小球高压力，肾小球压力升高使肾小球毛细血管处于一种扩张状态，进而对系膜细胞造成一种牵张力。这种高牵张力持续作用导致 p38MAPK 的激活。

胰岛素受体在不同的神经细胞和神经胶质细胞中也有表达，并且共定位研究显示胰岛素受体、胰岛素受体底物、PI3K、磷酸酪氨酸基序分区重叠在这些神经细胞。因此胰岛素信号也可在神经细胞中发挥作用。在当发生糖尿病视网膜病变时，视网膜神经细胞胰岛素受体数量明显增加，而在外周血管胰岛素受体明显减少。由此推断，胰岛素信号在介导不同并发症时发挥作用有所差异。新生血管增多是糖尿病视网膜病变的一个重要表现，受 VEGF 调控。VEGF 表达的调节是通过胰岛素受体 /PI3K/AKT 级联和 MAPK 通路实现的。此外，胰岛素还可上调 HIF–1α 的表达，HIF–1α 转录至细胞核，继而引起 VEGF、eNOS 和内皮素 –1（ET–1）等诱导新生血管的生成基因表达。另外，PI3K/AKT 信号通路异常调节参与了高糖诱导的视网膜神经细胞凋亡。

中医药通过干预蛋白酶激 B（AKT）下游靶蛋白如 eNOS 产生 NO 恢复血管内皮功能，从而减缓糖尿病心脏疾病进程。eNOS 是 AKT 的下游靶蛋白，激活的 PI3K/AKT 可以直接磷酸化 eNOS，从而促进 NO 产生，改善血管内皮功能并且修复血管内皮。黄芪中活性成分黄芪多糖可以通过 AKT 通路，促进 NO 合成。参附注射液通过 AKT 通路提高微循环灌注，减少氧化应激反应和心肌损伤。在促进 NO 产生的同时，乳酸脱氢酶、肌酸激酶和 MDA 含量显著降低，提示机体氧化应激减弱。运脾散结活血方可促进 NO 水平升高，降低 IL–6 水平，提示通过激活

AKT/eNOS 通路减轻炎症，改善血管内皮损伤。PI3K 信号通路还可调节凋亡通路提高终末分化心肌或周细胞生存率，减缓糖尿病心肌病的发展。

上调 VEGF 可加速糖尿病疮面伤口微血管生成，促进伤口愈合。微血管是肉芽组织生长必不可少的因素，可给疮面提供重要的细胞因子，促进糖尿病溃疡的愈合。VEGF 是损伤后即刻伤口愈合的重要因素，并且可以加速非愈合性皮肤疮面的愈合。上调 VEGF 可通过促进血管生成的早期阶段包括血管扩张、通透性增加、内皮细胞迁移和增殖加速创面修复。通塞脉片可以增加 p-AKT、eNOS、VEGF 信号通路的表达，提示 AKT 通路的激活促进伤口愈合，其促进伤口愈合的机制可能集中在早期。回阳生肌膏激活 AKT 后可促进 VEGF 表达，有助于创面的早期修复。此外，一些清热解毒药如绞股蓝、洋甘菊提取物、苎麻叶可促进 VEGF 表达。现代药理学研究发现，清热解毒单味药物提取成分促愈的主要机制为保护组织避免氧化损伤，并促进表皮细胞、成纤维细胞、血管上皮细胞增殖迁移。一些温经活血药如鸡血藤、肉桂，止血敛疮药如白及、没食子也具有促进血管生成，促进糖尿病溃疡愈合作用。

糖尿病视网膜病变表现为抑制 AKT 减少 VEGF 表达产生病理性新生血管。汉黄芩素是黄芩的成分之一，可通过 AKT/GLUT4 途径促进葡萄糖进入细胞来缓解高血糖。汉黄芩素可减少 VEGF、碱性成纤维细胞生长因子及 TGF-β 水平，抑制视网膜血管生成。铁皮石斛能抑制糖尿病大鼠视网膜病变中炎症因子 IL-6、TNF-α 和 VEGF 的表达，发挥抗炎及抑制血管生成作用。夏枯草是一种唇形科多年生植物，可清火明目、散结消肿。现代药理研究证明夏枯草具有抗炎、抗氧化和抗过敏等功效。夏枯草提取物以浓度依赖的方式抑制视网膜细胞中 VEGF 分泌素的生成，并抑制 NF-κB 信号通路和其他促炎因子的释放。夏枯草提取物降低血清中 TNF-α 含量和磷酸化 p65 蛋白的表达，缓解视网膜的炎性损伤。

二、多元醇通路与糖尿病并发症及中医药干预

多元醇通路是糖代谢的一个旁路，其在正常生理条件下仅占葡萄糖代谢的少部分。然而，在高血糖状态下，多元醇通路的活性显著增加，对多种组织和器官造成损害，从而引发一系列糖尿病并发症。多元醇通路的第一步由醛糖还原酶催化，将葡萄糖还原为山梨糖醇，随后由山梨糖醇脱氢酶将山梨糖醇氧化为果糖。葡萄糖通过多元醇通路代谢，导致山梨糖醇和果糖的积累。这一过程消耗大量的 NADPH，并生成过多的还原型辅酶 I（NADH），从而引发一系列代谢和氧化应激反应。

多元醇通路可导致机体的氧化应激与抗氧化能力削弱，从而诱发疾病。多元醇通路消耗大量的 NADPH，而 NADPH 是谷胱甘肽还原酶的辅酶，后者在细胞抗氧化防御中起重要作用。NADPH 的耗竭导致谷胱甘肽（GSH）水平降低，细胞抗氧化能力削弱，增加了氧化应激的发生风险。另外，多元醇导致细胞的渗透压增高。山梨糖醇和果糖是较大的分子，无法轻易通过细胞膜扩散，在细胞内积累会引发渗透压增高，导致细胞水肿和损伤，尤其是在神经和视网膜等敏感组织中。

多元醇通路在糖尿病神经病变中的作用尤为显著。高水平的山梨糖醇和果糖在神经细胞和施万细胞中积累，导致氧化应激增加、神经传导速度减慢、血管灌注减少及神经元损伤。视网膜中的多元醇通路活性增加导致视网膜血管内皮细胞和视网膜神经节细胞的损伤，主要通过氧

化应激和渗透压力增加来影响视网膜的结构和功能。在肾脏，多元醇通路的过度活化会导致肾小球和肾小管的功能障碍，主要机制包括氧化应激增加和细胞内渗透压的变化。

中医药可通过抑制醛糖还原酶活性和氧化应激等方式抑制多元醇途径激活。如黄芩中的黄芩苷具有醛糖还原酶抑制活性，研究表明它能够显著降低高糖环境下的山梨糖醇积累，减轻神经和视网膜损伤。苦瓜及其提取物被发现具有抑制醛糖还原酶的活性，减少多元醇通路的代谢流量，从而降低山梨糖醇和果糖的积累。儿茶素具有强大的抗氧化作用，能够清除自由基，保护细胞免受氧化应激损伤。儿茶素还可以恢复 GSH 水平，增强细胞的抗氧化能力，减轻多元醇通路的负面影响。

三、AGE 与糖尿病并发症及中医药干预

AGE 是蛋白质、脂质或核酸在非酶促条件下与糖发生复杂的化学反应生成的化合物。这些产物在高血糖环境中形成，积累在体内，尤其在糖尿病患者中，其水平显著升高。AGE 的形成是一个复杂的过程，起始于还原糖与蛋白质氨基基团之间的非酶促反应，形成席夫（Schiff）碱，随后重排形成更稳定的阿马多里（Amadori）产物。随着时间的推移，Amadori 产物进一步发生复杂的化学反应，包括氧化、脱水和交联，最终形成 AGE。高血糖状态下，AGE 的生成速度显著增加。AGE 通过与其特异性受体 RAGE 结合，激活多个信号通路，包括 NF-κB、MAPK 和 JAK/STAT 等。这些通路的激活导致氧化应激、炎症反应、细胞增殖和凋亡等一系列病理过程。AGE/RAGE 信号通路在多种糖尿病并发症中发挥了关键作用。

AGE 在血管壁积累，与 RAGE 结合，激活内皮细胞、平滑肌细胞和巨噬细胞，引起炎症反应和氧化应激。这些反应导致血管硬化、内皮功能障碍和血管壁增厚，最终引发动脉粥样硬化等心血管并发症。此外，AGE 还增加血管的渗透性，促进血管外渗和组织水肿，加重微血管并发症如糖尿病视网膜病变。

AGE 在肾脏中积累，尤其在肾小球基底膜和肾小管间质中，与 RAGE 结合后，引发局部炎症反应和纤维化。AGE 通过改变基底膜的结构和功能，增加其通透性，导致蛋白尿和肾小球硬化。AGE 还可诱导肾小管细胞凋亡，进一步加重肾功能损害。

AGE/RAGE 信号通路在糖尿病神经病变中也扮演着重要角色。AGE 在神经细胞中积累，导致神经纤维的损伤和脱髓鞘，影响神经传导。此外，AGE 引发的炎症反应和氧化应激也对神经细胞的生存和功能造成不利影响，导致感觉异常和疼痛等症状。

中医药在干预 AGE 的形成和作用机制方面展现出显著的潜力。以下是几种常用中药及其活性成分的作用机制：首先是抑制 AGE 形成。①黄芪：黄芪及其活性成分黄芪甲苷显示出抑制 AGE 形成的作用。研究表明，黄芪甲苷可以通过抑制糖化反应的关键步骤，从而减少 AGE 的生成。此外，黄芪还具有抗氧化作用，可以降低 AGE 形成中的氧化应激。②绿茶：绿茶中的儿茶素具有强大的抗氧化作用，可以清除自由基，抑制 AGE 的形成。儿茶素还可以抑制 AGE 与蛋白质的交联，减少 AGE 对组织的损伤。③苦瓜：苦瓜中的多种成分，如苦瓜皂苷和多酚类化合物，能够干预 AGE 的形成，减少其积累。部分中药还具有干扰 AGE/RAGE 信号通路的作用。①银杏叶：银杏叶中的黄酮类化合物能够抑制 AGE/RAGE 信号通路，减少氧化应激和炎症反应，对糖尿病心血管并发症有保护作用。②丹参：丹参中的丹参酮和丹参素显示出

抑制 AGE/RAGE 信号通路的作用。这些化合物能够减少 RAGE 的表达及与 AGE 的结合，抑制下游炎症和氧化应激反应，保护血管和神经组织。此外，一些中药还可改善代谢状态，从而降低 AGE 积累。如枸杞中的多糖类和黄酮类化合物能够调节血糖水平，增强抗氧化能力，减少 AGE 的生成和积累。

四、蛋白激酶 C 通路与糖尿病并发症及中医药干预

蛋白激酶 C（protein kinase C，PKC）是一个广泛存在于细胞内的蛋白激酶家族，其在信号转导、细胞生长、分化和代谢等多方面发挥关键作用。PKC 家族包括多种异构体，如 PKC-α、PKC-β、PKC-δ 等，在不同的组织和细胞中具有不同的功能。高血糖是糖尿病的典型特征，通过多种机制引发 PKC 的活化：高血糖状态下，葡萄糖过量代谢通过己糖胺通路、聚醇途径等增加 DAG 的生成。DAG 是 PKC 活化的关键脂质分子，直接作用于 PKC 的 C1 结构域，导致其转移到细胞膜上并激活。在糖尿病性血管病变中，PKC 特别是 PKC-β 的活化是一个关键步骤。PKC-β 激活后，促进血管紧张素、ET、血小板源性生长因子等因子的表达和释放，导致血管收缩、内皮功能障碍和血管通透性增加。这些变化引发血管壁的增厚和基底膜异常，最终导致糖尿病视网膜病变和肾病等微血管并发症。PKC-β 活化在肾脏中的作用尤为显著。它通过增加血管紧张素Ⅱ的合成、促进基底膜成分如纤维连接蛋白和Ⅳ型胶原的沉积，加剧肾小球高滤过状态，导致肾小球硬化和肾衰竭。PKC 还参与糖尿病神经病变的发生和发展。高血糖通过 PKC-δ 和 PKC-ε 等异构体的活化，影响神经传导速度、血流量和神经生长因子的表达，导致感觉异常、疼痛和神经功能丧失。

近年来，研究发现多种中药及其活性成分能够调节 PKC 通路，从而改善糖尿病并发症。①黄芪：黄芪甲苷被广泛应用于糖尿病及其并发症的治疗。研究表明，黄芪甲苷可以通过抑制 DAG 合成和 PKC 活化，减轻肾小球硬化和视网膜病变。同时，还具有抗氧化、抗炎等多种作用，有助于改善内皮功能和血管通透性。②丹参：丹参酮和丹参素具有显著的抗炎和抗血管增生作用。它们通过抑制 PKC 活性，减少血管紧张素Ⅱ的生成和纤维连接蛋白的沉积，改善肾小球滤过功能和视网膜血管病变。③川芎：川芎嗪通过抑制 PKC-β 和 PKC-δ 的活性，降低高糖诱导的神经炎症和氧化应激反应，保护神经细胞，改善神经病变症状。④人参：人参皂苷具有多种生物活性。人参皂苷 Rb_1、Rg_1 等能够通过抑制 PKC 活性和减少 DAG 生成，改善血管内皮功能，减轻视网膜病变和神经病变。

五、己糖胺通路与糖尿病并发症

己糖胺通路是糖代谢中的一个次要途径，但其对细胞功能的调控具有重要影响。己糖胺通路的过度活化被认为在糖尿病及其并发症的发病机制中起关键作用。该通路通过调控蛋白质 *O*-连接 β-*N*-乙酰葡萄糖胺（*O*-GlcNAc）修饰影响多种细胞过程，包括胰岛素信号转导、炎症反应、细胞生长和分化等。己糖胺通路的关键酶是果糖-6-磷酸胺基转移酶（GFAT），该酶将葡萄糖-6-磷酸转换为葡糖胺-6-磷酸，随后经过一系列反应生成 UDP-*N*-乙酰葡糖胺（UDP-GlcNAc）。UDP-GlcNAc 是蛋白质 *O*-GlcNAc 修饰的供体分子，这种修饰通过 *O*-GlcNAc 转移酶（OGT）催化，添加在蛋白质的丝氨酸或苏氨酸残基上。*O*-GlcNAc 修饰是动态的，可以被 *O*-GlcNAcase

移除。

高血糖状态下，葡萄糖通过己糖胺通路增加 UDP-GlcNAc 的合成，导致肾小球系膜细胞和肾小管上皮细胞中蛋白质 *O*-GlcNAc 修饰的增加。这种修饰可影响多种细胞信号通路和转录因子的功能，如转录因子特异性蛋白 1（specificity protein 1，SP1）的 *O*-GlcNAc 修饰增加了肾小球基底膜蛋白的表达，导致肾小球硬化和功能障碍。此外，*O*-GlcNAc 修饰还通过调控炎症因子和细胞外基质蛋白的表达，促进肾脏纤维化和炎症反应的发生。

糖尿病合并心血管疾病是糖尿病患者的主要死亡原因之一，包括冠心病、心肌梗死和心力衰竭等。己糖胺通路在心血管系统中的作用主要表现为影响心肌细胞和血管内皮细胞的功能。高血糖通过增加 UDP-GlcNAc 的合成，增强 *O*-GlcNAc 修饰，从而改变心肌细胞的收缩功能和能量代谢。这种修饰还影响胰岛素信号通路和钙信号通路的调控，导致心肌细胞的胰岛素抵抗和功能障碍。此外，*O*-GlcNAc 修饰的增加会导致血管内皮功能障碍，促进动脉粥样硬化的发展。

中医药通过多种途径调节己糖胺通路的活性，从而缓解糖尿病并发症的发生和发展。中药如黄芪、丹参等通过降低肾脏细胞中 *O*-GlcNAc 修饰水平，减轻肾小球基底膜蛋白的异常表达，减少肾小球硬化和纤维化。同时，这些中药还具有抗炎和改善肾脏血流动力学的作用。丹参和枸杞中的活性成分可以通过调节视网膜细胞中的 *O*-GlcNAc 修饰水平，改善血管通透性和新生血管异常，减轻视网膜出血和水肿。中药如人参、黄连等通过抑制心肌细胞和血管内皮细胞中的 OGT 活性，减少 *O*-GlcNAc 修饰，改善心肌收缩功能和胰岛素信号转导，减轻心血管系统的损伤。天麻、白芍等中药通过改善神经细胞的代谢状态和减少炎症因子释放，保护神经细胞免受 *O*-GlcNAc 修饰带来的损伤，缓解神经病变症状。

第二节　新兴通路与中医药干预

一、氧化应激与糖尿病并发症及中医药干预

氧化应激，又称氧化压力、氧化逆境，为机体 ROS 成分与抗氧化系统之间平衡失调引起的一系列适应性反应。干扰细胞正常的氧化还原状态，会制造出过氧化物与自由基导致毒性作用，因此损害细胞的蛋白质、脂类和 DNA。ROS 类物质包含超氧阴离子（O_2^-）、羟自由基（·OH）、过氧化氢（H_2O_2）等，活性氮（reactive nitrogen species，RNS）类自由基主要包括 NO、二氧化氮（NO_2）和过氧化亚硝酸盐（$ONOO^-$）。自身因子与糖尿病并发症关系密切。如 NO 易与 O_2^- 反应，生成高活性 $ONOO^-$，引起机体损伤的级联反应。在生理状态下，机体产生的自由基可作为信号分子，参与体内防御反应。但在病理条件下，过多的自由基直接引起生物膜脂质过氧化、细胞内蛋白及酶变性、DNA 损害等，导致细胞死亡或凋亡，组织损伤。经典的糖尿病并发症的多元醇途径、AGE 途径、蛋白激酶 C 途径和氨基己糖途径均是高糖环境下线粒体呼吸链中氧自由基生成过多的结果，因此，氧化应激可被认为是高糖损伤的共同基础。

高糖状态下，糖尿病细胞 ROS 过度产生，产生的原因主要包括葡萄糖自身氧化作用增强，

生成烯二醇和二羟基化合物产生大量自由基；在非酶促作用下，葡萄糖和蛋白质相互作用，形成 AGE，AGE 与 RAGE 结合，促进 ROS 的形成；高血糖导致多元醇通路活性的增强，导致 NAPDH 转变为 NADP，消耗大量还原型 GSH，从而削弱自身自由基清除系统功能，导致 ROS 的积累；高血糖增加机体血管紧张素Ⅱ（Ang Ⅱ）的生成，Ang Ⅱ与受体结合后激活 NADPH 氧化酶，从而导致 ROS 生成；高血糖还可以使线粒体内的膜电位差增大，形成超极化状态，通过辅酶 Q 的电子传递使氧分子还原生成 ROS；PKC 的激活增加还原型辅酶Ⅱ氧化酶，诱导 ROS 合成；高糖还可导致抗氧化酶的糖基化，从而引起 SOD、过氧化氢酶（CAT）、谷胱甘肽过氧化物酶（GPX）等抗氧化酶活性的降低。

氧化应激参与糖尿病血管病变。目前研究认为，氧化应激引起的血管内皮功能紊乱，在糖尿病血管并发症的发生、发展中发挥了重要作用。ROS 作为血管反应的关键物质，通过介导内皮细胞炎性反应、调节内皮细胞自噬、加速内皮细胞衰老等引起血管内皮功能紊乱，参与糖尿病血管并发症的发生。如在糖尿病肾病中，ROS 不仅是组织和细胞的直接损伤因素，还可以作为第二信使诱导许多影响免疫和炎症等过程的刺激信号的传递介质，最终导致 ECM 蛋白合成增加、降解减少，促进糖尿病肾病的发生发展。此外，ROS 还参与诱导足细胞损伤，一方面 ROS 可直接攻击足细胞，诱导其从基底膜上脱落，使足细胞数目减少；另一方面 ROS 作为信号分子，激活炎症相关通路如 NF-κB、p38MAPK 等加剧炎症反应，从而引起足细胞损伤。

氧化应激诱导神经损伤。糖尿病周围神经病变分为运动神经损伤、感觉神经损伤及自主神经病变。运动神经损伤可见肌群麻痹、无力、萎缩等，易形成足部溃疡；感觉神经损伤表现为痛觉、压力及温度觉的丧失；自主神经病变可引起局部汗出减少甚至无汗，致使局部皮肤干燥开裂等。糖尿病周围神经病变的发病受氧化应激调节。持续高血糖可激活多元醇通路，使蛋白激酶介导的 Na^+-K^+-ATP 酶活性下降，GSH 的生成减少，增加 ROS 含量，损伤神经组织，导致神经传导速度减慢，神经传导功能障碍。另外，氧化应激可诱导血管内皮依赖性舒张功能障碍，内皮细胞增殖，微血管基底膜增厚，血流量减少，导致神经内膜缺氧和神经低灌注，出现神经变性坏死。此外，ROS 的过度产生可通过哺乳动物雷帕霉素靶蛋白（mTOR）、细胞外信号调控的蛋白激酶（ERK）和肿瘤蛋白 53（p53）通路等诱导自噬的活化。同时，选择性自噬又可促进 CAT 的产生，导致 ROS 的进一步堆积，使 ROS 和自噬之间形成恶性循环。有研究表明，ROS 诱导 Caspase-3 活性增强，最后诱导成纤维细胞凋亡和自噬的发生，影响糖尿病坏疽的愈合进程。

中药减弱氧化应激主要通过减少 AGE 含量，抑制 ROS 及炎性因子生成，增加抗氧化酶等方面发挥作用。黄芪多糖可以有效降低糖尿病足溃疡成纤维细胞 AGE 的浓度及 RAGE mRNA 的表达，显著缩短糖尿病足溃疡患者的肉芽组织出现时间和溃疡愈合时间。白藜芦醇、姜黄色素等抗氧化剂通过清除 ROS 起到抗氧化的作用。葛根、丹参等具有抗炎、抗氧化、改善心脑血管循环，防止靶器官缺血、缺氧性损伤的作用。该药对的指标性成分主要是葛根素、隐丹参酮、丹参酮Ⅰ、丹参酮ⅡA 等，作用机制为主要通过 PKC-ε/ 线粒体 ATP 敏感通道（mKATP）、ERK/ Nrf2、MAPK、AKT/mTOR/HIF-1α 等多条信号通路，降低线粒体内 Ca^{2+} 水平，防止靶器官缺血、缺氧性损伤及细胞凋亡，同时抑制多种炎性因子，清除 DPPH 自由基，减少脉络膜处小血管充血，提高淋巴细胞的生长、繁殖速度，从而达到降低血糖、抗炎抗氧化、改善心脑血液循环，降低心脑血管病变、视网膜病变、周围血管病等并发症发生率的目的。此外，一些中药复方如黄连解毒汤、五味消毒饮、丹参饮等均可应用于糖尿病并发症的治疗，并且具有抗氧化应激作用。

二、炎症因子与糖尿病并发症及中医药干预

NF-κB 通路是重要的炎症信号通路之一，由 NF-κB、NF-κB 抑制蛋白（IκB）、IκB 激酶（IKK）、受体及近端衔接蛋白组成，该通路可由经典信号通路或非经典信号通路激活。经典信号通路的激活需依赖 NF-κB 必需调节因子（NEMO），因此该通路又被称为 NEMO 依赖型通路，IKK 复合物通过该机制得到激活。在多种炎症因子的刺激下，NEMO 和 IKK 的复合物被激活，IKK 作为 IκB 激酶，在 NEMO 的引导下能够使与 NF-κB 结合的 IκB 磷酸化，随后，其在蛋白酶的作用下发生降解。游离的 NF-κB 二聚体随着 IκB 的降解逐步从细胞质转移到细胞核中，之后与 DNA 上的 κB 结合点接触并结合，从而激活基因表达。*IκBα*、*IκBβ* 和 *IκBε* 是由 κB 结合点调控的 NF-κB 靶基因，在转录再合成时能与 NF-κB 结合并抑制其活性，并能将其运输至细胞质中，这一过程形成了炎症反应的负反馈调节回路，这一回路可防止 NF-κB 活性在瞬时炎症信号的刺激下失控，也可使该通路在 IKK 具备持久活性时被重新激活。尽管经典信号通路与非经典信号通路的激活依赖于不同底物，但两者可以相互影响，互为促进。

炎症反应在糖尿病肾病的发病机制中占有举足轻重的地位，多种因素如持续高血糖状态、AGE 的沉积、氧化应激等诱导的各种炎症信号通路的激活将促进多种炎症介质的产生、表达及相互作用，促使炎症反应的发生，从而导致肾脏结构的破坏及肾功能损伤。糖尿病肾病炎症反应的病理改变首先是巨噬细胞浸润，且巨噬细胞的数量越多，肾小管间质纤维化的程度就越高。单核细胞趋化因子 -1（MCP-1）已被证明可将单核巨噬细胞聚集至肾小球及肾小管间质，从而促进肾脏纤维化，加速糖尿病肾病的进程。NF-κB 通路是糖尿病肾病炎症发生的重要通路之一，在高糖环境下，氧化应激的发生、ROS 的生成增多、AGE 增多使得多种信号通路被激活，相关因子表达增加，激活 NF-κB 通路，促进下游靶炎症因子 TNF-α 等的产生及表达，导致肾小球基底膜增厚、细胞内膜损伤、肾纤维化，造成糖尿病肾病蛋白尿的产生。除此之外，NF-κB 通路的激活及下游炎症介质的产生还可由高血糖状态引起的肾素 - 血管紧张素系统激活所引起。这些炎症因子的产生又会反向促进 NF-κB 通路的激活，TNF 介导的 IKK 活化促进了 IκBδ 的降解和 p100 的磷酸化，促使游离的 NF-κB 二聚体进入细胞核，从而促进 DNA 转录与表达，这导致了 NF-κB 通路的持续活化，造成肾脏炎症呈循环式发生，加速了糖尿病肾病的进展。

高血糖诱导的炎症存在于糖尿病视网膜病变的不同阶段。释放的炎症细胞因子可导致血视网膜屏障的破坏和血管生成，这是糖尿病视网膜病变中视力损伤的主要罪魁祸首。结果表明，上调的炎症介质可增强代谢应激作用下血管内皮细胞的血管通透性和功能障碍。此外，研究表明，由于其高水平的葡萄糖氧化、耗氧量和脂肪酸含量，视网膜特别容易受到氧化应激的影响。氧化应激与炎症、线粒体功能障碍、细胞凋亡和神经退行性变有关，这是由于糖尿病视网膜病变中 ROS 浓度的形成和增加所致。

中药复方通过调控炎症通路改善糖尿病肾病。在温肾利水方面，五苓散出自中医四大经典之一《伤寒论》，功擅温阳化气，利水渗湿，主治太阳膀胱蓄水证。因其具有温阳利水，通利

小便之功效，临床常用于急慢性肾炎及心力衰竭等引起的水肿。有研究表明其具有通过抗炎、抗氧化应激等作用机制改善脾肾阳虚型糖尿病肾病糖脂代谢紊乱、水肿及尿蛋白的作用。在其抗炎机制的研究方面，有学者认为五苓散可通过抑制 AGE 途径，从而减少糖尿病肾病的积累，减少 NF-κB 通路的激活，降低相关炎症因子水平，改善糖尿病肾病大鼠炎症反应、纠正肾功能，延缓肾脏纤维化的进展。在补益肝肾、补益气血方面，六味地黄丸出自宋代钱乙《小儿药证直诀》，功擅滋阴补肾，益精填髓。有研究表明六味地黄丸可明显改善肾阴亏损型糖尿病肾病患者炎症及免疫指标和肾纤维化。经六味地黄丸应用后，糖尿病肾病大鼠体内 NF-κB 信号的表达均下调，肾功能得到明显改善，提出六味地黄丸通过抑制 MARK/NF-κB 通路改善糖尿病肾病的炎症反应及纤维化。当归补血汤出自《内外伤辨惑论》，方中只有黄芪、当归两种药物，两者配伍，黄芪大补脾肺之气、当归养血和营，共成补气生血之效，用于治疗血虚阳浮之发热。当归补血汤用于气虚血瘀型糖尿病肾病可抑制炎症发生及肾功能进一步损伤。实验研究发现，当归补血汤呈剂量依赖性显著上调 IKK 的表达，并通过调节生长抑制特异性基因 5 的表达抑制 NF-κB 通路的激活。在清热利湿方面，黄葵胶囊以黄蜀葵花为主要成分，具有清热利湿，解毒消肿之功效，药理学研究表明其具有抗炎、抗氧化应激作用。临床研究结果显示其可降低尿蛋白含量及血肌酐（creatinine，Cr）水平，并可显著降低糖尿病肾病患者 C 反应蛋白（C-reactive protein，CRP）、TNF-α 的水平，纠正肾脏炎症状态。

三、肠道菌群与糖尿病并发症及中医药干预

肠道菌群主要指肠道细菌和真菌等。健康成人结肠中的细菌群体主要由厚壁菌门、拟杆菌及放线菌组成。微生物菌群在肠道内表现出复杂性、多样性及高密度性。肠道菌群可通过饮食、药物及年龄发育等因素的改变而维持动态平衡，从而维持机体功能正常。一旦菌群平衡被打破，导致菌群失调，则影响机体消化、体重、自身免疫等，甚至引发多种疾病。其中，糖尿病多种并发症与肠道菌群失调紧密相关。

肠道菌群可参与机体的代谢及非代谢相关过程。肠道菌群影响机体脂代谢。胆碱、三甲胺氮氧化物（TMAO）和甜菜碱是与人类心血管疾病有关的主要肠道菌群代谢产物，这些均来自食物中的脂质磷脂酰胆碱。食物胆碱或 TMAO 在胃肠道被消化吸收后，可改变动物胆固醇代谢，加速动脉粥样硬化的形成，从而增加心血管疾病的发生风险。胆固醇、胆碱或 TMAO 代谢增加还会引起巨噬细胞表面清道夫受体 CD36 和 A1 型清道夫受体（SR-A1），促使泡沫细胞形成，从而影响动脉粥样硬化的病变过程。另外，当肠壁渗透性发生异常时，菌群细胞壁产生的脂多糖（LPS）和肽聚糖等可通过肠壁进入血液循环，诱发炎症反应，这一过程易引起胰岛素抵抗和高脂血症等，从而影响冠心病的发生和发展。

糖尿病肾病的发生与肠道菌群结构的变化有密切联系。这些患者的肠道菌群较健康人的肠道菌群有明显改变，如致病菌比例明显增加、益生菌比例降低等。尤其是病程到了肾病终末期，肠道菌群比例显著失调，如优势菌群双歧杆菌属、乳酸杆菌属和粪杆菌属细菌数量明显减少，而致病菌群如肠杆菌科细菌、肠球菌属等细菌数量明显增加。这可导致炎症因子在机体循环中大量增加，并加重糖尿病患者的慢性低度炎症状态。因糖尿病肾病疾病原因，机体代谢产物不能排出，导致部分代谢产物透过肠壁血管进入肠腔，引起肠道菌群紊乱。同时，代谢产物的病

原菌和毒素进入肠系膜淋巴结，激活全身免疫系统，促进其释放炎症因子等有毒物质，这无疑形成了以肠道菌群为中间载体的恶性循环，并可进一步恶化糖尿病肾病。

菌群的异常还可参与糖尿病胃肠道病变，这种并发症主要表现出不规律的腹泻、便秘等胃肠功能紊乱症状。高血糖时肠壁屏障功能减弱，破坏肠道上皮细胞的连接紧密性和完整性，导致病原体成为条件致病菌，在肠腔内滋生而诱发肠道感染，从而出现腹泻、便秘等症状。另外，糖尿病患者胃肠道内的病原体透过肠道屏障入血后，可关联神经系统，通过神经系统与大脑中枢进行信息互换，因此糖尿病肠病与糖尿病脑病有一定相关性及相互调节作用。

中医药在菌群调节方面具有很好的优势。用于调节脾胃的中药复方大部分均具有调节肠道作用。葛根芩连汤为中医降糖常用方剂，可以降低空腹血糖（fasting blood glucose，FBG）及糖化血红蛋白（glycated hemoglobin A1c，HbA1c）水平，同时具有调节肠道菌群的种类及数量作用。参苓白术散是中医治疗脾胃疾病的名方，方中含有人参，而人参多糖和人参皂苷具有抗糖尿病效果，参苓白术散能够通过调节肠道菌群缓解机体慢性炎症，达到治疗2型糖尿病效果。

半夏泻心汤具有调节肠道菌群紊乱的作用，半夏泻心汤证热证的形成机制为肠道菌群紊乱，致有害菌及其毒素增加，诱发神经内分泌紊乱。增液汤出自《温病条辨》，由玄参、麦冬、生地黄组成，有养阴清热、增水行舟之功，临床研究发现，增液汤加减及联合常规西医治疗有良好的降糖降脂效果。增液汤亦可通过改善“脂肪－胰岛轴”，调节肠道菌群，改善慢性炎症等机制发挥降糖作用，改善胰岛素抵抗，此外还可能与氨基酸代谢、能量代谢、糖代谢等途径有关。黄连解毒汤是著名的中药复方，富含小檗碱、黄芩苷和栀子苷等中药活性成分，常用于清热解毒，可促进短链脂肪酸（SCFA）菌群及抗炎菌群丰度增加，纠正脂质代谢紊乱。

一些单体物质也被证明具有调节肠道菌群作用。山茱萸中含有皂苷类、鞣质类等降糖成分，可以改善糖尿病小鼠糖脂代谢紊乱，其机制可能与改变肠道菌群结构有关。大黄酸可使2型糖尿病小鼠肠道菌群的多样性及丰度发生改变，同时降低血糖及体重，提示大黄酸的降糖机制可能与肠道菌群的改变有关。小檗碱是黄连所含的主要生物碱，其可以升高糖尿病大鼠肠道内双歧杆菌数量、降低大肠杆菌数量，表明小檗碱是通过改善肠道菌群，降低糖尿病大鼠血浆内毒素水平，进而改善胰岛素抵抗，发挥降糖作用。厚朴酚是中药厚朴的主要有效成分，其具有抗炎、抗氧化等生物活性。研究表明厚朴酚可以增加肠道中产SCFA的细菌数量。

四、DNA甲基化与糖尿病并发症及中医药干预

N^6-甲基腺嘌呤（m^6A）甲基化修饰是mRNA上含量最丰富的内部修饰，并已被证明与糖尿病及其并发症的发病机制密切相关，使其成为潜在的疾病特异性治疗靶点。m^6A甲基化修饰主要参与细胞分化、应激、昼夜节律、周期调节和代谢等许多生物过程，其常参与RNA剪接、定位、翻译和衰变的调节。m^6A修饰通常嵌入保守序列5'-RRACU-3'（其中R=A或G），常发生在3'非翻译区（3'-UTR）的开头及翻译终止密码子附近。m^6A的调节具有可逆性。因此，这有利于逆转相关修饰，从而起到逆转疾病进程的作用。m^6A的写入和擦除主要发生在细胞核阶段，因m^6A甲基转移酶复合物writers及m^6A脱甲基化酶复合物erasers主要位于细胞核。在细胞核中，m^6A结合到特定的m^6A结合蛋白，影响mRNA剪接或mRNA输出。当到达细胞质

后，m^6A 结合特定的细胞质蛋白，影响 mRNA 的稳定性、翻译和定位，从而影响调控基因表达，发挥不同的生物学作用。

m^6A 甲基化可诱发 β 细胞功能障碍。胰岛 β 细胞中 m^6A 甲基化修饰减弱可以下调 AKT 蛋白磷酸化和 PDX1 蛋白水平，从而导致胰岛细胞周期停滞并抑制胰岛素分泌。敲除脂肪细胞中肥胖相蛋白（FTO）可以降低自噬相关蛋白 5（ATG5）和自噬相关蛋白 7（ATG7）的表达，从而抑制自噬和脂肪生成。为 m^6A 甲基化参与胰岛素抵抗提供了证据。

糖尿病视网膜病变可影响几乎所有类型的视网膜细胞。其中，甲基转移酶样蛋白 3（METTL3）可导致视网膜周细胞功能障碍及血管并发症的出现。烷基化修复同源蛋白 5（ALKBH5）介导的 m^6A 甲基化修饰能够抑制抗炎分子 A20 的表达，导致高糖条件下小胶质细胞的 M1 极化增强，从而引起炎症反应。高糖还可刺激视网膜毛细血管细胞使 YTH 结构域家族 RNA 结合蛋白 2 表达增强，并触发整合素亚基 β1 mRNA 的不稳定性，以 m^6A 方式诱导 mRNA 降解，从而抑制视网膜血管内皮细胞和 Müller 细胞的活性、炎症反应及视网膜组织新生异常血管。

在肾脏中，m^6A 修饰 METTL14、METTL3、Wilms 瘤 1 相关蛋白（WTAP）等，影响这些 mRNA 表达。METTL14 的高表达能够促进肾小球内皮细胞中的 ROS、TNF-α 和 IL-6 等炎症因子表达增加，从而导致细胞凋亡。糖尿病肾病患者肾组织中 METTL3 增加，敲减 METTL3 显著减轻了高糖刺激的足细胞的炎症和凋亡。糖尿病肾病患者和高糖处理的人肾近曲小管上皮细胞中 WTAP 表达增强，敲除 WTAP 能够改善高糖诱导的细胞焦亡和炎症反应。

在心脏中，METTL3/14 加速血管内皮细胞侵袭和增殖以加重内皮细胞炎症和动脉粥样硬化。METTL14 通过对葡萄糖代谢相关蛋白叉头框 O1（forkhead boxO1，FOXO1）进行 m^6A 甲基化修饰，从而加重内皮炎症和动脉粥样硬化。FTO 可抑制血管内皮细胞增殖、迁移，影响血管内膜重塑。此外，m^6A 甲基化修饰还在糖尿病足溃疡、糖尿病性功能障碍、糖尿病认知障碍等疾病的发生机制、病理过程中进行了广泛研究。

中药与甲基化修饰形成相互作用，两者在分子水平上的交互是必然的，也是今后研究的热点方向。其中，补肾类、活血类中药调节 m^6A 甲基化的作用研究较为广泛。六味地黄丸可以通过下调无翅基因 / 整合基因（Wnt）/β-catenin 途径，抑制炎症反应和间质转化来减轻糖尿病所致的骨质疏松症，这个过程也阻断了赖氨酸特异性脱甲基酶 7A（KDM7A），说明中药干预治疗机制与甲基化修饰的调控是有交互的。补肾中药能降低去卵巢骨质疏松大鼠的瘦素启动子甲基化水平，有效防治绝经后骨质疏松症。血府逐瘀胶囊（主要由桃仁、红花、赤芍、川芎等组成）、四季三黄胶囊（由大黄、黄芩、黄柏、栀子组成）两者联合作用可使得体内 TG 的含量降低，同时提高动脉粥样硬化小鼠模型的整体血清 DNA 甲基化水平和 DNA 甲基转移酶（DNMT）水平，增加斑块的稳定性。

姜黄素是一种很好的 DNA 甲基化抑制剂，其具有多种生物学活性，如抗氧化、抗炎、抗凝、抑制血管平滑肌细胞的增殖、抗动脉粥样硬化，还具有明显的抗肿瘤作用。姜黄素通过与 DNMT1 发生共价结合来抑制 DNA 甲基转移酶的表达，使 18S 核糖体 RNA 基因启动子发生甲基化，影响核糖体 DNA 转录，抑制血管平滑肌细胞的增生，起到稳定动脉粥样硬化斑块的作用。

五、非编码RNA与糖尿病并发症及中医药干预

非编码RNA（ncRNA）是一类没有或具有有限编码能力的RNA，在糖尿病领域中研究最多的是长链非编码RNA（LncRNA）、环状RNA（circRNA）及miRNA。LncRNA是一种长度超过200个核苷酸的ncRNA，没有或具有有限蛋白质编码能力。LncRNA参与几乎所有生物学过程，在心血管疾病、内分泌疾病、神经系统疾病等疾病中发挥作用。circRNA是一种环状闭合的单链ncRNA，因其独特的环状结构而不易受RNA外切酶影响。circRNA在哺乳动物组织及细胞中广泛表达，具有组织特异性及高度保守性。circRNA生物学功能主要包括吸附miRNA，调节基因转录和蛋白质翻译功能等，与糖尿病、动脉粥样硬化、心肌梗死及癌症等疾病密切相关。miRNA则是一种内源性的单链小分子ncRNA，长度约20个核苷酸。单个miRNA可靶向多个mRNA，参与多个疾病的病理过程。

LncRNA可参与调节胰岛素合成、分泌，调控胰岛β细胞生长发育和靶器官（包括肝、骨骼肌和脂肪细胞）中的胰岛素信号转导等。LncRNA是调控胰腺发育和β细胞功能转录机制的组成部分，其可能对β细胞表观遗传和基因表达模式具有高度特异性调节作用。研究表明，LncRNA H19在大鼠β细胞质量扩增中起重要作用。LncRNA H19还可通过调节糖异生基因的新型上游调节因子来调节肝葡萄糖代谢。此外，已经报道的基因还包括*LncRNA Meg3*、*LncRNA p3134*、*LncRNA MALAT1*等，对这些LncRNA的研究常聚焦于糖尿病肾病、糖尿病视网膜病变等。

通过分析2型糖尿病和健康对照患者外周血的circRNA表达谱发现，2型糖尿病中存在400余个差异表达的circRNA，这些circRNA大部分参与影响细胞代谢和细胞周期的调节等，影响糖尿病的发生发展。在糖尿病视网膜病变模型中，circRNA的异常表达比疾病发作更早出现。视网膜神经元变性始于糖尿病视网膜病变的早期阶段，hsa-circ-0095008从具有调节神经元形态发生、分化功能的神经细胞黏附分子2剪接而来，可作为非侵入性生物标志物，用于对糖尿病视网膜病变进行早期诊断。

miRNA涉及糖尿病及相关并发症中各种过程。目前已发现miR-21、miR-22、miR-27a、miR-122、miR-125a、miR-82、miR-195等参与糖尿病发病机制靶基因的调节因子；miR-7、miR-29a、miR-107、miR-124a、miR-141、miR-184、miR-185、miR-200a等可靶向胰岛素分泌相关基因；miR-7a/7ab、miR-24、miR-26、miR-92a、miR-124a、miR-132、miR-146、miR-182、miR-199a-3p、miR-203及miR-383等可调控胰岛素信号、胰岛β细胞发育、增殖等相关基因。大量miRNA在糖尿病心肌病中差异表达，包括miR-21、miR-155、miR-216a-3p、miR-221-3p、miR-223等；miRNA-125b-5p、miRNA-181b-5p有望成为糖尿病肾病的候选治疗靶点和生物标志物，其余如miRNA-125b-5p和miRNA-181b-5p可显著区分糖尿病肾病患者与糖尿病肾病以外的肾脏疾病患者。

ncRNA在中医药领域逐渐受到关注与重视。通过miRNA高通量测序技术观察大鼠胰腺组织，健脾消渴方（黄芪、黄连、天花粉、生地黄等）作用于糖尿病的7个ncRNA靶点，其表达谱与胰岛细胞功能、脂肪生成和分化、细胞衰老和脂质代谢密切相关。化浊颗粒（黄连、黄柏、鸡内金、山楂、枳壳）具有清热燥湿、行气化痰、活血祛瘀功效，可通过上调大鼠肝组织

miR-375 的表达水平，改善内质网应激，减轻胰腺细胞凋亡，增强胰岛素合成与分泌，从而发挥治疗 2 型糖尿病的作用。LncRNA MALAT1 受 DNA 甲基化调控，可控制炎症、血管生成及改善视网膜内皮细胞功能。沉默 LncRNA MALAT1 可显著缓解糖尿病患者的视网膜血管形成、血管渗漏和视网膜炎症等。

目前，中医药调控 ncRNA 治疗糖尿病的研究已取得显著进展，逐步揭示了 ncRNA 在糖尿病中的作用机制。尽管现有研究在一定程度上阐明了中医药的作用机制，但大部分集中于动物实验和体外研究，缺乏大规模人群验证。因此，亟须深入研究中医药调控 ncRNA 治疗糖尿病的分子机制，揭示 ncRNA 的独立及交互作用调控模式，明确中医药治疗糖尿病的原理。这将为中医药研究的客观化、现代化和标准化提供坚实的理论基础。

六、外泌体与糖尿病并发症及中医药干预

外泌体是糖尿病神经病变的分子基础。外泌体是由胞膜内吞形成管腔囊泡，经过内吞体分选转运复合体和神经酰胺相互作用后包裹脂质、蛋白质、核酸等“货物”形成多囊泡体，最后与胞膜融合并向外释放的囊泡小体。合成的外泌体能够通过血液、组织液等方式进入全身各个组织细胞中，释放出内容物，传递来源细胞的信号，调节靶细胞相应的生理活动。糖尿病来源的外泌体本身携带致病信息，游走在心肌、内皮等组织中则会造成不同程度的病变。有研究证实，外泌体能够透过血脑屏障进到脑组织中。这表明糖尿病来源的外泌体也很有可能由此进入中枢神经系统中，造成进一步代谢损伤。外泌体作为一把双刃剑，除致病作用外，还具有一定的治疗作用。多项研究发现外泌体中的脂质分子数量和种类丰富，含有鞘磷脂、磷脂酰胆碱、神经酰胺、神经节苷脂等，并有着丰富的生理功能。如神经节苷脂能够调节神经的生长发育，研究证实其能改善糖尿病周围神经病变患者的症状。同时，外泌体为双层膜结构，对其在血液和神经组织中的流动、转运具有重要意义。

外泌体携带的功能性蛋白质能够进入不同组织中发挥作用。如有些外泌体中携带细胞因子、生长因子、纤维连接蛋白、胶原等这些蛋白异常导致糖尿病发生。外泌体中还存在着数量可观又复杂的核酸分子，在细胞间信息传递和调节中发挥着重要功能，病理状态下的 RNA 亦能够通过外泌体转运到细胞中，如神经元、施万细胞等，在其中释放后影响细胞中的基因表达和蛋白合成。

外泌体在糖尿病神经病变中介导多种信号通路，在各个细胞间传递着不同讯息，调节病理活动、生理功能。无论是髓鞘退化或形成，还是神经细胞的凋亡和再生，外泌体均扮演着至关重要的作用。由于不同生理或病理状态下，外泌体及其内容物会发生相应的差异性改变，若在其中寻找到生物标志物，体液外泌体检测或将成为糖尿病神经病变早期有效的诊疗手段。而且，外泌体为自身分泌，能够游走全身甚至透过血脑屏障，若将相应药物等包裹进外泌体，再被细胞靶向吸收，将会成为精准治疗的有效手段。相比于传统的基因载体，外泌体作为运载体具有独特的生物学优势：作为细胞来源的纳米级膜囊泡，外泌体具有低免疫原性；外泌体的生物相容性结构使其更容易进入细胞，高效提高基因传递效率；外泌体外膜坚硬，可有效保护囊泡内容物，避免溶酶体吞噬外泌体降解其包裹的生物活性物质，在体液中具有良好的耐受性；定向归巢，修饰后的外泌体可用于靶向递送实现组织或细胞特异性分布。

在糖尿病神经病变中，高糖状态容易造成神经轴突萎缩、神经纤维功能丧失、髓鞘脱落、神经元凋亡等，病理细胞来源的外泌体则会导致病变程度进一步恶化。相反地，营养神经元的外周细胞外泌体携带蛋白质、核酸等物质进入神经元后提高了神经的再生能力、氧化应激能力，起到修复高糖代谢损伤神经元、促进神经认知功能恢复的良性调节作用。在抗炎作用方面，有研究证实，来自骨髓间充质干细胞的外泌体可通过抑制促炎基因表达等治疗糖尿病小鼠神经病变，促进其神经功能恢复。大鼠骨髓间充质干细胞来源外泌体携带的 miRNA-146a 能够预防糖尿病引起的海马神经元与星形胶质细胞损伤，最终促进神经认知功能的恢复。

外泌体通过信号转导来诱导血管再生、细胞外基质重建，从而促进糖尿病足溃疡的好转。外泌体携带的信息通过调节多种信号转导发挥作用。间充质干细胞来源的外泌体可促进信号转导及 STAT3，激活 NF-κB、AKT、ERK 信号通路，诱导多种生长因子的表达，从而增强成纤维细胞的生长和迁移，诱导体外血管生成。脐带间充质干细胞来源的外泌体通过传递 Wnt 蛋白，激活经典的 Wnt/β-catenin 信号转导通路，促进血管再生和胶原蛋白合成。

干细胞能够自我更新并演变成为多种功能细胞，主要通过旁分泌机制发挥其有效作用，因此被认为是潜在的糖尿病肾病治疗药物。骨髓间充质干细胞携带的外泌体通过抑制 mTOR 通路激活自噬，发挥抗纤维化作用。另外，尿源干细胞来源的外泌体可能通过抑制 Caspase-3 过表达、促进血管再生等机制来抑制足细胞凋亡，从而发挥肾脏保护作用。

视网膜色素上皮（RPE）是位于光感受器和脉络膜之间的单层膜，对视网膜的生存至关重要。研究发现在炎症环境中，炎症因子（IL-1β、IFN-γ 和 TNF-α）刺激 RPE 细胞产生外泌体，通过杀死单核细胞来减轻有害的炎症反应，提示 RPE 来源的外泌体可能成为糖尿病视网膜病变的重要治疗靶点。将间充质干细胞外泌体注射到玻璃体中可以使高糖对视网膜的损伤减轻。其机制与降低 MCP-1 的表达，减少 CD68 等免疫细胞的浸润，抑制视网膜神经节细胞的凋亡有关。

内皮细胞的功能是否受损在糖尿病血管病变中起着关键作用。血管平滑肌细胞来源的外泌体介导的核转录调控因子 Kruppel 样因子 15 蛋白诱导 miR-155 从平滑肌细胞转移到内皮细胞，使内皮细胞中的 miR-155 过表达，破坏内皮屏障的完整性，导致血管内皮通透性增加。因此，阻断外泌体 miR-155 在平滑肌细胞和内皮细胞之间的转移可能成为治疗糖尿病血管病变的靶点。

外泌体因其广泛存在于人体的体液中，不仅参与了全身多系统疾病的致病过程，还可作为治疗剂和药物递送的媒介，因此被称为“天然药物载体”。中医药通过调控外泌体来发挥其靶向调控、远距离传输的治疗作用。举例来讲，姜黄具有活血行气、化瘀通络的功效，多用于心脉瘀阻及风湿痹阻证。外周血液循环的髓样细胞吸收姜黄素复合物中的外泌体后，通过诱导这些单核细胞凋亡，提高了姜黄素体外稳定性，增加了体内生物利用度。该单体与外泌体的结合应用为外泌体在中草药治疗各种系统疾病中的应用提供了实验依据。

七、细胞自噬与糖尿病并发症及中医药干预

自噬是细胞内一种重要的降解和回收机制，通过将细胞内的受损或多余的蛋白质、有机物质及损伤的细胞器包裹在双层膜结构的自噬小体中，转运到溶酶体进行降解和再利用。这一过

程在维持细胞内稳态、适应环境变化及应对营养缺乏等应激条件下发挥关键作用。自噬过程主要包括诱导、隔离膜形成、自噬小体成熟、自噬溶酶体融合及降解等步骤。其核心组成部分包括 UNC-51 样自噬激活激酶（ULK）1/2 复合体，用于启动自噬的上游信号，调节隔离膜的形成；贝克林 1（Beclin1）复合体，调控自噬核仁体的形成与扩展；微管相关蛋白 1 轻链 3（LC3）蛋白，在隔离膜形成中发挥重要作用，是自噬小体膜的标志性蛋白；形成自噬小体，其作为双层膜结构，包裹待降解物质；溶酶体中含有多种水解酶，最终降解自噬小体内的物质。自噬功能的主要目的在于清除受损或不需要的细胞成分，以维持细胞稳态。

研究表明，自噬在糖尿病肾病中有保护作用。自噬的激活能够清除受损的肾小球足细胞和肾小管上皮细胞中的线粒体及其他有害物质，减少细胞凋亡和肾纤维化。然而，在糖尿病的病理状态下，自噬功能可能受到抑制，导致受损细胞器和蛋白质的积累，进而引发细胞损伤和炎症反应。因此，通过调节自噬活性，有可能减缓糖尿病肾病的进展。

自噬在心脏细胞中有助于清除受损的线粒体和蛋白质，保护心肌细胞的功能。高血糖环境下，自噬活性的变化与心肌细胞的应激反应和凋亡密切相关。适当的自噬水平可以保护心肌细胞免受高血糖和氧化应激的损害，而过度或不足的自噬活性则可能加剧细胞损伤。

自噬在神经元中的功能包括清除受损的细胞器和蛋白质，维护神经元的健康。在糖尿病条件下，自噬功能障碍可能导致神经元的应激反应增强，增加凋亡的风险。研究显示，激活自噬可以减轻高糖诱导的神经元损伤，改善神经病变症状。

中医药具有多靶点、多通路的治疗优势，可以通过不同信号转导通路调控细胞自噬，从而发挥抑制高糖环境下的氧化应激、内质网应激、细胞凋亡及维持线粒体稳态等作用。中药活性成分基于细胞自噬防治各种糖尿病并发症。葛根素是一种具有神经保护、抗氧化应激等药理作用的异黄酮类单体化合物。葛根素可能通过抑制自噬，减轻高糖环境对大鼠施万细胞（RSC96 细胞）的损伤。槲皮素是一种具有抗氧化、抗癌、抗糖尿病、保护神经和调节免疫等作用的黄酮类化合物。槲皮素干预后，RSC96 细胞增殖活性增加，显著上调 LC3、Beclin1 蛋白表达，提示槲皮素可减轻高糖诱导的 RSC96 细胞自噬损伤，抑制细胞凋亡，对周围神经细胞有保护作用。黄芪甲苷是从黄芪中分离出的天然皂苷，具有抗氧化、抗炎和抗凋亡活性及调节自噬的作用，可显著降低 ROS 水平，通过调控磷酸酶及张力蛋白同源物诱导激酶 1（PINK1）/ 帕金蛋白（Parkin）通路，下调自噬相关蛋白表达，有效抑制氧化应激和线粒体自噬的过度激活，维持线粒体功能。异甘草素的抗糖尿病作用及其他作用，能够恢复糖尿病周围神经病变大鼠过氧化物酶体增殖物激活受体 γ 共激活因子和线粒体转录因子 A，增强线粒体生物发生，改善线粒体功能障碍，从而发挥神经保护作用。牛蒡子苷元通过下调 PI3K/AKT/mTOR 通路调节自噬，增加蛋白表达水平，激活细胞自噬，同时发挥抗氧化和抗细胞凋亡的作用，减少神经细胞凋亡，保护周围神经。

八、铁死亡与糖尿病并发症及中医药干预

铁死亡是一种依赖于铁和 ROS 的细胞死亡形式，主要特征是脂质过氧化和细胞膜损伤。近年来，铁死亡在糖尿病及其并发症中的作用引起了广泛关注。GPX4 途径是介导铁死亡的主要途径。GPX4 是防止脂质过氧化和铁死亡的关键酶。它通过还原脂质过氧化物为无毒的脂质醇，保护细胞膜免受氧化损伤。GPX4 的功能依赖于 GSH。谷氨酰胺 – 半胱氨酸连接酶和谷氨酰胺 –

半胱氨酸连接转移酶是 GSH 合成的关键酶，GSH 水平的下降或 GPX4 的失活会导致脂质过氧化的积累，从而引发铁死亡。其次，铁死亡的发生依赖于细胞内铁的积累。细胞内铁水平受多种铁代谢蛋白的调控，包括铁调素、铁蛋白和铁转运蛋白二价金属离子 转运蛋白 1。铁调素通过调节铁转运蛋白铁泵蛋白 1 的表达，控制细胞对铁的吸收和排出。铁蛋白是细胞内主要的铁储存蛋白，它可以通过储存多余的铁来防止铁诱导的 ROS 生成。当铁调节失衡时，游离铁的增加会通过芬顿反应生成大量的 ROS，导致脂质过氧化和铁死亡。

铁死亡在糖尿病肾病中的作用机制包括铁的积累和脂质过氧化的增加。糖尿病状态下，血糖升高导致肾脏细胞内铁代谢异常，铁离子积累过多。这种铁过载促使 ROS 生成，并通过 Fenton 反应进一步引发脂质过氧化，导致细胞膜破裂和细胞死亡。此外，糖尿病引起的慢性炎症状态也会促进铁死亡过程的加剧。铁死亡的发生不仅加剧了肾小球足细胞和肾小管上皮细胞的损伤，还可能导致肾脏的纤维化和功能衰竭。

铁死亡在视网膜病变中的作用同样不可忽视。高血糖条件下，视网膜细胞内铁的积累会促进脂质过氧化反应，损伤视网膜细胞，特别是视网膜色素上皮细胞和光感受器细胞。铁死亡不仅导致这些细胞的损失，还会激活局部炎症反应，加剧视网膜微血管异常增生和漏液。此外，铁死亡诱导的神经退行性变化也可能参与视网膜病变的病理进程。

高血糖状态下，心肌细胞内铁代谢紊乱，铁离子过多导致脂质过氧化反应的增强。铁死亡引起的心肌细胞损伤会导致心肌纤维化、功能衰退，甚至心力衰竭。铁死亡还可能通过破坏血管内皮细胞，导致动脉粥样硬化的加重。针对铁死亡的治疗策略，如铁螯合剂的使用，可能有助于降低糖尿病合并心血管疾病的风险。

细胞内的铁代谢失调，铁离子积累导致神经细胞膜的脂质过氧化损伤，最终引发细胞死亡。铁死亡引起的神经细胞损伤和丧失可能是糖尿病神经病变症状的一个关键因素，如疼痛、感觉异常和运动功能障碍。

铁死亡在糖尿病并发症中的作用复杂且多样，涉及多个器官和系统。尽管铁死亡的机制在不同并发症中可能有所不同，但其共同特点是铁的代谢异常和脂质过氧化损伤。针对铁死亡的调控可能为糖尿病及其并发症的治疗提供了新的研究方向和临床策略。

中医药中的一些成分能够调节体内铁的代谢，减少铁过载的发生。铁的过度积累是铁死亡的关键诱因之一。中药如黄芪、丹参、甘草等含有的活性成分可通过促进铁的排泄或抑制铁的吸收，减少体内游离铁的浓度，从而降低铁死亡的风险。此外，中药中的某些成分如黄连、黄芩等也显示出调节铁蛋白和铁转运蛋白表达的作用，有助于维持铁的稳态。许多中药具有显著的抗氧化作用，可以清除体内过多的 ROS，防止脂质过氧化，从而抑制铁死亡的发生。例如，绿茶中的儿茶素、人参中的人参皂苷、银杏中的黄酮类化合物等，都具有较强的抗氧化能力。这些成分可以通过直接清除自由基或提升细胞内抗氧化酶的活性，如 SOD、GPX4 等，减轻氧化应激带来的细胞损伤。脂质过氧化是铁死亡的标志性特征之一，一些成分可以有效抑制这一过程。如黄芪、丹参、当归等，含有的多酚类和黄酮类化合物，能够减少多不饱和脂肪酸（PUFA）的氧化，这对防止细胞膜的损伤至关重要。中医药还可以通过调控铁死亡的相关信号通路发挥作用。如，黄芪中的黄芪甲苷和丹参中的丹参酮能够调节 Nrf2–Kelck 样环氧氯丙烷相关蛋白 1（Keap1）信号通路，增强细胞的抗氧化能力，防止铁死亡的发生。川芎、白芍等通过影响铁调素和铁蛋白的表达，调节细胞内的铁水平，从而抑制铁死亡。中医药通常采用复方制剂，通过多种成分的协同作用，能够对多条生物学途径进行综合调节。例如，传统中药方剂如“补阳还五汤”“丹参饮”等，通过复方中不同药材的组合，发挥全方位的治疗作用，包括抗炎、抗氧化、调节铁代谢等多方面，这对于多靶点、多机制的疾病如铁死亡相关病症的治疗具有独特优势。

九、细胞焦亡与糖尿病并发症及中医药干预

细胞焦亡是一种高度炎症性细胞死亡形式，其特点是细胞膨胀、膜破裂、细胞内内容物释放，激发剧烈的炎症反应。细胞焦亡主要由炎症小体激活诱导，其中 NLRP3 炎症小体是最为典型的。炎症小体激活后，招募并激活 Caspase-1，后者催化 Gasdermin D 蛋白（GSDMD）裂解为 *N* 端活性片段。*N* 端活性片段在细胞膜上形成孔道，导致细胞内容物的释放，包括炎症因子 IL-1β 和 IL-18。这些炎症因子的释放进一步加剧局部和全身炎症反应。研究表明，细胞焦亡在糖尿病肾病的发病机制中扮演重要角色。高血糖状态下，肾小球系膜细胞和肾小管上皮细胞中 NLRP3 炎症小体活化增加，Caspase-1 和 GSDMD 裂解显著增强。这些细胞焦亡标志物的增加导致大量炎症因子如 IL-1β 的释放，加剧局部炎症和纤维化反应，最终导致肾功能恶化。细胞焦亡还可能通过引发肾小球基底膜增厚和足细胞凋亡，进一步加剧肾脏损伤。在糖尿病视网膜病变中，视网膜微血管内皮细胞和视网膜神经细胞中 NLRP3 炎症小体激活显著增加，导致 Caspase-1 和 GSDMD 的裂解及活性增强。这种炎症性细胞在死亡过程中释放大量的 IL-1β 和 IL-18，导致局部炎症反应增强，破坏血视屏障，导致视网膜出血和水肿。细胞焦亡还通过诱导视网膜神经元损伤和死亡，加速视网膜的退行性改变。糖尿病并发症涉及全身各组织脏器，导致血管、神经的受累，因此细胞焦亡引起的炎症反应也是全身性的，不仅作用于机体肾脏、视神经等，还可影响心脏、大脑等诸多器官，这里不再一一赘述。

炎症小体如 NLRP3 是细胞焦亡的关键调控因子之一。高血糖和相关代谢紊乱可激活 NLRP3 炎症小体，导致 Caspase-1 活化和细胞焦亡的发生。中医药中的多种成分，如黄芪、黄连、丹参等，被发现具有抑制 NLRP3 炎症小体活化的作用。例如，黄芪中的黄芪甲苷通过抑制 NLRP3 炎症小体的组装和 Caspase-1 的活化，减少炎症因子的释放，缓解肾脏、视网膜和神经细胞损伤。这些中药成分能够显著抑制糖尿病相关炎症反应，延缓并发症的进展。

Caspase-1 是细胞焦亡过程中关键的执行蛋白，激活后可裂解 GSDMD，导致细胞膜破裂和炎症因子如 IL-1β 和 IL-18 的释放。中药如白芍、川芎等显示出抑制 Caspase-1 活性的潜力，从而减少细胞焦亡的发生。例如，川芎中的活性成分川芎嗪能够抑制 Caspase-1 的活化，减少细胞焦亡和炎症反应，在糖尿病视网膜病变和神经病变中具有保护作用。

氧化应激是糖尿病及其并发症中的常见病理现象，也是细胞焦亡的诱导因素之一。中医药中的许多成分具有强大的抗氧化作用，可以减少 ROS 的生成，从而抑制细胞焦亡。例如，绿茶中的儿茶素、银杏中的黄酮类化合物、人参中的人参皂苷等，均展示出显著的抗氧化效果。这些成分通过清除自由基，保护细胞膜和蛋白质免受氧化损伤，进而减少 NLRP3 炎症小体的激活和 Caspase-1 的活化。

中医药不仅能抑制细胞焦亡的发生，还能通过多种机制保护组织和器官功能。例如，丹参

中的丹参酮和丹参素对心血管系统有保护作用，通过抗炎、抗氧化和改善血流动力学等作用，降低糖尿病合并心血管疾病的风险。对于糖尿病肾病，黄芪和枸杞子等中药通过减少肾脏炎症、抑制细胞焦亡、保护肾小球滤过屏障，发挥显著的肾脏保护作用。再如，在糖尿病神经病变中，天麻和黄连通过改善神经元代谢和抑制炎症，保护神经细胞免受损伤。

中医药通过多种机制改善细胞焦亡，显著减轻糖尿病相关并发症的发生和发展。其作用包括抑制炎症小体和 Caspase-1 的活性、减少氧化应激、调控相关信号通路及保护组织和器官功能等。中医药复方应用尤其体现了多靶点治疗的优势，能够综合调理患者的全身状态，为糖尿病及其并发症的治疗提供有效的途径和理论支持。未来，通过现代医学研究进一步揭示中医药的分子机制，将有助于推动其在临床治疗中的应用和推广。

第3章 糖尿病并发症中医辨证方法

糖尿病并发症的中医辨证方法包括八纲辨证、脏腑辨证、六经辨证、三焦辨证、卫气营血辨证、气血津液辨证等，为中医治疗提供了全面的理论基础和实践指导。八纲辨证，作为中医诊断的基本方法，通过表里、寒热、虚实、阴阳四对基本纲目，帮助医师判断病情的性质和发展阶段。脏腑辨证则侧重于分析脏腑的功能失调，识别病变所在脏腑部位及其性质。六经辨证基于《伤寒杂病论》的理论，将病变分为太阳、阳明、少阳、太阴、少阴、厥阴六个阶段，揭示疾病发展的规律，指导治疗。三焦辨证是从温热病理论角度出发，通过分析上焦、中焦、下焦的病变，为糖尿病并发症提供了独特的治疗思路。卫气营血辨证则是从温病角度出发，着重分析糖尿病并发症在卫分、气分、营分、血分的病变特点，指导临床实践。最后，气血津液辨证关注糖尿病并发症对人体气血津液状态的影响，为治疗提供重要依据。这些辨证方法相互补充，共同构成了中医治疗糖尿病并发症的理论体系，强调个体化、整体治疗的重要性。

一、八纲辨证与糖尿病并发症

八纲辨证是中医诊断最常用的辨证方法，包括表、里、寒、热、虚、实、阴、阳八个基本纲目。医师通过综合分析患者的病情信息，利用这八个基本纲目判断病变部位之深浅、性质之寒热、邪正斗争之盛衰及病证类别的阴阳属性，从而指导临床治疗。八纲辨证在糖尿病并发症的临床诊断中应用广泛。

（一）表里与糖尿病并发症

表里辨证主要辨别病变部位之内外、深浅。表里是相对的概念。如皮肤对筋骨而言，属于更表层的部分，而筋骨则处于更深层，故皮肤为表，筋骨为里；就脏腑关系来讲，腑相对脏而言，处于较外层，脏则深藏于内，从而腑为表，脏为里；在经络与脏腑的关系中，经络作为体表与内脏之间的连接纽带，相对于脏腑而言，属于表。在针对糖尿病及其并发症的辨证诊断中，表里辨证显得尤其关键。因为糖尿病是一种影响全身的代谢病，其并发症可以涉及从表层的皮肤问题到深层的脏器损伤，而里证更为多见。

表证通常病位较浅，病起急骤，病程短暂，症状较轻，多见于实证。表证表现包括畏寒发热、周身疼痛、异常出汗、咳嗽气喘、鼻塞、流涕、舌淡红、苔薄、脉浮等，可见于糖尿病合并各种急性感染初发期的患者。或见于糖尿病皮肤并发症，如皮肤感染、皮肤干燥、瘙痒和糖尿病足等。

里证一般部位较深，病情较重，病程较长，多病在脏腑。分为里寒证、里热证、里虚证及里实证等。里证所涵盖范围广泛，表现多样，凡不属于表证（及半表半里证）之证候均归属里证。其无新发畏寒发热，以脏腑功能失调为主要特征。对里证的精准辨识，需结合脏腑辨证、经络辨证、六经辨证等多维度诊断以确诊。在各种内分泌代谢病中，里证较表证更为多见。糖尿病并发症中里证可见于深层脏器损害，如糖尿病肾病、糖尿病视网膜病变、糖尿病心脏病变等。也可见于糖尿病神经病变出现疼痛、麻木、消化不良等症状。

（二）寒热与糖尿病并发症

寒、热是辨别疾病性质的两个纲领。阳邪侵袭，机体阳气过盛，易损阴液，或阴液匮乏导致阳气偏亢，均表现热证；阴邪侵袭，机体阴气偏盛，易损阳气，或阳气虚弱导致阴寒凝聚，均表现寒证。

寒证是指因寒邪侵袭或阳气不足而阴邪偏盛，导致生理功能被抑制的状况，临床呈现“冷、凉”之特征。寒证因阴盛或阳虚引起，分为实寒与虚寒两类。典型表现包括畏寒或恶寒明显，四肢不温，喜暖，局部冷痛，口淡不渴，涎液、痰、涕清稀，小便清长，大便溏稀，面色偏白，舌淡，苔白而润滑，脉紧或迟等。糖尿病并发症中寒证多见于糖尿病肾病中晚期水肿、小便不利，糖尿病性胃轻瘫消化不良，糖尿病周围神经病变四肢凉等。

热证是指感受热邪，或阴虚阳亢，或脏腑阳气偏亢，导致机体功能活动亢进，表现为“温、热”等临床特点的证型。热证由阳过盛或阴虚引致，分为实热与虚热两种。热证常见表现有发热，恶热喜凉，口渴，面红，心烦易怒，痰涕黄稠，小便短黄，大便秘结，舌红少津，苔黄燥，脉数等。糖尿病并发症中热证多见于糖尿病足感染局部红肿、热痛、发热等，糖尿病肾病口干、手足心热等，糖尿病酮症酸中毒口渴、多饮、呼吸急促、发热等，糖尿病视网膜病变眼底出血等，糖尿病神经病变手脚发热、出汗异常等。

（三）虚实与糖尿病并发症

虚、实二纲是临床辨别邪正盛衰的基本法则。实主要指邪气盛实，虚主要指正气不足。《素问·通评虚实论》提出：“邪气盛则实，精气夺则虚。”对于糖尿病并发症，虚实辨证有助于理解疾病的严重程度和预后。

虚证是指人体阴阳、气血、津液、精髓等正气亏虚，表现以“不足、松弛、衰退”为临床特点的证型。根据机体阴阳、气血、津液、精髓等亏损程度及受影响脏腑的不同，虚证的临床表现亦各异。糖尿病并发症中虚证多见于糖尿病神经病变感觉减退、疼痛等，糖尿病肾病晚期乏力、食欲不振等，糖尿病视网膜病变视力逐渐下降等，糖尿病心脏病心绞痛等。

实证是指外邪侵袭，或人体气血阴阳失调，病理产物蓄积体内，以“有余、亢盛、停聚”为临床特点的证型。实证的具体表现也根据感邪性质、病理产物的不同，以及病邪侵袭部位的差别而表现各异。在糖尿病并发症中，实证可见于糖尿病足感染局部红、肿、热、痛等，糖尿病肾病初期蛋白尿等。

（四）阴阳与糖尿病并发症

阴、阳是证候分类的总纲，是辨证归类的最基本纲领。阴、阳代表自然界及人体内部相互对立而又相互依存的两方面，疾病的性质、临床的证候，均可归于阴、阳范畴。

临床凡见兴奋、躁动、功能亢盛、色泽鲜明等表现的证型，如表实热证；急起新病，病情变化较快等，一般归属阳证。临床凡见抑制、沉静、衰退、功能减退、色泽晦暗等表现的证型，如里虚寒证；慢性或长期疾病，病情变化较慢等，多归属阴证。

阴阳辨证又分阳虚证、阴虚证、阳盛证、阴盛证、亡阳证、亡阴证、虚阳浮越证等。阴阳作为对疾病状态进行全面概括的框架，可包含其他六纲之辨证，因此阴阳辨证在糖尿病并发症诊断中至关重要。

二、脏腑辨证与糖尿病并发症

脏腑辨证，是根据脏腑的生理功能及病理特点，对四诊收集的病情资料进行综合分析、归纳，以明确病变所在脏腑部位及病理性质的辨证方法，是糖尿病并发症最常用的一种辨证方法。

（一）肾与膀胱病证与糖尿病并发症

肾脏是精气的储藏所，掌管着全身的水液平衡。膀胱作为肾的内外配合器官，主要负责储存与排泄尿液。肾脏与膀胱的功能不协调不仅会触发糖尿病并发症的出现，尤其与糖尿病肾病的形成有直接关联。肾功能障碍主要表现为生长发育延缓、生殖能力下降、水电解质平衡紊乱等。其典型症状包括腰膝无力、眩晕、听力下降、白发或脱发、腰膝疼痛、牙齿松动、性功能减退、不孕症及浮肿、排尿异常等。肾病的典型证型多为虚证，如肾阳不足证、肾阴亏虚证、精气不足证、气不摄水证、水不化气证等。膀胱的病变主要表现在储尿与排尿功能的异常，常表现为尿频、尿急、尿痛、尿闭、尿失禁等症状。

肾主藏精，调节全身水液代谢。膀胱与肾相表里，主要负责储存与排泄尿液。肾与膀胱的功能失调可导致糖尿病并发症的发生和发展，尤其与糖尿病肾病关系密切。肾病主要表现为生殖功能障碍、水液代谢失常等。常见症状有腰膝酸软、眩晕、听力下降、发白早脱、腰膝酸软而痛、牙齿松动、性功能减退、不孕、水肿、小便异常等。肾病证型以虚证为多，常见的有肾阳不足证、肾阴亏虚证、肾精不足证、肾气不固证、肾虚水泛证等。膀胱病主要表现在储尿与排尿功能的异常，表现为尿频、尿急、尿痛、尿闭、尿失禁等症状。在糖尿病并发症中，肾精亏损、肾阳不足，水液代谢失调，可导致糖尿病肾病。肾虚膀胱气化功能失常，导致糖尿病神经源性膀胱。肾藏精主骨，肾精不足导致骨骼、筋脉营养不良，导致糖尿病足。肝肾亏虚导致精气不足，影响性功能，导致糖尿病性勃起功能障碍。

（二）脾胃病证与糖尿病并发症

脾胃为后天之本、气血生化之源，脾主运化、消化水谷并转输精微和水液，脾主升清，上输精微并升举内脏，主统血；脾胃互为表里，胃主受纳、腐熟水谷，主通降。脾胃升降相因，纳运相助，共同完成饮食物的消化吸收及精微的输布过程，化生气血，以营养全身。脾胃功能失调是糖尿病并发症的重要病机。脾病多表现为阳气虚衰，运化失调，痰饮水湿内生，常见症状有腹胀腹痛、泄泻便溏、浮肿等，常见证型包括脾气虚证、脾阳虚证、湿热蕴脾证、寒湿困脾证等。胃病主要表现为受纳腐熟功能障碍，胃气上逆，常见症状有胃脘痛、痞满、呕吐、嗳气、呃逆等，常见证型有胃气虚证、胃阳虚证、胃阴虚证、寒滞胃脘证、胃热炽盛证、食滞胃脘证等。在糖尿病并发症中，脾胃亏虚，运化功能减弱，饮食、痰湿中阻，可导致糖尿病性胃轻瘫、糖尿病性腹泻或糖尿病性便秘。脾胃运化不足，水谷精微及气血难以濡养心肌，可导致糖尿病心肌病。脾虚运化失常，升清降浊失司，痰湿浊邪内蕴，可导致糖尿病合并高脂血症。

（三）肝胆病证与糖尿病并发症

肝主疏泄，主藏血，开窍于目，在液为泪，与人的情志活动关系密切。胆附于肝，主储藏排泄胆汁，以助消化。肝胆功能失调与糖尿病及其并发症的发展有关。肝病主要表现为疏泄与藏血功能失常，常见症状包括少腹胸胁胀痛、情志抑郁、烦躁易怒、头晕、肢体震颤、目赤、耳鸣耳聋、女性月经不调、男性阳痿早泄等。常见证型有肝郁气滞证、肝火炽盛证、肝经湿热证、寒滞肝脉证、肝血虚证、肝阴虚证、肝阳上亢证、肝风内动证等。胆病主要表现为储藏和排泄胆汁功能失常，以及主决断功能异常。常见症状有胆怯易惊、惊悸不宁、口苦、黄疸等。常见证型为胆郁痰扰证。在糖尿病并发症中，胆病肝失疏泄，气机郁滞，可导致糖尿病合并抑郁症。肝血津液亏虚，泪液生化无源，目失濡润，导致糖尿病干眼症。肝血亏虚，不能上荣于目或肝阳上亢，迫血妄行，导致糖尿病视网膜病变。肝失疏泄，痰、浊、湿、瘀等病理产物蕴积于肝，是糖尿病合并非酒精性脂肪肝的主要病机。肝火炽盛，内扰心神，可导致糖尿病合并睡眠障碍。肝失疏泄，气机不畅，血液不充，宗筋弛纵，可导致糖尿病性勃起功能障碍。

（四）心与小肠病证与糖尿病并发症

心主血脉，主神志，与小肠相表里。小肠主受盛化物，泌别清浊。心病主要表现为血脉运行不畅和情志思维异常，常见症状为心悸怔忡、胸闷心痛、心烦失眠、健忘多梦、精神错乱、神志昏迷、口舌生疮等。心病常见证型有心血虚证、心气虚证、心阴虚证、心阳虚证、心火亢盛证、心脉痹阻证、痰火扰神证及瘀阻脑络证。小肠病变主要表现为泌别清浊功能失调和气机失常，常见症状为腹胀腹痛、腹泻肠鸣或小便赤涩疼痛、小便浑浊等。小肠病变常见证型以小肠实热证为常见。在糖尿病并发症中，消渴日久，气阴两虚，痰瘀结于心脉，导致糖尿病合并冠心病、糖尿病心肌病；久则耗气伤阳，心阳虚衰，导致糖尿病合并心力衰竭。消渴燥热阴伤，心神失养或热扰心神，可导致糖尿病合并睡眠障碍。消渴久病不愈，气血阴阳耗损，心神失养，可导致糖尿病心脏自主神经病变。

（五）肺与大肠病证与糖尿病并发症

肺主气、司呼吸，主宣发肃降，通调水道，朝百脉而主治节，开窍于鼻，外合皮毛，与大肠相表里。大肠主传化糟粕。肺病主要表现为宣发肃降功能失调，常见症状有咳嗽、气喘、咯痰、胸闷胸痛、声音嘶哑、鼻塞、流涕等。肺病常见证型有肺气虚证、肺阴虚证、风寒犯肺证、风热犯肺证、燥邪犯肺证、肺热炽盛证、痰热壅肺证、寒痰阻肺证等。大肠病以传导功能失常为主，常见症状有便秘、泄泻等。大肠病常见证型有肠燥津亏证、肠虚滑泻证、肠道湿热证、肠热腑实证等。在糖尿病并发症中，肺气不足，腠理失于固摄而致汗泄失常，或湿热内生，上扰于肺，肺胃热盛，迫津外泄，导致糖尿病泌汗异常。脾胃气虚，大肠的传导功能失调，大便停滞肠内，导致糖尿病性便秘。

三、六经辨证与糖尿病并发症

六经辨证是中医经典理论体系中的核心方法，基于《黄帝内经》及《伤寒杂病论》经典理论，将外感病和内伤杂病的证候归纳为太阳、阳明、少阳、太阴、少阴、厥阴六类，以阴阳为纲领，深入分析病变部位、病性、邪正盛衰等病理特点，阐述疾病的发生、发展与变化，用以指导临床诊断和治疗。在糖尿病并发症诊疗中，六经辨证应用具有独特优势。

（一）太阳病与糖尿病并发症

太阳病主要见于外感病的初起阶段。太阳作为人体之藩篱，主一身之表，抗御外邪侵袭。外邪侵入，往往首犯太阳，引发太阳病。太阳病分为太阳中风证和太阳伤寒证。太阳中风证是指以风邪为主的风寒之邪侵袭太阳经脉，致使卫强营弱所表现的证，证候表现为发热、恶风、头痛、自汗、脉浮缓。太阳伤寒证是指以寒邪为主的风寒之邪侵袭太阳经脉，使卫阳被遏，营阴郁滞所表现的证，证候表现为恶寒、发热、头项强痛、肢体疼痛、无汗而喘、脉浮紧。在糖尿病并发症中，太阳病多见于糖尿病合并外感病之急性阶段，如糖尿病合并上呼吸道感染者，或糖尿病合并周围神经病变之轻者。

（二）阳明病与糖尿病并发症

阳明病证是指病邪内传阳明，阳热亢盛，胃肠燥热所表现的证。其特点是阳热炽盛，属里实热证。分为阳明经证和阳明腑证。阳明经证是指邪热亢盛，充斥阳明之经，弥漫于全身，而肠中糟粕尚未结成燥屎所表现的证，证候表现为身大热、汗出、口渴引饮或心烦躁扰、气粗似喘、面赤、苔黄燥、脉洪大。阳明腑证是指邪热内炽阳明之腑，并与肠中糟粕相搏，燥屎内结，阻滞肠道所表现的证，证候表现为日晡潮热、手足濈然汗出、脐腹胀满硬痛而拒按、大便秘结不通，甚则谵语、狂乱、不得眠，舌苔黄厚干燥，或起芒刺，甚至苔焦黑燥裂，脉沉迟而实或滑数。在糖尿病并发症中，阳明病可见于糖尿病合并外感病之极期阶段，糖尿病消化道自主神经病变、糖尿病合并脑血管病、糖尿病肾病等之实证者。

（三）少阳病与糖尿病并发症

少阳病证是指外邪侵犯人体少阳经脉，正邪分争于少阳而引起枢机不利，经气不畅所表现的证。证候表现为寒热往来、口苦、咽干、目眩、胸胁苦满、默默不欲饮食、心烦喜呕、脉弦。少阳病可见于糖尿病各个并发症，如糖尿病合并外感病之亚急性阶段、糖尿病视网膜病变、糖尿病合并抑郁症等。

（四）太阴病与糖尿病并发症

太阴病证是指脾阳虚弱，邪从寒化，寒湿内生所表现的证。太阴病证为三阴病证之初期阶段，以脾虚寒湿为病变特点。证候表现为腹满而痛、呕吐、腹泻、食欲不振、口不渴、四肢不温、面色黄、消瘦或虚胖、脉沉缓而弱。太阴病也可见于多数糖尿病并发症，如糖尿病消化道自主神经病变、糖尿病肾病等。

（五）少阴病与糖尿病并发症

少阴病证是指伤寒六经病变演进至后期所呈现的心肾亏虚、全身阴阳衰惫之证候。病至少阴，心肾阳气虚衰，属疾病后期的危重阶段。证候表现为无热恶寒、但欲寐、四肢厥冷、下利清谷、呕不能食或食入即吐，脉微细，甚或欲绝，或见身热反不恶寒，甚则面赤。少阴病可见于糖尿病中后期或危重期，如糖尿病合并心、肾功能不全，或合并脑血管疾病。

（六）厥阴病与糖尿病并发症

厥阴病证是指疾病发展至较后阶段所展现的复杂证候，表现为阴阳对峙、寒热交错、厥热胜复等复杂病理现象。厥阴经系阴经之尽，阳经之始，阴中有阳，故其生理乃循阴尽阳生之机，主司阴阳之气的交接。病至厥阴，势必干扰阴阳出入和交接之机，产生阴阳逆乱、变化多端的病变，其证以寒热错杂为提纲。证候表现为消渴、气上撞心、心中疼热、饥而不欲食、食则吐蛔。在糖尿病并发症中，厥阴病可见于糖尿病合并抑郁症、糖尿病合并肝病、糖尿病肾病、糖尿病合并周围神经病变、糖尿病合并更年期综合征等。

四、三焦辨证与糖尿病并发症

三焦辨证是清代吴鞠通创立的一种诊治温热病的辨证方法，将外感温热病的各种证分别纳入上、中、下焦病证。上焦病证主要包括手太阴肺和手厥阴心包的病变，而手太阴肺经证多为温病的初起阶段，病情轻浅；手厥阴心包经证为肺经温热邪气内陷心包之证。中焦病证主要包括足阳明胃和足太阴脾病变，而足阳明胃主燥，易从燥化，多为里热燥实证；足太阴脾主湿，易从湿化，多为湿温病证。中焦病证多为温病的中期阶段，病情较重。下焦病证主要包括足少阴肾和足厥阴肝的病变，属温病的末期阶段，多表现为肝肾阴虚之证，病情深重。三焦辨证亦可应用于糖尿病并发症的辨治。

（一）上焦病与糖尿病并发症

上焦病证是指温热之邪侵袭手太阴肺和手厥阴心包所表现的证。证候表现为发热，微恶风寒，微汗出，头痛，咳嗽，鼻塞，口渴，舌边尖红，脉浮数；或但热不寒，多汗，烦躁口渴，咳嗽，气喘，苔黄，脉数；甚则高热，神昏，谵语，舌謇，肢厥，舌质红绛。在糖尿病并发症中，上焦病证邪犯肺卫可见于糖尿病合并上呼吸道感染，邪陷心包证可见于糖尿病合并冠心病和糖尿病合并脑血管病。

（二）中焦病与糖尿病并发症

中焦病证是指温热之邪侵犯中焦脾胃，从燥化或从湿化所表现的证。证候表现为身热气粗，面红目赤，腹满便秘，渴欲饮冷，口燥咽干，唇裂舌焦，小便短赤，大便干结，苔黄燥或焦黑，甚则神昏谵语，脉沉实有力；或身热不扬，头身困重，胸脘痞闷，泛恶欲呕，小便不利，大便不爽或溏泄，舌苔黄腻，脉细而濡数。在糖尿病并发症中，温热之邪侵入阳明，化燥伤津，或邪入太阴，脾经湿热，可见于糖尿病消化道自主神经病变。湿热困脾，气机郁阻，痰瘀内生，阻塞肾络，导致糖尿病肾病。

（三）下焦病与糖尿病并发症

下焦病证是指温热之邪犯及下焦，以劫夺肝肾之阴为主所表现的证。证候表现为身热，手足心热甚于手足背，颧红，口舌干燥，神倦，耳聋，舌红少苔，脉虚大；或见手足蠕动，或瘛疭，心中憺憺大动，神倦，脉虚，舌绛苔少，甚或时时欲脱。在糖尿病并发症中，温热之邪侵犯下焦，肝肾之阴耗损，肾精亏虚，导致糖尿病肾病；虚风内动，导致糖尿病合并脑血管病。

五、卫气营血辨证与糖尿病并发症

卫气营血辨证是清代叶天士创立的一种辨治外感温热病的辨证方法。将外感温热病发展过程中所反映的不同病理阶段，分为卫分证、气分证、营分证、血分证四类。卫分证主表，邪在肺与皮毛，为外感温热病的初起阶段；气分证主里，病在胸、膈、胃、肠、胆等脏腑，为邪正斗争的亢盛期；营分证为邪入营分，热灼营阴，扰神窜络，病情深重；血分证为邪热深入血分，血热亢盛，耗血动血，瘀热内阻，为病变的后期，病情更为严重。卫气营血辨证是在六经辨证的基础上发展起来的，是外感温病的辨证纲领，弥补了六经辨证的不足，也可应用于糖尿病并发症的辨治。

（一）卫分证与糖尿病并发症

卫分证是指温热病邪侵袭肌表，卫气功能失常所表现的证。常见于外感温热病的初起阶段。证候表现为发热，微恶风寒，头痛，口干微渴，舌边尖红，苔薄黄，脉浮数。或伴有咳嗽，咽喉肿痛。在糖尿病并发症中，卫分证可见于糖尿病合并各种感染初期。

（二）气分证与糖尿病并发症

气分证是指温热病邪内传脏腑，正盛邪炽，阳热亢盛所表现的里实热证。证候表现为发热，不恶寒，反恶热，汗出，口渴，尿黄，舌红苔黄，脉数有力。在糖尿病并发症中，气分证可见于糖尿病合并各种感染极期和糖尿病酮症酸中毒、糖尿病高渗综合征等。

（三）营分证与糖尿病并发症

营分证是指温病邪热内陷，营阴受损，心神被扰所表现的证。营分证是温热病发展过程中较为深重的阶段。证候表现为身热夜甚，口不甚渴或不渴，心烦不寐，甚或神昏谵语，斑疹隐隐，舌质红绛无苔，脉细数。在糖尿病并发症中，营分证可见于糖尿病皮肤病、糖尿病足感染菌毒败血症、糖尿病急性代谢紊乱综合征等。

（四）血分证与糖尿病并发症

血分证是指温病邪热深入阴血，导致耗血、动血、动风、耗阴所表现的一类证。血分证是温热病发展过程中最为深重的阶段。主要累及心、肝、肾三脏。证候表现为灼热，躁扰不宁，或神昏谵狂，抽搐惊厥，吐血、衄血、便血、尿血，斑疹紫黑密布，舌红绛苔黄干燥甚则焦黑起刺，脉沉实，或舌干少苔，脉虚细。在糖尿病并发症中，营分证可见于糖尿病皮肤病、糖尿病足感染菌毒败血症、糖尿病急性代谢紊乱综合征等。

六、气血津液辨证与糖尿病并发症

气血津液辨证是根据气血津液的生理功能和病理特点，分析、归纳四诊所收集到的病情资料，以辨别疾病当前病理本质是否存在着气血津液病证的辨证方法。气血津液的生成与运行有赖于脏腑生理功能的正常，而脏腑功能活动也需要气血津液的推动与滋养，故气血津液辨证与脏腑辨证应相互结合，互为补充。气血津液辨证在糖尿病并发症中也较为常用。

（一）气病辨证与糖尿病并发症

《素问·举痛论》言：“百病生于气也。”脏腑功能的正常发挥，有赖于人体气机和畅通达，升降出入有序。气失调和，百病乃变化而生。气病以气的功能减退、气机失调为基本病机，其常见证型有气虚证、气滞证、气逆证等。

气虚证是指机体元气不足，脏腑组织功能减退所表现的证候。多由久病体虚、劳累过度、年老体弱等因素引起。临床表现为神疲乏力，少气懒言，气短，头晕目眩，自汗，活动时诸症加剧，舌淡苔白，脉虚无力等。元气亏虚，常导致诸多脏腑组织功能减退，故临床上常见心气虚证、肺气虚证、脾气虚证等。在糖尿病并发症中，气虚无力运血，血脉瘀滞，阻于心络，可致糖尿病心脏自主神经病变、糖尿病合并冠心病。肺气亏虚，腠理失固，汗泄失常，导致糖尿病泌汗异常。肺脾气虚，传送无力，可导致糖尿病性便秘、糖尿病性胃轻瘫等。气虚不固，气随液脱，是糖尿病合并低血糖的重要病机。

气滞证是指脏腑、经络气机阻滞，运行不畅所表现的证候。多与情志不畅有关，也可由痰饮、瘀血等邪气阻塞，或阳气虚弱，温运无力，阴寒凝滞导致。临床多表现为胸胁脘腹等处胀闷疼痛，症状时轻时重，部位不固定，胀痛常随情绪变化而增减，或随嗳气、矢气、太息等减轻，脉象多弦等。气滞证可见于糖尿病各个并发症。

气逆证是指气机升降失常，逆而向上所引起的证候。主要包括肝气上逆证、胃气上逆证、肺气上逆证。肺气上逆，可见咳嗽喘息；胃气上逆，则见呃逆，嗳气，恶心，呕吐；肝气上逆，则见头痛，眩晕，昏厥，呕血等。在糖尿病并发症中，气逆证可见于糖尿病性胃轻瘫、糖尿病酮症酸中毒、糖尿病肾病、尿毒症酸中毒等。

（二）血病辨证与糖尿病并发症

血行脉中，内流脏腑，外至肌肤，遍布全身，为生命活动提供必要的滋养。一旦外邪侵扰或脏腑功能失调，导致血的生理功能失常，便会引发各种寒热虚实的证候。临床常见的血病证候，主要包括血虚证、血瘀证、血热证等。

血虚证是指血液亏虚，脏腑百脉失养，表现全身虚弱的证候。可由多种因素导致，包括先天禀赋不足，脾胃虚弱导致生化无源，急慢性出血损耗阴血，久病或思虑过度消耗阴血，瘀血阻络影响新血生成，以及肠道寄生虫等。临床多表现为面白无华或萎黄，唇色、爪甲苍白，头晕眼花，心悸，失眠多梦，健忘，肢体麻木，妇女经血量少色淡，衍期甚或闭经，舌淡苔白，脉细无力等。消渴久病，阴虚燥热，耗伤阴血，导致糖尿病肾病。心血亏虚，心失所养，导致糖尿病心肌病、糖尿病心脏自主神经病变。心血不足，心神失养，神不内守，导致糖尿病合并睡眠障碍。

血瘀证是指瘀血内阻所引起的证候。凡离经之血，若未能及时排出或消散，滞留体内；或血行不畅而壅塞于经脉之中，瘀积于脏腑之内，皆为瘀血。瘀血的形成常与寒凝、气滞、气虚及外伤等因素密切相关。临床可表现为疼痛如针刺、刀割，痛处固定，触按疼痛加剧，夜间尤甚。体表肿块常呈青紫色；腹内肿块坚硬如石，推之不移。或出血反复不止，血色紫暗且夹杂血块，或大便呈现黑如柏油色。面色黧黑，肌肤粗糙如鳞甲，口唇、爪甲紫暗，或皮下出现紫斑，或肌肤表面出现如缕状的紫色纹理，或腹部青筋显露，或下肢筋脉青紫并伴有胀痛感。妇女常见经闭。舌质紫暗或伴有瘀斑瘀点，舌下络脉曲张，脉象细涩或结、代等。临床根据瘀血阻滞部位的不同血瘀证常见的有心脉痹阻证、瘀阻脑络证、胃肠血瘀证、肝经血瘀证、瘀阻胞宫证、瘀滞胸膈证、下焦瘀血证、瘀滞肌肤证、瘀滞脉络证、瘀滞筋骨证等。消渴日久，久病入络，糖尿病并发症多伴瘀血，瘀血内阻是贯穿糖尿病及其并发症各个阶段的重要病机，因此血瘀证可见于糖尿病各个并发症。

血热证是指脏腑火热炽盛，热迫血分所表现的证候。多因烦劳、嗜酒、恼怒伤肝、房事过度等因素引起。临床可表现为疮疖红肿热痛、皮肤灼热瘙痒，咳血、吐血、衄血、尿血、便血、崩漏，女子月经量多或月经先期，血色鲜红，舌红绛，脉弦数。可见于糖尿病性皮肤病、糖尿病足和糖尿病合并肺结核等。

（三）津液辨证与糖尿病并发症

津液是人体正常水液的总称，具有滋养脏腑、润滑关节、濡养肌肤等作用。其生成与输布，与脾的运化功能、肺的通调及肾的气化功能密切相关。津液病变通常可分为两大方面：一是津液不足，机体失于滋润；二是水液停聚，形成湿邪或痰饮等病理产物。常见证型有津液亏虚证、痰证、水停证等。

津液亏虚证是指机体津液亏少，导致全身或脏腑官窍失去濡养滋润而出现的证候。主要由津液生成不足与丧失过多导致。脾胃虚弱、运化无力会导致津液生化减少；过分限制饮食或某些疾病（如噎膈、反胃等）引起的长期饮食减少，导致津液化生乏源；热盛伤津耗液、大汗、吐泻、泄痢过度等均会造成津液的大量丧失。临床表现为口唇咽干燥，皮肤枯瘪而缺乏弹性，眼球深陷，小便短少，大便干结，舌红少津，脉细数无力等。消渴燥热，肺津亏损，可导致糖尿病干眼症。阴津亏虚，卫气布散无源，可引起糖尿病泌汗异常。消渴病久失治，阴液亏虚，虚热消蒸津液，津亏液竭，浊毒内扰，导致糖尿病酮症酸中毒、糖尿病高血糖高渗状态。

痰证是指痰浊停聚于脏腑、组织、经络之间引发的病证。多由外感邪气或内伤七情，导致脏腑功能失调而致。临床表现为咳嗽咳痰，胸脘痞闷，恶心纳呆，呕吐痰涎，头晕目眩，或神昏而喉间痰鸣，或神志错乱而为癫、狂、痫，或肢体麻木不遂，或瘰疬气瘿，痰核乳癖，喉中异物感等，舌苔腻，脉滑等。痰浊阻滞不同部位，临床表现多端，可见于多种糖尿病并发症。

消渴过食肥甘，饮食不节，致脾虚运化失常，痰湿浊内蕴，导致糖尿病合并高脂血症。痰湿内盛，痹阻心脉，导致糖尿病合并冠心病。风火夹痰蒙蔽清窍，导致糖尿病合并脑血管病。痰浊夹瘀阻于下肢经脉，导致糖尿病下肢动脉病变。

水停证是指体内水液停聚引起面目、四肢、胸腹甚至全身浮肿的病证。根据虚实不同临床分阳水与阴水两种类型。还可以根据病因病机不同分为风水相搏证、脾虚水停证、肾虚水泛证、水气凌心证等。临床表现可见头面、肢体甚或全身水肿，按之凹陷不起，或为腹水，见腹部膨隆，叩之浊音，小便短少不利，周身困重，舌淡胖，苔白滑，脉濡或缓。脾肾亏虚，水湿停滞，泛于肌肤导致糖尿病肾病水肿。心阳虚衰，水泛凌心，导致糖尿病合并心力衰竭。

第4章 糖尿病并发症的实验室检查及辅助检查

实验室检查与辅助检查是现代医学不可或缺的一部分，它们为疾病的预防、诊断、治疗和科研提供了重要的信息和工具。实验室检查是指通过实验室检测和分析患者的生物样本（如血液、尿液、组织等）来辅助疾病的诊断和防治的过程，包括多种不同的检测方法和技术，如一般常规检查、生化检查、免疫学检查等。辅助检查主要是通过超声（ultrasound，US）、心电图检查及影像学检查、内镜、组织病理学检查等来观察患者的内部器官结构、功能状态和可能的病理变化，从而判断身体是否存在器质性病变。通过实验室检查与辅助检查，可以全面评估糖尿病患者的病情及并发症风险，为临床制订合理的治疗方案提供依据。

一、实验室检查

（一）一般常规检查

1. *糖尿病酮症酸中毒* 血常规、尿常规检查可观察患者血酮体和尿酮体水平，血酮体＞3.0mmol/L，提示糖尿病酮症酸中毒。当合并感染时血常规中白细胞升高，降钙素原（PCT）指标升高，PCT联合血常规检测可提高诊断的特异性，并可判断抗感染治疗的有效率。

2. *糖尿病合并泌尿系疾病* 对糖尿病合并泌尿系感染的患者进行血常规、尿常规检查可判断患者的感染程度及进行治疗效果评价。

（二）生化检查

1. *糖尿病肾病* 生化检测对糖尿病肾病具有很高的诊断价值，如尿白蛋白与肌酐比值（urine albumin-to-creatinine ratio，UACR）是检测早期肾脏损伤的重要指标，UACR ≥ 30mg/g和（或）估算肾小球滤过率（estimated glomerular filtration rate，eGFR）＜ 60ml/（min · 1.73m^2），且持续时间＞3个月，即可诊断为肾病。此外，肾功能检测、微量白蛋白（mAlb）检查等生化指标均明显升高。

2. *糖尿病合并冠心病* 血清胆红素、HbA1c、血脂指标联合检测可用于2型糖尿病合并冠心病的鉴别诊断，HbA1c和胆固醇、TG水平增高会增加心血管事件的风险。

3. *糖尿病心肌病* 心房利尿钠肽（atrial natriuretic peptide，ANP）、脑利尿钠肽（brain

natriuretic peptide，BNP）等的升高可作为糖尿病心肌病和心力衰竭的标志物。

4. 糖尿病合并心力衰竭　HbA1c 与 BNP 检测是诊断糖尿病合并慢性心力衰竭（chronic heart failure，CHF）的重要指标，对其疗效评价和预后判断都具有参考意义，HbA1c ≥ 6.5% 时就要考虑糖尿病存在，若 BNP > 100pg/ml，尤其> 200pg/ml 时，则提示有心力衰竭可能，且 HbA1c 水平与 BNP 水平呈正相关。

5. 糖尿病合并脑血管病　HbA1c、结合磷酸肌酸激酶（CK） 和 FBG 是判断微血管病变的重要指标。HbA1c 与 CK 同时升高，提示微血管疾病的发生率升高，HbA1c 水平与微血管和大血管并发症的发生率呈正相关。

6. 糖尿病合并非酒精性脂肪肝　肝功能检测可用于评估肝脏功能和代谢情况，血脂、HbA1c 升高与 2 型糖尿病合并非酒精性脂肪肝关系密切。血清多配体蛋白聚糖 -4（syndecan-4，SDC4）可作为非酒精性脂肪肝的诊断指标，其升高提示肝脏脂肪含量增加。血清 α1 抗胰蛋白酶（A1AT）水平与肝纤维化的程度成正比，可用于辅助诊断糖尿病合并非酒精性脂肪肝。

（三）免疫学检查

1. 糖尿病合并高脂血症　糖尿病合并高脂血症患者 IgG 水平低于健康人，而 IgA、补体 C4 高于健康人，免疫功能检测可以提高疾病的检测效果，对疾病的治疗和预后发挥着重要指导作用。

2. 糖尿病合并肿瘤　糖尿病合并肝癌、结直肠癌、胰腺癌等消化道肿瘤的患病率显著升高，而血清糖链抗原 19-9（carbohydrate antigen 19-9，CA19-9）是消化系统中最常见的肿瘤标志物之一，也是诊断胰腺癌和胆囊癌的敏感指标。

3. 糖尿病合并牙周炎　龈沟液中可溶性 CD40 配体（sCD40L）、可溶性 CXC 趋化因子配体 16（sCXCL-16）和降钙素原（PCT）与 2 型糖尿病合并慢性牙周炎患者疾病严重程度关系密切，三项指标均与炎症有关，联合检测能够提高诊断效能。

二、辅助检查

（一）彩色多普勒超声

1. 糖尿病肾病　彩色多普勒超声在糖尿病肾病早期诊断中具有重要的价值，不仅能显示肾脏的大小和形态，还能提供关于肾脏血流动力学的详细信息，有助于早期发现和评估糖尿病肾病。

2. 糖尿病心肌病　超声心动图是诊断糖尿病心肌病的重要辅助检查手段，可用于评估心脏结构的变化及心脏血流动力学变化，通过二尖瓣口舒张期血流频谱早快速充盈期（E 波）速度与心房收缩期（A 波）速度的比值、二尖瓣口舒张早期血流速度（E 波）与组织多普勒成像测得的二尖瓣环舒张早期运动速度（E′ 波）的比值及等容舒张期（isovolumic relaxation time，IVRT）等参数来评估心脏舒张功能。

3. 糖尿病视网膜病变　彩色多普勒超声技术能够观察糖尿病眼部血管血流动力学异常，对糖尿病视网膜病变的早期诊断、防治有重要价值。

4. 糖尿病下肢动脉病变　彩色多普勒超声能够显示下肢血流动力学状况，还能够动态观察患者血栓演变过程，为临床筛选治疗方案提供依据。

5. 糖尿病神经源性膀胱 利用超声尿流动力学分析仪进行尿流动力学参数测定，测定膀胱容量、残余尿量（PVR）及最大尿流率，早期尿流动力学检查对于临床诊断与干预治疗具有重要意义。

6. 糖尿病足 糖尿病足下肢动脉血管超声检查可较好地诊断、评估糖尿病患者糖尿病足的发生及病情病变程度，可以检测下肢动脉斑块及狭窄情况。

7. 糖尿病合并非酒精性脂肪肝 超声检查可以检测肝脏脂肪含量，能用于糖尿病合并脂肪肝与肥胖型脂肪肝的鉴别，具有较高的临床应用价值。

（二）心电图

糖尿病合并冠心病 动态心电图与常规心电图联合检查，可以对心脏情况进行持续监测，从而发现心脏异常情况并做出准确诊断。

（三）计算机体层成像

1. 糖尿病合并冠心病 冠脉计算机体层成像（CT）血管造影（CCTA）技术对 2 型糖尿病患者冠状动脉病变的筛查具有较高的灵敏度和特异度。双源螺旋 CT 对 2 型糖尿病合并冠心病患者冠状动脉狭窄程度和斑块性质具有较高的诊断价值。

2. 糖尿病下肢动脉病变 多层螺旋 CT 能直观地表现出患者下肢血管的病变位置，可以清晰地呈现血管侧支、部分微小血管的病变情况、狭窄和闭塞情况，还可以表现出病变血管与周围组织的关系。

（四）磁共振成像

1. 糖尿病心肌病 磁共振心肌灌注成像可用于评估糖尿病患者早期冠状动脉微循环损伤情况，并确定心脏的详细解剖和功能特征，为糖尿病心肌病的诊断和预后评估提供重要指导作用。

2. 糖尿病下肢动脉病变 磁共振血管成像（magnetic resonance angiography，MRA）用于诊断下肢动脉病变（lower extremity arterial disease，LEAD）效果和糖尿病足效果显著，其分辨率和清晰度高，通过采用 3D 成像技术，使整体诊断概率提升。

3. 糖尿病足 磁共振成像（magnetic resonance imaging，MRI）能够很好地反映糖尿病足部的病理学特征，能够对糖尿病足部的病变进行精确的定位，并对有无感染进行判定，对软组织肿胀、血管壁钙化的诊断符合率高于 CT 诊断。

（五）眼底荧光血管造影与光学相干断层扫描血管成像

糖尿病视网膜病变 眼底荧光血管造影（FFA）和光学相干断层扫描血管成像（OCTA）都是用于诊断和评估糖尿病视网膜病变的先进成像技术。FFA 能够提供动态的血管灌注图像，有助于诊断微血管异常，特别是早期病变。OCTA 能够提供高分辨率的血管结构图像，可以直观地显示血管层的横截面和纵切面。两者结合有助于更准确地诊断和评估糖尿病视网膜病变。

（六）正电子发射体层成像 、单光子发射计算机体层成像

糖尿病合并脑血管病 正电子发射体层成像（positron emission tomography，PET）和单光

子发射计算机体层成像（single-photon emission computed tomography，SPECT）主要用于脑血流及心肌血流等的显像，能够评估糖尿病患者的脑血流状态和脑功能，尤其是评估大面积脑梗死患者的脑灌注情况，对诊断脑部病变具有重要价值。

（七）神经肌电图

糖尿病周围神经病变 神经肌电图（EMG）为临床常用的神经传导速度检测技术，可对患者肌肉、神经功能进行检测，还可追踪治疗效果，为疾病早期诊断及后续治疗提供科学指导。

（八）骨密度测定

糖尿病合并骨质疏松症 双能X线吸收法（dual energy X-ray absorptiometry，DEXA）、定量CT（QCT）是常用手段，DEXA是诊断骨质疏松的金标准，但容易受体重、骨质增生、脊柱侧凸等因素影响，QCT可测定三维空间的体积骨密度，可分开测量骨松质及骨皮质，对骨质疏松症起到预测、评估、诊断等多重作用。

（九）内镜检查

糖尿病合并消化系统疾病 胃镜检查可以用于糖尿病性胃轻瘫的鉴别诊断，使用胃镜检查排除胃部其他疾病；对于糖尿病性腹泻或者便秘，采用肠镜检查可以帮助医师观察大小肠情况，以排除炎症性肠病或者其他肠道疾病。

（十）组织病理学检查

1. *糖尿病合并肿瘤* 组织病理学检查是诊断肿瘤的金标准之一，糖尿病本身会增加肝癌、结肠癌和胰腺癌的风险，通过组织病理学检查可提高疾病的诊断率。

2. *糖尿病肾病* 通过肾脏活检，可评估肾脏病变的程度，如肾小球硬化、间质纤维化和炎症细胞浸润等。

第5章 糖尿病并发症治疗

第一节 中西医结合治疗原则

糖尿病并发症中西医结合治疗原则包括调理血糖为本，中西医并重；调节整体平衡；审证求机论治；明辨标本缓急；重视动态变化；未病先防与既病防变；重视调摄护理。通过中西医结合的治疗方法，不仅能有效控制血糖，还能预防、延缓，甚至逆转糖尿病并发症，提高患者生活质量。

一、调节血糖为本，中西医并重

在糖尿病及其并发症的治疗中，控制血糖水平是最基本的治疗原则，是中医和西医的基本共识，但在治疗方法上存在差异。西医主要采用药物治疗（如胰岛素治疗和口服降糖药）来直接调控血糖水平，防止并发症的发生和发展。中医主要通过辨证施治，调和脏腑功能，改善气血运行和阴阳平衡，协助调控血糖。临床证实，中医药在协同降糖、减少西药用量、改善患者症状和体征、提高生活质量及三级预防中有确切优势。中医治疗方法多样，常用的治疗方法包括中药、针灸、推拿、耳穴、穴位贴敷、中药熏洗和熏蒸、刺络拔罐、传统功法等。在糖尿病及其并发症的治疗中，以调理血糖为本，中西医并重，延缓并发症的发生及进展。

二、调节整体平衡

中医强调整体观念和阴阳平衡，认为疾病的发生是由于人体内环境失衡所导致的。因此，治疗糖尿病及其并发症不仅要控制血糖，还要调节整体平衡。中医通过调整脏腑功能，促进气血运行，恢复阴阳平衡。例如，针对肾阴不足型糖尿病及并发症患者，中医多采用六味地黄丸加减治疗，补益肾阴，调和肾脏阴阳；针对糖尿病后期阴阳两虚型患者，多采用金匮肾气丸加减以阴阳并补。西医通过综合管理和多学科合作，解决糖尿病患者可能出现的各种问题，如高血压、高脂血症等，以降低并发症的风险。此外，中西医皆注重生活方式的调整，包括合理膳食、适量运动、戒烟限酒等，以减少糖尿病对身体的影响，改善患者的整体健康状况。

三、审证求机论治

糖尿病属于中医学“消渴”范畴，根据糖尿病慢性并发症及不同阶段，如“糖尿病肾病”“糖尿病视网膜病变”“糖尿病足”“糖尿病周围神经病变”“糖尿病心脏病”等，又可归属于中医学“水肿”“消渴脉痹”“视瞻昏渺”“消渴目病”“脱疽”“痿痹”“心悸”等范畴。中医治疗强调审证求机，辨证论治，通过中药和针灸等手段调节气血及内脏功能失衡。强调个体化治疗，重在针对患者的病机进行辨证施治。根据患者的体质和病情变化，调整治疗方案。根据不同并发症不同病机，中医治疗多在益气养阴基础上，配合清热燥湿法、理气活血法、祛湿化痰法、寒热并调法、阴阳并补法等治法。西医主要利用现代医学诊断工具和方法，如血糖监测、HbA1c 等指标检测，明确病情的严重程度和控制情况，可以为中医辨证提供科学依据，实现中西医结合的个性化治疗。

四、明辨标本缓急

标和本是相对的概念，常用来说明疾病的本质和现象及病变的先后、主次等。例如，就病机和症状而言，病机为本，症状为标。就发病的先后而言，先病为本，后病为标；原发病为本，继发病为标。中医在治疗时一般遵循急则治其标，缓则治其本，以及标本兼治的原则。

缓急分明：在糖尿病的治疗中，要根据病情的轻重缓急来决定治疗的优先级和方法。对于血糖控制不良引起的急性并发症，如糖尿病酮症酸中毒，需要迅速采用西医方法进行紧急治疗；待生命体征平稳后，对于长期的血糖管理和并发症的预防，则可以结合中医方法，共同调理。

五、重视动态变化

在中医理论中，人体是一个不断变化的动态系统，人体的健康状态也是随着时间、环境、生活习惯等因素的变化而变化的。因此，中医治疗疾病时，强调观察和把握疾病的动态变化，并根据这种变化来调整治疗方案。例如，林兰认为糖尿病早期多阴虚热盛证，其后气阴两虚证增多，后期多阴阳两虚证，因此在糖尿病早、中、晚期应随证型的动态变化调整用药方案。而糖尿病各种并发症进一步又可分为不同阶段，如有学者根据糖尿病肾病不同时期的病机特点，主张分早、中、晚三期。早期即微量白蛋白尿阶段，症状不典型，多可表现为气阴两虚、脉络郁结；中期为临床期出现尿蛋白、水肿、高血压等，肾功能损害不严重，可表现为气阴两虚、血瘀水停等证；晚期肾功能损害严重，表现为肾元虚衰、浊毒、瘀滞、气血受伤、脏腑受损。在各期动态变化中治疗也需有别。西医治疗糖尿病时也需要根据患者病情的动态变化调整治疗方案。这包括定期的血糖监测、HbA1c 的检测，以及对患者生活方式的持续评估。通过这种持续的监测和评估，医师能够及时发现问题并做出相应的调整。

六、未病先防与既病防变

未病先防与既病防变是中医学“治未病”的主要内容。在糖尿病并发症治疗方面，未病先防侧重于糖尿病并发症的风险评估和早期预防。通过健康教育，提高人们对糖尿病并发症的认识，重视血糖控制的意义，鼓励健康的生活方式，如合理膳食、适量运动、减压等，来降低糖尿病并发症的发病风险。既病防变主要针对已经发生糖尿病并发症的患者，重点是防止病情的进一步恶化。这包括严格的血糖控制、定期的身体检查和并发症筛查，以及对慢性并发症如糖尿病足、肾病等的积极预防和早期治疗。中医通过调整脏腑、调和气血等方式，及时干预脏腑气血偏颇，增强体质，预防糖尿病并发症的发生、发展。

七、重视调摄护理

1. 生活方式的调整　是糖尿病管理中不可或缺的一部分。这包括制订合理的饮食计划、进行规律的体力活动、保持健康的体重、戒烟和限制饮酒。通过改善生活方式，患者可以显著改善血糖控制和整体健康状况。

2. 心理支持　糖尿病的长期管理可能对患者的心理状态产生影响，国内外研究显示，糖尿病患者抑郁症发病率较高。中医学认为焦虑、抑郁等心理问题与肝气郁结密切相关。肝在中医理论中负责疏泄，主情志，肝气的畅通对维护情绪平衡和身心健康至关重要。肝气畅通则情绪稳定，反之则情绪不稳，容易产生抑郁、焦虑等情绪问题。糖尿病患者由于长期的疾病压力，易导致肝气郁结，气机不畅，从而引发或加重心理疾病。中医通过采取多种方法结合治疗，如应用中药、针灸治疗、情志疗法、传统功法等，帮助患者疏肝理气，调节人体的气血运行，恢复肝脏的正常功能。此外，提供心理支持和教育同样重要，包括患者教育，帮助患者理解病情和治疗计划，以及心理咨询服务，帮助患者应对糖尿病可能带来的心理负担。

3. 中医调摄　中医除疏肝理气外，在调摄护理中强调整体平衡，通过调和气血，调整脏腑功能，达到阴阳平衡状态，改善糖尿病并发症状，防止并发症进展。

通过综合应用中西医方法，可以在中西医结合的框架下为糖尿病并发症患者提供一个全面、个性化的治疗和管理计划，提高患者的生活质量。

第二节　中医治疗

一、中医内治法

中医内治法是中医学中的一种重要的治疗方法，主要通过汤药内服、中成药及食疗药膳等方式来调整人体的阴阳、气血、脏腑功能，以达到治疗疾病的目的。中医内治法有着悠久的历史和丰富的实践经验，是中医学的重要组成部分。中医内治法强调整体观念和辨证论治，认为人体是一个有机整体，各器官、组织之间相互联系、相互影响，在治疗疾病时强调根据患者的病情、体质、环境等因素，进行个性化治疗，对糖尿病并发症的治疗具有一定的优势，通过中医内治法的调理可显著改善糖尿病并发症引起的一系列症状，从而提高患者生活质量，在一定程度上延缓糖尿病并发症的发展，降低严重并发症的风险。

（一）汤药

汤药内服法是中医药学中的一种传统用药方式，指的是将中药材加水煎煮成汤剂后口服的治疗方法。这种疗法基于中医的整体观念和辨证论治原则，通过调整人体的阴阳五行平衡，达到治疗疾病的目的。中医药在防治糖尿病并发症方面具有独特优势，尤其是汤药内服法，在改善症状、延缓病程进展、提高生活质量方面表现出较好的疗效。

中医汤药内服法治疗糖尿病并发症主要包括通过益气养阴、疏肝理气、活血化瘀、清热燥湿、祛湿化痰、阴阳并补、寒热并调等治法采用不同的中药方剂进行辨证施治、随症加减。具体的临床应用如下。①益气养阴法：是适用于糖尿病并发症辨证属于气阴两虚证的一种治疗方法，此治法可以提高胰岛素的敏感性，促进胰岛β细胞的分泌功能，从而改善血糖水平，还具有一定的抗氧化作用，有助于减少自由基对细胞的损伤，保护血管内皮细胞的功能。此外，益气养阴法能够扩张血管、抗血小板聚集，改善微循环，改善血液流变学。常用于糖尿病肾病，可改善糖尿病肾损伤，延缓糖尿病肾病的进程；能提高糖尿病周围神经病变患者的运动与感觉神经传导速度；对糖尿病视网膜病变及糖尿病合并冠心病临床疗效显著，可减轻患者的临床症状。②疏肝理气法：适用于肝气郁结型糖尿病并发症，主要通过调节肝气、疏解肝郁来调整糖尿病患者的体质，从而减轻糖尿病并发症的症状。此治法可改善患者的情绪、神经病变和胃肠道功能，对于糖尿病并发症的治疗具有显著效果。临床常用于糖尿病合并抑郁症患者，可有效降低抑郁症状评分；也用于糖尿病性胃轻瘫患者，可有效调节和改善胃肠动力。对于糖尿病周围神经病变患者，疏肝理气法能提高神经传导速度，改善临床症状。③活血化瘀法：适用于瘀血阻络型糖尿病并发症患者，主要通过活血化瘀药物来改善血液流变学、抗凝血、抗炎和保护血管内皮功能，从而减轻糖尿病并发症的症状。临床常用于糖尿病合并心血管病变，可改善血液循环，降低动脉粥样硬化发生率；用于糖尿病视网膜病变，能显著提高视力，改善血液流变学指标；对糖尿病肾病患者可降低尿蛋白，恢复肾脏的供血，延缓肾脏的损害；对糖尿病周围神经病变患者，可改善感觉神经传导速度、运动神经传导速度；也用于糖尿病足患者，可减轻症状，促进伤口愈合。④清热燥湿法：适用于湿热内蕴型糖尿病并发症患者，主要通过清热燥湿药物来清除体内的湿热邪气，改善代谢紊乱，调节免疫炎症反应。临床用于糖尿病肾病，可有效降低尿蛋白含量，改善肾功能，延缓肾病进展；对于糖尿病足患者使用清热燥湿法能够抗感染、促进溃疡愈合；清热燥湿法治疗糖尿病周围神经病变患者能有效改善中医证候，提高神经传导速度。⑤祛湿化痰法：主要用于痰湿内阻型糖尿病并发症患者，此治法主要通过调节糖脂代谢、调节免疫炎症反应来减轻糖尿病并发症的症状。临床可用于糖尿病肾病，降低蛋白尿，保护肾功能，纠正肾血流动力学异常；对糖尿病性胃轻瘫患者采用除湿化痰、和胃降逆法能增加胃排空率，增强胃动力；对糖尿病合并非酒精性脂肪肝患者，祛湿化痰法能改善胰岛素抵抗，稳定血糖、血脂水平。⑥阴阳并补法：适用于糖尿病并发症辨证为阴阳两虚型者，通过调和阴阳，改善代谢紊乱，来达到治疗目的。临床用于糖尿病肾病，通过滋阴助阳、补益肾脏，有效改善肾功能，减轻肾功能损害。对糖尿病周围神经病变患者阴阳并补，标本兼施，可使气血充养，脉络通畅。⑦寒热并调法：适用于寒热错杂型糖尿病并发症患者，此治法可改善患者胃肠道功能、调节免疫炎症反应，改善代谢。临床用于糖尿病性胃轻瘫，半夏泻心汤和乌梅丸为主要代表方，能够增强胃蠕动，提高胃排空率。用于糖尿病性腹泻患者，可控制血糖、纠正代谢紊乱，改善肠道症状。

（二）中成药

中成药即“中药成方制剂”，是指以中药材为原料，按照一定的处方和工艺加工制成的、具有特定规格和质量的药品。中成药有丸、散、片、胶囊、颗粒、口服液及注射剂等剂型，对于糖尿病及其并发症的慢性病患者具有服用方便的优势。

中成药的应用基于中医理论指导，强调辨证论治，临床治疗糖尿病并发症的中成药主要分为益气养阴类和活血化瘀类。例如，糖尿病肾病患者，选用益气养阴类中成药联合常规治疗可显著改善肾功能，降低血糖、血脂，常用的中成药有金水宝胶囊、六味地黄丸、参芪降糖颗粒、渴络欣胶囊等。对于糖尿病合并心血管疾病、糖尿病周围神经病变、糖尿病视网膜病变及糖尿病足等患者，常用活血化瘀通络的中成药来治疗，可通过改善循环，改善血液流变性，抗氧化应激来缓解临床症状，提高患者生活质量，常用中成药有银丹心脑通软胶囊、通脉降糖胶囊、糖脉康颗粒、通心络胶囊等。

（三）食疗药膳

食疗药膳，也称为食疗或食补，是一种结合了食物和药物特性的中医养生方法。它基于中医的阴阳五行理论和脏腑经络学说，通过合理的饮食调配和特定的药膳组合，来预防和治疗疾病，改善患者的体质。食疗药膳法是中医治疗糖尿病及其并发症的重要辅助手段之一，例如，糖尿病肾病患者可用益气养阴药膳、消除尿蛋白药膳、消除水肿药膳及补血降压药膳；糖尿病周围神经病变患者可食用鸡血藤独活羊肉汤益气通络；糖尿病性便秘患者可食用黑芝麻黄芪糊来补气润肠通便。

二、中医外治法及其他康复方法

糖尿病并发症的中医外治及其他康复方法，包括针刺、艾灸、推拿、耳穴、穴位贴敷、中药熏洗熏蒸、穴位注射、刺络放血、情志疗法及传统功法等。针刺疗法通过调节人体经络气血运行，改善脏腑功能。艾灸通过烧灼艾叶刺激特定穴位，温经通络、散寒祛湿，进而调和气血、调整脏腑功能。推拿手法按摩则能改善局部血液循环，通经活络，调和气血。耳穴疗法通过刺激耳部特定穴位反射区调节人体功能状态。穴位贴敷则是通过药物和穴位双重作用来治疗疾病。中药熏洗熏蒸通过药物蒸汽对身体进行熏蒸和洗浴，改善血液微循环状态。穴位注射、刺络放血通过在特定穴位注射药物或放出少量血液，改善微循环、抑制炎症反应。情志疗法关注情绪、心理状态对健康的影响，通过情绪调节辅助治疗。传统功法通过特定动作和呼吸方式，调理身心。这些治疗方法的结合使用，为糖尿病及其并发症的治疗提供了多维度、个性化的治疗方案，展示了中医在疾病综合管理中的独特价值。

（一）针刺

针刺疗法是中医学的重要组成部分，通过在身体特定穴位施加针刺和手法，调节人体的气血运行，以达到预防和治疗疾病的目的。在治疗糖尿病及其并发症方面，针刺具有独特的优势。针刺通过调和经络气血，改善脏腑功能，恢复机体内环境的稳定性。针刺治疗糖尿病并发症的作用机制较为复杂，涉及多个生理系统和分子水平的调节。

针刺治疗糖尿病并发症主要体现在以下几方面。①改善血糖控制：针刺可以调节胰岛素信号通路，增强胰岛素敏感性，改善胰岛素抵抗，抑制胰岛 β 细胞凋亡，改善血糖代谢，降低血糖。②改善糖尿病大血管病变：针刺疗法可明显改善糖尿病大血管病变症状。研究显示，针刺联合西药可有效改善2型糖尿病合并冠心病患者心绞痛症状、心功能及心肌供血，疗效优于单纯西药治疗。针刺联合生理性缺血训练可明显改善糖尿病下肢动脉硬化闭塞症患者的临床症状，促进血液循环，改善疾病预后。③改善糖尿病微血管病变：针刺疗法可改善微循环，降低血黏度，改善糖尿病微血管病变症状。研究显示，针刺能改善糖尿病肾病患者临床症状，降低生化指标，保护肾脏功能，且不良反应小。其作用机制可能涉及提高沉默信息调节因子1（SIRT1）蛋白的表达水平，调节细胞信号转导通路，抑制细胞凋亡，调节免疫细胞。针刺可改善轻－中度非增生型糖尿病视网膜病变（non-proliferative diabetic retinopathy，NPDR）的临床症状，与中药联合使用可减轻NPDR黄斑水肿，促进视功能恢复。Meta分析显示，西医联合针灸或针药治疗糖尿病视网膜病变疗效显著优于单纯西医常规治疗。针灸联合汤药治疗可减轻糖尿病心肌病患者临床症状，提高心功能。针刺可有效减轻糖尿病足患者患足不适，改善炎症水平，促进局部微循环，恢复局部组织修复，促进创面愈合，改善病情，提高生活质量。针刺联合中药能改善糖尿病性勃起功能障碍患者临床症状，提高治疗效果，作用机制可能与改善血管内皮功能、调节相关生长因子有关。④改善糖尿病神经病变。研究显示，针刺能有效改善糖尿病中枢神经系统病变、周围神经系统病变及自主神经系统病变。在西医常规治疗基础上，临床早期合理应用针刺治疗急性脑梗死合并2型糖尿病可降低神经功能缺损评分，促进糖尿病合并亚急性期脑梗死患者神经元功能恢复，改善神经功能，减轻炎性反应，提高临床疗效。针刺联合中药可改善糖尿病合并缺血性脑卒中后肢体痉挛患者神经功能和肌张力。在改善周围神经系统病变方面，网状Meta分析显示，10种针刺相关疗法治疗糖尿病周围神经病变，针灸综合疗法总体优于甲钴胺治疗，且电针联合耳穴贴压、针刺联合穴位注射及单纯针刺总体优于甲钴胺治疗。其作用机制涉及针刺可抑制髓鞘脱失和轴索变性，促进神经修复，提高神经传导速度；改善高凝状态，加快血流速度，改善微循环，改善神经供血、供氧，修复受损神经等过程。针刺可改善糖尿病性胃轻瘫患者的胃肠功能障碍，作用机制包括针刺可调节糖尿病性胃轻瘫患者的Cajal间质细胞、胃肠道激素水平，加快自主神经功能修复，增强胃肠动力，促进胃排空，调节肠肽系统等。针刺可提高交感神经与迷走神经功能平衡性，改善糖尿病心脏自主神经病变患者心率变异性。

（二）艾灸

艾灸是一种古老的中医外治法，利用燃烧艾叶对身体特定穴位或患处进行烧灼或熏熨刺激，通过温经通络，散寒祛湿，调和气血，调整脏腑功能，达到防病治病的目的。研究证实，艾灸在糖尿病及其并发症的治疗中发挥重要作用。

艾灸治疗糖尿病并发症主要体现在以下几方面。① 改善血糖控制：研究报道，艾灸疗法可保护胰岛β细胞功能，促进胰岛素分泌，延缓葡萄糖吸收，抑制糖异生，促进糖原合成及外周组织对葡萄糖的利用。艾灸胰俞穴可改善糖尿病周围神经病变气虚血瘀证患者的血糖波动。二甲双胍联合巳时艾灸在降低脾肾阳虚型2型糖尿病患者FBG、HbA1c水平方面优于对照组。② 改善糖尿病大血管病变：研究显示，艾灸膈俞穴治疗早期糖尿病肢体动脉闭塞症疗效优于口服西洛他唑，能有效改善临床症状及血流、血管状况，增加下肢血流量。在口服降糖药物或胰岛素控制血糖的基础上运用艾灸蒸脐法，能延缓颈动脉血管硬化时间，保护血管弹性。③ 改善糖尿病微血管病变：研究显示，温肾补气活血方联合艾灸治疗可改善3期糖尿病肾病患者肾功能指标［半胱氨酸蛋白酶抑制剂、血 Cr、尿白蛋白排泄率（urine albumin excretion rate，UAER）、24h 尿蛋白量］。在常规西医治疗基础上给予温阳补肾灸辅助治疗可有效缓解糖尿病肾病患者临床症状，延缓肾功能进展。Meta 分析显示，常规综合治疗基础上，联合艾灸治疗糖尿病足的效果显著优于对照组，艾灸可以改善糖尿病高危足的神经传导速度及血液循环流速，预防糖尿病足溃疡的发生。艾灸三阴交穴能改善 0 级糖尿病足患者微循环，增加局部血流，改善皮肤色泽及足部皮温。④ 改善糖尿病神经病变：研究显示，化瘀通络灸可改善 2 型糖尿病认知功能减退患者即时记忆、延迟记忆、视空间与执行功能、注意力、定向力。艾灸胰俞穴可改善糖尿病周围神经病变气虚血瘀证患者临床症状及感觉神经传导速度。穴位艾灸可改善糖尿病神经源性膀胱患者的膀胱功能及尿流动力学指标，对改善患者的治疗预后有积极的作用。Meta 分析显示，艾灸对糖尿病神经源性膀胱患者的临床显效率、总有效率、膀胱残余尿量等方面可能有辅助治疗的作用。隔药灸三门穴或艾灸联合针刺能改善脾胃气虚型糖尿病性胃轻瘫患者的临床症状及胃排空率。

（三）推拿

推拿疗法通过手法按摩体表的穴位和经络，达到通经活络、调和气血的目的，在糖尿病及其并发症的治疗中，推拿以其独特的优势，为患者提供了一种非侵入性的治疗选择。

推拿治疗糖尿病并发症主要体现在以下几方面。①改善局部血液循环：推拿可通过物理刺激，增加局部血流量，改善血液循环，促进营养物质的供给，有助于糖尿病足等由微循环障碍引起的并发症的治疗。研究显示，推拿可改善Ⅰ期或Ⅱ-a 期 2 型糖尿病外周动脉疾病患者节段性动脉压差、皮肤血流量和血氧饱和度，改善下肢血液循环。② 改善脂代谢紊乱：研究显示，腹部推拿可能通过手法操作，增加 2 型糖尿病脂代谢异常患者腹部肌肉收缩，提高患者基础代谢率，使积累的脂肪转化为热量，促使患者游离脂肪酸、总胆固醇（total cholesterol，TC）、TG 恢复正常。③ 增加胃肠蠕动：腹部推拿可通过物理挤压力及神经反射作用，促进胃肠蠕动和消化液的分泌，加快胃肠内容物的运动排泄过程，可改善老年糖尿病便秘患者的便秘症状，提高患者生活质量。

（四）耳穴

耳穴疗法，是一种通过刺激耳部特定的穴位来治疗疾病的方法。耳穴疗法基于中医的经络学说和现代反射区理论，认为耳是全身各个器官和部位的反射区，通过对耳穴的刺激可以调节人体的功能状态，从而达到治疗疾病的目的。在糖尿病及其并发症的治疗中，耳穴疗法有着独特的优点。

耳穴治疗可能通过激活机体免疫功能、刺激迷走神经、促进胃肠蠕动等发挥作用。研究显示，耳穴压豆可明显改善糖尿病患者皮肤瘙痒症状。耳穴压豆能显著提高 2 型糖尿病伴失眠患者血清神经递质去甲肾上腺素、5-羟色胺（5-hydroxytryptamine，5-HT）表达水平，有效改善患者的睡眠质量。耳穴压豆联合穴位按摩可改善糖尿病患者便秘症状；改善糖尿病性胃轻瘫患者临床症状；改善糖尿病周围神经病变患者神经功能，加快周围神经传导速度，明显改善临床症状。针灸与耳穴贴压联合可改善糖尿病神经源性膀胱患者排尿功能。

（五）穴位贴敷

穴位贴敷是一种将中药直接贴敷在人体特定穴位上，通过中草药对穴位的刺激作用，以及中草药的药理作用来治疗疾病的穴位刺激疗法，是药物和穴位双重作用下预防和治疗疾病的中医外治法。根据贴敷药物不同及选择穴位不同而发挥不同治疗作用。在糖尿病及其并发症的治疗中，穴位贴敷因其简便、有效、副作用小等优点而受到重视。

穴位贴敷药物成分通过皮肤吸收进入血液，进而发挥全身或局部的药理作用。发挥作用的机制可能包括改善局部血液循环、降低局部炎症反应、调节神经系统功能、影响消化系统等。研究显示，通过辨证用药的穴位贴敷能明显缩短糖尿病便秘患者首次排便时间，提高临床治疗总有效率。穴位贴敷治疗在提高糖尿病周围神经病变患者临床疗效、中医证候积分、神经病变评分方面疗效明显。穴位贴敷辅助治疗糖尿病肾病可提高患者临床有效率，降低24h尿蛋白定量及TNF-α、IL-6水平。穴位贴敷治疗可有效减少糖尿病神经源性膀胱患者的膀胱残余尿量。穴位贴敷结合汤药可改善糖尿病视网膜病变患者血液流变学，促进视力恢复。

（六）中药熏洗熏蒸

中药熏洗熏蒸通过将中药加水煎煮，使用其蒸汽或熏洗液对身体特定部位或全身进行熏蒸和洗浴，以达到治疗疾病的目的。

中药熏洗熏蒸治疗糖尿病并发症的机制主要涉及药物成分的局部吸收和全身效应。熏洗熏蒸过程中，药物成分通过皮肤和呼吸道进入人体，促进血液循环，加速代谢，改善局部或全身的血液微循环状态。对于糖尿病足、皮肤感染等并发症尤为适用，可以促进受损组织的修复，减轻炎症，加快愈合过程。研究显示，中药熏洗可有效改善湿热毒蕴型糖尿病足溃疡患者肢体末梢微循环，改善肢体缺氧及缺血状态，加速溃疡面生长，还可降低重症糖尿病足感染患者的复发率。中药熏洗能显著改善糖尿病周围神经病变患者临床症状，减轻双足疼痛，改善肢端神经障碍。中药熏蒸能够显著改善糖尿病相关性干眼症患者临床症状。

（七）穴位注射

穴位注射疗法又称为“水针疗法”，是以中西医理论为指导，根据穴位作用和效应，将药物注入穴位以防治疾病的针灸疗法之一。此法结合了中医的穴位理论和现代医学的药物治疗技术，旨在通过特定穴位的刺激和药物作用共同发挥治疗效果。

临床上选取不同注射药物，包括活血化瘀类药物、补益类药物及营养血管神经类药物等，其治疗糖尿病并发症的作用机制不尽相同。主要涉及穴位注射可改善糖尿病患者胰岛素抵抗，调节代谢紊乱，改善微循环，提高运动神经和感觉神经传导速度，增强神经－内分泌－免疫功能。穴位注射还可以发挥药物性能及对穴位的渗透作用，增强并延长腧穴治疗效应。研究还显示，穴位注射可调节炎症因子，抑制机体炎症，改善氧化应激反应，减少血管内皮功能损伤。

（八）刺络放血

刺络放血疗法是通过三棱针、梅花针等工具，在特定穴位或浅表血络施以针刺，放出适量血液，以达到治疗疾病目的的方法。糖尿病为慢性病，"久病入络"，糖尿病并发症多伴瘀血，瘀血阻络是糖尿病并发症的重要病机。刺络放血疗法是解决血瘀证最直接有效的办法之一。刺络放血疗法通过疏通经络，清热泻火，调和气血，调整脏腑功能，在各种糖尿病并发症中均可发挥重要作用。

刺络放血治疗糖尿病并发症的机制主要包括以下几方面。① 改善微循环：刺络放血能够改善血管痉挛，刺激微血管扩张，调节微循环，改善周围神经供血供氧，提高局部痛阈，减轻因糖尿病神经病变引起的肢体疼痛、麻木、下肢无力等。② 抑制炎症反应：刺络放血可通过降低炎症因子水平，减轻炎症反应，可在糖尿病合并感染中发挥重要治疗作用。刺络放血还可通过调节血管内皮细胞功能，抑制炎症反应，改善末梢微循环及整体缺氧状态，促进神经细胞功能恢复，在辅助治疗糖尿病足中发挥重要作用。③ 神经－内分泌调节：研究显示，刺络放血可通过调节神经递质发挥神经调节作用，并对血液皮质醇水平、胰岛素水平具有调节作用。刺络放血可能通过对神经－内分泌系统的调节，在糖尿病并发症中发挥治疗作用。

（九）情志疗法

情志疗法是一种综合性治疗方法，源于中医的传统理论，近年来也逐渐被现代医学研究所关注。它主要关注情绪、心理状态对健康的影响，特别是在慢性疾病如糖尿病及其并发症的管理中。情志疗法在中医和西医中的应用虽然基于不同的理论基础，但都旨在通过调整患者的情绪和心理状态来改善健康状况。在中医理论中，情志疗法基于"七情"（喜、怒、忧、思、悲、恐、惊）对人体健康的影响。中医学认为情绪过度或不当的情绪反应会影响气机的运行，进而导致脏腑功能失调，气血失和，形成疾病。情志疗法通过调整和缓解不良情绪，促进气机的和畅，以达到治疗疾病的目的。例如，通过情志疏导、冥想、"以情胜情"等手段减轻患者的焦虑和抑郁情绪，有助于糖尿病患者的血糖控制，可以改善睡眠质量等。

现代医学认为，其作用机制主要涉及神经内分泌系统和免疫系统的调节。情绪和心理状态的变化能够通过神经系统影响内分泌系统，进而影响到血糖水平的调节。例如，长期的心理压力可以导致皮质醇水平升高，增加血糖水平，加重糖尿病病情，同时也会影响免疫系统的功能，增加感染的风险，加剧糖尿病的并发症。通过心理干预和情绪管理，如认知行为疗法、压力管理训练、心理支持等手段，可以有效改善糖尿病患者的情绪状态，降低抑郁和焦虑的发生率，提高患者的生活质量。这些心理干预措施能够通过降低应激反应、改善内分泌和免疫功能，从而有助于控制血糖水平，减少并发症的发生。

（十）传统功法

传统功法，如太极拳、八段锦、五禽戏、易筋经等，是以中医理论为基础，通过特定的动作和呼吸方式，达到调理身心、预防疾病的目的。

传统功法在改善糖尿病并发症患者症状，改善患者生活质量，辅助控制血糖方面发挥重要作用。研究显示，太极拳练习能够减少脂肪堆积，降低体脂百分比，减小腰臀比，降低 HbA1c 水平。易筋经、八段锦运动辅助治疗能显著降低糖尿病及糖尿病前期患者的血糖、HbA1c 和血脂，改善老年人心肺功能，改善 2 型糖尿病患者心理状态。八段锦治疗糖尿病并发症的作用机制可能包括：通过意念锻炼可以调节情绪和大脑皮质的功能活动，进而调节自主神经功能并影响到肾上腺髓质功能，同时通过影响下丘脑－垂体－靶腺系统，加强胰岛 β 细胞分泌功能；通过柔和的肢体导引促进葡萄糖的分解与利用；降低糖尿病患者血液高黏附分子水平；改善糖尿病患者内皮依赖性血管舒张功能；增强心肌收缩力，增加心排血量；加强机体清除氧自由基的能力。但目前健身气功对糖尿病患者干预的临床研究质量总体不高，结论的证据水平普遍较低，其有效性仍需要大样本、高质量的研究进一步探讨。

第三节　中西医结合治疗进展

糖尿病是一种慢性代谢性疾病，长期高血糖可导致多种并发症，如糖尿病并发的高脂血症、糖尿病合并高血压、糖尿病并发的心脑血管疾病、糖尿病神经病变及糖尿病下肢病变等，成为全球性的公共卫生问题。因此，对糖尿病并发症的预防、早期诊断和治疗至关重要。中西医结合治疗糖尿病并发症，可以整合中医的整体观念和西医的精确治疗，发挥两者的优势。其中降糖药物、降脂药物、降压药物、抗血小板药物、手术治疗、血管腔内治疗、物理治疗、干细胞治疗等与中医药治疗联合，可发挥协同效应，改善临床症状、降低西医治疗的副作用、提高临床治疗效果，延缓疾病进展，提高患者生活质量，有望为糖尿病患者提供更加全面、有效的治疗方案。

一、降糖药物与中医药协同效应

目前，西医降糖药物在治疗糖尿病及其并发症方面取得了显著成果，但面临着一些挑战，如副作用、耐药性及患者生活质量等问题。中医药作为一种重要的辅助治疗手段，具有多靶点、多环节、整体调节的优势，与降糖药物联合应用可产生协同效应，提高治疗效果。中成药是中医药治疗 2 型糖尿病的主要干预手段，具有服用简便、协同降血糖、改善症状和体征、提高生活质量的作用，中西医结合治疗糖尿病疗效更显著。

在中医学中，糖尿病属于“脾瘅”“消渴”“消瘅”范畴，其病因病机较为复杂，主要体现在阴虚、燥热、湿气、痰浊、瘀血等方面，其病程长，并发症较多，各个并发症在原有病机基础上发展演变，治疗糖尿病及其并发症常用的中成药有参芪降糖胶囊 / 颗粒、津力达颗粒、消渴丸等，通过调节血糖、血脂，改善胰岛细胞功能从而缓解临床症状。

二甲双胍作为治疗 2 型糖尿病的一线用药，其作用机制是抑制肝糖原的合成和促进组织对葡萄糖的摄取来降低血糖水平。在二甲双胍治疗 2 型糖尿病的基础上联合参芪降糖胶囊，能够进一步提升治疗效果，稳定血糖血脂水平，降低并发症发生率。参芪降糖胶囊能够生津补气、补脾益肺，具有调节脂代谢、降低心血管疾病发生、提高 SOD 水平、清除自由基、保护组织细胞的作用。二甲双胍与参芪降糖胶囊联合应用可达到提高机体免疫功能、增强抗氧化能力、改善胰岛素抵抗及促进糖脂代谢的作用，可有效提高疾病控制效果。津力达颗粒具有益气养阴，健脾运津的功效，能够降低胰岛素抵抗，保护胰岛 β 细胞，与西医降糖药物联合使用可改善 FBG、空腹胰岛素和提高总有效率。消渴丸联合达格列净或者西格列汀治疗 2 型糖尿病能改善患者胰岛功能，调节糖脂代谢及血液流变学状态，减轻炎症及氧化应激损伤，保护血管内皮功能。由玉女煎和增液方化裁而来的滋阴益气饮联合西医药物降糖方案能有效缩短糖尿病酮症酸中毒患者血糖复常时间及酮体消失时间和酸中毒改善时间，加快病情康复，其作用机制可能与降低β-羟基丁酸（β-HB）水平，增强机体抗氧化能力有关。

总之，降糖药物与中医药协同能够更好地调节糖脂代谢，改善胰岛素抵抗，降低氧化应激效应，具有广泛的应用前景，有望为糖尿病及其并发症的治疗提供更加有效、安全、个体化的方案。

二、降脂药物与中医药协同效应

糖尿病多伴有高脂血症，而高脂血症患者血脂升高会改变血液黏稠度，从而引发冠心病、心肌梗死等疾病，对患者健康产生严重影响，而纠正脂代谢与糖代谢紊乱是治疗糖尿病合并高脂血症的关键。临床治疗糖尿病合并高脂血症常采用西医方式，首选他汀类调脂药物，以降低低密度脂蛋白胆固醇（low density lipoprotein cholesterol，LDL-C）作为首要目标，单独的西药降糖调脂效果有限，中西医结合模式治疗可取得良好的血糖、血脂调控效果。

临床研究表明，加味二阴煎结合二甲双胍、阿托伐他汀可明显改善患者血糖、血脂水平，效果优于单独使用西药。加味二阴煎能够补五脏益精气，祛瘀血，缓解阴阳、气血紊乱症状，因此运用中西医结合疗法治疗糖尿病合并高脂血症，可提高患者生活质量。由黄芪、山楂、太子参、黄精等药物组成的调脂降糖汤能明显提高糖尿病合并高脂血症患者的高密度脂蛋白胆固醇（high density lipoprotein cholesterol，HDL-C）和载脂蛋白 B（ApoB）水平，在改善胰岛素抵抗方面优于西药。此外，由二陈汤化裁的调脂汤健脾除湿，活血行滞，在降脂方面具有良好的临床疗效，在与阿托伐他汀钙片联合后表现出疗效叠加现象，能改善血脂指标及中医临床症状。益气养阴活血中药复方联合西药治疗糖尿病合并高脂血症，具有益气养阴活血的功效，能调节血糖和改善血脂，改善患者临床上出现的心悸、心烦等症状，效果显著。

常用的中成药降脂通络软胶囊联合瑞舒伐他汀治疗糖尿病合并高脂血症可明显改善血脂水平，降脂通络软胶囊主要由姜黄提取物制成，有助于清除 2 型糖尿病合并高脂血症患者体内的 NO、超氧离子及过氧化氢离子等，减少相关炎症因子的产生，从而发挥调脂作用。五味参七胶囊由丹参、三七、山楂肉、人参、泽泻组成，具有益气活血，祛痰通络之效，与辛伐他汀联合能显著增加辛伐他汀治疗 2 型糖尿病合并高脂血症的疗效。

无论是中药汤剂还是中成药与西医降脂药物协同治疗糖尿病合并高脂血症可提高血脂降低程度、改善患者症状、减少副作用。但目前关于降脂药物与中医药协同效应的研究尚不充分，有待于进一步深入探讨。临床上可根据患者具体情况，合理选用降脂药物与中医药的联合方案，以提高治疗效果。

三、降压药物与中医药协同效应

糖尿病合并高血压会增加患者发生心脑血管、肾脏和眼等器官并发症的风险，是患者死亡的重要原因之一，因此联合用药控制血压和血糖是治疗 2 型糖尿病合并原发性高血压的关键。糖尿病合并高血压属中医学“消渴”合并“眩晕”等范畴，其病机以肝肾阴虚、肝阳上亢为本，湿热、痰瘀、瘀毒阻络为标，治疗以滋肾平肝、清热化痰、化瘀通络为主。在西医方面，氯沙坦钾作为血管紧张素Ⅱ受体的拮抗剂，是治疗糖尿病合并轻中度高血压的一线选择药物。临床上降血糖、血压方面以西药为主，在改善临床症状、预治并发症方面，中药具有积极优势，中西医结合治疗糖尿病合并高血压能取得更好的治疗效果。

对于糖尿病合并高血压患者，治疗组在对照组西医治疗基础上联合中药双降汤，8 周后治疗组的血糖、血压指标水平及中医症状积分均优于单纯西药治疗组，且不良反应发生率更低，其作用机制可能与双降汤具有益气通络、活血化瘀、降脂通脉等功效，以及方中部分中药具有双向调节血糖及降脂、降压等作用有关。针对肝肾阴虚型糖尿病合并高血压患者，天麻钩藤饮加减联合西医降压药治疗效果确切，其通过抑制血清炎症因子表达，从而显著控制血糖、血压水平，延缓病情进展。由丹参、天麻等药物组成的消糖降压汤能够通经止痛、息风定惊，对代谢性疾病具有较好的治疗效果，同时可改善患者血流动力学水平。消糖降压汤联合厄贝沙坦氢氯噻嗪片可提升糖尿病合并高血压患者临床疗效，改善糖脂代谢，降低血压，提升治疗效果。石斛合剂从糖尿病核心病机出发，兼顾高血压的病因病机，具有滋养肝肾，清肝利湿的功效，可有效治疗糖尿病合并高血压，联合苯磺酸氨氯地平片可平稳降糖、降压，减少血糖、血压波动，减轻对靶器官的损伤。此外，疏肝化瘀法中药联合西药治疗 2 型糖尿病合并原发性高血压的临床疗效确切，能显著降低患者血压和血糖水平，并能改善肾功能，有较好的综合治疗意义。

综上，西医的降压药物与中医药联合使用临床疗效显著，能更好地控制糖尿病合并高血压患者的血糖和血压水平，改善临床症状，延缓病情进展。

四、抗血小板药物与中医药协同效应

糖尿病患者长期高血糖状态，导致血小板钙调节紊乱，血小板的分泌、聚集发生变化，因此糖尿病患者更容易形成血栓，而在糖尿病合并冠心病患者的微循环中，这种效应更加明显，因此在控制血糖的基础上增加抗血小板药物能降低冠心病合并糖尿病患者的心脏缺血事件发生率，对预防心血管意外有重要意义。糖尿病合并冠心病可归属于中医学“消渴”“胸痹”等范畴，消渴合并胸痹为本虚标实之证，以阴虚、气虚为本，瘀血、痰湿为标，以活血化瘀、益气养阴为基本治疗原则。

由黄芪、麦冬、川芎等药物组成的益本活血方具有活血通络，益气养阴之效，益本活血方联合氯吡格雷可显著改善冠心病合并 2 型糖尿病患者认知功能和血管内皮功能，若单纯使用氯吡格雷治疗，不良反应较多，对机体损伤较大，而短期治疗效果不理想，使用中药与其联合治疗可降低副作用，提高临床疗效。降糖通络方中包括生地黄、生黄芪、麦冬等药，具有降血糖，改善心功能等功效，降糖通络方配合阿司匹林和阿托伐他汀治疗 2 型糖尿病合并冠心病可明显降低血糖，改善心功能，其疗效优于单纯西药治疗。灯盏细辛属于中药提取物，具有改善循环、降脂、抗炎功效，与阿司匹林联合使用，两者协同发挥作用，可显著改善糖尿病合并冠心病患者的心脏功能、血流动力学指标和血脂指标，并能预防阿司匹林抵抗现象。

糖尿病患者血液黏稠，血流运行障碍，易致脑部血管栓塞，因此糖尿病患者发生脑梗死的风险远高于普通人群。针对糖尿病并发脑梗死患者，在使用阿司匹林及甘露醇的基础治疗上联合中药益气活血化瘀方口服，可促进神经功能恢复，改善临床症状，方中太子参、黄芪等均具有益气养阴功效，红花、桃仁等能够降低血液黏稠度，促进血液循环，减少脑血栓形成，从而提高治疗效果。临床发现，在西医降糖调脂，抑制血小板聚集，降低颅内压及保护受损神经等常规治疗基础上配合活血化瘀、益气养阴中药可改善 2 型糖尿病并发急性脑梗死患者糖脂代谢紊乱。

可见抗血小板药物与中药联合使用对糖尿病合并冠心病、脑梗死均具有积极的治疗作用，能够改善血糖、血脂水平，提高临床疗效，改善临床症状。

五、手术治疗与中医药协同效应

糖尿病长期的高血糖会影响机体免疫力，增加手术后伤口感染的风险，不利于创面愈合，对于糖尿病患者来说，术后的恢复过程可能更加复杂和具有挑战性。因此在手术后联合中药治疗，可有效控制血糖水平，促进术后恢复。

糖尿病患者常并发颅脑肿瘤，临床治疗以手术为主，术后常应用地塞米松等常规西药稳定血脑屏障、改善脑组织微循环，减少炎症反应的发生，但地塞米松会升高血糖，导致胰岛素抵抗及高血糖症，而术后给予中药益气活血通络汤离子导入治疗，其通过改善患者纤溶系统失衡状态，可明显降低血糖水平，缓解临床症状，减轻患者痛苦，提高临床疗效。对于糖尿病髋部骨折术后，在西医常规治疗基础上采用益气养阴活血法能够有效控制患者术后的血压、血糖情况，减少不良并发症，促进骨折愈合。糖尿病性黄斑水肿（DME）是糖尿病患者失明的主要原因，目前治疗主要以玻璃体手术、激光光凝手术等治疗方式为主，手术治疗虽然有一定疗效，但易于出现并发症，对视网膜会造成不同程度的伤害。由当归、红花、熟地黄等组成的当红地黄汤具有活血化瘀作用，能够改善视网膜微循环，保护视网膜，减轻手术对视网膜的损害，中医配合激光手术治疗能够发挥协同作用，有效降低血清 HbA1c、尿白蛋白和血脂水平。临床上子宫肌瘤合并糖尿病患者数量越来越多，治疗组在常规治疗基础上采用中西医结合治疗，术前与术后给予六味地黄丸加减口服，可有效稳定血糖水平，促进创口愈合，降低并发症风险。

总之，糖尿病患者术后采用中医药治疗可有效控制血糖，降低感染风险，促进伤口愈合，降低不良并发症的发生。

六、血管腔内治疗与中医药协同效应

随着血管腔内治疗技术的不断发展，其在糖尿病合并冠心病及糖尿病下肢动脉病变、糖尿病足等领域的应用越来越广泛。常用的血管腔内介入治疗技术有血管腔内溶栓术、经皮腔内血管成形术（PTA）、支架置入术和机械性血栓切除术等。然而，血管腔内治疗术后并发症及再狭窄等问题仍是一个重要挑战。中医药在防治血管疾病方面具有丰富的经验，近年来，越来越多的研究关注血管腔内治疗与中医药的协同效应。

将中医药应用于糖尿病合并冠心病患者的冠脉内支架置入术后可有效降低再狭窄率。由黄芪、丹参、川芎、薤白组成的益心通脉汤具有益气化瘀、活血通脉的功效，能改善气虚血瘀、痰浊阻滞证糖尿病合并冠心病患者冠脉内支架置入术后的中医证候，并且具有良好的安全性。有学者发现经皮冠状动脉介入治疗术对患者的心理有一定影响，因此在术后的西医基础治疗上配合中药行气解郁汤，可改善患者术后结局和不良情绪，降低不良事件发生率。

此外，中医药对糖尿病下肢血管病变及下肢血管病变介入治疗后再狭窄具有良好效果。糖尿病下肢动脉硬化闭塞属中医学“瘀阻”“脉痹”范畴，病变阶段不同，病因病机不同，具体通过辨证进行施治。临床发现，糖尿病下肢血管病变患者经介入治疗后，治疗组在对照组常规治疗的基础上通过中医辨证分型，给予不同的中药，12 个月随访时，治疗组的下肢溃疡改善率及痊愈率、血管再狭窄率、截肢率均优于对照组。西药治疗联合桂苓消癥丸可明显缓解介入术后疼痛症状，提高溃疡痊愈率，降低血管再狭窄率，且具有一定的安全性。

血管腔内治疗与中医药协同效应的研究表明，中医药在降低术后并发症和再狭窄方面具有显著优势。然而，目前的研究尚存在样本量较小、研究质量参差不齐等问题，未来需要开展更多高质量、大规模的临床研究，以期为血管腔内治疗与中医药的协同应用提供更有力的证据。

七、物理治疗与中医药协同效应

物理治疗是一种广泛应用于康复医学领域的治疗方法，能够帮助改善运动功能、缓解疼痛、促进康复，对于糖尿病神经病变、糖尿病骨骼肌病变及糖尿病合并循环系统疾病都具有较好的改善作用。中医药作为传统医学体系之一，具有独特的理论和治疗方法，将物理治疗与中医药相结合能提高临床疗效，更好地缓解临床症状。

糖尿病合并动脉粥样硬化患者常采用高压氧治疗，高压氧治疗可以增加血液中的氧含量，降低因脑供血不足而出现斑块甚至脑梗死的风险，但单纯使用高压氧治疗并不能从根本上改善疾病，在高压氧治疗的基础上配合复方丹参滴丸和辛伐他汀胶囊，能显著改善患者的血脂状态及血液微循环状态。中药通过配伍可调节患者内在体质，因此中西医结合能从症状和体质上对疾病进行控制与改善，达到标本兼治的功效。超短波治疗是临床中常用的物理治疗手段，可刺激局部神经血管，改善微循环，兴奋神经肌肉，加速和改善神经传导功能，对损伤的神经组织有促进再生和恢复的作用，糖尿病周围神经病变患者在使用中频微热能量超短波治疗基础上口服川芎、丹参、当归、黄芪、地龙、桂枝、鸡血藤、威灵仙等中药组成的方剂，可显著改善患者的临床症状，提高神经传递速度，降低血糖水平。神经源性膀胱是糖尿病最常见的并发症之一，表现为排尿不畅或尿潴留，治疗时将膀胱功能训练与艾灸相结合，分别在关元穴、中极穴、肾俞穴、膀胱俞穴、三焦俞穴艾灸，可明显改善患者膀胱排尿功能，缩短建立反射性排尿时间。研究发现，对糖尿病足患者采用光子治疗基础上配合三黄冰片搽剂湿敷治疗或者用疮灵液湿敷，均能促进创面的血管新生，加快创面愈合，光子治疗能促进成纤维细胞和内皮细胞增殖，促进细胞合成、肉芽组织生长，联合三黄冰片搽剂或者疮灵液，可减轻细胞炎症，起到清热消肿、抗菌镇痛的疗效。

物理治疗与中医药在糖尿病并发症治疗中具有显著的协同效应，能增强疗效，改善临床症状，提高治疗率，为患者提供更加安全、有效的治疗手段。同时，物理治疗与中医药的协同效应也为糖尿病并发症的康复和治疗提供了新的思路。

八、干细胞治疗与中医药协同效应

干细胞治疗作为一种新兴的治疗手段，在糖尿病及其并发症的治疗中显示出强大的潜力。

干细胞移植和胰岛移植被认为是治疗糖尿病的有效方法，2 型糖尿病患者能通过干细胞治疗改善胰腺功能，增加胰岛素分泌，从而达到停用或减少降糖药物的目的，干细胞具有自我更新、克隆形成与多向分化潜能的特性，而中医药通过辨证论治，采用对证的方药配合干细胞治疗，能促进干细胞的修复、增殖和分化，为干细胞治疗提供基础和保证。

采用干细胞移植治疗糖尿病缺血性下肢血管病变能够在一定程度上缓解静息痛，促进溃疡愈合，促进侧支血管重塑再生和降低截肢风险。而中西医结合干细胞移植治疗糖尿病足能够有效调节血糖，改善微循环、改善神经功能，控制感染，促进创面愈合。活血生肌汤由生黄芪、乳香、赤芍、党参、丹参、川芎、生地黄、红花、大黄、黄柏组成，具有活血通络、祛瘀生肌、促进干细胞移植后血管新生、建立侧支循环的作用，与干细胞移植联合治疗糖尿病足伴下肢慢性缺血，能明显提升治疗有效率，增加患者足趾温度、踝肱指数（ankle brachial index，ABI）、足背血流速度。葛根芩连汤联合人羊膜间充质干细胞移植可改善糖尿病视网膜病变严重程度，其作用机制可能与抑制 CD45 和 VEGF 在视网膜组织表达，抑制炎症反应，改善视网膜微循环有关，人羊膜间充质干细胞可以向胰岛素分泌细胞分化，还具有调节免疫系统作用，而葛根芩连汤的降糖效果确切，两者联合使用，葛根素能协同促进糖尿病视网膜病变相关症状的改善。此外，动物实验研究发现，给大鼠尾静脉移植的脂肪间充质干细胞能在大鼠肾组织分布存活，再联合葛根芩连汤能有效降低大鼠血糖，升高血清胰岛素水平，改善肾功能及 24h 尿蛋白的水平。

综上所述，干细胞治疗与中医药协同治疗糖尿病及其并发症的研究为临床治疗提供了新的思路和策略。干细胞治疗通过修复受损组织、促进细胞再生等，在糖尿病及其并发症治疗中表现出巨大潜力。干细胞治疗与中医药的协同作用，有望实现优势互补，提高治疗效果，改善患者的生活质量。然而，干细胞治疗与中医药协同治疗糖尿病及其并发症的研究数据较少，仍处于初步阶段，需要进一步深入探讨其作用机制、安全性和有效性。因此规范化、标准化的治疗方案的制订也是推动干细胞治疗与中医药协同治疗糖尿病及其并发症发展的重要环节。

第6章 糖尿病肾病

糖尿病肾病是由于糖尿病引起的一种慢性肾脏疾病，是糖尿病微血管并发症的一种典型表现。随着糖尿病的不断发展，高血糖状态可导致肾脏结构和功能的渐进性损伤，进而发展为糖尿病肾病。临床表现方面，糖尿病肾病初期可能无明显症状，但随着病情的进展，患者可能会出现蛋白尿、高血压、水肿等症状。严重时，可能会发展为肾衰竭，需要进行透析或肾脏移植。糖尿病肾病是全球范围内导致终末期肾病（ESRD）的主要原因之一。近年来，我国糖尿病患病率显著增加，18 岁及以上人群糖尿病患病率为 11.2%，以 2 型糖尿病为主。中医学中无糖尿病肾病的名称，但按糖尿病肾病的发病机制、临床表现，可归属“虚劳”“肾劳”“水肿”“关格”等范畴。中医学认为，糖尿病肾病的病机为本虚标实，虚实夹杂，以脾肾功能失调、气阴两虚为本，瘀、湿、毒、浊等停滞体内、损伤肾络为标。

第一节　病证结合诊断

一、西医诊断标准

目前 DN 通常是根据持续存在的白蛋白尿和（或）eGFR 下降、同时排除其他原因引起的 CKD 而做出的临床诊断。在明确 DM 作为肾损害的病因并排除其他原因引起 CKD 的情况下，至少具备下列一项者可诊断为 DN。

1. 排除干扰因素的情况下，在 3 ～ 6 个月的 3 次检测中至少 2 次尿白蛋白与肌酐比值（urine albumin-to-creatinine ratio，UACR）≥ 30mg/g 或 24h UAER ≥ 30mg/24h（≥ 20μg/min）。

2. eGFR ＜ 60ml/（min · 1.73m²）持续 3 个月以上。

3. 肾活检符合 DN 的病理改变。

二、中医辨证分期分类诊断

由于 DN 不同病程阶段的症状、体征差异性，研究显示，可以将 DN 依据临床分期进行不同的中医辨证分型。

1. 临床前期（Ⅰ、Ⅱ期）——阴虚燥热证　病起初期，以阴虚燥热为主，此时病位在肺胃。

2. 早期（Ⅲ期）——气阴两虚证　病程迁延不愈，久则耗气出现气阴两虚，此时病位主要在肝肾。

3. 临床期（Ⅳ期）——阴阳两虚证　病情发展，阴损及阳而成阴阳两虚，此时病位主要在脾肾。

4. 终末期（Ⅴ期）——阳衰瘀阻证　脾肾两虚则水湿停滞，泛滥于肌肤而见水肿，甚至阳气衰竭可见阳衰湿浊瘀阻之危候。

三、病因病机

（一）微循环障碍与肾络瘀阻

有研究表明，DN 基本病机为肾虚络瘀，玄府开阖不利。中医学认为，络脉瘀阻和气血津液运行不畅是导致络病的主要原因。吴以岭院士将中医的络病学与现代医学的微循环障碍相结合，提出“脉络 - 血管系统病”概念，强调了肾小球毛细血管网络的重要性。长期的糖尿病可导致气虚使得血运不畅，阴虚则使血稠滞留，这两种状态都可能导致瘀血阻碍肾络，从而影响气血的正常生成和脾肾功能，形成一个恶性循环。现代医学研究显示，DN 患者存在血液流变学指数普遍升高、血浆黏稠度增加、血脂升高、肾血流量减少等现象，这些变化导致血小板聚集、血管硬化和肾微循环障碍，甚至高凝状态，与中医学中肾络瘀阻的观点相吻合。瘀血阻络不仅是 DN 发生的主要病机，也反映了中医理论中“久病必瘀”和“久病入络”的观点。另有研究报道了微血管毁损是慢性肾衰竭肾络瘀阻的重要实验基础，通过益肾活血法可以有效拮抗肾脏毛细血管网损伤、促进微血管新生。由此可知，肾小球毛细血管网的生理结构与功能特点，为肾络瘀阻提供了生理学基础，同时也揭示了微循环障碍在 DN 中的关键角色。两者都反映了血液流动和代谢交换功能受损的问题，深刻地体现在中医络病理论与现代医学研究之间的相互印证与融合。

（二）氧化应激与气阴两虚，瘀血阻络

DN 与氧化应激关系密切，氧化应激能激活一系列的炎症因子和细胞因子，加剧肾脏病变。炎症反应和氧化应激相互作用，形成了恶性循环，加速了 DN 的发展。氧化应激可能导致细胞功能下降，影响能量的产生和利用，影响体液的平衡和营养物质的吸收利用，导致人体气阴两虚。其还可以通过损伤血管内皮、促进炎症反应和血小板聚集，增加血液黏稠度，导致血液循环不畅，形成瘀血。早有研究证实，在气虚、阴虚及气阴两虚型隐匿型肾炎患者中，与健康对照组相比较，观察到氧化应激相关指标有显著变化：过氧化脂质水平升高，而抗氧化酶活性如 SOD、CAT 及谷胱甘肽 S- 转移酶则有所下降。其他研究指出，在阴阳两虚型和瘀血阻滞型尿酸性肾病患者中，总抗氧化能力、晚期蛋白氧化物和血清 MDA 水平较常人显著升高，而 SOD 活性显著降低。由此可知，氧化应激与中医中气阴两虚、瘀血阻络有着密切关系，共同影响着 DN 的发生发展。

（三）炎症反应与痰湿瘀热阻滞

炎症是血管系统对损伤的反应。痰湿是由饮食不节、情志不畅及外邪侵袭引起，日久导致脾胃功能失调、气血运行异常产生的，其不仅阻碍了体内水液的正常代谢，导致水湿内停、痰

浊中阻，还会引起血液循环不畅，形成病理状态。

慢性炎症在慢性、黏稠和难以治愈的特点上与痰湿相似。研究表明，痰湿和炎症之间存在相关性，如慢性炎症标志物 CRP 在痰湿状态下的高表达。痰湿与炎症之间的关系体现在生活方式引起的脾胃功能失调与体内防御反应之间的相互作用，其中痰湿可视为慢性炎症的一个表现形式。

在此基础上，细胞自噬——一种细胞内部的清理机制，在面对营养不足或应激时启动，通过分解受损细胞器和错误折叠的蛋白质来提供能量，这一过程与脾胃在化生气血方面的功能异曲同工。当脾胃失调，导致津液异常积聚成湿，形成痰湿困脾的状态时，细胞自噬功能可能会受损，影响机体的能量代谢和物质循环，加剧痰湿的内部积累。从而，痰湿困脾与细胞自噬异常在生理和病理层面相互促进，形成了一个因果循环。

此外，炎症反应的持续损伤导致正气亏虚，气虚则聚饮成痰、聚血成瘀，引起痰瘀互结。这种由气滞血瘀引起的津液运化失常，不仅导致痰与瘀血的相互作用，还可能因痰致瘀或因瘀生痰。随着时间的推移，长期的痰湿停滞和血行不畅进一步导致湿瘀相结，损害气血津液，形成了一个难以破解的病理循环。

综上，炎症过程中的病理变化与中医理论中的痰湿、瘀血之间的相互关联和影响构成了一个复杂的病理生态网络，这一网络揭示了炎症、痰湿和瘀血之间的内在联系。

（四）肠道菌群紊乱与脾肾亏虚

肠道菌群在人体中参与糖脂代谢、协助营养物质吸收，与脾主运化相通。脾位居中焦，具有受纳腐熟、生化营卫气血的作用。肾乃先天之本，藏精化气，与后天之本脾相互为用。肠道菌群的建立继承于先天、充养于后天，与脾肾息息相关。同时，肠道菌群在黏膜免疫系统发挥调节免疫、稳固肠道屏障、减轻炎症与氧化应激反应作用，与脾肾化气卫外相应，有研究证实了调节脾胃可以有效改善肠道菌群平衡，是治疗膜性肾病的新靶点。若脾肾亏虚，邪毒囿于肠道，导致肠道菌群紊乱，气血进一步失调，又会反过来影响脾肾功能。此外中医“脾肾互赞”理论与西医“肠 – 肾轴”疾病病理变化机制的一致性被提出，基于该理论从肠 – 肾轴角度研究和诊治 CKD 在临床上起到重要作用。另有研究表明中医从脾肾亏虚、痰湿内盛出发，可以从改善肠道菌群紊乱、调整机体代谢角度治疗单纯性肥胖症。同时在治疗脾肾亏虚为本的骨质疏松症时，也发现了肠道菌群是维系脾肾的重要纽带。

综上，脾肾功能与肠道微生物平衡关系密切，脾肾亏虚导致的肠道菌群失衡可能导致如 DN 在内的多种代谢疾病。

（五）外泌体异常与精血、津液失调

胞外囊泡是介导细胞通信和器官对话的重要载体，其远程输送、携带多种功能性分子的特性，与中医“气”的升降出入运动性、调控人体生命活动相符合，这提示 EV 可能是中医“气”发挥功能的实质载体。作为 EV 的亚类，外泌体是直径在 30 ～ 100nm 的一种纳米级胞外囊泡，具有多种生物活性物质，参与细胞通信、细胞迁移、细胞免疫等生长过程。

有研究表明外泌体在 DN 研究中作为新兴生物标志物被广泛关注，肾脏细胞能够在各种条

件下释放外泌体，其中含有的蛋白质和遗传物质能反映出细胞的生理和病理状态，为肾脏疾病的早期诊断提供了新途径。且 DN 的发展与机体精血、津液失调，导致痰热湿瘀郁结成毒，蓄积于肾有关，这与外泌体病理状态下携带致病信息相通。除了在异常状态下，外泌体会影响气血津液外，其与化生营卫气血的脾脏关系紧密。外泌体来源的精微物质可通过脾的运化功能遍布全身。现代医学也证实了外泌体直接参与了认知损伤的发生，这与《灵枢·本神》中“脾藏营，营舍意”中脾影响认知功能相吻合。另有研究报道称外泌体数量和功能可能受脾肾亏虚影响，与不同疾病有关。外泌体异常在研究中被证明能够影响抗肿瘤反应的关键免疫细胞功能，其携带免疫抑制因子，并可模拟肿瘤微环境，有利于肿瘤生长与转移，其与瘀毒结聚络脉，滞碍气血相似。

（六）细胞焦亡与正虚邪恋

细胞焦亡是一种由基因调控的有序细胞死亡方式，对天然免疫反应和机体抗炎作用至关重要。当其正常进行可保护组织免受伤害，帮助清除病原体，防止攻击性炎症，类似于中医正气，正气强则邪气难以侵入。若其失常也可能在外界刺激无法控制时导致过度的炎症反应，引发局部或全身性炎症扩散，加剧机体损伤。目前已有多项研究表明，细胞焦亡过程失衡与中医正虚邪恋具有高度相似性，如焦亡不足会使死亡细胞的内容物释放减少、代谢产物堆积过多、病原体复制增加，表现为机体正气不足、阳气衰微，难以祛邪外出；且有研究报道益气活血解毒法治疗慢性心力衰竭可以调节与细胞焦亡有关的炎性因子；治疗以“虚、瘀、毒”为基本病机的肝癌时，研究发现通过益气化瘀解毒会影响细胞焦亡发挥抗肝癌作用。由此我们可得知细胞焦亡调控失衡与机体正虚邪恋有着异曲同工之妙。

（七）自噬异常与气虚痰瘀

自噬是一种细胞特有的自我保护机制，其对去除受损衰老的细胞器、蛋白质聚集体和入侵的微生物，以及对抗细胞压力和维持细胞内稳态非常重要。有研究称自噬是机体阴阳自和的微观体现，如在氧化应激、炎症、缺氧等外界刺激条件下保持动态调节，维持细胞稳态。若自噬失常，微环境阴阳失和，根据代谢产物的分解过多或堆积会产生“阴虚阳亢”“阳虚阴泛”的状态。阴阳失和则百病丛生，异常的细胞自噬功能还与人体阴阳气虚、痰浊、血瘀的病机联系密切，有报道称细胞自噬不足是人体气化功能的微观表现，与正虚状态下脏腑功能失调，痰、湿、瘀、毒等病理产物的自我清除相对应；自噬不足，也是正虚难以祛邪外达的表现，导致邪毒“留滞”。另外，邪毒“留滞”也可能是过度自噬，导致正常的蛋白质和细胞器被降解，产生大量炎性物质。

也有研究报道称细胞自噬功能异常与痰湿困脾互为因果，脾胃功能失调会导致消化吸收障碍、免疫功能紊乱、新陈代谢减缓，进而使糖、脂肪、蛋白质等代谢产物和自由基在体内累积，即形成痰湿之浊。细胞自噬功能正常时，可以有效识别并清除这些有害物质或损伤的细胞组分，若该功能失常，则痰湿之浊的清理速度会降低，导致更多的代谢废物和沉积物在体内堆积，形成痰湿困脾、恶性循环。这和另外研究中报道的自噬失活后因代谢不足，肾气不足，痰浊内生异曲同工。综上，细胞自噬功能失常导致机体微环境的阴阳失和，气化失司，使得痰湿、瘀血等病理产物横生，邪毒内生又进一步阻碍了正常人体气化，致使自噬的进一步失衡。

（八）铁死亡与肾阳不足

铁死亡是一种独特的、依赖于铁的程序化细胞死亡方式，与细胞凋亡、坏死或自噬等形式有所区别。它的主要机制包括通过二价铁或酯氧合酶促进细胞膜上不饱和脂肪酸的脂质过氧化作用，最终引发细胞死亡。在有关慢性心力衰竭的研究中认为，铁死亡机制与中医“承制不及，亢而无制”联系紧密，心气亏虚导致精血津液失于温煦，滞留于经脉，日久导致肾阳蒸化无力，形成水湿。此外，若心气虚，致使血瘀，“血不利则为水”，津液成痰或饮，痰、瘀、水互相搏结，亢而为害，加剧病情。这与心肌损伤导致铁稳态和氧化还原平衡失调，铁和脂质代谢异常累积，机体清除能力不及，最终诱发铁死亡的过程相似。祖国医学中，心肾水火相济，铁死亡与心阳的紧密联系也从侧面反映了其与生命本源——肾阳息息相关。

四、临床表现

DN 的中医分期辨证原则主要基于对疾病进展的不同阶段，侧重于病理变化的本质，注重本虚标实及气血阴阳的辨证。根据《糖尿病肾病Ⅲ－Ⅴ期中医证候学研究》及《糖尿病肾病病证结合诊疗指南》（2022 版），DN 的中医分期辨证及表现拟定如下。

（一）早期

1. 肝肾阴虚证

临床表现：尿黄，时有尿浊，腰膝酸软，眩晕耳鸣，手足心热，两目干涩，口咽干燥，大便干结，失眠多梦，舌红少苔，脉细数。

2. 脾肾气虚证

临床表现：尿频数而清，时有尿浊，肢体倦怠，视物模糊，头晕，少气懒言，纳少腹胀，形体浮肿，大便溏薄，舌淡苔白，脉弱。

（二）中期

1. 气阴两虚证

临床表现：尿频而浊，头晕耳鸣，两目干涩，咽干口燥，五心烦热，潮热盗汗，颧红，食少腹胀，尿黄便结，舌体瘦薄、质红，苔少或薄黄而干，脉细数。

2. 脾肾阳虚证

临床表现：尿浊，夜尿频，畏寒肢冷，面浮肢肿，舌淡胖，苔白滑，脉沉迟无力。

（三）晚期

1. 阴阳两虚证

临床表现：尿浊，腰膝酸冷，乏力，面色㿠白，口渴欲饮，水肿，舌苔淡白而干，脉沉细无力。

2. 肾阳衰微证

临床表现：尿浊，四肢厥冷，面色㿠白，面浮身肿，舌淡胖，苔白，脉沉细或沉迟无力。

3. 浊毒瘀阻证

临床表现：尿少或尿闭，反复水肿，伴胸腹水，恶心呕吐，萎靡嗜睡，舌紫暗、胖大，苔腻，脉沉迟。

第二节　病证结合治疗

一、分期辨证治疗

（一）早期

1. 肝肾阴虚证

治法：滋补肝肾。

方药：六味地黄丸（《小儿药证直诀》）合二至丸（《医便》）加减。生地黄、牡丹皮、茯苓、山药、山萸肉、泽泻、女贞子、墨旱莲等。

2. 脾肾气虚证

治法：健脾固肾。

方药：水陆二仙丹（《洪氏经验集》）合芡实合剂（《岳美中医案集》）加减。金樱子、芡实、白术、茯苓、山药、黄精、菟丝子、百合、枇杷叶等。

（二）中期

1. 气阴两虚证

治法：益气养阴，佐以清热。

方药：参芪地黄汤（《沈氏尊生书》）加减。人参、黄芪、熟地黄、山萸肉、茯苓、山药、泽泻、牡丹皮等。

2. 脾肾阳虚证

治法：健脾温肾，利水消肿。

方药：济生肾气丸合实脾饮（《济生方》）加减。炮附片、肉桂、熟地黄、山萸肉、山药、茯苓、泽泻、牡丹皮、车前子、川牛膝、干姜、白术、木香、木瓜等。

（三）晚期

1. 阴阳两虚证

治法：滋阴补阳，补肾固本。

方药：大补元煎（《景岳全书》）加减。人参、山药、熟地黄、杜仲、当归、山萸肉、枸杞子、炙甘草、龟甲胶、鹿角胶、仙茅、淫羊藿等。

2. 肾阳衰微证

治法：温补命门，化气行水。

方药：真武汤（《伤寒论》）加减。人参、附子、茯苓、白芍、生姜、白术等。

3. 浊毒瘀阻证

治法：通腑泄浊。

方药：大黄附子汤（《金匮要略》）加减。大黄、附子、细辛、蒲公英等。

二、辨体征治疗

（一）水肿

1. 轻度　全身明显水肿，腰以下为甚，按之凹陷不易恢复，属脾阳虚衰者，宜实脾饮加减。可加汉防己、车前子、泽兰、泽泻、白茅根、马鞭草等。对药：黄芪－生地黄。角药：茯苓－猪苓－泽泻。

2. 重度　水肿反复消长不已，腰以下为甚，按之凹陷不起，属肾阳衰微者，宜真武汤合五苓散加减。

（二）尿浊

可加黄芪、金樱子、山药、黄连。对药：金樱子－芡实、茯苓－猪苓、泽兰－泽泻、马鞭草－虎杖。

（三）便秘

1. 大便干结，口干口臭，小便短赤，属热秘者，宜麻子仁丸加减。

2. 虽有便意，但排便困难，神疲乏力，属气虚秘，宜黄芪汤（《金匮翼》）加减。

3. 大便困难，四肢不温，面色㿠白，属阳虚秘者，宜济川煎加减。

4. 大便干结，形体消瘦，潮热盗汗，属阴虚秘者，宜增液承气汤加减。

可酌加酒大黄、生大黄、麻子仁、芒硝、肉苁蓉等。

（四）少尿

1. 轻度　100ml≤24h 尿量＜400ml，尿少不畅，小腹坠胀，属脾气不升者，宜补中益气汤（《内外伤辨惑论》）合春泽汤（《世医得效方》）加减。可酌加白茅根、石韦、玉米须。

2. 重度　24h 尿量＜100ml，排尿无力，腰膝酸冷，属肾阳衰惫者，宜济生肾气丸加减。

（五）呕吐

1. 呕吐清水痰涎，脘闷不食，属痰饮内停者，宜小半夏汤（《金匮要略》）合苓桂术甘汤（《金匮要略》）加减。

2. 饮食稍多即吐，倦怠乏力，四肢不温，属脾胃阳虚者，宜理中汤（《伤寒论》）加减。

3. 反复呕吐或干呕，饥不欲食，口燥咽干，属胃阴不足者，宜麦门冬汤（《金匮要略》）加减。

另可酌加苏叶配黄连、半夏配生姜、旋覆花配代赭石、制附子配干姜。

三、辨指标治疗

（一）血糖

可加黄连、天花粉、桑叶。

1. 空腹高血糖　伴脘腹痞满、大便泻而不爽，属湿热证者，宜葛根芩连汤加减；伴形体肥胖、便秘溲黄，属痰热证者，宜小陷胸汤加减。

2. 餐后高血糖　见五心烦热、倦怠乏力，属气阴两虚者，宜消渴方加减；见口苦咽干、小便黄赤，属实热者，宜大黄黄连泻心汤加减。

（二）血压

可加桑寄生、怀牛膝。对药：天麻 – 钩藤、天麻 – 葛根、石决明 – 草决明等。

1. 1 级高血压　见头昏胀痛，两侧为重，属肝阳上亢者，宜天麻钩藤饮加减。

2. 2 级高血压　见眩晕耳鸣，属阴虚风动者，宜镇肝熄风汤加减；见头重昏蒙，属痰浊中阻者，宜半夏白术天麻汤加减。

（三）血脂

可加红曲、荷叶、绞股蓝。对药：山楂 – 白芥子、丹参 – 生地黄、三七 – 虎杖、牛膝 – 泽泻。

1. 高胆固醇血症　胸闷腹胀，食少纳呆，属痰瘀阻滞者，以血脂康胶囊化浊降脂、活血化瘀。

2. 高甘油三酯血症　形体肥胖，食少纳呆，属脾虚痰阻证者，宜李氏清暑益气汤（《脾胃论》）加减。

3. 混合型高脂血症　胸闷，心前区刺痛，呕恶痰涎，属瘀血阻滞证者，宜血府逐瘀汤加减。

（四）血尿酸

可加单药：土茯苓、萆薢、蚕沙；对药：土茯苓 – 海金沙、萆薢 – 车前子、金钱草 – 虎杖。

1. 高尿酸血症　伴腰膝痿软、小便浑浊，属湿浊下注者，宜萆薢分清丸加减。

2. 痛风　关节红肿热痛，属湿热瘀阻者，宜四妙散加减。

（五）血钾

慎用含钾量高的方药：如归脾汤、左归丸、补阳还五汤、一贯煎、银翘散，以及砂仁、蔻仁、升麻、川楝子、佛手花、菊花、山萸肉、泽泻、连翘等。

四、中成药治疗

1. 渴络欣胶囊

组成：黄芪、女贞子、水蛭、大黄、太子参、枸杞子。

功效：益气养阴，活血化瘀。

适应证：用于糖尿病肾病属气阴两虚兼夹血瘀证，症见咽干口燥，倦怠乏力，多食易饥，气短懒言，五心烦热，肢体疼痛，尿浑浊。

禁忌证：慢性腹泻者慎用。

用法用量：口服，每次 4 粒（2g），每日 3 次，疗程 8 周。

2. 黄葵胶囊

组成：黄蜀葵花。

功效：清利湿热，解毒消肿。

适应证：用于慢性肾炎之湿热证，症见浮肿、腰痛、蛋白尿、血尿、舌苔黄腻等。

禁忌证：妊娠期妇女忌服。

用法用量：口服，每次 5 粒（2.5g），每日 3 次，8 周为 1 个疗程。

3. 黄蛭益肾胶囊

组成：黄芪、枸杞子、山药、薏苡仁、玄参、北沙参、墨旱莲、紫河车、杜仲、三七、益母草、水蛭、蝉蜕、车前子、牛膝。

功效：补气养阴，健脾益肾，化瘀利水。

适应证：用于轻、中度慢性原发性普通型肾炎的气阴两虚或兼有血瘀、水湿证者，症见腰膝酸痛，疲乏无力，纳呆，便溏，面色无华，或见浮肿，舌质紫暗。

禁忌证：妊娠期妇女禁用，产妇慎用；儿童患者慎用；近期希望生育的男性应慎用。

用法用量：口服，每次 5 粒（2g），每日 3 次。

4. 肾衰宁胶囊

组成：丹参、大黄、太子参、黄连、牛膝、半夏（制）、红花、茯苓、陈皮、甘草。

功效：益气健脾，活血化瘀，通腑泄浊。

适应证：用于脾失运化、瘀浊阻滞、升降失调所引起的腰痛疲倦，面色萎黄，恶心呕吐，食欲不振，小便不利，大便黏滞及多种原因引起的慢性肾功能不全见上述证候者。

禁忌证：有出血症状者，禁止使用。

用法用量：口服，每次 4 ～ 6 粒（1.4 ～ 2.1g），每日 3 ～ 4 次，45 天为 1 个疗程，小儿酌减。

5. 慢肾宁合剂

组成：黄芪、桂枝、淫羊藿、生地黄、阿胶、茯苓、泽泻（盐炒）、牡丹皮、黄芩（酒炒）、败酱草、益母草。

功效：益气温阳，利湿化瘀。

适应证：用于慢性肾脏病。

禁忌证：尚不明确。

用法用量：口服，每次 25 ～ 35ml（小儿酌减），每日 3 次，2 ～ 3 个月为 1 个疗程或遵医嘱。

第三节　病证结合康复和预防

一、病证结合康复

根据 2022 年《糖尿病肾病病证结合诊疗指南》拟定如下康复措施。

（一）药膳

1. 山药莲子饭

膳食配方：山药 30g，莲子 20g，粳米 30g。

功效：健脾收涩。

适应证：DN 或肾衰竭者。

2. 鲤鱼赤小豆汤

膳食配方：大鲤鱼 1 条，赤小豆 15g，陈皮（去白）、胡椒、草果各 6g。

功效：健脾祛湿，利水消肿。

适应证：慢性肾病，糖尿病，急、慢性肝病等。

（二）药茶

1. 黄芩茶

原料：黄芩 6g，绿茶 3g。将黄芩用 200ml 水煎沸后，冲泡绿茶 5 ～ 10min 即可，冲饮至味淡，也可直接冲泡饮用。

功效：清热燥湿，解毒抗炎，降压，利尿，利胆解痉，镇静等。

2. 牛蒡茶

原料：牛蒡子 5 ～ 8g，便秘、减肥者可酌情增加。用开水冲泡 2 ～ 3min 即可饮用。

功效：调节血糖血脂，降血压，健脾胃，补肾壮阳等。

（三）中药灌肠

组成：生大黄 30g，牡蛎 30g，炮附片 10g，紫花地丁 20g。

功效：补益脾肾，祛瘀解毒。

改善指标：尿蛋白、血 Cr 及 TG。

适应证：DN 晚期。

禁忌证：有严重心脑血管疾病者，严重内痔、肠梗阻患者，严重肛门或直肠狭窄、感染者，有出血倾向者，妊娠期禁用或遵医嘱。

（四）针灸

取穴：中脘、阴陵泉、丰隆、太冲、足三里、三阴交、白环俞、肾俞、膏肓俞、曲池、合谷、地机、血海。

功效：补肾健脾，升清降浊。

改善指标：尿总蛋白、血 Cr 及 TG。

适应证：DN 各期。

禁忌证：妊娠期或月经期女性，有严重过敏性、感染性皮肤病及有出血性疾病者。

（五）传统功法

健身气功六字诀

功效：调节气血，改善脏腑功能。

改善指标：血糖、肾功能、血液流变学。

适应证：DN 各期。

禁忌证：严重心脏病、急性传染病、精神病患者。

二、病证结合预防

“未病先防，既病防变”是中医理论体系中的重要组成部分，中医体质与疾病的发生密切相关。根据中医体质特点，可以针对不同体质采取相应的预防措施。

一级预防即“未病防变”，良好的饮食习惯有助于血糖的稳定，减轻肾脏负担。叶天士认为“心境愁郁，内火自燃，乃消症大病”，表明糖尿病与气郁质关系密切。该体质的人群可以放松心情，多听舒缓的音乐，多走进大自然，或选用玫瑰花、合欢花、陈皮等中药代茶饮来调畅情志，保持情绪的稳定与舒缓。适当合理的运动有利于降低胰岛素抵抗，还可以减缓早期 DN 的发生，活动量小、持续时间长的运动，如慢跑、打羽毛球、打太极拳等有利于阴阳平衡，预防糖尿病的发生。

“既病防变”也就是二级预防，不仅需要早发现、早诊断，在上述合理膳食、适当运动、调畅心情外，需积极控制血糖、血脂及血压，平素起居出行需防避外邪，及时添衣加被。注重饮水、勤排尿，规律检查尿常规，预防尿路感染，以及时发现早期 DN；此外，还应采用中医疗法进行辅助治疗，这包括内部治疗（如中草药、成药）、外部治疗（如药物浴、药物敷贴）、非药物疗法（包括按摩、艾灸、针灸、耳穴治疗、足浴）及其他方法（如家庭护理、季节性养生措施）。“未病先防，既病防变”的核心与预防医学中的三级预防也是相同的。三级预防相当于病愈前预防，为瘥后防复。临近康复患者，更需要防止疾病再次复发，需除邪务尽，病后应将养调息，谨守起居如常，愈后防复。

第7章 糖尿病视网膜病变

糖尿病视网膜病变（diabetic retinopathy，DR）是一种因长期糖尿病导致的视网膜微血管损伤所引发的眼部并发症，是糖尿病引起的一种微血管病变。这种病变可以导致视力减退甚至失明，是全球糖尿病患者视力丧失的主要原因之一。糖尿病视网膜病变早期可能无明显症状。随着病情的进展，患者可能出现视物模糊、看到浮动的黑点（玻璃体积血）、视野缺损等问题。如果不及时治疗，可以进一步发展为视网膜脱落，导致永久性失明。流行病学研究预测，到2045年全球DM患者人数将增长至7.0亿，DR患者人数将上升至1.6亿，DR仍会是DM最常见的并发症，也是成年人群失明的主要原因之一。在中医学中，糖尿病视网膜病变被认为与肝、肾亏损有关，归入“消渴目病”范畴。中医学认为其主要是由于长期糖尿病损伤引起的“气阴两虚”“肝肾不足”等。治疗上，中医学通常采用补肝肾、养阴清热的方法，通过中药、针灸等手段来调理身体，以期恢复或改善视力。

第一节　病证结合诊断

一、西医诊断标准

1. 病史

（1）视觉症状。

（2）糖尿病病程、血糖控制水平及控制方法（胰岛素、口服降糖药）。

（3）全身其他病史及治疗情况（如系统性高血压、高血脂、肾脏疾病、妊娠）。

（4）眼病史、眼和全身手术史。

2. 临床症状　在糖尿病视网膜病变的初始阶段，患者一般无症状。在疾病的较晚期，患者可能会出现飞蚊症、视物模糊、视物变形、视野缺损和渐进性视力丧失等症状。

3. 检查　以裂隙灯检查为基础，辅以下述检查方法，明确视力及眼压：眼表及眼前节检查，包含裂隙灯生物显微镜、前房角镜检查及眼底检查。

（1）裂隙灯生物显微镜检查：观察角膜透明度、结膜微血管增生、前房深度及晶状体混浊。糖尿病性白内障可表现为晶状体后囊下浑浊。

（2）前房角镜检查：扩瞳前应进行房角检查，扩瞳前虹膜新生血管容易辨认，当虹膜出现或怀疑有新生血管形成，或眼压升高时，房角镜可用于检测前房角处的新生血管形成。

（3）眼底镜检查及可能的结果：完整的眼底检查包括对视网膜后极部、周边部及玻璃体的检查。眼底检查中 DR 常见的早期临床表现包括微动脉瘤形成和视网膜内出血，微血管损伤可以导致血管的通透性增加（视网膜水肿与渗出），在增生阶段会导致视盘、视网膜、虹膜及房角内的新生血管增生，最终导致牵拉性视网膜脱离和新生血管性青光眼。

二、中医辨证分期分类诊断

DR 属中医眼科“视瞻昏渺”“云雾移睛”“血灌瞳神”“暴盲”等内障眼病。林兰教授重视微观辨证与宏观辨证相结合，以中医辨证为纲，西医分期辨证为目，将糖尿病视网膜病变辨证为以下 5 型。①肝郁气滞，目络受阻：多见于糖尿病视网膜病变Ⅰ～Ⅱ期，查眼底可见微血管瘤、视网膜静脉扩张或有出血点；②脾虚湿盛，痰浊阻络：多见于糖尿病视网膜病变Ⅱ～Ⅲ期，眼底可见视网膜静脉迂曲、扩张，伴有黄白色硬性渗出或有出血斑；③肝肾不足，水亏目暗：多见于糖尿病视网膜病变Ⅲ～Ⅳ期，眼底可见视网膜极后部白色棉绒斑，或有玻璃体积血，静脉迂曲成串珠状；④气血两虚，目失所荣：多见于糖尿病视网膜病变Ⅳ～Ⅴ期，眼底可见新生血管、纤维增殖、玻璃体或视网膜前出血；⑤阴虚阳亢，火伤目络：多见于糖尿病视网膜病变Ⅴ～Ⅵ期，眼底可见纤维增殖、视网膜前或玻璃体积血、视网膜脱离等危症。

2021 版《糖尿病视网膜病变病证结合诊疗指南》将糖尿病视网膜病变分为三期四个证型：早期主要是阴虚燥热，目络不利证及气阴两虚，脉络瘀阻证；中期主要是肝肾亏虚，目络失养证及肝阳上亢，热伤目络证；晚期未予辨证分型。

三、病因病机

（一）肾素－血管紧张素－醛固酮系统紊乱与先天禀赋不足

肾素－血管紧张素－醛固酮系统（renin-angiotensin-aldosterone system，RAAS）因其在血压调节和电解质平衡维持中的关键作用而受到广泛研究。近年研究显示，RAAS 的所有元素在睫状体和视网膜都有表达，并涉及房水生成及视网膜血管形成。DR 患者的玻璃体内，肾素原、肾素和 Ang Ⅱ的浓度超过正常水平。动物研究指出，阻断 Ang Ⅱ有助于减少血－视网膜屏障损伤。同时，VEGF 在 DR 的发展中扮演关键角色，研究表明，在糖尿病初期，VEGF 的水平就会上升，而抑制 RAAS，无论是通过 ACEI 还是血管紧张素Ⅱ 1 型受体（AT1R）阻断剂，都能够抑制 VEGF 水平的提高。AT1R 阻断剂的使用还有助于减低糖尿病患者发生 DR 的风险和减缓其发展速度。湿热困脾证是肥胖型 2 型糖尿病的常见中医证型，研究发现湿热困脾组患者血清血浆肾素活性（PRA）、Ang Ⅱ、醛固酮（ALD）水平明显高于其他组别，提示超重及肥胖 2 型糖尿病患者血清 RAAS 激活可能与湿热困脾证相关。

（二）微循环障碍与瘀阻目络

DR 的确切发病原理仍然不完全清楚，但已知与微循环问题有关。这种微循环异常可能直接导致血瘀，或者为血瘀的形成提供了条件。在糖尿病视网膜病变早期，相关的眼部动脉血流速开始减慢，阻力指数亦有所增加，眼部微循环障碍已经存在。微循环指的是直径较小的动脉、静脉和毛细血管，高血糖状态下血管内血液黏稠，使得管径较细的循环网络更加不畅，终致瘀血产生。研究指出，微循环、血液黏度和血小板聚集是评估中医“血瘀证”的客观指标，其中微循环的评估特别被视为探究中医血瘀本质的关键方法。

（三）炎症反应与痰瘀阻滞

炎症是造成糖尿病视网膜病变的重要因素，长期病理性高血糖会引起慢性血管炎症释放炎症因子，刺激血管反应性增生，发生微血管渗漏，引起微动脉瘤、视网膜渗出，甚至黄斑水肿、新生血管形成等眼底损害；增加的炎症因子能通过正反馈机制刺激氧自由基的产生，进一步加剧了糖尿病患者的微循环问题和瘀血的形成。在众多炎症因子中，巨噬细胞移动抑制因子是一种 T 细胞释放的促炎因子，它还能阻碍视网膜神经轴突的再生，从而阻碍视神经的修复；而 TNF-α 是对炎症反应敏感的标志物，能促进过氧化脂质代谢物的生成，损害细胞的内膜和基底膜。NF-κB 在炎症反应中起重要的作用，其参与调节炎症，存在于免疫应答、炎症反应、细胞增殖和凋亡过程中。研究证实 NF-κB 贯穿于糖尿病视网膜病变发病的过程，其可通过被激活参与到慢性炎症中，加剧炎症反应，破坏视网膜血管，诱导细胞凋亡，促进糖尿病视网膜病变的发展。

（四）氧化应激与气阴两虚

DR 患者体内存在显著氧化应激现象。由于眼底缺血和缺氧，体内的氧化与抗氧化系统失衡，自由基的增加与抗氧化能力的减弱导致过氧化物未能有效清除，继而破坏内皮细胞功能，促进 DR 的进展。研究显示，同型半胱氨酸（Hcy）涉及 DR 的神经退化，其升高水平导致视网膜神经节细胞层变薄，并在氧化过程中产生氧化应激。有研究发现 DR 患者的血清 Hcy 及氧化应激指标显著高于健康人，且随着病变加剧而增高。此外，半胱胺酶 C 与 Hcy 代谢相关，两者正相关并共同参与氧化应激，与 DR 发展紧密关联。

气阴两虚被视为 DR 发病的基础。临床上常使用益气养阴、活血化瘀的芪明颗粒作为 DR 早期防治的有效方法。研究指出，芪明颗粒治疗可降低患者的 Hcy 水平（$P < 0.05$）。在常规西医治疗基础上应用芪明颗粒，可以有效提升视力，改善眼底出血和渗出，可能是通过调节半胱胺酶 C 和 Hcy 水平，从而抑制氧化应激，减轻内皮细胞伤害实现的。

（五）肠道菌群紊乱与脾胃亏虚

目前已有研究显示，1 型和 2 型糖尿病及糖尿病前期患者存在肠道菌群紊乱。肠道菌群可能通过影响机体血管紧张素转换酶 2（angiotensin converting enzyme 2，ACE2）的表达、SCFA 和次级胆汁酸的生成等途径影响糖尿病视网膜病变进展。

脾主运化，食物经胃的腐熟作用后进入小肠进一步消化。脾主运化功能正常，则胃的受盛排空有时，小肠泌别清浊有序。小肠受盛胃中腐熟之水谷，进行泌别和化生，进而由脾气将有益之精气血津液等营养物质输送濡养周身，由大肠排出糟粕。肠道菌群平衡是脾运化功能正常的保障。脾胃与肠道菌群的生理病理相似相通，相互影响。肠道内环境的改变可能会引起肠道菌群失调，从而出现完谷不化、纳呆溏泄、脘腹胀满等脾虚表现，故肠道菌群失调可能是引起脾虚的生物学基础。脾虚则不能运化，进而影响机体的消化吸收功能，小肠受盛化物功能受损，则会导致肠道微生态紊乱，反过来又可加重脾虚的症状，形成恶性循环，说明脾与肠道菌群之间存在相互影响、相互依赖的关系。有研究发现，运用益气健脾的中药可以使糖尿病患者肠道内的有益菌数量升高，另有学者认为，脾虚、脾不布精或布精障碍是糖尿病发病之本，并贯穿糖尿病始终。肠道菌群可助脾散精，通过调节肠道菌群减轻胰岛素抵抗。

（六）外泌体异常与精血、津液失调

外泌体通过参与运输炎症因子、激活内皮细胞等，在DR中发挥重要作用。有研究表明糖尿病血浆外泌体可激活经典的补体级联反应，刺激机体趋化因子和促炎细胞因子上调，造成血管损伤。血液循环源外泌体在DR中具有显著作用，它们参与携带炎症因子和激活内皮细胞。研究显示，糖尿病患者的血浆外泌体能触发典型的补体系统反应，促进趋化因子和炎症细胞因子的增加，导致血管损害。这些循环中的外泌体可能成为DR新的生物标志物，对早期诊断具有重要意义。此外，外泌体通过促进新生血管生成和加剧氧化应激等方式，加速了DR的进程。

消渴内障之本在于消渴日久所致脏腑虚损，气血津液阴阳失调，中医络病理论所包含的“气络论”认为：气络承载络气与络津，是气津输散五脏六腑、皮肉关节的通道，络气是气络中无形而流动的精微物质，络气推动、防御、温煦机体的作用使气络顺畅以发挥正常生理功能，气络运行失常，则易导致气血津液失调，引起消渴内障的发生。

外泌体的本质作用是承载与传递，其与气络行气津（成分转输）、感信息（细胞间通信）、温机体（器官内稳态调节）作用相似。若外泌体分泌异常，其囊泡内所含内容物增减或更改，相当于气络中的气津盈亏与津聚结痰；若外泌体所发挥的细胞间通信异常，相当于络气的流通变化引起的气缓、气滞等；而外泌体分泌异常所引发的器官内稳态失衡，相当于气络的气津盈亏紊乱及痰瘀产物形成。

（七）细胞焦亡与气阴两虚

细胞焦亡是一种新识别的程序性死亡方式，区别于传统的细胞凋亡和坏死，其特点是依赖于炎症性半胱天冬氨酸蛋白酶和炎性因子的活化。此过程导致细胞膜损伤、肿胀并最终破裂，释放细胞内物质，从而激发炎症反应，并促进炎性细胞的聚集，引发介于凋亡与坏死之间的独特细胞死亡类型，称为炎性坏死。先前研究显示，视网膜细胞在高血糖环境下会经历凋亡，进而严重影响微血管并破坏血－视网膜屏障。相比之下，细胞焦亡作为更早发生的死亡形式，由NLRP3炎症小体触发。

（八）自噬异常与气虚痰瘀

细胞自噬是一种在特定内外环境刺激下触发的自我消化过程，既有助于清理损坏的蛋白质和细胞器，促进氨基酸和游离脂肪酸的再利用，帮助细胞适应低氧和饥饿状态，又能通过移除多余的蛋白和老化的细胞器来保持细胞内环境稳定。这反映了中医“精化气”和自我净化机制以维持生命活动和内环境平衡的概念。

随着年龄的增长，自噬功能减弱，导致蛋白、DNA和细胞器的累积，从而加速人体老化

及引发多种疾病，类似于中医关于脏腑功能衰退和气血亏虚的理论。

自噬在 DR 的形成中扮演关键角色，涉及氧化应激、缺氧和新生血管生成等多个方面。研究显示，明目地黄丸可以通过调节 AKT-mTOR 信号通路影响 DR 大鼠视网膜中的自噬活动；而补阳还五汤能够通过调节自噬减少血管新生和迁移，从而延缓 DR 的非增殖期发展。

（九）非编码 RNA 异常与气虚血瘀

近年来，有研究表明 DR 的发生发展与 miRNA 的关系十分密切，许多学者研究发现大量的 miRNA 与眼底视网膜的结构、功能及生长发育联系密切，且特异性表达于眼底视网膜中。miRNA 与 DR 的发病机制之间也存在紧密联系。血浆中的微小核糖核酸 -21（miR-21）通过抑制染色体上的磷酸酶及张力蛋白同源性缺失（PTEN）增强 VEGF 的表达，从而刺激新血管的形成并加速DR的发展。因此，降低miR-21 水平能够减缓DR的进展并保持血管内皮细胞的功能。研究表明血浆 miR-21 与 DR 中医证型之间有相关性。痰瘀阻滞型的血浆 miR-21 表达情况最高，痰与瘀为机体病理产物，其产生与气虚无力推动津液运行密切相关。同时有研究发现芪黄益肾方与活血通络方改善糖尿病视网膜病变可能与下调非编码RNA有关。芪黄益肾方功可益气养阴、活血通络，活血通络方亦可以改善瘀血阻络状况。

（十）铁死亡与肾阳不足

铁死亡，作为一种区别于凋亡、坏死和自噬的新型程序性细胞死亡机制，其特性在于对铁的依赖性。这一过程被认为是由于细胞内铁含量过多，导致脂质过氧化反应增加，引起细胞膜瓦解而引发的细胞损伤和死亡。特别在高糖环境中，细胞内促氧化蛋白硫氧还蛋白互作蛋白（TXNIP）的上调导致视网膜细胞的线粒体功能受损，进而触发铁死亡，并在糖尿病视网膜病变的形成中发挥作用。

研究表明，葛根素能有效调控视网膜的铁超载问题，减缓铁的积累，缓解氧化应激并保护血 - 房水屏障，为糖尿病视网膜病变提供了有效保护。除了其在清热生津、通经活络方面对 DR 的治疗作用外，葛根素还对防止骨质疏松具有积极效果。由于葛根素具有提升肾阳的作用，它还间接关联于铁死亡与肾阳不足之间的相互作用。

四、临床表现

糖尿病视网膜病变属于中医的消渴目病，结合《糖尿病视网膜病变病证结合诊疗指南》（2021 年版）、专家临床诊疗经验及系统综述分为以下三期六个证型。

（一）早期

早期眼部多无自觉症状，视力正常或出现视力轻度减退，目睛干涩，或眼前少许黑花飘舞，可伴神疲乏力，口干咽燥，舌胖嫩、紫暗或有瘀斑，脉沉细无力。此期眼底见视网膜少许微血管瘤、散在出血和渗出，视网膜病变多为 NPDR 轻中度改变。

证型分类：①肝郁气滞，目络受阻证。症见视物昏蒙，头晕目眩，口燥咽干，善叹息，心胸满闷，舌红，苔薄黄，脉弦细。②脾虚湿盛，痰浊阻络证。症见头晕头重，眼前黑矇，或如蛛丝飘浮，伴胸满纳呆，肢体困重，大便溏稀，舌淡红，苔白腻，脉濡滑。③气阴两虚，脉络瘀阻证。症见视物模糊，目睛干涩，或视物变形，或眼前黑花飘舞，神疲乏力，口干咽燥，舌淡红、苔薄白或舌红少苔，脉细而无力。

（二）中期

中期出现视物模糊或变形，目睛干涩，或骤然视物模糊，视力下降，或黑影遮睛，可伴头晕耳鸣，肢体麻木，或伴急躁易怒，目赤面红，舌暗红，少苔，脉细涩。此期眼底见视网膜广泛出血、渗出及棉斑，或见静脉串珠和视网膜内微血管异常，或伴黄斑水肿，视网膜病变多为NPDR中重度改变。

证型分类：①肝肾不足，目络失养证。症见视物模糊，目睛干涩，目眩耳鸣，腰膝酸软，五心烦热，失眠口干，眼前时见红光满目，或一片乌黑，舌质红，苔薄少津，脉弦数。②气血两虚，目失所荣证。症见视物昏渺，面色无华，气短懒言，头晕目眩，倦怠乏力，舌质淡，苔薄白，脉细无力。③阴虚阳亢，火伤目络证。症见骤然目盲，或黑影遮睛，头晕目眩，耳聋耳鸣，急躁易怒，目赤面红，口苦咽干，舌红而少苔，或苔薄黄。

（三）晚期

晚期视物模糊甚至不见，或暴盲，可伴神疲乏力，五心烦热，腰酸肢冷，下肢水肿，舌淡胖少津或有瘀点，脉沉细无力。此期眼底见新生血管、机化灶、增生条带及牵拉性视网膜脱离，或玻璃体积血致眼底无法窥及，视网膜病变多为增殖性DR改变。应尽快到眼科治疗。

第二节　病证结合治疗

一、分期辨证治疗

（一）早期

1. 肝郁气滞，目络受阻证

治法：疏肝行气消滞。

方药：丹栀逍遥散（《内科摘要》加减。牡丹皮、栀子、当归、白芍、柴胡、茯苓、白术、薄荷、生姜。

2. 脾虚湿盛，痰浊阻络证

治法：健脾化痰通络。

方药：温胆汤（《三因极一病证方论》）加减。陈皮、半夏、茯苓、枳实、竹茹、甘草、生姜、大枣。

3. 气阴两虚，脉络瘀阻证

治法：益气养阴，活血祛瘀。

方药：生脉散（《医学启源》）合杞菊地黄丸（《医级》）加减。党参、麦立、五味子、枸杞子、菊花、熟地黄、山萸肉、泽泻、牡丹皮等。

（二）中期

1. 肝肾不足，目络失养证

治法：滋养肝肾明目。

方药：六味地黄丸（《小儿药证直诀》）加减。熟地黄、山萸肉、牡丹皮、茯苓等。

2. 气血两虚，目失所荣证

治法：补气养血明目。

方药：八珍汤（《正体类要》）加减。人参、白术、茯苓、甘草、熟地黄、当归、川芎、白芍。

3. 阴虚阳亢，火伤目络证

治法：清肝凉血明目。

方药：犀角地黄汤（《温病条辨》）合天麻钩藤饮（《杂病证治新义》）加减。水牛角、生地黄、牡丹皮、赤芍、天麻、钩藤等。

（三）晚期

应尽快到眼科治疗。

二、辨症状治疗

1. 视物模糊、视瞻昏渺　若伴手足发热、颧红耳赤者，多为阴虚火旺证，可选滋阴降火汤(《审视瑶函》)；气血两虚证，可选八珍汤加减；肝郁气滞证，可用丹栀逍遥散；视物如隔云雾者，多属肝肾不足证，方选通络驻景丸加减。

2. 视物飞影　主要表现为眼前出现点片状、条索状漂浮物，患者如感飞蚊在眼外飞扬缭乱（飞蚊症），或眼前黑影，或有闪光感，多属热伤目络证，可适当选用凉血止血药物如生蒲黄、白茅根、仙鹤草、荆芥炭、墨旱莲、栀子等。

3. 目睛干涩　多辨证为肝血不足，血不养目证，可选杞菊地黄丸合二至丸加减。

4. 眼珠胀痛　眼部主要表现为眼珠胀痛或转动时珠后作痛，常伴口苦咽干等症状，多为肝经郁热证，常选清肝明目之品如菊花、白蒺藜、决明子、密蒙花等。

三、辨体征治疗

眼部主要体征为视力减退，辨证属阴虚血瘀证，可用桃红四物汤合驻景丸加减；证属脾虚湿聚证，可选参苓白术散加减；若伴头晕耳鸣、腰膝酸软者，多为肝肾亏虚证，可选明目地黄丸；骤然目盲，多属阴虚阳亢证，可选犀角地黄汤加减。

四、专方专药治疗

1. 元芪祛瘀方

组成：黄芪 15g，丹参 15g，玄参 12g，女贞子 18g，槐花 12g，益母草 30g，石菖蒲 12g，川芎 9g，三七粉 6g。

功效：活血化瘀，滋阴清热。

2. 降糖明目汤

组成：黄芪 30g，怀山药 15g，干地黄 15g，玄参 12g，葛根 15g，泽泻 10g，丹参 15g，天花粉 15g，鸡血藤 15g，大黄 3g，田七粉 2g。

功效：益气养阴，活血化瘀。

适应证：气虚血瘀证。

3. 糖网明目汤

组成：党参 20g，黄芪 20g，黄精 15g，沙参 15g，麦冬 15g，墨旱莲 15g，三七粉 3g，生蒲黄 10g，丹参 15g，血竭 5g，枸杞子 15g，桑椹 15g。

功效：益气养阴，滋补肝肾。

适应证：肝肾阴虚证。

4. 补阳还五汤

组成：生黄芪 50g，当归尾、赤芍、川芎、桃仁、牛膝各 15g，地龙、蒲黄各 10g，田七 5g，炙甘草 6g，口渴明显者加天花粉、葛根各 3g；黄斑水肿严重者加益母草 5g，车前子、薏苡仁各 3g；视网膜出血严重者加田三七粉 4g，丹参 3g。

功效：健脾益气，补虚祛瘀。

适应证：气阴两虚兼血瘀证。

5. 视清饮

组成：枸杞子 12g，生地黄 15g，百合 15g，石斛 15g，山药 15g，菊花 10g，黄芩炭 5g，墨旱莲 20g，酒女贞子 30g，牡丹皮 10g，桔梗 6g。

功效：滋阴清热。

适应证：阴虚燥热证。

6. 密蒙花方

组成：生黄芪 30g，女贞子 15g，黄连 6g，肉桂 3g，密蒙花 9g 等。

功效：益气养阴，补气固表，活血明目。

适应证：气阴两虚证。

7. 止血散瘀明目汤

组成：黄芪 15g，茯苓 10g，黄柏 10g，生地黄 10g，知母 10g，山药 10g，泽泻 10g，牡丹皮 10g，天花粉 10g，蝉蜕 10g，葛根 10g，藕节 10g，三七粉 10g，木贼 10g。

功效：养阴生津，活血化瘀。

适应证：气阴两虚，脉络瘀阻证。

8. 益气养阴活血方

组成：太子参 30g，山茱萸 20g，枳壳 20g，丹参 30g，生黄芪 20g，生葛根 30g。

功效：益气养阴活血。

适应证：气阴两虚兼气滞血瘀证。

9. 清热化瘀方

组成：玄参 15g，天冬 15g，天花粉 15g，赤芍 15g，虎杖 20g，生石膏 20g，生山楂 20g，桑白皮 10g，白芷 10g，白花蛇舌草 30g。

功效：清热化瘀。

适应证：瘀热阻络证。

五、中成药治疗

1. 芪明颗粒

组成：黄芪、葛根、地黄、枸杞子、决明子、茺蔚子、蒲黄、水蛭。

功效：益气养阴，补益肝肾，通络明目。

适应证：气阴两虚证，肝肾不足、目络瘀滞证。

禁忌证：尚不明确。

用法用量：开水冲服， 1 袋 / 次， 3 次 / 日。

2. 杞菊地黄丸

组成：熟地黄、山茱萸（制）、山药、牡丹皮、茯苓等。辅料为淀粉、糊精。

功效：滋肾养肝。

适应证：肝肾阴亏证。

禁忌证：尚不明确。

用法用量：口服， 8 丸 / 次， 3 次 / 日。

3. 芪灯明目胶囊

组成：葛根、灯盏细辛、黄芪。

功效：益气养阴，活血通络。

适应证：气阴亏虚，瘀血阻络证。

禁忌证：尚不明确。

用法用量：口服， 4 粒 / 次， 3 次 / 日。

4. 补肾明目胶囊

组成：熟地黄 20g，山萸肉 15g，枸杞子 10g，玄参 20g，苍术 10g，泽泻 15g，丹参 15g，昆布 15g，川牛膝 10g 等。

功效：滋补肝肾，养阴清热，活血化瘀。

适应证：肝肾阴虚兼瘀血阻络证。

禁忌证：尚不明确。

用法用量：口服，每粒 0.5g，每次 6 粒，每日 3 次。

5. 通络明目胶囊

组成：赤芍、银杏叶、蒲黄、三七、大黄、黄芪、女贞子、墨旱莲、葛根、生地黄、决明子、地龙等。

功效：化瘀通络，益气养阴，止血明目。

适应证：气阴亏虚，瘀血阻络证。

禁忌证：尚不明确。

用法用量：口服，4 粒 / 次，3 次 / 日。

6. 贞杞胶囊

组成：女贞子、枸杞子、黄芪、当归、丹参、红花等。

功效：益气养阴，祛瘀明目。

适应证：气阴亏虚，瘀血阻络证。

禁忌证：尚不明确。

用法用量：口服，5 粒 / 次，3 次 / 日。

7. 降糖明目胶囊

组成：枸杞子、石斛、三七等。

功效：补益肝肾，活血止血。

适应证：肝肾阴虚兼瘀血阻络证。

禁忌证：尚不明确。

用法用量：口服，每粒 0.5g，每次 4 粒，每日 3 次。

8. 通心络胶囊

组成：人参、赤芍、全蝎、蜈蚣等。

功效：益气活血，通络止痛。

适应证：气阴两虚，络脉瘀阻证。

禁忌证：尚不明确。

用法用量：口服，每次 3 粒，每日 3 次。

9. 丹红化瘀口服液

组成：丹参、当归、红花、川芎、桃仁、枳壳、柴胡等。

功效：活血祛瘀。

适应证：瘀血阻络证。

禁忌证：尚不明确。

用法用量：饭后口服，每次 2 支，每日 3 次。

第三节　病证结合康复和预防

一、病证结合康复

（一）药膳

1. 配方一

组成：山药、百合、粳米、丝瓜、冬瓜、南瓜、苦瓜。

功效：益气养阴，滋阴降燥。

2. 配方二

组成：山药、茯苓、扁豆。

功效：健脾除湿。

3. 配方三

组成：丝瓜、冬瓜、芹菜、海带。

功效：清凉泻火滋阴。

（二）药茶

1. 配方一　茉莉花茶复方——茉莉花茶、枸杞 1 ：1。

功效：降低血糖浓度，抑制视网膜 VEGF 表达，改善视网膜各层组织病理损害。

2. 配方二　枸杞子、桑叶、菊花、苦瓜、苦荞。

功效：滋阴养肝。

（三）针刺

取穴：患侧攒竹、丝竹空、瞳子髎，双侧太溪、照海、太冲。

功效：益肾滋阴、补肝养血并兼顾清热通络。

适应证：DR 肝肾阴虚证。

禁忌证：晕针者，皮肤过敏、破溃者。

（四）穴位按摩

取穴：睛明、鱼腰、攒竹、丝竹空、太阳、四白、百会、肩井。

功效：疏通经络。

适应证：DR。

禁忌证：哺乳期、妊娠期妇女。

（五）穴位贴敷

取穴：攒竹、睛明、阳白、丝竹空、太阳、瞳子髎。于穴位处固定决明子一粒，再以药物（含有以丹参、郁金、牛膝、地龙制成的膏剂）贴敷其上，每日间断按压。

功效：疏通经络。

适应证：DR。

禁忌证：哺乳期、妊娠期妇女。

（六）中药熏洗

药物：灯盏花素。

使用方法：10mg 灯盏花素溶于 6 ～ 8ml 0.9% 氯化钠注射液中雾化使用。

功效：活血化瘀，疏通经络。

适应证：DR。

禁忌证：结膜出血、眼周皮肤破损及中药灯盏花素过敏者。

（七）情志护理

中医情志护理：祛忧解烦，解决恐惧、紧张、苦闷、悲哀等负面情绪，使心境坦然，精神愉快，心情舒畅，气机条达，气血调和，促进康复。

二、病证结合预防

（一）一级预防

针对糖尿病病史长，血糖控制差的高危人群，应定期进行眼底筛查，饮食有节、起居有常、恬淡虚无等基础干预可预防或延缓 DR 发生。

（二）二级预防

针对 DR 非增殖期（早、中期）患者，应严格控制血糖，定期进行眼科检查，辨证用药纠正其阴虚、气虚、湿热倾向，在还没有明显瘀血证候时，适当加用活血化瘀药物，预防或减缓瘀血证的产生；或结合针刺等中医外治法，可延缓病程进展。

（三）三级预防

针对 DR 增殖期视网膜激光光凝、抗 VEGF 治疗及玻璃体手术后患者，应严格控制血糖，定期复查眼底，根据眼科医师指导，联合中药治疗，可延缓眼底病变进展，防止再次出血。

第8章 糖尿病干眼症

糖尿病干眼症是糖尿病患者常见的一种眼部并发症，它是由于糖尿病造成的自身免疫系统异常、微血管损伤及神经功能障碍，导致泪液分泌减少或泪液蒸发过快，进而引起的眼部不适症状。临床表现通常包括眼睛干涩、疼痛、红涩、异物感、视物模糊等。在一些严重的情况下，干眼症还可能导致角膜表面损伤，影响视力。据统计，糖尿病干眼症的发病率逐年升高，发病率达51%。在中医学中，干眼症被称为“白涩病”“神水将枯”，中医典籍记载，“泪乃肝之液”“肾者水脏，主津液”，因此肝肾阴虚被认为是糖尿病干眼症最核心的病机，又因五轮学说中白睛属肺，因此也认为与肺阴不足有关。中医学治疗通常着眼于滋阴润燥、补益肝肾等方面，通过中药、针灸、拔罐等方法调和身体的阴阳平衡，以缓解眼部干燥和不适。

第一节 病证结合诊断

一、西医诊断标准

确诊糖尿病后诊断为干眼症者即可诊断为糖尿病干眼症。干眼可出现症状和（或）导致视力损伤，其症状呈多样性，泪膜不稳定是干眼的核心特征。干眼症常见症状包括眼部干涩感、异物感、烧灼感、眼痒、疼痛、眼红、视疲劳、视物模糊、视力波动等。

二、中医辨证分期分类诊断

糖尿病干眼症是由糖尿病性眼表病变演变而来，糖尿病患者出现眼干涩、异物感、烧灼感的症状较普遍。糖尿病干眼症在中医学中无明确记载，根据其临床表现属中医学“白涩症”“神水将枯”的范畴。

《中医眼科学》将白涩症分为以下五个证型：肺阴不足证、肝经郁热证、肝肾阴虚证、气阴两虚证、脾胃湿热证。王鑫等通过对50例糖尿病干眼症患者的中医证型研究发现，在肺阴不足、热炽阴伤、脾胃湿热、肝肾亏损四证中以肺阴不足证（36%）及肝肾亏损证（48%）为多见，说明这两种证型是糖尿病干眼症的易感证型。

三、病因病机

（一）炎症反应与瘀血阻滞

眼表免疫炎症在干眼症的发病过程中具有显著角色。现代医学发现，ROS 类物质能够激活 NLRP3 炎症小体，触发干眼症动物模型中的 Caspase-1 自我激活及促炎细胞因子 IL-1β 的成熟，从而加剧眼部炎症和损害。

结合中医理论，眼表免疫炎症与“肝火上炎”“肝风内动”有着内在联系，肝主疏泄失调，可引起眼部不适和干涩，视作“肝风”“肝火”之病象。此外，中医学认为，瘀血阻滞是炎症反应的另一关键因素。瘀血，即血液运行不畅，可因情绪抑郁、气滞、外伤等原因引起，与眼表面炎症相互作用，形成恶性循环。情绪抑郁、气滞可引起肝气不舒，肝气不舒则血行不畅，最终导致眼部微循环障碍，加重干眼症状。

因此，在治疗干眼症时，除了关注炎症反应的生物学机制，还应考虑中医的“调肝疏风”“活血化瘀”等策略，以改善眼部微循环，缓解炎症，从而综合调理身体，促进眼部健康。此种方法体现了中西医结合的治疗理念，为干眼症的防治提供了全面的视角。

（二）细胞凋亡与脾肾亏虚

NLRP3 炎症小体是一种位于细胞内的蛋白复合体，可由大量 ROS 释放后激活，进而激活 Caspase-1。Caspase-1 能够促进细胞因子 IL-1 和 IL-18 成熟，进而发挥促炎作用。这种由 Caspase-1 介导的细胞凋亡过程称为细胞焦亡，是炎症反应过程中的一种细胞程序性死亡形式。

从中医的角度看，细胞凋亡与脾肾亏虚有关。中医学认为，脾为后天之本，肾为先天之本，两者亏虚会影响到机体的“气化”功能，导致气血生成不足，进而影响到细胞的正常功能和生命活力。特别是在糖尿病及其并发症（如干眼症）中，脾肾功能不足可能导致身体对糖的代谢和水液的调节失常，进一步促进眼表面的细胞凋亡，加剧干眼症状。

因此，在针对 2 型糖尿病及其并发症如干眼症的治疗中，除了关注细胞凋亡的分子机制，还应考虑中医中的脾肾调养方法。通过补益脾肾，改善气血生化功能，可以从根本上调整和改善细胞环境，减少细胞凋亡，从而缓解干眼症状和其他并发症的发展。

（三）神经调节异常与肝肾亏虚

角膜富含神经，神经递质的异常改变可影响其功能。P 物质（substance P，SP），作为快速激肽家族成员，能通过增加层粘连蛋白受体的表达，促进角膜上皮迁移，增进细胞间的信息传递。然而，在糖尿病条件下，如特罗格（Troger）等研究所示，糖尿病鼠三叉神经节中的 SP 显著减少，这可能与糖尿病引发的眼表疾病相关。糖尿病患者的角膜感知能力与其年龄、糖尿病病程及糖尿病视网膜病变的有无及程度呈负相关，其角膜知觉减退及上皮病变可能与神经纤维的减少和变性有关。

从中医角度看，此类病证可归于“肝肾亏虚”。中医学认为，肝主疏泄，开窍于目，肾藏精，通于二阴。肝肾亏虚，则其津液输送不足，导致眼部营养和神经功能失调，最终导致角膜感知能力减退。特别是糖尿病长期耗伤津液，损伤阴血，更加剧肝肾之亏，影响眼部健康。

因此，在治疗糖尿病及其引发的眼表疾病时，除了直接处理眼部问题和控制血糖之外，中医提倡通过“养肝补肾”的方法来调整和恢复体内平衡。这包括使用中药、调整饮食、进行适宜的体育活动等方式，以提升机体的整体健康，进而改善神经调节功能，减轻或预防眼表疾病的发展。

（四）性激素水平失调与肾阳亏虚

研究表明，在糖尿病患者中，性激素水平失衡明显。具体来说，糖尿病女性患者的睾酮（T）水平比非糖尿病女性高，而雌二醇与睾酮的比值较低，表现出显著的性差异；而糖尿病男性患者与非糖尿病男性比较，其性激素水平之间并无显著差异。

中医学中，此类病理变化可视为“肾阳亏虚”的表现。中医学认为，肾藏精，主生殖，掌管水液代谢和体内阳气。肾阳为人体生命活动的根本动力，若肾阳亏虚，会导致身体的生理活动降低，表现为代谢下降、生殖功能减退等症状。在女性中，肾阳亏虚可能导致雌激素与睾酮之间的平衡失调，而在男性中，虽然性激素水平无显著差异，但肾阳亏虚亦可能影响其生理功能和整体健康。

四、临床表现

参照《中医眼科学》中白涩症诊断标准及糖尿病干眼症的相关临床研究，将本病分为以下五个证型。

1. 肺阴不足证

临床表现：眼干涩不爽，泪少，不耐久视，甚则视物不清，白睛如常或稍有赤脉，黑睛可有细点星翳，反复难愈；口干鼻燥，干咳少痰，咽干，便秘；苔薄少津，脉细无力。

2. 肝经郁热证

临床表现：目珠干涩，灼热刺痛，或白睛微红，或黑睛星翳，或不耐久视；口苦咽干，烦躁易怒，或失眠多梦，大便干或小便黄；舌红，苔薄黄或黄厚，脉弦滑数。

3. 肝肾阴虚证

临床表现：目珠干涩乏泽，畏光，不耐久视，久视则诸症加重，甚则视物昏蒙；口干少津，头晕耳鸣，腰膝酸软；舌淡红，苔薄，脉细或沉细。

4. 气阴两虚证

临床表现：目珠干涩乏泽，羞明畏光，不耐久视，甚者视物昏蒙；伴口干少津，神疲乏力，自汗盗汗；舌淡苔少，脉细弱。

5. 脾胃湿热证

临床表现：眼干涩，睑内可见粟粒样小泡，眦帷有白色泡沫样眼眵，胞睑有重坠之感，病程持久难愈；伴食少腹胀，大便稀溏或口黏，口干；舌暗或有瘀斑，苔白腻或黄腻，脉濡数或涩。

第二节　病证结合治疗

一、辨证分型治疗

1. 肺阴不足证

治法：滋阴润肺。

方药：养阴清肺汤加减。生地黄 10g，麦冬 10g，玄参 10g，牡丹皮 10g，炒白芍 10g，茯苓 10g，薄荷（后下）6g，鬼针草 30g，生甘草 3g。

2. 肝经郁热证

治法：清肝解郁，养血明目。

方药：丹栀逍遥散加减。牡丹皮 10g，柴胡 10g，当归 10g，茯苓 10g，白芍 10g，炒白术 10g，白蒺藜 10g，炒山栀 6g，鬼针草 30g，生甘草 3g。

3. 肝肾阴虚证

治法：滋补肝肾，养阴明目。

方药：杞菊地黄丸加减。枸杞子 10g，熟地黄 10g，山萸肉 10g，山药 10g，泽泻 10g，茯苓 10g，当归 10g，密蒙花 10g，菊花 6g，鬼针草 30g。

4. 气阴两虚证

治法：益气养阴，滋补肝肾。

方药：生脉散合杞菊地黄丸加减。黄芪 15g，生地黄 10g，麦冬 10g，白术 10g，石斛 10g，密蒙花 10g，枸杞子 10g，天花粉 10g，菊花 10g，鬼针草 30g，甘草 3g。

5. 脾胃湿热证

治法：燥湿运脾，理气化痰。

方药：平胃散合温胆汤加减。苍术 15g，厚朴 12g，陈皮 12g，僵蚕 12g，蝉蜕 12g，益母草 30g，竹茹 9g，茵陈 15g，炒栀子 9g，黄芩 9g，柴胡 12g，车前子（包煎）15g，白蔻仁 12g，桑寄生 15g，青葙子 12g，半夏 9g。

二、专方专药治疗

（一）内服方

1. 杞菊地黄汤

组成：山药 30g，熟地黄 20g，枸杞子、山萸肉、泽泻、牡丹皮、茯苓、玄参、麦冬、川牛膝各 15g，生地黄 12g，菊花 6g。

功效：清热明目，滋养肝肾。

适应证：肝肾阴虚证。

2. 消渴明目方

组成：山药 30g，黄芪 30g，麦冬 15g，玄参 15g，枸杞子 15g，党参 15g，泽泻 15g，菊花 15g，草决明 12g，葛根 12g，川芎 18g，丹参 10g。

功效：滋阴益气，活血化瘀，清热明目。

适应证：糖尿病干眼症。

3. 疏肝润目汤

组成：当归 10g，白芍 10g，柴胡 10g，茯苓 10g，炒白术 10g，党参 10g，麦冬 10g，五味子 10g，密蒙花 10g，薄荷 10g，甘草 3g。

功效：疏肝理脾，生津补液。

适应证：糖尿病干眼症。

4. 滋阴润燥方

组成：阿胶 10g，白芍 10g，玄参 10g，生地黄 10g，麦冬 10g，密蒙花 10g，薄荷 6g，金银花 6g，蝉蜕 6g，柴胡 6g。

功效：滋阴润燥，疏散风热，明目退翳。

适应证：阴虚内燥证。

5. 知柏地黄汤

组成：熟地黄 25g，山茱萸、山药各 15g，泽泻、牡丹皮、茯苓、知母、黄柏各 10g。

功效：滋阴降火。

适应证：阴虚内燥证。

6. 丹栀逍遥散

组成：柴胡 12g，当归 12g，白芍 12g，茯苓 9g，白术 9g，薄荷 6g，牡丹皮 9g，生地黄 20g，菊花 9g，密蒙花 12g，甘草 6g。

功效：清肝解郁，养血明目。

适应证：肝经郁热证。

（二）外治方

1. 润睛明目方

组成：桑叶 30g，野菊花 30g，密蒙花 30g，金银花 30g，薄荷 15g，青葙子 15g，桑椹 15g，女贞子 10g，墨旱莲 10g 等。

功效：滋补肝肾，润睛明目。

适应证：阴虚燥热证。

2. 大全宝光散

组成：黄连 250g，当归 60g，蕤仁 48g，生白矾 60g，甘草 60g，杏仁 72g，龙胆草 120g，干姜 60g，赤芍 100g。

功效：清热燥湿，活血养血，益睛明目。

适应证：肝胃郁热证。

三、中成药治疗

芪明颗粒

组成：黄芪、葛根、地黄、枸杞子、决明子、茺蔚子、蒲黄、水蛭。

功效：益气生津，滋养肝肾，通络明目。

适应证：用于2型糖尿病视网膜病变单纯型，中医辨证属气阴亏虚、肝肾不足、目络瘀滞证，症见视物昏花、目睛干涩、神疲乏力、五心烦热、自汗盗汗、口渴喜饮、便秘、腰膝酸软、头晕、耳鸣。

禁忌证：尚不明确，建议孕妇慎用。

用法用量：口服，每次4.5g，每日3次，疗程3～6个月。

第三节　病证结合康复

（一）中药熏蒸

仪器：熏蒸仪。

中药方：使用疏风清热、清肝明目中药方（组成：连翘15g，玄参20g，独活20g，麦冬15g，黄柏45～15g，菊花10g，防风10g，黄连20g）。

方法：将中药方加水进行煎煮后取浓汁50ml备用。患者眼部距离熏蒸仪10～20cm，每次使用时，取中药汤剂10ml加20ml纯净水放入熏眼器中加热（50℃）熏蒸眼部，每日1次，每次15min。共治疗4周。

（二）艾灸

使用艾灸治疗仪（DAJ–4型多功能艾灸仪），将艾片和专用隔热垫加入艾腔中，连接治疗仪，温度设定为45℃，每次30min，每日1次，患者取舒适的仰卧位，灸三阴交穴，治疗结束后观察患者局部皮肤情况。

（三）预防操

选取睛明穴、太阳穴、攒竹穴，每日按摩1次，每次按摩5～10min。

功效：太阳穴、攒竹穴具有清热泻火、活络明目功效。睛明穴具有疏通眼部经络、调气血、开窍明目功效。

注意事项：避免熬夜、过用目力。避免雾霾及烟尘刺激。勿滥用滴眼液。避免物理化学成分损伤正常眼部组织。多食低糖水果、谷物。少食辛辣炙热之品。

（四）药膳

1. 枸杞桑椹粥

组成：枸杞子、桑椹、山药各5g，红枣5枚，粳米100g，共同煮粥食用。

功效：滋补肝肾，养血明目。

2. 明目茶饮方

组成：枸杞子、麦冬、太子参、菊花各取5～10g，煎水代茶饮。

功效：养阴清热，明目开窍。

服法：每日1次，15日为1个疗程。

第9章 糖尿病合并冠心病

糖尿病合并冠心病是指因糖尿病并发或伴发的冠状动脉粥样硬化，血管腔狭窄或闭塞而致心肌缺血缺氧引起的心脏病变，是糖尿病最常见、最主要的并发症之一。糖尿病患者的心血管疾病发病率是非糖尿病患者的2～3倍，且糖尿病合并冠心病是糖尿病患者主要死因之一，具有发病率高、进展速度快、预后差、死亡率高等特点。因此糖尿病合并冠心病的预防、治疗刻不容缓。中医学认为2型糖尿病合并冠心病属于“胸痹”“消渴”范畴，糖尿病合并冠心病为消渴迁延日久发展而成。其病位在心，涉及肝、脾、肾诸脏腑。属本虚标实，虚实夹杂之病。痰浊、瘀血是其主要病理因素；气阴两虚，痰瘀互结痹阻心脉是其基本病机。

第一节 病证结合诊断

一、西医诊断标准

1. 糖尿病病史，年龄＞40岁。

2. 有心绞痛表现，常不典型。

3. 有明显诱因，如劳累、情绪变化。

4. 心电图有典型或不典型心肌缺血，休息时心电图心肌缺血的意义大于非糖尿病患者。糖尿病合并心肌梗死大多有不典型心电图，可表现为ST段抬高或者非ST段抬高和有Q波或无Q波心肌梗死。

5. 心肌梗死可检测到心脏标志物（肌钙蛋白T或肌钙蛋白I、血清酶改变）。

6. 具有两条以上冠心病危险因子，如高血压、高脂血症、尿微量白蛋白、高胰岛素血症、吸烟、家族史。

二、中医辨证分期分类诊断

糖尿病合并冠心病初期临床症状多不明显，仅有缺血性心电图改变。大多数患者可见心悸气短、头晕乏力、胸闷或疼痛；进而胸痛彻背、背痛彻心，甚则心胸猝然大痛；或见晕厥，病变后期肢冷汗出、尿少水肿；重者腹大胀满、喘促不能平卧。根据病机演变和临床症状特征分为三个阶段。

（一）初期

糖尿病经久不愈，心脏气阴耗伤，心阴不足，心火偏旺，心神不宁；脾虚失运，肺失治节，肾气失司，痰浊内生；或因阴虚燥热，灼津成痰，痰浊闭阻，气机不利，胸阳不振，弥漫心胸，发为胸痹。

（二）进展期

"久病入络""久病必虚""久病必瘀"，气虚血瘀，血运不畅，或气滞血瘀，心络瘀阻，不通则痛，故胸中刺痛，甚者胸痛彻背、背痛彻心。阴损及阳，心脾阳虚，寒凝血瘀，阻闭心脉，则发为胸痹心痛。病情进一步发展，络脉绌急，心络阻塞不通，可见心胸猝然大痛，而发真心痛。

（三）晚期

糖尿病累及心脏日久，阴阳俱虚、痰湿内盛，血液凝滞、痰浊稽留脉络，血与痰浊凝聚，壅塞心络；或由虚损至衰微，脏腑血脉瘀阻不通，肺络阻，肺气受遏，失其肃降，心肾阳虚，水邪内停，水饮上凌心肺，则喘息、四肢逆冷青紫、尿少、水肿；重则虚阳欲脱，阴竭阳绝，阴阳离决而见大汗淋漓、四肢厥冷、脉微欲绝等。

三、病因病机

（一）基因多态性与先天禀赋不足

先天禀赋是体质形成的基础，是人体体质强弱的前提条件，是机体的阴阳偏颇、气血盛衰和功能活动差异的体现，使个体具有与父母体质相似的倾向性。禀赋虚弱，则机体功能低下，易于发病，容易传变，发病难愈。父母通过生殖细胞把带有遗传信息的DNA传给子女（先天禀赋）便产生一种结构的基因和蛋白质而形成特定的体质。正是遗传基因的多态性决定了先天禀赋的差异性。基因多态性是决定人体对疾病易感性、临床表现多样性及药物治疗反应差异性的重要因素。研究显示，基因多态性与糖尿病和冠心病之间存在关联。ACE水平44%受到*ACE*基因控制，而其多态性可以导致不同的基因型，其中DD型个体的ACE水平最高，特别是在心脏组织中。此外，*ApoE*基因多态性也与糖尿病合并冠心病的发病密切相关，它参与脂质代谢、炎症反应、氧化应激等多个过程，从而影响糖尿病合并冠心病的发生和发展。

（二）炎症反应与痰湿瘀阻

现代医学认为，炎症过程的中心环节是血管反应，大血管属于中医学"经脉"的范畴，血管炎症正是经脉出现了病变，也就是五经并行出现病变，故痰饮必然停聚。炎症本身包含了血液固体成分在血管壁黏附形成附壁血栓及血液有形成分向外渗出血管壁，因此，炎症反应与瘀血关系密切。现代研究发现在血流动力学发生变化的情况下，内膜损伤，内膜下组织暴露，血液中血小板得以黏附、聚集于内膜，形成附壁血栓。此外血小板可释放许多生长因子进一步促进平滑肌细胞增生，形成恶性循环，使病变不断向前发展。从炎症的微观表现看炎症反应属于痰饮、瘀血的范畴。

炎症反应是动脉粥样硬化发生、发展的关键原因，也是糖尿病及其并发症的主要发病因素。糖尿病对冠状动脉粥样硬化作用的免疫代谢炎症机制的研究表明，糖尿病使心肌梗死面积显著增加，血清单核细胞炎症反应相关蛋白及因子丙酮酸激酶 M2 型（PKM2）、NLRP3、IL-18 和 IL-1β 蛋白表达显著增加，而 GTP 酶活化蛋白 SH3 结构域结合蛋白 1（G3BP1）蛋白表达显著下降。

（三）氧化应激与气阴两虚

消渴基本病机为阴虚燥热，消渴迁延不愈，阴虚燥热日久，导致耗气伤津，气阴两虚。气虚则血行无力，血流运行不畅可致血瘀；阴虚津亏液少，不能载血循经畅行，加之燥热内生，灼伤血络，脉道不利，致血行滞涩而成瘀。心主血脉，津亏血燥，痰湿阻滞，气血运行不畅，导致心失所养，心用失常而表现为心悸、胸痹、心痛等症，发为胸痹。

研究表明，2 型糖尿病气阴两虚证模型及人群存在明显的氧化应激损伤，氧化应激损伤是胰岛素抵抗、2 型糖尿病和心血管疾病的共同发病基础，也是冠心病伴 2 型糖尿病的主要发病机制之一。高血糖导致氧化还原反应增多，产生大量氧自由基，引发氧化应激，损伤成纤维细胞和内皮细胞功能，尤其是 NO 介导的内皮依赖性血管舒张功能障碍。益气养阴类中药可调节糖脂代谢，减轻冠状动脉狭窄程度，具有抗炎和抗氧化应激作用。

（四）胰岛素抵抗与痰湿阻滞

痰湿是导致胰岛素抵抗加重的致病因素。胰岛素是体内胰岛 β 细胞所分泌的正常生理激素，是人体的“血气”，胰岛素抵抗的病理过程即为“化失其正，则脏腑病，津液败，而血气即成痰涎”的形成过程。胰岛素抵抗是高血压、脂质代谢紊乱、糖耐量受损、高胰岛素血症、肥胖、高尿酸血症等的共同发病基础，符合“无处不到而化为痰者，凡五脏之伤，皆能致之”的痰的致病特点。多项研究证实，2 型糖尿病胰岛素抵抗与冠心病关系密切，与血管内皮功能障碍、高血压、血脂异常、动脉粥样硬化等因素亦相关。胰岛素抵抗与冠心病的关联机制主要为动脉粥样硬化和氧化应激。胰岛素抵抗通过以下方式促发冠心病进展：①产生大量活性氧簇，氧化 LDL-C，引发炎性反应，形成动脉粥样斑块；②导致继发性高胰岛素血症和血清瘦素分泌升高，损伤血管内皮功能，促进动脉粥样硬化；③活化趋化因子 CX3C 配体 1（CX3CL1）/ 趋化因子 CX3C 受体 1（CX3CR1）轴，加速血管平滑肌细胞凋亡，增加动脉粥样硬化斑块不稳定性；④刺激胰岛素样生长因子分泌，导致血管平滑肌细胞增殖、肥大，加速动脉粥样硬化进程。

（五）肠道菌群紊乱与心脾两虚

糖尿病合并冠心病病位在心，与脾关系密切。心与脾为母子关系。心为脾之母，脾为心之子。心藏神，主血脉，赖脾胃运化水谷精微而化生。脾胃为气血生化之源，但需心血濡养、心神主宰。从病理来讲，胸痹的基本病机为心脉不通。脾胃为气血生化之源，若心脾两虚，则血的生成、运行失司，血液凝滞脉道，瘀血内生，痰瘀胶结，随气血循行，遍布周身，化生变证，停滞于脏腑，造成脏腑功能受损，阻于心脉，发为糖尿病合并冠心病。

不同中医证型冠心病患者肠道菌群比较，心脾两虚证患者优势菌群的数量减少较其他证型更为显著。普雷沃菌科、瘤胃球菌属、大肠杆菌、志贺菌属可能是冠心病心脾两虚证患者肠道微生物的标志物。肠道菌群与脂质代谢紊乱有关，如心血管疾病。肠道菌群代谢磷脂类、胆碱类产生 TMAO，与胆固醇、TG 浓度密切相关，浓度高增加心血管疾病风险。菌群也是促炎症反应细菌来源，能激活炎症通路，增加心血管疾病风险。冠心病患者血尿酸水平高，肠道菌群破坏后，尿酸分解增强，加重血管内皮负担，促进冠心病发展。

（六）外泌体异常与气血津液失调

外泌体内运载多种生物活性物质，包括蛋白质、脂质、RNA 和 DNA 等，其在细胞间通信发挥的主要功能与其携带物质的生物活性相关。动脉粥样硬化是动脉对脂质氧化浸润等造成的内皮、内膜损伤做出的炎症 - 纤维增生性反应，涉及多种类型的免疫细胞，包括巨噬细胞、T 淋巴细胞等。当该过程发生在冠状动脉，引起管腔狭窄或闭塞时，则会导致心肌缺血缺氧坏死引起冠心病。糖尿病患者体液中循环外泌体显示出较高的促凝活性，与正常健康组比较，无论是微血管并发症还是无并发症，所有 1 型糖尿病患者血小板微粒水平均显著升高，可作为诊断依据之一。外泌体广泛存在于人体体液中，在血液中较为常见，伴随血液的运行，同时进行信息传递；中医经典《黄帝内经》曰：“心主身之血脉。”血液作为人体和维持生命活动的重要营养物质，在心气的推动下，在脉管中运行不息通达全身，维持人体正常的生命活动。近年来，外泌体在中医药诊疗心血管疾病的研究中取得了一定的进展，有学者指出，外泌体可以作为中医诊断的标志物，同时又可以作为中医治疗的重要靶点。研究表明中药单体及中药复方可以通过外泌体促进血管生成过程中内皮管的形成和迁移，同时具有保护心肌细胞功能，进而治疗心血管系统疾病。

（七）非编码 RNA 异常与血瘀阻滞

大量研究证明，miRNA 与冠心病血瘀证关系密切。循环 miRNA 是一类在血浆中受到高度保护的内源性非编码的小分子 RNA，具有较高的组织、疾病特异性及敏感性，并且 miRNA 在血浆中具有惊人的稳定性，使得 miRNA 成为冠心病诊疗的潜在生物标志物。有研究通过对冠心病血瘀证、冠心病非血瘀证、非冠心病血瘀证患者和正常健康者外周血 miRNA 的差异进行研究，结果显示 miR-13b、miR-23b 从不同途径导致或参与了脂代谢、血液高黏高聚高凝状态的形成，并通过分泌炎性细胞因子调控细胞凋亡，参与了内皮损伤和动脉硬化的形成。从中医理论角度看，miRNA 异常与中医血瘀理论相近，脉络损伤，血溢脉外，停而为瘀；或脉络阻滞，血行不畅，留而为瘀。miRNA 的异常导致血管即脉络功能障碍，则瘀血乃生，导致心血管粥样硬化，而发为糖尿病合并冠心病。

（八）铁死亡与浊毒内蕴

“浊毒”主要源于现代人恣食无度，摄入超过了自身能够代谢的范围，致使其停滞不化形成“浊毒”。而血脂、血糖均为血中之精微物质，过多可化生为浊，日久化热与之相搏而酝酿成“浊毒”。糖尿病病机为阴津亏损，燥热偏盛，阴虚为本，燥热为标。气血运行不畅，水液代谢障碍，水湿停聚，“营气不畅则生毒”，使“浊毒”内生，毒损心络日久致糖尿病合并冠心病。研究表明，高糖环境下，多种细胞异常代谢互为影响，导致心肌细胞铁过载、抗氧化能力下降，诱发细胞铁死亡。铁沉积、大量 ROS 及脂质过氧化产物是心肌细胞铁死亡的代表性病理产物，也是导致细胞死亡的直接原因。毒性代谢产物在细胞内的沉积与中医理论认为痰、瘀、湿等浊邪停聚化毒而损伤心脉致胸痹发病的观点相近。脉道为气血运行之通道，与现代医学中“血管”的生理功能相同。毒性病理产物会损伤血管内皮功能，加剧动脉粥样硬化程度、诱导易损斑块形成。浊毒内蕴可致脉络狭窄或闭塞则影响血液正常循环，中医学称之为“脉道艰涩不利”。铁死亡过程中的脂质过氧化作用与浊邪化毒病因机制存在潜在共通性，脂质过氧化物是浊邪质变化毒的产物。脂质过氧化诱发铁死亡导致糖尿病合并冠心病的过程与浊邪停聚，浊毒内蕴损伤心脉的病机基本一致。

四、临床表现

1. 气阴两虚证

临床表现：胸闷隐痛，时作时止，心悸气短，神疲乏力，气短懒言，自汗，盗汗，口干欲饮，舌偏红或舌淡暗，少苔，脉虚数或细弱无力或结代。

2. 痰浊阻滞证

临床表现：胸闷痛如窒，痛引肩背，心下痞满，倦怠乏力，肢体重着，形体肥胖，痰多，舌体胖大或边有齿痕，舌质淡或暗淡，苔厚腻或黄腻，脉滑。

3. 心脉瘀阻证

临床表现：心痛如刺，痛引肩背、内臂，胸闷心悸，舌质紫暗，脉细或结代。

4. 阴阳两虚证

临床表现：眩晕耳鸣，心悸气短，大汗出，畏寒肢冷，甚则晕厥，舌淡，苔薄白或如常，脉弱或结代。

5. 心肾阳虚证

临床表现：猝然心痛，宛若刀绞，胸痛彻背，胸闷气短，畏寒肢冷，心悸怔忡，自汗出，四肢逆，面色皖白，舌质淡或紫暗，苔白，脉沉细或沉迟。

6. 水气凌心证

临床表现：气喘，咳嗽吐稀白痰，夜睡憋醒，或夜寐不能平卧，心悸，动辄加剧，畏寒，肢冷腰酸，尿少，面色苍白或见青紫，全身水肿，舌淡胖，苔白滑，脉沉细或结代。

第二节 病证结合治疗

一、分类辨证治疗

1. 气阴两虚证

治法：益气养阴，活血通络。

方药：生脉散（《内外伤辨惑论》）加减。太子参、麦冬、五味子、三七、丹参。

随症加减：口干甚，虚烦不得眠者加天冬、酸枣仁；气短者加黄芪、炙甘草。

2. 痰浊阻滞证

治法：化痰宽胸，宣痹止痛。

方药：瓜蒌薤白半夏汤（《金匮要略》）加减。瓜蒌、薤白、半夏、白酒、干姜。

随症加减：痰热口苦者，加黄连。

3. 心脉瘀阻证

治法：活血化瘀，通络止痛。

方药：血府逐瘀汤（《医林改错》）加减。桃仁、当归、红花、赤芍、牛膝、川芎、柴胡、桔梗、枳壳、生地黄、甘草。

随症加减：心痛甚者加三七、延胡索、丹参；脉结代者可加炙甘草、人参、桂枝。

4. 阴阳两虚证

治法：滋阴补阳。

方药：炙甘草汤（《伤寒论》）加减。炙甘草、生地黄、人参、桂枝、生姜、阿胶、麦冬、火麻仁、当归。

随症加减：五心烦热者加女贞子、墨旱莲；畏寒肢冷甚者加仙茅、淫羊藿。

5. 心肾阳虚证

治法：益气温阳，通络止痛。

方药：参附汤（《校注妇人良方》）合真武汤（《伤寒论》）加减。人参、制附子、白术、茯苓、白芍。

随症加减：面色苍白、四肢厥逆者重用人参、制附子；大汗淋漓者加黄芪、煅龙骨、煅牡蛎。

6. 水气凌心证

治法：温阳利水。

方药：葶苈大枣泻肺汤（《金匮要略》）合真武汤（《伤寒论》）加减。葶苈子、制附子、茯苓、白术、人参、白芍、桂枝、五加皮。

随症加减：胸腹水者加桑白皮、大腹皮。

二、辨症状治疗

1. 胸痛　胸痛剧烈、畏寒肢冷、脉沉细或沉迟，阳虚血瘀者，可加蒲黄 10g，延胡索 15g，桂枝 15g 或肉桂 3g，细辛 3g，高良姜 10g，薤白 10 ～ 15g 等温通散寒之品。若瘀血显著者，合用失笑散：蒲黄 10g，五灵脂 10g，延胡索 10g，姜黄 10g，郁金 10g。

2. 胸闷　若胀闷显著，气滞明显者，可加用沉香 3g；若胸闷痰多、舌苔腻，脉滑，痰瘀互结者，宜加涤痰汤：胆南星 5g，法半夏 9g，枳实 9g，茯苓 15g，橘红 9g，石菖蒲 6g，人参 6g，竹茹 6g，甘草 6g。

3. 气短　若气不上接、乏力较甚，气虚明显者，可加升陷汤：黄芪 20g，知母 10g，北柴胡 10g，桔梗 10g，升麻 8 ～ 10g。

4. 喘憋　憋喘明显，夜间不能平卧，可用葶苈大枣泻肺汤；伴喘促、心悸、浮肿，兼水饮凌心射肺者，可用真武汤（证据级别：C 级；推荐强度：有条件推荐）：茯苓 20g，白术

10g，白芍 10g，附子 3 ～ 6g，生姜 6g。

三、专方专药治疗

（一）单味药

1. *川芎* 具有活血行气之功，可明显缓解平滑肌痉挛，显著增加心脏冠状动脉流量，降低心肌耗氧量，抑制 Ca^{2+} 内流，消除氧自由基，对心肌有保护作用。同时能显著抑制血小板聚集和血栓形成，降低血液黏度及纤维蛋白原，改善微循环，使血流速度增加。能显著改善冠状动脉及微血管缺血缺氧状态，有效纠正心肌缺血，改善心功能。

2. *葛根* 中药葛根的主要提取物单体异黄酮等，具有扩张微循环作用，对自由基及过氧化损伤有明显保护作用，是糖尿病合并冠心病有效的辅助治疗药物。

3. *刺五加* 具有补肝益肾、活血通络的功效，治疗糖尿病合并冠心病证属气血阴阳俱虚，痹阻心脉者，不但能治疗糖尿病合并冠心病，而且可预防心肌梗死的发生。研究发现刺五加注射液有利于血液流动，有利于红细胞在血浆中处于分散状态，防止聚集凝结，有助于减轻或消除血栓，可使糖尿病患者的红细胞电泳时间延长、全血黏度和血细胞比容增加等血液流变学变异得到改善，且能使血小板黏附率下降，抑制血小板黏附，具有明显抑制血小板聚集功能的作用，从而抑制动脉粥样硬化的发生。刺五加可明显延长血浆复钙时间，降低细胞内 Ca^{2+} 浓度，Ca^{2+} 是参与血小板聚集的重要因素之一，故可抑制血小板聚集，从而发挥抗动脉粥样硬化的作用。

（二）经验方

1. *益气养阴活血方* 中药方药组成为黄芪 30g，丹参 20g，川芎、葛根、人参、麦冬、炙甘草各 10g，五味子 6g，三七 3g。益气养阴活血方联合常规西药治疗可有效缓解症状、降低血糖、减轻炎症反应，改善患者的心功能及微循环，减少不良反应的发生，效果显著且安全。

2. *通冠活血汤* 由熟地黄 30g，西洋参 20g，黄精 20g，黄芪 20g，麦冬 20g，瓜蒌仁 15g，红花 15g，川芎 15g，地龙 15g，柴胡 15g，甘草 10g 组成，每日 1 剂，早晚分服。在常规西医治疗基础上联合应用通冠活血汤可显著减轻糖尿病合并冠心病气阴两虚兼血瘀证心绞痛严重程度，调节糖脂代谢和高迁移率组蛋白 B1（high mobility group box-1 protein，HMGB1）、网膜素 -1（Omentin-1）水平。

3. *糖络解毒方* 由西洋参 10g，黄芪 30g，半夏 10g，薤白 10g，瓜蒌 10g，白芍 10g，山萸肉 15g，黄精 15g，生地黄 15g，泽泻 15g，水蛭 3g，三七 6g，金银花 10g，山栀 10g，甘草 10g 组成，可降低血糖，调节脂代谢，改善心绞痛症状，提高临床疗效，抗冠状动脉硬化，是治疗糖尿病合并冠心病心绞痛气阴两虚兼痰瘀火毒型安全、有效的良方。

4. *益心通脉汤* 药物组成为黄芪 20g，丹参 20g，川芎 10g，薤白 10g。益心通脉汤能降低糖尿病合并冠心病（胸痹心痛）气虚血瘀、痰浊阻滞证冠状动脉内支架置入术后再狭窄率，且能明显改善患者的中医证候及单症状，同时具有良好的安全性。

第三节　病证结合康复和预防

一、病证结合康复

（一）针刺

1. 心律失常

主穴：心俞、巨阙、内关、神门。

功效：宁心安神，定悸。

手法：平补平泻法，阳虚和血瘀者用温法。每日 1 次，10 ～ 15 日为 1 个疗程。

2. 冠心病心绞痛

主穴：巨阙、膻中、心俞、厥阴俞、膈俞、内关。

功效：益气活血，通阳化浊。

手法：捻转手法，久留。每日 1 次，10 ～ 15 日为 1 个疗程。

3. 慢性心力衰竭

主穴：心俞、厥阴俞、膏肓俞、膻中、大椎、内关。

功效：补心气，温心阳。

手法：先泻后补或配灸法。每日 1 次，10 ～ 15 日为 1 个疗程。

（二）穴位贴敷

将丹参 10g，石斛 6g，枸杞子 10g，菟丝子 10g，黄芪 20g，地骨皮 10g，黄连 5g，牡丹皮 10g，三七 8g 等按比例配伍，用中药打粉机制成粉末，过 80 目筛后，用蜂蜜和之，制成高约 0.3cm、直径为 2cm 的圆饼状膏，用无纺纱布贴敷于神阙、双侧三阴交、双侧内关穴，每日 1 次，临床研究发现其治疗 2 型糖尿病合并冠心病心绞痛气阴两虚、心脉瘀阻型效果良好，可有效纠正糖脂代谢紊乱，减少心血管不良事件发生。

（三）中药足浴

中药足浴治疗：将红花 30g，辣椒 30g，醋乳香 30g，花椒 30g，醋没药 30g，忍冬藤 30g，冰片 10g 混合后放入 3000ml 水中煎煮，取 2000ml 药液足浴，控制足浴温度 38 ～ 41℃，每次 20min，避免在餐后、空腹状态下进行足浴，足浴后不可使用清水或温水冲洗。可降低临床症状积分，改善临床指标，促进糖脂代谢。

（四）传统功法

松静功又名放松功，是古代用于修身养性的一种静坐功法。对老年糖尿病合并心脏病者尤为适宜。八段锦：八段锦的体势有坐势和站势两种。坐势练法恬静，运动量小，适于起床前或睡觉前穿内衣锻炼。站势运动量大，适于各种年龄、各种身体状况的人锻炼。

糖尿病合并心脏病患者一般以静功为主，适当配合一些动功。动功选择八段锦，静功选择松静功（放松功）。但初学者练功时需注意以下几点：①松静自然。做到心情稳定、体位舒适、全身放松后再调整呼吸。②意气相合。指练功时用意念活动去影响呼吸，逐渐使意念的活动与气息的运行相互配合，使呼吸随着意念活动缓慢进行。在松静自然的前提下，逐步地把呼吸锻炼得柔细匀长，如“春蚕吐丝”，绵绵不断。③动静结合。气功偏静，还应配合其他体育疗法如太极拳、健身操等。只有动静相结合，才能相得益彰，从而真正达到平衡阴阳、调和气血、疏通经络的目的。④循序渐进。练功要靠自己努力，只有坚持不懈，持之以恒，才能逐渐达到纯熟的地步。开始练功时间可短些，以后逐渐加长，一般可加到 30 ～ 40min，每日 1 ～ 2 次。

（五）药膳

1. 山楂槐花葛根煎

组成：山楂 20g，槐花 10g，葛根 12g。水煎代茶饮。

适应证：适用于糖尿病合并心脏病伴有高血压、高血脂者。

2. 淡菜荠菜汤

组成：淡菜 10g，荠菜 30g，煎汤服。

适应证：适用于糖尿病合并心脏病伴有高血脂者。

3. 桃仁山药粥

组成：桃仁 10g，鲜山药 100g，粳米 50g。煮粥作早餐服食。

功效：益气养阴，活血化瘀。

适应证：适用于糖尿病合并心脏病症见身体局部疼痛、麻木，舌质暗或有瘀斑、瘀点等血瘀征象者。

4. 桃仁山楂代茶饮

组成：桃仁 6g，山楂 12g，陈皮 3g，开水沏或煎汤，代茶饮。

适应证：适用于糖尿病合并冠心病瘀血证较明显者。

5. 薤白山楂粥

组成：薤白 9g，山楂 12g（鲜者均加倍），洗净，与粳米 100g 同煮为粥，日服 1 ～ 2 次。

适应证：适用于糖尿病合并冠心病胸闷、心前区疼痛明显者。

6. 其他食疗方　何首乌粥、木耳粥、荷叶粥、菊花粥、葛根粉粥、薤白粥、海带汤、生煸金花菜等，对于糖尿病合并心脏病患者均可选用。

二、病证结合预防

（一）未病先防，防病于先

中医学认为人与自然是统一的整体，需顺应自然养生，增强正气，预防疾病。冠心病患者应顺时节养生，控制危险因素。良好的精神状态可提高正气，预防心血管疾病，需调畅情志，优化性格。护肾保精，肾为先天之本，精是行气神之基础，应补养肾中精气。运动可增强体质，预防疾病，合理膳食可平稳控制血压、血糖、血脂，预防冠心病。治未病思想与冠心病一级预防相似，需积极控制血压、血糖、血脂，改善生活习惯，戒烟戒酒，保持心态平和。

（二）已病防变，治其未传

《徐大椿医书全集·难经经释》称："善医者，预防病势蔓延，及时诊治。"《素问·阴阳应象大论》表示，外邪侵犯人体，早期诊治至关重要。防治疾病的原则是早期诊断、早期治疗。

对于初诊为冠心病的患者，西医学主要采用口服药物调脂、稳定斑块。中医学则依据整体观念，辨证论治，结合病证，寻求最佳治疗方案。中医药治疗冠心病以中药汤剂为主，辅以中成药、中药提取物、针灸等。中医治疗具有多靶点、多路径、多环节的优势。若未得到有效治疗，初诊冠心病的患者病情可能恶化成急性冠脉综合征（acute coronary syndrome，ACS），包括急性心肌梗死、心脏缺血性猝死等。现代医学虽有介入、溶栓等治疗手段，但并发症多、病死率高。因此，应在中医"治未病"理论指导下，采用多种中医手段干预冠心病，目前中医药治疗冠心病主要以中药汤剂为主，根据病因病机，主要有益气活血、活血化瘀、益气养阴、益气温阳等治法。还有中成药、中药提取物内服，以及针灸、穴位贴敷、耳针等外治法。冠心病病位在心，与肝、脾、肾密切相关，中医在整体观念及辨证论治指导下，多靶点、多路径、多环节展开治疗，具有明显优势，实现早期诊治，控制病情发展，避免悲剧发生。

（三）瘥后调摄，防病复发

《素问·热论》中曰："帝曰：热病已愈，时有所遗者，何也？岐伯曰：诸遗者，热甚而强食之，故有所遗也。若此者，皆病已衰，而热有所藏，因其谷气相薄，两热相合，故有所遗也……视其虚实，调其逆从，可使必已矣。"疾病初治愈时，若不及时调摄康复，则易使疾病复发。瘥后防复是指疾病初愈时，应当采取适当的调养方法及善后治疗，防止因过劳或者饮食不当、用药不当等因素而复发。此阶段等同于冠心病的三级预防。针对瘥后防复，古人提出了防止复感新邪、防止过劳、防止饮食失宜、防止情志刺激、防止用药不当等措施。冠心病患者缓解期主要以本虚为主，因此瘥后首当固其根本，补益脾肾。肾为先天之本，脾为后天之本，调补脾肾，使水谷精微营养四肢百骸，充养先天之精，肾精充足，则人体生机旺盛，不易受邪，疾病不易复发。其次当化痰逐瘀，活血通络。朱丹溪提出"自气成积，自积成痰，痰挟瘀血，遂成窠囊"，由此开创了痰瘀致病之说。水湿运化无力，聚湿成痰，而致胸阳不振，痰阻血瘀，心脉痹阻。化痰瘀，通脉络，使血脉通畅，则胸痹不再发。最后当调畅情志，摄生保健。现代医学研究表明，高血压、高血脂、高血糖等为冠心病的危险因素，而情志同样易诱发冠心病，因此平日应保持平和的心态，清淡饮食，锻炼身体，远离危险因素，远离疾病。

第10章 糖尿病心肌病

糖尿病心肌病（diabetic cardiomyopathy，DCM）是指糖尿病引起的以心脏结构和心室舒缩功能改变为特点的一种心脏病变，以心悸怔忡、心绞痛、心力衰竭为主要临床表现，以心肌细胞肥大、心肌间质纤维化和冠状动脉微小血管病变为主要病理特征。目前，糖尿病及其心血管并发症的全球负担正在增加，糖尿病合并心血管疾病已经成为糖尿病最主要的死亡原因。糖尿病心肌病是糖尿病的重要并发症之一，患病率为30%～60%。早筛查、早发现、早治疗，可有效延缓病变进展，降低病死率。DCM属于中医学“消渴”“心悸”“怔忡”“胸痹”等范畴。糖尿病阴虚燥热经久不愈，逐渐涉及于心，影响心神、心脉、心体而出现“虚”“痰”“瘀”，甚至“水”“衰”等多种病理表现。

第一节　病证结合诊断

一、西医诊断标准

1. 有2型糖尿病病史，确诊2型糖尿病。

2. 有糖尿病心肌病的临床表现，如心力衰竭、心律失常、心绞痛等。

3. 心脏彩超显示左心室扩大，左心室舒缩功能减退，心肌顺应性降低。

4.X线胸片可提示心影扩大等改变。

5. 心肌核素扫描可提示心肌病变。

6. 排除高血压心脏病、冠心病及风湿性心脏病等其他心脏疾病引起的心肌病变。

7. 如有条件，在必要时，可进行心肌活检，发现微血管病变及过碘酸希夫染色（periodic acid Schiff stain，PAS）阳性者，可明确诊断。

8. 如有其他微血管病变，如视网膜、肾血管病变者，则更加佐证或支持诊断。

二、中医辨证分期分类诊断

本病主要病机为在消渴肺、脾（胃）、肾阴虚燥热基础上，经久不愈，不断发展，耗气伤阴，而涉及于心所致。根据DCM基本病机演变为气阴两虚－痰瘀互结－阴阳两虚的转化特点及虚、痰、瘀、水四个重要致病因素，按照病情轻度、中度、重度病证结合辨证如下。

（一）轻度

临床表现主要以糖尿病（消渴）症状为主，DCM症状多不明显，仅在劳累或剧烈活动后出现心悸、气短等心气虚表现。病位在肺、脾、肾，涉及于心。本期由高血糖触发，主要表现为代谢紊乱，心脏整体结构并没有显著改变，但已出现内皮功能不全及心肌细胞病理变化。病程多在5～10年。心电图多见ST段压低和轻度T波改变；心脏彩超可见心界大小正常，左心室壁增厚，左心室顺应性下降，射血分数多正常（≥50%），舒张期左心室内径增加；心功能可表现为轻度舒张性心力衰竭，BNP多正常或轻度升高。多见于心功能Ⅰ、Ⅱ级，心力衰竭A、B期。本期主要证型为心气不足证、心阴不足证。

（二）中度

临床表现主要以轻中度DCM症状为主，可见明显的消渴心悸、消渴胸痹、消渴心力衰竭等表现。病位在心，涉及肝、脾、肾、肺。本期已出现轻度心脏结构变化，心肌细胞肥大显著，并出现心肌纤维化及微血管损害。病程多在10～15年。心电图可出现心律失常、ST-T改变，出现期前收缩、心房颤动、传导阻滞，甚至病态窦房结综合征等。心脏彩超可显示等容舒张期延长及左心室充盈减慢，或心脏扩大，射血分数降低（40%～49%）。核素血管造影静息射血分数正常而动态射血分数下降；BNP多明显升高，可进一步出现收缩性心力衰竭。多见于心功能Ⅲ级，心力衰竭C期。本期主要证型为气阴两虚证、痰浊瘀阻证。

（三）重度

临床表现主要以重度DCM症状为主。病位在心，影响肺、肾，可见由虚转衰，五脏俱衰，虚痰瘀水互结，甚至水湿泛滥、阴竭阳脱的临床表现。本期心脏结构和功能变化更加显著。病程多在15年以上。心脏彩超可见心脏扩大，射血分数明显降低（＜40%），扩张型心肌病样改变。核素造影显示射血分数明显下降，BNP多极度升高，多见于心功能Ⅳ级，心力衰竭D期。本期主要证型为阴阳两虚证、阴竭阳脱证。

三、病因病机

（一）冠状动脉微循环障碍与瘀阻心络

冠状动脉微血管类似中医之“心络”。脉络学说指出，孙络与现代医学“微血管”在结构及功能方面具有高度相关性。中医学认为糖尿病病机的本质在于机体运化水液的功能失调而导致水津不循常道，气血循环障碍而出现一系列代谢失调，瘀血贯穿糖尿病始终。《儒门事亲·三消论》有“内有瘀血则气为血阻，不得上升，水津固，不能随气上布，是以消渴”；《血证论·瘀血》中论及“瘀在里，则口渴，所以然者，血与气不相离，内有瘀血，故不通，不能载水上升，是以发渴，瘀血去则不渴矣”，说明瘀血既为消渴发病重要机制，即瘀血可以导致消渴，且瘀血也是消渴证候，瘀血生成后可阻滞于经脉，影响气血生成和输布，气血输布受阻于心络则可致胸痹心痛。

（二）炎症反应与痰瘀阻滞

高糖环境下的 AGE 不断累积，AGE 是由蛋白质、脂质或核酸与葡萄糖之间发生非酶促反应生成的聚合物，本身具有“痰浊”的特点，其与心肌细胞膜上的 TLR4 受体结合，最终激活 NF-κB/IκB 通路，促进炎症因子 TNF-α 表达，导致心肌微血管内皮细胞受损、细胞外基质中胶原沉积和纤维化等病理改变。当 NF-κB/IκB 通路被激活后，各种炎性物质在心肌组织中累积，不仅会进一步加深炎症反应，而且不断促进 AGE 的形成。AGE 的不断积累，导致微血管内皮细胞受损和基底膜增厚、细胞外基质中胶原沉积和纤维化等多种病理改变，造成气血运行不畅或闭阻，形成瘀阻，属于中医学“瘀”的范畴，两者交互成糖尿病心肌病“痰瘀互结”病机。

（三）氧化应激与气阴两虚

机体燥热内盛，必耗伤津液，使气随津泄，易成气虚；“壮火食气”，热盛耗气，亦可成气虚。燥热为阳邪，耗伤阴津，则成阴虚。气虚推动无力，津液亏少，心失所养，加之阴虚血竭，瘀血内生，心脉阻滞，发为糖尿病心肌病。

研究表明，氧化应激在包括 DCM 在内的糖尿病微血管和心血管并发症的发生、发展中起着关键作用。糖代谢异常会导致线粒体超氧化物过度产生，而线粒体超氧化物是糖尿病引起心肌及其他组织损伤的主要媒介，并且通过以下 5 种途径参与糖尿病并发症的发生：通过多元醇途径增加葡萄糖和其他糖类的细胞内蓄积，增加细胞内 AGE 的形成，增加 AGE 受体及其活化配体的表达，促进蛋白激酶 C 亚型的激活和己糖胺途径的过度激活，同时还可使两种抗动脉粥样硬化酶——eNOS 和前列环素合成酶直接失活，而以上途径的激活会使细胞内 ROS 增多，最终导致长期的表观遗传变化。益气养阴类中药可逆转糖尿病及缺血再灌注导致的氧化应激相关蛋白水平变化，改善心脏氧化应激损伤。

（四）胰岛素抵抗与痰湿阻滞

痰之性质重浊黏腻，随气升降，无处不到。痰浊既可以上侵犯于胸，致胸阳痹阻；又可以壅滞脉道，使气血不畅，心脉瘀阻，形成胸痹心痛。痰湿是导致胰岛素抵抗加重的致病因素。胰岛素是体内胰岛 β 细胞所分泌的正常生理激素，是人体的“血气”，胰岛素抵抗的病理过程即为“化失其正，则脏腑病，津液败，而血气即成痰涎”的形成过程。胰岛素抵抗可导致高血压、脂质代谢紊乱、糖耐量受损、高胰岛素血症、肥胖、高尿酸血症等，符合“无处不到而化为痰者，凡五脏之伤，皆能致之”的痰的致病特点。胰岛素抵抗可减少机体将葡萄糖作为能量来源的能力，使心脏能量供不应求，出现能量“饥饿”状态，引起或加重心功能不全。胰岛素抵抗还可通过引起 ET 分泌增加、RAAS 激活、交感神经及副交感神经激活等使心功能不全进一步恶化。链脲佐菌素（STZ）致糖尿病大鼠中观察到胰岛素作用不足可使心肌肥大、间质胶原增生、心肌肥厚、纤维化和心功能减退。而胰岛素抵抗时伴发的 3 个特征性代谢紊乱（高血糖症、高胰岛素血症、高脂血症）通过各种途径导致心肌间质纤维化的发生，并直接造成心功能的损害。

（五）细胞焦亡与气虚痰瘀

瘀血内阻，津液停聚，加之消渴使脾失健运，水气不化而聚为痰湿，形成痰瘀互结，进一步加重糖尿病心肌病的病情进展。“痰”乃体内病理性物质堆积形成，而认为瘀是生物理化功能改变和相关细胞形态构造与性能改变的结果。微观辨证能运用中医学理论分析，细胞焦亡可能与中医痰瘀、气虚的微观体现符合，就是通过气化作用达到阴阳脏腑气血平衡。阳有温煦供能的作用，而阴主静有寒凉之意，体内的阴阳处于动态平衡之中，从而新陈代谢的功能才得以保障。这种平衡在身体发生疾病的时候，稳定性差，处于阴阳失和的状态，轻度刺激则会引起局部脏器和相关的脏腑津液输布发生障碍，逐渐出现气虚、痰浊、瘀血三者互结的病理状态，引起整体或者局部的阴阳失衡。此时焦亡功能也会随之发生紊乱，但是无论是焦亡过度还是焦亡不足，都不能有效地修复机体，必然反过来加重本身就存在的气阴两虚、痰浊、血瘀等一系列的病理变化。细胞焦亡可在内皮细胞、心肌细胞、平滑肌细胞等多种细胞中发生，并促进了DCM发生的病理生理过程。

（六）自噬与阳虚痰瘀

阳气的推动作用促进和维持各脏腑功能的正常发挥，而自噬也是保障机体多种组织器官功能发挥的重要机制。细胞的生命活动符合阴阳学说的运行规律，生理状态下，自噬通过及时降解并清除细胞内受损的细胞器（阴），产生新的分子元素，进入三羧酸循环并转换为细胞生长所需的能量物质（阳），此过程可归纳为阴阳相互为用、相互制约的关系，从而保持机体“阴阳自和”的状态。自噬不足，细胞识别及降解代谢产物的能力减弱，使衰老细胞组分及亚细胞器等有形病理产物（阴）沉积过多，导致机体“阴盛阳虚”。当机体阳虚无法维持脏腑功能时，自身功能也表现低下，不能及时降解衰老的细胞组分、错误折叠的蛋白、受损的细胞器等代谢产物，影响细胞的正常生命活动，此过程可以看作中医“阳气亏虚，内生痰瘀”在细胞微观层面上的体现。

现代医学表明，自噬参与多种疾病的病理过程，无论是自噬过度还是自噬不足都可能导致疾病发生。且是否在自噬的调控中存在一种量效关系，即在一定范围及程度上的自噬作用对细胞起保护作用，而超出此量则起相反作用。心肌细胞受损的自噬导致有害代谢产物的积聚，将对细胞或细胞器造成损伤，诱导细胞凋亡，同时减缓分解脂肪酸及AGE等，加剧心肌细胞内代谢紊乱，促进DCM的发生发展。

（七）铁死亡与浊毒

糖尿病心肌病与铁死亡密切相关，铁死亡过程中产生大量的ROS，铁死亡产生的ROS与糖尿病心肌病相关。近年研究表明，Nrf2表达和转录活性的升高可通过抑制铁死亡预防糖尿病心肌病的发生。现代研究发现在糖尿病发生发展过程中，多种细胞异常代谢互为影响，使心肌细胞呈现出铁过载、抗氧化能力降低的状态，为诱导铁死亡营造出有利环境。铁沉积、大量ROS及脂质过氧化产物是心肌细胞铁死亡的代表性病理产物，也是导致细胞死亡的直接原因。毒性代谢产物在细胞内的沉积与中医理论浊邪痹阻心脉观点不谋而合。脉道为气血运行之通道，与现代医学中“血管”的生理功能相同。毒性病理产物会损伤血管内皮功能，加剧动脉粥样硬化程度、诱导易损斑块形成。浊邪阻滞可致脉络狭窄或闭塞则影响血液正常循环，中医学称之为“脉道艰涩不利”。痰是人体物质代谢过程异常时产生的过量病理性产物的累积，既是致病因素也是诱发其他类型浊邪产生的重要条件。ROS 等机体代谢产物被视为启动病理产物的痰向致病因素的痰转变的激活剂，这与中医学对“浊邪”向“浊毒”的转变过程的认识存在潜在的共通点。

四、临床表现

（一）轻度

1. 心气不足证

临床表现：口干口渴，乏力，劳累后心悸不安、胸闷气短，失眠多梦，面色苍白，舌淡或紫暗，苔薄白，脉弱或细。动态心电图可见偶发心律失常或 fQRS 波。

2. 心阴不足证

临床表现：口干咽干，口渴，劳累后心悸怔忡，五心烦热，潮热盗汗，失眠多梦，或咳嗽喘息，气短乏力，舌红或紫暗，苔薄黄，脉细或结代。动态心电图可见 ST 段压低和轻度 T 波改变。

（二）中度

1. 气阴两虚证

临床表现：心悸，胸闷，胸痛，口干，乏力，失眠，盗汗，舌质偏红，苔少，脉象细弱无力或结代，多见于快速型及缓慢型心律失常。

2. 痰浊瘀阻证

临床表现：心胸阵痛或心胸憋闷，痰多口黏，伴有头晕、头重如裹，舌质紫暗或有瘀斑瘀点，舌体胖大，苔白腻或黄腻，脉弦滑或弦涩。心电图可见 T 波及 ST 段改变。

（三）重度

1. 阴阳两虚证

临床表现：喘促不宁，胸中憋闷或有窒息感，气短乏力，面色㿠白，形寒怕冷，咳吐稀白痰，烦躁不安或表情淡漠，肢体浮肿，小便不利，舌胖苔白，脉疾速无力。心脏彩超可见左心室内径、室间隔厚度明显增加。

2. 阴竭阳脱证

临床表现：以呼吸喘促、呼多吸少、烦躁不安、张口抬肩、汗出如油为主症，可兼见四肢厥逆或昏厥谵语等症，舌质紫暗，苔少或无苔，脉微细欲绝。心脏彩超可见左心室射血分数、左心室短轴缩短率明显下降。

第二节　病证结合治疗

一、分期辨证治疗

（一）轻度

此期以原发病消渴辨证为主，兼有轻度心气虚、心阴虚表现。在常规消渴辨证施治的同时，可参考以下证型。

1. 心气不足证

治法：益气补心，安神定悸。

方药：保元汤（《医宗金鉴》）加减。人参、黄芪、桂枝、甘草、丹参、太子参、五味子、麦冬、炒酸枣仁等。

随症加减：气虚明显者，重用黄芪、人参，加升麻、柴胡、桔梗、知母；心虚胆怯，心神不宁明显者，重用炒酸枣仁，加制远志、珍珠母。

2. 心阴不足证

治法：滋养心阴，清热宁神。

方药：天王补心丹（《校注妇人良方》）加减。人参、玄参、丹参、茯苓、五味子、远志、桔梗、当归、天冬、麦冬、柏子仁、炒酸枣仁、生地黄等。

随症加减：心肺阴虚明显者，加百合、知母；阴虚阳亢明显者，加钩藤、白芍、白蒺藜、紫石英。

（二）中度

此期以 DCM 的表现为主，可参考以下证型辨证论治，延缓病情发展。

1. 气阴两虚证

治法：益气养阴，定悸复脉。

方药：生脉散（《医学启源》）合炙甘草汤（《伤寒论》）。人参、麦冬、五味子、炙甘草、生地黄、麻子仁、阿胶、炒酸枣仁、甘松、苦参、桂枝、生姜、大枣等。

随症加减：阴虚火旺明显者，重用生地黄、麦冬，加玄参、黄连、黄芩、黄柏；虚热内蕴明显者，加青蒿、常山、地骨皮。

2. 痰浊瘀阻证

治法：化痰活血，通络止痛。

方药：瓜蒌薤白半夏汤（《金匮要略》）合失笑散（《太平惠民和剂局方》）加减。瓜蒌、薤白、姜半夏、枳实、蒲黄、五灵脂、黄连、丹参、川芎、当归、桃仁、茯苓、桂枝等。

随症加减：气滞血瘀明显者，加柴胡、赤芍、香附、郁金；心血瘀阻明显者，重用丹参，加檀香、砂仁；痰热互结明显者，加胆南星、竹茹、陈皮、牡丹皮。

（三）重度

此期在中度基础上，进一步发展，可出现由虚转衰，水湿泛滥，五脏衰微，阴竭阳脱的表现。此期要注重中西医结合，准确把握病情，及时转入心血管科或重症医学科进一步治疗。

1. 阴阳两虚证

治法：补益肾气，温阳利水。

方药：济生肾气丸（《济生方》）合真武汤（《伤寒论》）加减。熟附子、肉桂、熟地黄、山药、山茱萸、茯苓、泽泻、牡丹皮、川牛膝、车前子、白术、生姜、桂枝、赤芍、白芍、麦冬、葶苈子、五加皮、甘草等。

随症加减：阳虚血瘀明显者，重用肉桂、熟附子，加桃仁、红花、川芎、当归；阳虚水泛，凌心射肺明显者，重用葶苈子、五加皮，加桑白皮、茯苓皮、大腹皮。

2. 阴竭阳脱证

治法：补气固阴，回阳救逆。

方药：参附龙牡汤（《中医内科学》（第十版））合参蛤散（《博济方》）加减。红参、熟附子、龙骨、牡蛎、干姜、蛤蚧、黄芪、炙甘草等。

随症加减：阴液亏虚明显者，加西洋参、麦冬、五味子；阳气亏虚明显者，重用熟附子、干姜，加鹿角胶、巴戟天、淫羊藿。

二、辨症状治疗

1. 气短　主要表现为呼吸气急而短促，气短不足以息，数而不相接续。心电图可见 ST–T 段改变。症见气短懒言，舌质紫暗，为气虚血瘀者，用黄芪、党参、白术、丹参、三七、地龙等；兼痰浊者，加瓜蒌、薤白、半夏等；兼水饮者，加葶苈子、茯苓皮、泽泻等；症见气短，倦怠乏力，五心烦热，口干欲饮，舌质暗红有瘀点，少苔或薄白苔或白腻苔，脉细或涩，用黄芪、西洋参、麦冬、丹参、五味子等。

2. 心悸　是指患者自觉心中悸动，惊惕不安，甚则不能自主的一种病证。心电图可见窦性心动过速，室性期前收缩，频繁三联律，ST–T 段改变。症见烦躁失眠、口干渴，为火郁者，用僵蚕、全蝎、姜黄、栀子等；症见气短乏力，盗汗口干，苔薄或有剥脱，为气阴两虚者，用生晒参、麦冬、五味子、炙甘草、桂枝等。

3. 胸痛　是左胸心前区憋闷作痛，时痛时止或胸痛剧烈，面色青灰，手足清冷。心电图可见 T 波及 ST–T 段改变、频发室性期前收缩等；冠状动脉 CT 血管成像可见右冠状动脉多发钙化及混合斑块，左冠状动脉钝缘支开口处中度狭窄。症见气短口干，心悸倦怠，脉细弱无力，为气阴两虚者，用党参、麦冬、五味子、黄芪、炒白术、茯苓、甘草等；症见纳呆、失眠，为心脾两虚者，可加用茯神、半夏曲、柏子仁、酸枣仁等；症见气短自汗，形寒肢冷，面色㿠白，为脾阳虚衰所致之心阳虚者，用桂枝、高良姜、石菖蒲、远志、丹参等；症见倦怠乏力、口唇青紫，为痰凝血瘀者，用陈皮、桃仁、茯苓、白术、法半夏、水蛭、熟大黄等。

4. 失眠　主要表现为睡眠时间、深度的不足。心电图可见阵发性室上性心动过速。症见心悸烦躁、头晕目眩，脉细数，为阴虚火旺者，用玄参、淡竹叶等；症见焦虑或易怒，胁胀，口苦口臭，为胆热扰心者，用柴胡、黄芩、黄连、竹茹等；症见神疲倦怠、心悸易惊，为肝经木气上冲，中焦土气虚弱者，用乌梅、黄连、黄柏、当归等。

三、辨体征治疗

1. *超重肥胖* 体重指数（body mass index，BMI）≥ 24kg/m^2 为超重，BMI ≥ 28kg/m^2 为肥胖；男性腰围≥ 90cm，女性≥ 85cm 为腹型肥胖。症见形体肥胖，面垢多油，属痰浊阻滞者，可选用半夏、陈皮等；症见面赤体胖、脘腹痞满，属肝胃郁热者，可选用柴胡、黄芩、枳实、大黄等，症见体胖强健、面赤唇暗红，属热毒内蕴者，可选用黄连、黄芩、黄柏等。

2. *下肢水肿* 是右心衰竭时体静脉压力升高使软组织出现的水肿，常表现为始于身体低垂部位的水肿，多表现为下肢对称性凹陷性水肿。症见小便不利、心悸气喘，属阳虚水泛者，可选用熟附子、桂枝、茯苓、白术等；症见胸闷胸痛、面色晦暗，属血瘀水停者，可选用丹参、红花、葶苈子、猪苓等；症见心悸气短、痰多口黏，属气虚痰阻者，可选用黄芪、党参、茯苓、丹参等。

3. *口唇发绀* 是指机体内的二氧化碳增多、血氧浓度减少，在人体黏膜或者是循环末梢身体外观上呈现出一种嘴唇青紫的颜色。心力衰竭时，因心脏射血量减少，有效循环血量下降，致机体各组织器官处于缺血缺氧的状态，可引起口唇发绀。心电图提示 ST 段水平型或下斜型压低，可伴或不伴有 T 波倒置。进一步检查可见心脏彩超示左心室射血分数降低、左心室肥厚或者左心房扩大，BNP 升高。症见心痛时作、舌质紫暗或有瘀斑，属痰凝血瘀者，可选用陈皮、桃仁、茯苓、法半夏、水蛭等；症见胸痛剧烈，形寒肢冷，属寒凝血瘀者，可选用瓜蒌、薤白、桂枝等；症见心悸气短、五心烦热、唇甲青紫，属气阴两虚血瘀者，可选用黄芪、人参、麦冬、五味子、丹参等。

四、辨指标治疗

（一）血糖异常

1. *空腹高血糖* 症见神疲乏力，气短多汗，舌红少苔，为气阴两虚者，可选用人参、麦冬、五味子；症见食少便溏，气短懒言，为脾气亏虚者，可选用太子参、茯苓、白术、山药等。

2. *餐后高血糖* 症见口干口苦，大便黏腻不爽，为湿热困脾者，可选用茵陈、猪苓、茯苓、泽泻、白术、桂枝等。

3. *血糖波动大* 症见脘腹胀满、烦躁不安、口干口苦，为肝胃郁热者，可选用柴胡、黄芩、大黄、枳实、清半夏等。

4. *HbA1c 偏高* 症见口干多饮，纳呆，脉滑数，为脾虚湿热者，用苍术、黄连；症见小便频数，腰膝酸软，为肝肾亏虚者，可选用熟地黄、山药、山萸肉、茯苓、泽泻、牡丹皮等。

5. *低血糖反应* 症见心慌手抖，饥饿感，乏力多汗，为气虚内热者，可选用补中益气汤加肉桂、山萸肉、山药等。

（二）血脂异常

1. 高胆固醇血症为主者　症见肢体困倦，腹胀纳呆，为痰浊阻滞者，可选用生地黄、丹参、玄参、赤芍等；症见食少便溏，脘腹胀满，为脾虚痰盛者，用沙棘。

2. 高甘油三酯血症为主者　症见胸闷胸痛，脉细涩，为痰瘀互结者，用瓜蒌、薤白、半夏等；症见嗳气得舒，烦躁易怒，为肝脾不调，湿热蕴结者，可选用柴胡、白芍、枳壳、芒硝、大黄、厚朴等。

3. HDL 偏低症　症见腰膝酸软，舌红苔少，脉沉细，为肝肾亏虚者，可选用黄芪、山药、白术、知母、牡丹皮、黄芩、天花粉、虎杖；症见口苦口干，舌红，苔黄腻，为痰热互结者，可选用黄连、竹茹、清半夏等。

4. LDL 偏高症　症见大便干结，口苦口臭，纳呆，为痰食停滞者，用大黄；症见胸部刺痛，舌红有瘀点或瘀斑，脉细涩，为气滞血瘀者，用三七粉。

（三）心脏彩超异常

1. E/A 异常　心脏多普勒中 E 峰为二尖瓣舒张早期最大速，A 峰为心房收缩期最大速度，正常时通过房室瓣的大部分血流在舒张早期进入心室，E 峰明显高于 A 峰，即 E/A ＞ 1；当 A 峰增大时，即 E/A ＜ 1，为心室主动松弛功能减低的表现。症见心悸乏力，腰膝酸软，肢体浮肿，舌淡胖，脉沉，为心肾阳虚者，可选用炮附子、红参、红花；症见心慌气短，胸闷胸痛，舌暗，脉涩，为气虚血瘀者，可选用黄芪、水蛭、当归。

2. 射血分数降低　射血分数指每搏输出量占心室舒张末期容积量的百分比，正常值为 50%～70%，40%～49% 是射血分数中间值心力衰竭，小于 40% 属于射血分数降低性心力衰竭。症见心慌心悸，神疲乏力，为心气虚者，用黄芪；症见胸闷心悸，头眩短气，舌淡胖，脉滑，为水湿内停者，可选用茯苓、桂枝、白术、炙甘草。

3. 左心室肥厚征象（提示心力衰竭）　左心室肥厚的特征是心室壁出现不对称性肥厚现象，多见于糖尿病患者，由于心室内腔明显变小，左心室舒张期呈现顺应性下降。症见胸闷胸痛，舌红，苔黄腻，脉滑数，为痰瘀互结者，可选用黄连、瓜蒌、半夏；症见胸部闷痛，眼睑或肢体浮肿，乏力，为阳虚水盛者，可选用炮附子、白术、茯苓。

（四）BNP 异常

BNP 的意义主要是反映心力衰竭的严重程度，如 BNP ＞ 100pg/ml，可以考虑是否存在心力衰竭，如果 BNP 超过 400pg/ml 基本上可以确定为心力衰竭。BNP 升高：症见心慌心悸，自汗，气短乏力，为心气虚者，可选用人参；症见胸闷心悸，面色黧黑，舌暗，有瘀斑，脉涩，为阳虚血瘀者，可选用黄芪、桂枝、丹参。

（五）心电图异常

1. ST-T 改变　症见胸部闷痛，甚则胸痛彻背，舌淡，苔薄白，脉细涩，为痰瘀互者，可选用枳实、薤白、桂枝；症见胸部刺痛，位置不移，舌红有瘀点或瘀斑，脉细涩，为瘀血阻滞者，可选用丹参、三七粉。

2. 心律失常　分为快速型心律失常和缓慢型心律失常。

（1）快速型心律失常：多见房室性期前收缩、心房颤动、阵发性室上性心动过速、预激综合征等。症见心慌心悸，口苦，舌红，苔黄腻，脉滑数，为痰火扰心者，可选用黄连、牡丹皮、赤芍；症见心慌，乏力气短，自汗，舌红少苔，脉虚数，为气阴亏虚者，可选用人参、麦冬、五味子。

（2）缓慢型心律失常：多见窦性心动过缓、房室传导阻滞、病态窦房结综合征。症见胸闷气短，乏力，畏寒肢冷，舌淡，脉沉，为心阳虚者，可选用蜜麻黄、细辛、炮附子；症见胸闷胸痛，气短懒言，舌暗，脉细涩，为心气虚血瘀者，可选用人参、三七粉。

（六）冠状动脉造影异常

冠状动脉造影结果是诊断冠心病的一个“金指标”，行冠状动脉造影可进一步明确冠状动脉病变的范围、程度，根据病变程度可选择适当的治疗方案。分支管腔直径狭窄≥ 50%：症见胸痛，气短，舌暗，脉细涩，为气虚血瘀者，可选用人参、赤芍、当归；症见胸部闷痛，舌暗，脉细涩，为痰瘀阻滞者，可选用瓜蒌、半夏、水蛭。

五、专方专药治疗

（一）单味药

治疗糖尿病心肌病的常用单味药见表 10–1。

表 10–1　治疗糖尿病心肌病的常用单味药

单味药	功效	代表成分	作用
黄芪	补益心气，利水消肿	黄芪多糖	减少心肌细胞凋亡、降糖、调脂
人参	大补元气，生津养血	人参皂苷 Rb_1	减轻心肌细胞损伤、降糖、改善胰岛素抵抗
麦冬	养阴生津，润肺清心	麦冬皂苷	减轻心肌细胞损伤、抗心肌细胞氧化应激、降糖
五味子	益气生津，补肾宁心	五味子木脂素	抗心肌细胞氧化应激、降糖
薤白	行气导滞，通阳散结	薤白醇	抗动脉粥样硬化、稳定斑块、调脂
甘松	理气止痛，开郁醒脾	甘松新酮	抗心律失常、改善心脏微循环、抗心肌细胞氧化应激
丹参	活血祛瘀，通经止痛	丹参酮ⅡA	减少心肌细胞凋亡、抗动脉粥样硬化
当归	补血活血，调经止痛	当归多糖	减轻心肌细胞损伤、抗动脉粥样硬化、降压
红景天	益气活血，通脉平喘	红景天苷	减少心肌细胞凋亡、抗心肌细胞氧化应激
灯盏花	活血化瘀，通经活络	灯盏花素	抑制心肌纤维化、降糖
瓜蒌皮	清热涤痰，宽胸散结	栝楼萜二醇	抑制心肌纤维化、降糖

续表

单味药	功效	代表成分	作用
沙棘	止咳祛痰，活血散瘀	沙棘黄酮	抗心律失常、改善心肌缺血、降糖
苦参	清热燥湿，杀虫止痒	苦参素	抑制心肌纤维化、减轻心肌细胞炎症反应
青蒿	清热退蒸，解暑除湿	青蒿素	抑制心肌纤维化、减轻心肌细胞炎症反应
黄连	清热燥湿，泻火解毒	黄连素	抑制心肌细胞肥大、改善胰岛素抵抗
鹿茸	补肾壮阳，补益精血	雌二醇	减少心肌细胞凋亡、抑制心肌纤维化及心肌重塑
附子	补火助阳，散寒止痛	乌头碱	抗心律失常、增强心肌收缩力、抑制心肌重塑
葶苈子	泻肺平喘，利水消肿	毒毛旋花子苷原	增强心肌收缩力、抑制心肌重塑、抗心肌细胞氧化应激、利尿

（二）对药

治疗糖尿病心肌病的常用对药见表 10–2。

表 10–2　治疗糖尿病心肌病的常用对药

对药	功效	作用
青蒿、常山	清热化痰，解毒解暑	治疗痰热内郁型心律失常
延胡索、甘松	活血化瘀，行气止痛	治疗气滞血瘀型心律失常
远志、酸枣仁	养心补肝，宁心安神	治疗心阴不足型心律失常
茶树根、毛冬青	清热解毒，活血通脉	治疗痰瘀化热型心绞痛
葶苈子、香加皮	泻肺平喘，利水消肿	治疗阳虚水泛型心力衰竭
淫羊藿、仙茅	补肾壮阳，除湿利水	治疗肾阳不振型心力衰竭

（三）角药

治疗糖尿病心肌病的常用角药见表 10–3。

表 10–3　治疗糖尿病心肌病的常用角药

角药	功效	作用
青蒿、黄连、苦参	清热解毒，除湿宁心	治疗湿热内蕴型心律失常
黄芩、黄连、黄柏	泻火燥湿，解毒宁心	治疗热毒炽盛型心律失常
黄芪、麦冬、五味子	补益心气，养阴生津	治疗气阴两虚型心律失常

续表

角药	功效	作用
丹参、红花、鬼箭羽	行气止痛，活血化瘀	治疗瘀血阻络型心绞痛
莪术、昆布、浙贝母	破血消痰，软坚散结	治疗痰瘀互结型心绞痛
瓜蒌、半夏、黄连	清热化痰，宽胸散结	治疗痰热互结型心绞痛
附子、黄芪、葶苈子	振奋心阳，利水消肿	治疗阳虚水泛型心力衰竭

（四）经验专方

治疗糖尿病心肌病的经验专方见表10–4。

表10–4　治疗糖尿病心肌病的经验专方

经验专方	组成	功效	作用
糖心通	黄芪、人参、山萸肉、生地黄、葛根、麦冬、白芍、菊花、五味子、山楂、田七、丹参、牡蛎	固本调肝，活血解毒	改善心脏微循环、降糖、改善高胰岛素血症
通络生脉饮	人参、泽兰、五味子、红花、麦冬、旋覆花、当归、丹参、山茱萸	益气养阴，化瘀通络	改善心脏微循环、减轻胰岛素抵抗
清化瘀热方	地黄、黄连、丹参、赤芍等	凉血化瘀，养阴生津	增强心肌收缩力、抑制心肌重塑、抗血小板聚集、降糖

六、中成药治疗

1. 桑枝总生物碱片

组成：桑枝总生物碱。

功效：通络行津，并有显著降低HbA1c及餐后血糖（PBG），调脂减重，保护微血管、大血管等多重作用。

适应证：2型糖尿病及预防早期糖尿病心肌病。

禁忌证：①对本品及本品所含成分、α–糖苷酶抑制剂类药物过敏者禁用；②慢性胃肠功能紊乱患者禁用；③妊娠期妇女禁用；④严重肝脏、肾脏功能损害患者禁用。

用法用量：嚼碎后与第一口或前几口食物一起服用。起始剂量1片/次，3次/日，4周后递加至2片/次，3次/日，疗程24周。

2. 速效救心丸

组成：川芎、冰片。

功效：行气活血，祛瘀止痛，增加冠状动脉血流量，缓解心绞痛。

适应证：糖尿病心肌病痰浊瘀阻证。症见心胸阵痛或心胸憋闷，痰多口黏，伴有头晕、头重如裹，舌质紫暗或有瘀斑瘀点，舌体胖大，苔白腻或黄腻，脉弦滑或弦涩等。

禁忌证：孕妇及对本品所含成分过敏者禁用。

用法用量：含服，4 ～ 6 丸 / 次，3 次 / 日；急性发作时，10 ～ 15 丸 / 次。

3. 心通颗粒

组成：黄芪、党参、麦冬、何首乌、淫羊藿、葛根、当归、丹参、皂角刺、海藻、昆布、牡蛎、枳实。

功效：益气养阴，化痰通络。

适应证：糖尿病心肌病气阴两虚、痰瘀痹阻证。症见心悸，胸闷，胸痛，口干，乏力，失眠，盗汗，舌质偏红，苔少，脉象细弱无力或结代。

禁忌证：孕妇禁用。

用法用量：开水冲服，1 ～ 2 袋 / 次，2 ～ 3 次 / 日。

4. 芪苈强心胶囊

组成：黄芪、人参、附子、丹参、葶苈子、泽泻、玉竹、桂枝、红花、香加皮、陈皮等。

功效：益气温阳，活血通络，利水消肿。

适应证：糖尿病心肌病阳气亏虚，络瘀水停证。症见心慌气短，动则加剧，夜间不能平卧，下肢浮肿，倦怠乏力，小便短少，口唇青紫，畏寒肢冷，咳吐稀白痰等。

禁忌证：尚不明确。

用法用量：口服，4 粒 / 次，3 次 / 日。

5. 稳心颗粒

组成：党参、黄精、三七、琥珀、甘松。

功效：益气养阴，活血化瘀。

适应证：糖尿病心肌病气阴两虚血瘀证。症见心悸不宁，气短乏力，胸闷胸痛，室性期前收缩、房性期前收缩等。

禁忌证：缓慢型心律失常（如病态窦房结综合征、房室传导阻滞等）禁用。对本品及所含成分过敏者禁用。

用法用量：开水冲服，1 袋 / 次，3 次 / 日，或遵医嘱。

6. 培元通脑胶囊

组成：制何首乌、熟地黄、天冬、龟甲（醋制）、鹿茸、肉苁蓉（酒制）、肉桂、赤芍、全蝎、水蛭（烫）、地龙、山楂（炒）、茯苓、炙甘草。

功效：息风化痰，溶栓通络。

适应证：糖尿病心肌病痰浊瘀阻证。症见心胸阵痛或心胸憋闷，痰多口黏，伴有头晕、头重如裹，舌质紫暗或有瘀斑瘀点，舌体胖大，苔白腻或黄腻，脉弦滑或弦涩等。

禁忌证：孕妇禁用，产妇慎用。

用法用量：口服，3 粒 / 次，3 次 / 日。

7. 脑心通胶囊

组成：黄芪、赤芍、丹参、当归、川芎、桃仁、红花、醋乳香、醋没药、鸡血藤、牛膝、桂枝、桑枝、地龙、全蝎、水蛭等。

功效：益气活血，化瘀通络。

适应证：糖尿病心肌病气虚血滞，脉络瘀阻证。症见胸痹心痛、胸闷、心悸、气短。

禁忌证：孕妇禁用。对本品及所含成分过敏者禁用。

用法用量：口服，2～4粒/次，3次/日，或遵医嘱。

第三节　病证结合康复和预防

一、病证结合康复

（一）针刺

1. 耳针

取穴：心、肺、肾、神门、交感、定喘、内分泌。

操作方法：局部常规消毒，然后以0.5～1寸毫针，针刺双耳耳穴，深度以不穿透耳郭背面皮肤为度，捻转1～2min，要求局部有胀痛或热感，然后在针上接通电针仪，给予连续波，频率为5 Hz，强度以患者能耐受为度。留针30min，1次/日，针6次后休息1日，4周为1个疗程。

适应证：糖尿病心肌病的辅助治疗。

禁忌证：耳部皮肤过敏、破溃者。

2. 体针

取穴：内关、间使、通里、少府、心俞、神门、足三里。

操作方法：患者取仰卧位，各穴皮肤常规消毒，进针得气后行平补平泻手法，患者有酸麻胀痛感觉，留针20min。出针后，患者再取俯卧位，常规消毒，取心俞穴进针0.5寸，得气后留针20min。

适应证：糖尿病心肌病的辅助治疗。

禁忌证：晕针者，皮肤过敏、破溃者。

（二）药膳

黄芪丹参食疗汤

组成：黄芪30g，丹参5g，猪瘦肉100g。

功效：补益心气，活血化瘀。

制作方法：黄芪、丹参、猪瘦肉，加水200ml，文火慢熬成100ml，分2次温服，1次/日，共12周。

适应证：糖尿病心肌病气虚瘀血证的辅助治疗。症见心悸，气短，劳则加重，水肿，口唇青紫等。

禁忌证：尚不明确。

（三）穴位贴敷

取穴：虚里、膻中、心俞（双侧）、肾俞（双侧）、厥阴俞（双侧）、内关（双侧）。推荐配方：桂枝 15g，红花、泽泻、红参各 10g，细辛、鹿茸各 6g，白芥子 4g，焙干研末，用姜汁调匀。

操作方法：一次贴敷 6h，1 次 /2 日，4 周为 1 个疗程，连续治疗 3 个疗程。

适应证：糖尿病心肌病的辅助治疗。

禁忌证：对药物或敷料成分过敏者或贴敷部位有创伤、溃疡者。

（四）传统功法

1. *太极拳*　太极拳运动可有效控制糖尿病患者血糖，减轻体重，降低血压、血脂，增加心率储备及心肺功能，减缓心室重构和心力衰竭进程，改善焦虑、抑郁状态，提高患者生命质量、降低死亡率。

方法：热身 10min，二十四式简化杨氏太极拳 60min，10min 放松运动，每周至少进行 5 次康复训练，24 周为 1 个疗程。

适应证：糖尿病心肌病的辅助治疗。

禁忌证：3 个月内发生过不稳定型心绞痛或心肌梗死，或进行心脏外科大手术，纽约心脏病协会（NYHA）心功能分级Ⅳ级；未控制的恶性室性心律失常者；合并中重度肝肾功能异常；严重慢性阻塞性肺疾病、肌肉骨关节疾病影响运动能力及严重认知障碍。

2. *八段锦*　可有效改善糖尿病患者胰岛 β 细胞功能，降低血糖、血压、血脂，降低心肌耗氧，抑制心室重构，改善冠状动脉内皮功能及心脏泵血功能。同时，兼具调神、调心的特点，可通过调理气血，疏导情志，改善心脏病患者的抑郁、焦虑状态，改善患者睡眠、缓解不良情绪。

方法：热身 10min，八段锦八节动作 30min，10min 放松运动，每周至少进行 5 次，12 周为 1 个疗程。

适应证：糖尿病心肌病的辅助治疗。

禁忌证：3 个月内发生过不稳定型心绞痛或心肌梗死，或进行心脏外科大手术，NYHA 心功能分级Ⅳ级；未控制的恶性室性心律失常者；合并中重度肝肾功能异常；严重慢性阻塞性肺疾病、肌肉骨关节疾病影响运动能力及严重认知障碍。

（五）情志疗法

心有“主血”和“藏神”的功能，在糖尿病心肌病的康复治疗过程中，注重“心体与心神”共治，可有效改善患者负面心理状态，有助于提高患者生命质量。

方法：①注重心理支持治疗，给予个体化心理疏导，帮助患者识别负性情绪，暴露认知偏倚，确定干预目标。②根据不同证型灵活采用活血、养血、解郁、化痰、滋阴、清火类中药调理心神。

适应证：糖尿病心肌病的辅助治疗。

禁忌证：尚不明确。

二、病证结合预防

（一）未病先防

此期属于糖尿病心肌病早期阶段，以原发病糖尿病表现为主，在严格控制血糖的基础上，应发挥中医治未病的特点，干预 DCM 的危险因素，按照原发病糖尿病的特点进行辨证论治并适当采用补心气、养心阴的中药进行治疗，如黄芪、红景天、麦冬、五味子等。做到未病先防，已病早治，预防心肌病变发生发展和靶器官损伤。

（二）既病防变

此期属于糖尿病心肌病代偿期阶段，应在治疗消渴的基础上，围绕“消渴心悸、消渴胸痹、消渴心力衰竭”进行综合防治和康复治疗。预防低血糖与控制高血糖并重，定期评估心脏功能，干预 DCM 的危险因素，多措施综合防控。根据心肌病变“虚、瘀、痰、水”的病理特点，可应用益气、养阴、行气、活血、化瘀、利水类中药治疗，如黄芪、麦冬、川芎、丹参、瓜蒌、水红花子等，延缓心肌病变和心力衰竭的发展。

（三）病后防复

此期属于糖尿病心肌病失代偿期阶段。此期更要注重中西医结合，把握病情。既要防止病情反复，又要把控各种急危重症，应及时或择期转入心病科或重症医学科，进行进一步专业专科治疗。

第11章 糖尿病合并脑血管病

糖尿病合并脑血管病（diabetic cerebrovascular disease，DCD）是临床常见的糖尿病慢性并发症。DCD 主要以糖尿病小微血管病变为主，包括缺血性脑梗死、脑白质变性及相关的认知功能障碍、抑郁焦虑症等。流行病学研究表明糖尿病合并脑血管病患病率高达 16.4% ～ 18.6%，其中缺血性脑血管病的患病率为非糖尿病人群的 4 倍。糖尿病并发的脑血管病变是导致糖尿病患者死亡的主要原因，而且病残率、复发率较高，病情恢复较慢，预后较非糖尿病脑血管病差，严重威胁着患者的身心健康和生活质量。本病属于中医消渴厥、消渴中风（中经络）等范围。病因病机以气阴两虚为本，痰浊瘀血痹阻脑络，气血逆乱于脑所致。涉及虚、火、风、痰、气、血等方面。

第一节　病证结合诊断

一、西医诊断标准

1. 缺血性脑卒中与短暂性脑缺血发作（transient ischemic attack，TIA）　根据《国际疾病分类》（第 11 次修订本）（ICD-11）对缺血性脑卒中的定义，有神经影像学责任缺血病灶时，无论症状 / 体征持续时间长短都可诊断缺血性脑卒中，但在无法得到影像学责任病灶证据时，仍以症状 / 体征持续超过 24h 为时间界限诊断缺血性脑卒中。应注意多数 TIA 患者症状不超过 0.5 ～ 1h。

2. 急性缺血性脑卒中

（1）急性起病。

（2）局灶神经功能缺损（一侧面部或肢体无力或麻木、语言障碍等），少数为全面神经功能缺损。

（3）影像学出现责任病灶或症状 / 体征持续 24h 以上。

（4）排除非血管性病因。

（5）脑 CT/MRI 排除脑出血。

3. 2 型糖尿病

（1）典型糖尿病症状（多食、口渴多饮、多尿、体重减轻）+ 随机血糖＞ 11.1mmol/L。

（2）FBG ＞ 7.0mmol/L。

（3）餐后 2h 血糖（2-hour postprandial blood ylucose，2hPG）＞ 11.1mmol/L。

（4）HbA1c ＞ 6.5%。

二、中医辨证分期分类诊断

DCD 是在糖尿病病久阴津不足、肝肾阴虚、阴阳失调的基础上，复因气、火、痰、瘀等原因，致肝阳暴涨，气血上逆，夹痰夹火，横窜经络，蒙蔽清窍所致，其病位在脑，与心、肾、肝、脾密切相关。本为肝肾阴虚，气虚血瘀；标为风火相搏，痰湿壅盛，瘀血阻滞，气血逆乱。随着病情进展，病情呈动态演变，可分为先兆期、急性期、恢复期及后遗症期，基本按照气虚血瘀、风痰阻络、肝阳上亢、痰热腑实、肝肾阴虚的规律动态演变。

（一）先兆期

先兆期即发病前 7 ～ 30 日，出现头昏、眩晕，头痛，肢体麻木或乏力等先兆症状，多在 24h 内完全消失。发病常见诱因多为久病耗气，气虚运化无力，瘀血内生，窍络窒塞，变生风痰，阻于脑脉。多伴血黏度升高，血流速度减慢，经颅多普勒超声（transcranial doppler，TCD）提示脑供血不足，血管彩超提示动脉斑块。此期常见证型包括气虚血瘀证、风痰阻络证。

（二）急性期

急性期即发病 2 周以内，最长至 1 个月。表现为神志昏蒙、半身不遂，口舌㖞斜，舌强言謇或不语；或头痛，眩晕，呕吐，烦躁，痰多，呃逆，二便失禁或不通。多由于久病耗气伤津，气虚血瘀，神机失用；或阴亏于下，肝阳暴亢，阳亢风动，上犯清空；或痰浊化热内阻，腑气不通，逆上闭于清窍。多伴血压升高，D- 二聚体升高，CT 或 MRI 提示以大片状病灶为主，病变部位在基底节区。此期常见证型包括气虚血瘀证、风痰阻络证、肝阳上亢证、痰热腑实证。

（三）恢复期

恢复期即发病2周至6个月，其间仍有偏瘫，口眼㖞斜，语言及感觉障碍，或伴认知、情感障碍。多由于久病耗气，气虚运化无力，瘀血内生，脑络不通，或肝肾阴虚，神机失用。血管彩超多提示动脉斑块、血流速度减慢；CT 或 MRI 提示脑实质软化灶，以小片状病灶为主，病变部位多在放射冠区。此期常见证型包括气虚血瘀证、肝肾阴虚证。

（四）后遗症期

后期症期即发病 6 个月后，仍有头晕、偏瘫、语言障碍等症状。多由于久病耗气，运化无力，风痰内生，阻滞脑络；或久病肝肾亏虚，肢体失养。MRI 多提示脑室扩大、沟回变宽。此期常见证型包括风痰阻络证、肝肾阴虚证。

三、病因病机

（一）内皮细胞损伤与瘀阻脑络

研究显示 2 型糖尿病住院患者中多兼血瘀证，阴虚热盛证、湿热困脾证、气阴两虚证、阴阳两虚证各证型中均可兼血瘀证。血瘀贯穿消渴始终，瘀血阻滞于脑络中，导致中风的发生率大大提升。研究发现血瘀证形成过程中，存在内皮功能紊乱，表现为血栓素 A2（TXA2）/ 前列环素（PGI2）、组织型纤溶酶原（t-PA）/ 纤溶酶原激活物抑制因子（PAI）失衡。而血瘀证发生时，血管内皮细胞的胞内游离钙浓度升高，导致其屏障功能下降。血管内皮细胞是脑血管系统的重要组成部分，在缺血性卒中的病理过程中起着重要作用。内皮细胞的主要功能之一是在生理条件下维持血脑屏障的完整性。缺血性卒中后，血脑屏障被破坏，导致出血性转化和脑组织梗死。活血类中药可以从多方面、多层次修复损伤的血管内皮以起到对于缺血性脑卒中的治疗作用。

（二）血小板功能异常与瘀血阻络

中医学认为消渴以阴虚为本，燥热为标，阴虚则津亏液少，不能载血循经畅行，加之燥热内灼，煎熬营血，血行涩滞，形成血瘀。现代医学认为血小板功能失常是糖尿病瘀血证主要表现之一，糖尿病患者常伴有血小板形态及功能异常。这种血小板形态和功能发生变化，被认为是一种血小板反应性增强的“血栓前状态”。在糖尿病患者体内的高血糖状态下，血小板通过多种信号途径达到过度活化状态，并在糖尿病血管病变的进展中发挥关键作用。主要表现为血小板黏附、聚集于内皮受损伤部位，释放生长因子，促进血管平滑肌增生，导致动脉粥样硬化，最终引起糖尿病合并脑血管病。

（三）胰岛素抵抗与痰湿阻滞

研究发现痰湿与胰岛素抵抗（IR）密切相关，痰湿质糖尿病患者 IR 最为显著。胰岛素是体内胰岛 β 细胞所分泌的正常生理激素，是人体的“血气”，胰岛素抵抗的病理过程即为“化失其正，则脏腑病，津液败，而血气即成痰涎”的形成痰湿的病理过程。IR 是糖尿病合并脑血管病的核心要素，参与动脉粥样硬化过程，促进泡沫细胞和易损斑块的形成，诱导巨噬细胞凋亡和内质网应激，导致斑块坏死。此外，IR 还引起氧化反应、慢性炎症和内皮功能障碍，促进血管老化和重塑障碍。IR 影响血小板功能，导致纤溶紊乱和血流动力学改变，增加缺血性脑卒中的风险。研究表明，IR 也是高血压的“触发器”，可导致钠潴留、循环液量增加和交感神经系统激活。

四、临床表现

1. 气虚血瘀证

临床表现：肢体麻木，短暂瘫软，语涩，或单侧肢体无力，忧郁、心悸失眠；伴面色㿠白、气短乏力。舌质暗，苔薄白，脉弱或细涩。

2. 风痰阻络证

临床表现：头晕目眩，步态不稳或有飘浮感，或半身不遂，短暂语涩，口舌㖞斜，舌强语謇，肢体麻木，或咯黏痰，便秘。舌质胖或大，苔腻或厚，脉弦或弦滑。

3. 肝阳上亢证

临床表现：眩晕，头痛，面红目赤，心烦易怒，或半身不遂，肢体强硬拘急，言謇，口舌㖞斜，口苦，耳鸣，尿黄。舌红，苔薄黄，脉弦有力。

4. 痰热腑实证

临床表现：面红烦热，半身不遂，口舌㖞斜，舌强，咯黏痰，腹胀便秘。舌红，苔黄腻或灰黑，脉弦滑。

5. 肝肾阴虚证

临床表现：头昏头晕，耳鸣健忘，口舌㖞斜，语言不利，半身不遂，或伴腰膝酸软，失眠多梦，心烦。舌红，苔少，脉细数。

第二节　病证结合治疗

一、分期辨证治疗

1. 气虚血瘀证

治法：益气活血，化瘀通络。

方药：补阳还五汤（《医林改错》）。黄芪、当归、赤芍、地龙、川芎、桃仁、红花。

2. 风痰阻络证

治法：化痰通络息风。

方药：导痰汤合牵正散（《杨氏家藏方》）。半夏、陈皮、枳实、茯苓、制天南星、白附子、僵蚕。

3. 肝阳上亢证

治法：平肝潜阳。

方药：天麻钩藤饮（《杂病证治新义》）加减。天麻、钩藤、石决明、栀子、黄芩、川牛膝、杜仲、桑寄生、益母草、夜交藤、茯神。

4. 痰热腑实证

治法：清热攻下，化痰通络。

方药：星蒌承气汤（《实用中医内科学》）加减。生大黄、芒硝、胆南星、全瓜蒌。

5. 肝肾阴虚证

治法：滋补肝肾。

方药：地黄饮子（《黄帝素问宣明论方》）加减。熟地黄、巴戟天、山萸肉、五味子、肉苁蓉、远志、肉桂、茯苓、麦冬、石菖蒲、大枣、石斛。

二、辨症状治疗

1. 眩晕　多为脾虚痰湿，用石菖蒲、远志、茯苓，或选半夏白术天麻汤。

2. 肢体麻木　多为气血亏虚、脉络痹阻，用黄芪、当归，或选黄芪桂枝五物汤。

3. 舌强语謇　多为风痰瘀阻，用僵蚕、薤白、桃仁，或选解语汤。

4. 痴呆　多为血瘀，用川芎、郁金，或选通络补脑汤；或为肾虚，用益智仁、胡桃仁，或选补肾益脑汤。

5. 抑郁　多为肝郁气滞，用佛手、川芎、郁金，或选小柴胡汤。

6. 遗尿　多为脾肾两虚，用益智仁、覆盆子、桑螵蛸，或选助老汤合鳖首散。

7. 头痛　多为肝阳上亢，用龙骨、龟甲，或选天麻钩藤饮合杞菊地黄汤。

三、辨指标治疗

1. 高血压　先兆期或急性期多为肝阳上亢，用天麻、钩藤，或选用天麻钩藤饮。

2. 脑动脉硬化　先兆期或后遗症期多为气虚血瘀，用黄芪、川芎、丹参，或选补阳还五汤。

3. 脑实质损伤　①脑梗死，急性期或恢复期为气虚血瘀，用黄芪、川芎、川牛膝，或选补阳还五汤。②脑微出血，急性期多为血瘀，用花蕊石、蒲黄，或选血府逐瘀汤。③脑白质变性，后遗症期多为肝郁痰阻，用枳实、延胡索、瓜蒌，或选柴芩温胆汤。

4. 高D-二聚体水平　急性期或后遗症期，多为痰瘀阻络，用僵蚕、水蛭，或选用天麻钩藤饮。

5. 血黏度升高　先兆期或后遗症期，多为气虚血瘀，用黄芪、丹参，或选补阳还五汤。

6. 影像学检查　研究表明影像学检查结果与中医证型相关。①急性期：提示基底节区大片状病灶，多属痰湿，用半夏、茯苓，或选涤痰汤；或属痰热腑实，用竹沥、大黄，或用星蒌承气汤。②后遗症期：提示放射冠区小片状病灶，多为气虚血瘀，用黄芪、郁金、川芎，或选用补阳还五汤。

四、辨体征治疗

1. 口眼㖞斜　多为风痰阻络，用白芥子、僵蚕，或选牵正散。

2. 动作迟缓　多为气虚血瘀，用黄芪、川芎、郁金，或选补阳还五汤。

3. 反应迟钝　多为肝肾阴虚，用熟地黄、巴戟天、山萸肉，或选地黄饮子。

4. 半身不遂　多为气虚血瘀，用黄芪、川牛膝，或选补阳还五汤。

五、专方专药治疗

（一）单味药

1. 天麻

功效：平肝息风，通络止痉。

现代药理作用：抑制细胞凋亡，维护神经胶质细胞稳态，促进神经发生，保护血脑屏障完整性。

2. 三七

功效：祛瘀止血，活血止痛。

现代药理作用：抑制线粒体凋亡，并抑制 c-Jun 氨基端蛋白激酶（c-Jun *N*-terminal protein kinase，JNK）信号转导蛋白激活，保护脑细胞。

3. 僵蚕

功效：化痰，息风，止痉。

现代药理作用：增加凝血酶时间，刺激神经生长因子合成。

（二）对药

1. 赤芍 + 牡丹皮

功效：活血化瘀。

现代药理作用：抗凝，减少血液黏稠度，抗氧化应激。

适应证：可用于各期。

2. 功劳叶 + 仙鹤草

功效：益肾补虚。

现代药理作用：保护神经，减轻灌注再损伤，抑制细胞凋亡，抗炎。

适应证：多用于恢复期和后遗症期。

3. 黄芪 + 当归

功效：益气补血。

现代药理作用：抑制巨噬细胞，消除动脉粥样硬化斑块。

适应证：多用于恢复期和后遗症期。

4. 地龙 + 僵蚕

功效：平肝息风。

现代药理作用：抗血栓形成，缓解动脉粥样硬化。

适应证：多用于恢复期和后遗症期。

（三）角药

1. 丹参 + 川芎 + 水蛭

功效：活血化瘀。

现代药理作用：扩张动脉，增加脑组织及肢体血流量，改善微循环。

适应证：可用于各期。

2. 鸡血藤 + 海风藤 + 钩藤

功效：活血通络。

现代药理作用：调节血管内皮细胞功能。

适应证：多用于后遗症期。

3. 人参 + 大黄 + 瓜蒌

功效：补气泻热化浊。

现代药理作用：降脂、降低炎症介质水平，改善内皮功能、抑制平滑肌增殖。
适应证：多用于急性期。

（四）经验方

1. 大黄通腑汤
组成：大黄、石膏、知母、瓜蒌、黄芩、薄荷、厚朴、白芷。
功效：通腑化痰。
适应证：急性期痰热腑实证。
2. 加味化痰通络汤
组成：半夏、茯苓、白术、胆南星、天竺黄、天麻、香附、生大黄、丹参、赤芍、桃仁、红花。
功效：化痰息风通络。
适应证：急性期脑梗死风痰阻络证。
3. 中风星蒌通腑方
组成：大黄、胆南星、瓜蒌、枳实、丹参。
功效：通腑化痰。
适应证：急性期痰热腑实证。
4. 益气活血方
组成：黄芪、赤芍、川芎、丹参、熟地黄、葛根、石菖蒲、水蛭。
功效：益气活血。
适应证：急性期气虚血瘀证。
5. 益气活血通络汤
组成：炙甘草、川芎、地龙、水蛭、红花、桃仁、鸡血藤、丹参、当归、黄芪。
功效：益气活血通络。
适应证：急性期痰瘀阻络证。
6. 葛根通络饮
组成：葛根、丹参、太子参、夏枯草、僵蚕。
功效：益气活血，祛痰通络。
适应证：恢复期气阴两虚、痰瘀同病证。
7. 温阳复元方
组成：白附子、桂枝、黄芪、党参、石菖蒲、淫羊藿、三七。
功效：温阳益气，化痰通络。
适应证：恢复期肝肾阴虚、血瘀痰阻证。
8. 益肾解痉汤
组成：天麻、杜仲、山萸肉、三七、白芍、全蝎。
功效：补肝益肾，化瘀通络。
适应证：后遗症期肝肾亏虚、脉络瘀阻证。

六、中成药治疗

1. 灯盏生脉胶囊

功效：益气养阴，活血健脑。

适应证：气阴两虚、瘀阻脑络证。

禁忌证：脑出血急性期禁用。

用法用量：2粒/次，3次/日，2周为1个疗程。

2. 千草脑脉通

功效：活血祛瘀，化痰活络。

适应证：缺血性脑卒中痰瘀阻络证。

禁忌证：孕妇禁用。

用法用量：20ml/次，3次/日，4周为1个疗程。

3. 通络化痰胶囊

功效：通腑化痰。

适应证：脑梗死恢复期痰瘀阻络证。

禁忌证：出血性脑梗死患者禁用；妊娠或哺乳期妇女禁用。

用法用量：3粒/次，3次/日，2周为1个疗程。

4. 舒脑欣滴丸

功效：理气活血，化瘀止痛。

适应证：缺血性中风瘀血证。

禁忌证：脑出血患者禁服；孕妇禁用。

用法用量：4粒/次，3次/日，2周为1个疗程。

5. 培元通脑胶囊

功效：益肾填精，息风通络。

适应证：缺血性中风中经络恢复期瘀血阻络证。

禁忌证：孕妇禁用，产妇慎用。

用法用量：3粒/次，3次/日，2周为1个疗程。

6. 川蛭通络胶囊

功效：活血化瘀，益气通络。

适应证：脑梗死恢复期血瘀气虚证。

禁忌证：对本品过敏者禁用。

用法用量：2粒/次，3次/日，4周为1个疗程。

第三节　病证结合康复和预防

一、病证结合康复

（一）针刺

1. 缺血性脑血管病变急性期风痰阻络证

症状：偏侧轻瘫，一侧感觉障碍，偏盲，眩晕伴共济障碍。

取穴：上星、印堂、百会、双侧风池、天柱、颈夹脊穴。

操作方法：毫针直刺，捻转提插手法得气加脉冲治疗仪。

2. 脑卒中急性期痰热腑实证

症状：头晕痛，神志恍惚，恶心呕吐，腹胀，吞咽发呛。

取穴：手足十二井穴、十宣、鬼眼四穴、降压沟、肝阳、曲泽。

操作方法：毫针进针后留针 40 ～ 60min。

3. 脑卒中恢复期神经功能缺损阴虚风动证

症状：意识障碍，构音障碍，凝视麻痹，肢体共济失调。

取穴：取额部头皮、顶部头皮、颞部头皮相应投射区。

操作方法：单手夹持斜向刺进，留针 30min。

4. 脑卒中后遗症期吞咽困难风痰阻络证

症状：饮水呛咳、进食困难等。

取穴：内关、水沟、三阴交、极泉、委中、尺泽、风池、完骨、翳风、廉泉、旁廉泉、金津、玉液。

操作方法：醒脑开窍针刺法。

5. 脑卒中后遗症期吞咽困难风痰阻络证

症状：声嘶语謇、舌强、口角流涎、进食、饮水呛咳。

取穴：上廉泉、双侧风池、双侧完骨、翳风、人迎。

操作方法：毫针直刺，提插手法得气后用捻转手法。

6. 脑卒中后遗症期肩 - 手综合征风痰阻络证

症状：偏瘫患侧肩胛周围进行性疼痛和运动受限。

取穴：天宗、曲池、合谷。

操作方法：毫针直刺，行捻转提插手法得气，平补平泻。

7. 脑卒中后遗症期偏瘫肝肾阴虚证

症状：神志清楚，肢体功能障碍，偏瘫侧肌力 0 ～ 4 级。

取穴：足三里、阳陵泉、委中、环跳、曲池、合谷、心俞、膈俞、肾俞、大椎。

操作方法：毫针直刺，行捻转提插手法得气后留针。

8. 脑卒中后遗症期构音障碍风痰阻络证

症状：偏瘫、神识昏蒙、言语謇涩、偏身感觉障碍。

取穴：百会、舌三针、金津、玉液、风池、翳风。

操作方法：行捻转手法得气后留针。

9. 脑卒中后遗症期轻度认知障碍气虚血瘀证

症状：记忆力下降、轻度认知功能障碍。

取穴：百会、神庭。

操作方法：毫针斜刺，针灸仪断续波留针。

（二）灸法

1. 温针灸

取穴：肩髃穴。

操作方法：单手进针，平补平泻，持艾条，悬于肩髃穴上方，灸治20min。

适应证：脑卒中后肩痛。

2. 雷火灸

取穴：神阙、双侧足三里穴。

操作方法：取雷火灸离皮肤2～3cm，保持30min。

适应证：脑卒中后疲劳。

（三）推拿

1. 适应证　脑中风后恢复期半身不遂、偏瘫。

操作方法：推印堂，点按头维、百会、风池穴；按揉肩髃、臂臑、曲池、手三里、合谷穴；推督脉与膀胱经，点按肝俞、肾俞及下肢的环跳、承扶、殷门、委中、承山等穴，按揉髀关、风市、伏兔、血海、梁丘、膝眼、足三里、三阴交、解溪等穴。

2. 适应证　脑卒中后失语症。

操作方法：印堂上推至发际，分推太阳穴，急搓大椎穴，揉百会、四神聪穴，拇、示指揉拿风池穴，重揉按哑门、风府穴，压听会、听宫、耳门，捏廉泉穴，压揉合谷、中渚等穴。

3. 适应证　糖尿病合并颅脑损伤便秘。

操作方法：脐部顺时针按摩，一指禅推中脘、大横、天枢及关元穴。

（四）穴位贴敷

1. 脑卒中后偏瘫

操作方法：瘫可愈丸药用麝香、冰片、丹参、血竭、水蛭、天麻、鹿茸、石菖蒲、天竺黄、朱砂、羚羊角粉。贴敷曲池、手三里、外关、阳溪、阳池、阳谷、合谷、环跳、风市、伏兔、血海、鹤顶、梁丘、外膝眼、内膝眼、阳陵泉、阴陵泉、足三里、丰隆、绝骨、三阴交、商丘、侠溪、丘墟、行间。每日选2～6穴，3日换1次，10日为1个疗程。

2. 中风后运动性失语

操作方法：解语膏药用穿山甲、生乌头、红海蛤、三七粉、冰片、薄荷脑。取穴劳宫、涌泉。1 次 / 日，共治疗 4 周。

（五）耳穴

取穴：耳穴神门、脑干、心、肝、肾。

操作方法：针刺耳穴，1 次 / 日，每周治疗 5 次，共治疗 6 周。

适应证：DCD 抑郁。

（六）热疗

操作方法：温经通络散（艾叶、桂枝、伸筋草、独活、海桐皮、白芷、五加皮、紫苏叶、花椒、枳壳）焖煮药包热敷，1 次 / 日，连续 20 日为 1 个疗程。

适应证：脑卒中后遗症期肩痛。

（七）功法

方法：六字诀功法。嘘字诀：上下门牙受力，嘴唇分开。呵字诀：嘴巴自然张开。呼字诀：感觉声音的力量就在喉咙里呼出。呬字诀：嘴微微张开，嘴角向后移动。吹字诀：嘴唇中间稍微张开。嘻字诀：上下牙咬合，嘴唇用力向两边分开。

适应证：脑卒中后遗症期构音障碍。

（八）心理康复

方法：深入了解患者心态，及时进行针对性疏导；以通俗的语言，向患者普及疾病知识。动态掌握患者心理情绪的改变，帮助患者消除恐惧不安心理，最大程度地满足患者心理需求、生理需求。

适应证：糖尿病脑梗死。

（九）生活能力康复

方法：制订个体化康复目标及康复治疗方案，包括高压氧、针灸、神经肌肉电刺激、四肢智能主被动康复功率自行车、运动、作业等。在专业治疗师指导下进行，每次 20 ～ 40min，6 次 / 周，治疗 4 周。

适应证：糖尿病脑卒中。

二、病证结合预防

（一）未病养生，防病于先

西医中的一级预防相当于“未病”阶段，《金匮要略》首篇《脏腑经络先后病脉证第一》中就以中风为例，阐明了防止中风等病证出现的切实可行的方法，即“若人能养慎，不令邪风干忤经络……房室勿令竭乏，服食节其冷热苦酸辛甘，不遣形体有衰，病则无由入其腠理”，便说明了人处于未病阶段，当通过内养正气，以使气血充盈、血行通畅，形成机体阴阳平衡的态势，正气存内邪不可干，这样便可以防御外邪的侵犯，不致使风邪侵入经络；自身日常调摄当与天相应，遵守天地自然间气候及客观自然环境的变化规律，调整自身的生活作息习惯。依据西医的现代医学理论，当前对脑卒中的预防也主要是针对低风险人群，研究各种致病危险因素的致病机制及防治方法，不良情绪、高血压、高热量饮食、高胆固醇血症、高脂血症、久坐、长期饮酒及吸烟都是脑卒中的高危因素。

按照现代中医学者的观点，中风多是由于风、火、痰、虚、瘀导致气血运行受阻，导致血脉不通，脑髓失养，五体不濡，导致中风。尤其糖尿病患者以阴虚为本，更易灼伤气阴，生瘀化痰，导致中风发生，应加强预防。结合中医体质辨识方法，及时挖掘出特定体质人群对于特定致病因素的易感性，在辨证施治及因人因病因证遣方用药的基础上，系统全面地开展情志调摄、饮食调养、起居调摄、运动保健、穴位保健等举措，与当前一级预防开展低风险因素的预防举措相辅相成，共同为预防中风的发生构建系统全面的防御体系。

（二）已病早治，防其传变

西医中的二级预防相当于“已病”阶段，《金匮要略》首篇《脏腑经络先后病脉证第一》中记载：“适中经络……四肢才觉重滞，即导引吐纳，针灸膏摩，勿令九窍闭塞。”一旦发现患病，马上意识到既病防变，出现“适中经络”，四肢九窍才觉重滞，尚没有闭塞，外邪侵犯人体表浅经络部位，在表证之时尚未入里之际，及时对患者运用导引吐纳、针灸膏摩等治疗手段，调畅气血运行，鼓邪外出，以防病邪深入脏腑。这亦是中风的重要防治原则。将中医病、体质、证、症及生化指标，病证结合，综合调摄，配伍以导引吐纳、针灸膏摩等措施，以及五禽戏等运动保健功法，在中风已病阶段具有重要意义。同时结合中风二级预防管控好相关基础疾病，抗血小板治疗，控制血压，降低血半胱氨酸，调控血糖、降低血脂、降低心源性中风风险等，最终实现既病防变，防止疾病进一步发展及出现并发症。

（三）瘥后调摄，防其复发

三级预防相当于“瘥后”阶段，即瘥后防复。为了预防病情的进一步恶化，应及时开展积极有效的预防措施，以避免并发症及防止再次发作。中风再次发作称为复中，复中患者的致残率、死亡率都比第一次发病的患者有所升高。《金匮要略》有“病虽愈，服之勿置”的说法，这就是瘥后防复思想的具体体现。疾病复发的条件主要体现在正虚未复、诱因作用、余邪未尽三个方面。

《医宗金鉴》有云“新愈之后，脏腑气血皆不足，营卫未通，肠胃未和”，疾病痊愈初期脏腑气血不足，正虚未复，营卫不和，因此在恢复期应注意饮食调摄。营卫未通，阴阳无法形成动态平衡，一身阴阳之气一时仍难以调和，因此中风早期应及时开展针灸、康复、介入干预等治疗措施调和一身阴阳。同时开展及时、标准、规范、适当的康复训练，调和营卫，调理阴阳平衡。关注诱因作用在中风瘥后防复中也具有十分重要的意义，成无己《注解伤寒论》中论述了食复与劳复两种情况，还应注意情绪、气候等不良致病因素，以防刺激患者，导致疾病复发。

中风发生以后，患者脏腑功能受损，调控能力下降，无法驱邪外出，导致病邪长期稽留不去，形成余邪未尽的情况。长期患病必然损耗人体正气，正气虚损，气不足则血不畅，血不畅则毒不排，气虚则无力推动血循脉行，气血运行不畅则易导致血瘀，瘀血长期停留则引起脑内清窍阻塞不通，血瘀在作为主要病理产物的同时，又以病理因素的身份继续导致发病。基于此有针对性地开展情志调摄、饮食调养、起居调摄、运动保健、穴位保健。

第12章 糖尿病下肢动脉病变

糖尿病下肢动脉病变（diabetic lower extremity arterial disease，DLEAD）指在糖尿病基础上下肢血管发生动脉粥样硬化，引起管腔狭窄或闭塞的病变。其以下肢麻木、疼痛，间歇性跛行，或静息痛，甚则肢体坏疽等为主要临床表现。与非糖尿病LEAD相比，DLEAD的病变更广、病情更重、预后更差且发病年龄更早，具有高发病率、高致残率及高病死率。本病起病隐匿，大多合并糖尿病神经病变，使得临床症状不典型，随着病程进展可导致下肢发生缺血性溃疡甚至截肢，还会使心血管事件的风险明显增加。流行病学调查结果显示，我国50岁以上2型糖尿病患者中下肢动脉病变（LEAD）的患病率高达21.2%。因此，对糖尿病患者而言，积极进行下肢动脉病变的筛查，早发现、早干预、早控制，对预防和延缓本病进展至关重要。中医学中无明确的DLEAD病名记载，多将其归属于“脉痹”“血痹”“脱疽”等范畴，认为由消渴日久，脏腑功能失调，痰浊瘀血之邪留滞血脉，气血不荣，血脉不通而成。病位在血脉，涉及脾、肝、肾等脏腑，病性多属本虚标实、虚实夹杂，正虚是发病之本，瘀血、湿热、痰浊为致病之标。

第一节　病证结合诊断

一、西医诊断标准

1. *病史*　符合糖尿病诊断。

2. *存在下肢动脉狭窄或闭塞的临床表现*

（1）症状：下肢发凉、怕冷、灼热、麻木、疼痛、酸胀，间歇性跛行等，甚至溃烂、坏死。

（2）体征：皮色暗红或苍白、皮温低、肌肉萎缩等营养障碍性改变，患肢足背动脉、胫后动脉甚则股动脉搏动减弱或消失。

3. *辅助检查*

（1）下肢彩色多普勒超声检查、CT血管造影（computed tomography angiography，CTA）、MRA或数字减影血管造影（digital subtraction angiography，DSA）等影像学检查提示下肢动脉有狭窄或闭塞病变。

（2）静息ABI $\leqslant$ 0.90；或运动时出现下肢不适且静息ABI $\geqslant$ 0.90的患者，如踏车平板试验后 ABI 下降 15% ～ 20% 也可做出诊断。

其中 1、2 为必备条件，3 中两者具备其一即可做出诊断。

临床确诊后，应根据患者的临床症状进行方丹（Fontaine）分期：Ⅰ期，无症状；Ⅱa 期，轻度间歇性跛行；Ⅱb 期，中到重度间歇性跛行；Ⅲ期，缺血性静息痛；Ⅳ期，缺血性溃疡或坏疽。

二、中医辨证分期分类诊断

糖尿病下肢动脉病变属消渴变证，根据其临床表现可归属于中医学“脉痹”“血痹”“脱疽”等范畴。脉痹、血痹指以血脉证候为突出表现的痹证，糖尿病下肢动脉病变未破溃者称为“脉痹”“血痹”，如《素问·痹论》言：“痹在于脉则血凝而不流。”“脉痹”“血痹”日久不愈，在此基础上病情进展，肢体发生破溃或坏疽者，称为“脱疽”，相当于现代医学的多种动脉狭窄或闭塞而导致的趾（指）脱落坏死性疾病，包括糖尿病肢体动脉闭塞症的坏疽、血栓闭塞性脉管炎坏疽等疾病。

本病辨证多属本虚标实、虚实夹杂，正虚是发病之本，所谓“大脉空虚，发为脉痹”；瘀血、湿热、痰浊为标。病位在肢体、血脉，涉及脾、肝、肾等脏腑。其病机发展随消渴的病程进展呈动态演变，可分为初期、中期和晚期：初期多由消渴迁延，气阴两虚，脉络瘀阻所致，临床表现以肢体麻木，皮肤失养为主；中期多由气阴两虚日久，化热生痰，湿热瘀阻，痰瘀互结，滞于血管所致，临床表现以肢体疼痛、肤色改变甚则破溃为主；晚期阴损及阳，阳虚寒凝，阴阳两虚，痰湿瘀热邪毒未清，肢体疼痛、麻木、破溃等症状进一步加重。

（一）初期

消渴日久，气阴两虚，气虚血行无力，血滞成瘀；阴虚津亏液少，血行黏滞成瘀，瘀血阻滞脉络，肢体皮肤失养。临床表现可见下肢麻木、肌肤甲错。下肢彩色多普勒超声检查、ABI 轻度异常。此期常见证型为气阴两虚，瘀血阻络证。

（二）中期

气阴两虚日久，阴虚内热；瘀血阻滞不散，郁久化热。加之外感湿邪或脾胃亏虚，痰湿内生，湿与热结，湿热瘀阻，灼伤血络。气虚气不布津，阴虚虚热灼津，化生痰浊，痰瘀互结，滞于血脉，血管损伤进一步加重。临床表现可见下肢疼痛，肤色改变，甚则局部皮肤破溃。下肢彩色多普勒超声检查、ABI 示疾病进展。此期常见证型为气阴两虚、湿热瘀阻证，气阴两虚、痰瘀阻络证。

（三）晚期

久患本病，阴损及阳，阳虚寒凝，阳气不达四末，肢体失于温养，寒邪凝滞，血瘀更甚，加重血管阻塞；气血阴阳亏虚，热毒、痰湿、瘀血之邪胶着未清，肢体脉络损伤更重。临床可见肢体麻木、疼痛加重，肢端冰凉，肢体破溃进一步加重，溃口难愈。下肢彩色多普勒超声检查、ABI 示血管损伤严重，肢体严重缺血。此期常见证型为阳虚寒凝证，阴阳两虚、余邪未清证。

三、病因病机

（一）内皮细胞损伤与湿热瘀阻

血管内皮细胞参与机体多种生物活性物质的生成释放、物质转运，与脾气散精、运化水谷精微的生理功能相合。脾为后天之本、气血生化之源。脾气健旺，气血化生充足，水谷精微运行通畅，内输脏腑，外注周身血脉，内皮细胞得以滋养，血液循行如常。脾胃损伤，津液不归正化则酿湿生痰，湿性重浊黏腻，易于化热，易袭下焦；脾虚气血生化乏源，气虚无力鼓动血行，血虚血滞而生瘀，湿、热、瘀互结，胶结不解，酿生浊毒。脾不能散精以荣养内皮，反积毒下注，湿热瘀毒吸附于血管内皮，导致内皮细胞持续受损，气血精微运行进一步受阻。这与DLEAD时血管内皮损伤的西医机制相似，在糖尿病高糖状态下，体内糖脂代谢异常、氧化反应剧烈，诱发慢性炎症，引起多种炎症因子的释放与聚集；大量堆积的糖脂代谢产物和持续的炎症刺激，与湿热瘀浊之毒相应，共同作用于血管内皮，造成内皮细胞损伤。此外，内皮细胞的完整性有助于血管系统维持非凝血状态，湿热瘀阻于脉络，血液流经阻滞之处易停积于内壁，加重瘀滞，这与内皮损伤后血小板及凝血功能异常，血液黏滞性增加，血流缓慢的病理机制相似。脾胃已虚，湿浊、热邪、瘀血持续产生，源源不断附于血管内皮，内皮细胞严重受损，管壁变厚、管腔狭窄，最终导致下肢血管缺血缺氧，发生病变。有研究发现，本病湿热、血瘀型患者血管内皮细胞明显受损，且湿热型患者内皮损伤程度重于血瘀型，多处于糖尿病下肢动脉病变坏死感染阶段，提示内皮细胞损伤与湿热瘀阻程度存在一定相关性。可见，血管内皮细胞损伤是DLEAD发生发展的重要病理基础，湿、热、瘀作为脾虚的病理产物逐渐产生，同时也作为致病因素导致或加重了内皮细胞损伤，两者主要通过影响血管功能、血液流动而在DLEAD的发病中发挥关键作用。

（二）血小板功能异常与瘀血阻络

瘀血为血液停积于体内而形成的病理产物，贯穿消渴始终，瘀血阻络、血脉闭塞是DLEAD的重要病机，如《类证治裁》言：“诸气血凝滞，久而成痹。”在正常血液循环中，血小板处于静息状态，糖尿病患者体内血小板异常活化，黏附聚集于损伤的血管内皮，释放生长因子，促进平滑肌细胞增殖，引发机体呈高凝状态，导致血管内血栓形成及管壁粥样硬化。由血小板功能异常导致血栓形成的发病机制，与中医学的瘀血阻络致病病机相似，血液高凝、血栓形成等病理改变属于中医“瘀血”的实质范畴。消渴日久，津液损耗，气血不畅，机体失和，无法维系血小板的正常功能，导致血小板异常活化，血液黏度增高，血流滞缓，瘀血内生，停积于脉内，脉不通血不流，下肢经脉失于濡养温煦。此外，高凝状态的血流可影响血红蛋白的携氧能力，使得体内氧含量下降，加重组织缺血、缺氧，与中医学中瘀血阻滞，旧血不去，新血不生的观点相吻合。有研究显示，DLEAD患者不同程度地存在血小板参数的异常，以活血化瘀法治疗本病，可有效改善血小板功能，抑制血小板活化，降低血液黏度，改善下肢血管的微循环，延缓血栓形成和粥样硬化病变的进展。可见，血小板功能异常为瘀血的发生提供了病理基础，瘀血久滞，血液循环受阻，又反过来影响血小板正常功能的发挥，形成恶性循环，加重下肢血管损伤。

（三）胰岛素抵抗与痰湿阻滞

胰岛素抵抗与 DLEAD 的发生密切相关，胰岛素抵抗多见于肥胖及过食肥甘厚味者，而这些人多符合中医学痰湿体质。目前认为，肥胖，尤其是向心性肥胖，是胰岛素抵抗发生的主要原因。中医学认为，肥胖主责于脾虚，属脂膏聚积体内之痰湿为患。饮食不节、过食肥甘、情志失调等因素均可直接或间接损伤脾胃，导致运化功能失常，水液内停，聚湿生痰。痰湿内阻，影响气血运行和机体代谢，加重脂肪的生成与积累，发展为肥胖，进而加重胰岛素抵抗。胰岛素抵抗又可导致脂代谢紊乱、血管内皮细胞功能异常、纤溶活性异常等，使得内源性胆固醇合成增多，血管通透性增加，TG、胆固醇、LDL 长期升高，与平滑肌、单核细胞、成纤维细胞结合，形成硬化斑块堵塞血管，最终引起下肢动脉病变。该病理机制符合关于痰证“是一个复杂的病理生理过程，涉及多器官、多系统，并非单纯的某种物质”的假说。从中医理论讲，糖、脂肪、蛋白质等营养物质可归属于“精微物质”范畴，脾虚运化功能失常，酿生痰湿，影响气血精微的生成输布；同时痰湿的产生亦可通过加重胰岛素抵抗，进一步影响糖脂等精微物质的合成转化，继而阻碍血液循行，损伤脉络，导致 DLEAD 的发生。

（四）炎症反应与痰湿瘀热阻滞

DLEAD 以动脉粥样硬化为病理基础，而炎症被认为在动脉粥样硬化的形成中发挥重要作用，慢性炎症的长期刺激可导致不稳定斑块的发生、演变及破裂。炎症反应是机体免疫功能失调的表现，而免疫调节与中医正气抗邪过程密切相关。免疫是机体识别和排除抗原性异物，发挥防御、自稳、监视作用，以维护自身生理平衡和稳定的一种功能，与中医正气抵御外邪、调节维持阴阳平衡的生理基础互通互用。“正气存内，邪不可干”，正气充足是机体发挥正常免疫功能的前提，若正气亏虚，免疫功能失调，不能及时识别并清除炎症因子等有害物质，则引发慢性炎症反应，损伤血管。长期高糖状态下，CRP、IL-6、TNF-α 等各类免疫炎症因子和炎症介质过度表达，影响糖脂代谢、加剧动脉血管壁损伤、参与血栓形成。研究显示，糖脂代谢异常、免疫炎症因子增加等为痰湿的物质基础，血栓形成与瘀血关系密切。基于此，有学者提出了“气虚生毒”学说，认为气虚生毒是免疫炎症紊乱的动态反应。正虚气血运行无力，水湿不化，湿聚成痰，血滞成瘀，郁久化热，终致生湿、生痰、生瘀、生热，痰、湿、瘀、热等病理产物留注脉中，不能正常输转，诸邪结滞成毒，持续损伤血管，导致经脉病变。正虚所产生的痰湿瘀热之邪毒致病，与免疫失调所导致的一系列炎症损伤相类似，炎症反应可看作是气虚生毒理论在人体的微观显现。另有研究表明，从中医益气解毒角度出发，可明显降低炎症因子水平，改善免疫炎症紊乱。由此可见，正气亏虚是炎症反应和痰湿瘀热发生的基本病机，炎症反应所产生的系列病理改变为痰湿瘀热之邪的微观征象，两者通过影响物质代谢、阻碍血液运行、损伤血管脉络，推动 DLEAD 的发生发展。

四、临床表现

（一）初期

气阴两虚，瘀血阻络证

临床表现：患肢麻木，肢端刺痛，皮肤干燥。可伴见神疲乏力，自汗盗汗，口干多饮，五心烦热，面色晦暗，心悸，失眠，小便短赤，大便秘结。舌红少津，舌有瘀点、瘀斑，舌下脉络青紫迂曲，苔薄或花剥，脉细涩，或弦细，或细数无力。

（二）中期

1. 气阴两虚，湿热瘀阻证

临床表现：患肢麻木，酸楚重着，局部灼痛，或红肿热痛，皮色暗红，皮温升高，遇热加重。伴见胸腹胀满不适，头身困重，神疲乏力，心胸烦闷，小便黄赤，大便不爽。舌质暗红或红绛，苔黄腻或黄，脉弦细数或滑数，趺阳脉减弱。

2. 气阴两虚，痰瘀阻络证

临床表现：患肢麻木、刺痛，酸胀不适，肌肤紫暗。神疲乏力，少气懒言，腹胀不适，胸闷纳呆，大便黏滞。舌质暗，或有瘀点，舌下脉络迂曲，舌体胖大有齿痕，苔白腻，脉细滑，或细涩，或沉涩无力。

（三）晚期

1. 阳虚寒凝证

临床表现：患肢发凉、麻木、疼痛，皮色苍白或暗紫，肢端冰凉，肢体冷痛，遇寒加重，得温稍减。形寒肢冷，面色㿠白，腰膝酸软，小便清长，大便稀溏，夜尿频多。舌淡暗，苔薄白或白滑，脉沉弦，或沉涩。

2. 阴阳两虚，余邪未清证

临床表现：患肢麻木不仁，持续疼痛，呈隐痛、刺痛或灼痛，昼轻夜重，肢体破溃，溃口不敛，肢体萎软无力，趺阳脉、太溪脉细微或消失。畏寒肢冷，腰膝酸冷，口干乏力，面容憔悴，头晕耳鸣，自汗盗汗，骨蒸潮热，失眠健忘，小便频数或饮一溲一，大便溏结不调。舌质淡红或淡暗，舌体胖大有齿痕，苔薄白或薄腻，脉沉无力。

第二节　病证结合治疗

一、分期辨证治疗

（一）初期

气阴两虚，瘀血阻络证

治法：益气养阴，活血祛瘀。

方药：四妙活血汤加减。金银花、玄参、当归、丹参、黄芪、甘草、赤芍、桃仁、红花、党参、生地黄、知母、白术等。

（二）中期

1. 气阴两虚，湿热瘀阻证

治法：清热利湿，活血化瘀，兼以益气养阴。

方药：四妙勇安汤（《验方新编》）加减。金银花、玄参、当归、甘草、赤芍、牛膝、黄芩、黄柏、连翘、栀子、防己、苍术、紫草、红花等。

2. 气阴两虚，痰瘀阻络证

治法：益气养阴，化痰祛瘀。

方药：生脉饮（《医学启源》）合补阳还五汤（《医林改错》）加减。人参、麦冬、五味子、黄芪、当归、赤芍、地龙、川芎、桃仁、红花等。

（三）晚期

1. 阳虚寒凝证

治法：温阳散寒，活血通脉。

方药：阳和汤（《外科证治全生集》）加减。熟地黄、肉桂、白芥子、姜炭、甘草、麻黄、鹿角胶等。

2. 阴阳两虚，余邪未清证

治法：调补阴阳，兼清余邪。

方药：托里消毒散（《外科正宗》）加减。人参、黄芪、白术、白芍、茯苓、当归、川芎、金银花、白芷、桔梗、皂角刺、甘草等。

二、辨症状治疗

1. 以患肢发凉、怕冷、疼痛，遇冷加重，得温则减为主要表现者，治宜温经止痛，可酌加桂枝、附子、川乌、草乌等。

2. 以患肢麻木如蚁行感较重为主要表现者，治宜舒筋通络，可酌加独活、防风、鸡血藤、青风藤、络石藤、豨莶草、僵蚕等。

3. 以患肢刺痛、固定不移，入夜尤甚为主要表现者，治宜通络止痛，可酌加丹参、地龙、延胡索、川芎、赤芍、三七、桃仁、红花、全蝎、地龙等。

4. 以患肢红肿、疼痛甚则破溃化脓，间歇性跛行为主要表现者，治宜清热解毒止痛，可酌加黄芩、黄柏、防己、苍术、赤芍、栀子、连翘、紫草、土茯苓等。

5. 患肢疼痛较轻，疮口脓汁清稀，经久不愈合者，治宜祛腐生肌，可用黄芪、白及、白芷、血竭、乳香等。

三、辨体征治疗

临床可根据下肢血管狭窄程度将病情分为轻、中、重度：仅有动脉粥样硬化而无狭窄者为轻度，狭窄程度＜20%为中度，＞20%为重度。ABI：0.71～0.90为轻度缺血，0.41～0.7为中度缺血，≤0.4为重度缺血。

1. 超声显示轻度病变和（或）ABI提示轻度缺血时，多处于疾病初期，此时中医辨证多以气阴两虚、瘀血阻络为主，治以益气养阴、活血通络等。

2. 超声显示中度病变，ABI提示中度缺血时，多处于疾病中期，此时辨证以气阴两虚，湿热、痰瘀阻滞为主，治以益气养阴、清热利湿、活血化瘀、化痰通络等。

3. 超声显示重度病变，ABI提示重度缺血时，多处于疾病后期，此时辨证多以阳虚寒凝、阴阳两虚、余邪未清为主，治以温阳散寒，或调补阴阳、扶正祛邪。

四、专方专药治疗

1. 当归四逆汤

组成：当归、桂枝、芍药、细辛、通草、甘草、大枣。

功效：温阳散寒，活血通脉。

现代药理作用：改善血液循环，降低血液黏度，扩张外周血管，改善下肢血流量；抗炎镇痛。

2. 黄芪桂枝五物汤

组成：黄芪、桂枝、芍药、生姜、大枣。

功效：益气温经，和血通痹。

现代药理作用：控制血糖；改善微循环，抗血小板聚集，抑制纤维蛋白原，纠正血液高凝状态，改善下肢血流动力学。

3. 藤芪通络颗粒

组成：鸡血藤、黄芪、石斛、怀牛膝。

功效：益气活血。

现代药理作用：抗氧化应激，抗炎，改善脂代谢，提高肢体血流量，改善下肢缺血。

4. 复荣通脉胶囊

组成：水蛭、地龙、全蝎、黄芪、当归、玄参、葛根、穿山甲、牛膝、甘草。

功效：滋阴益气，活血通脉。

现代药理作用：降低血脂、血糖，扩张血管，抑制血小板聚集，降低血液黏度，改善血液流变性。

五、中成药治疗

1. 生脉注射液　主要成分为人参、麦冬、五味子，有益气养阴、复脉固脱的作用。可用于本病属气阴两虚证患者。

2. 木丹颗粒　主要成分包括黄芪、延胡索、三七、赤芍、丹参、川芎、红花、苏木、鸡血藤9味中药，有益气活血，通络止痛的作用。可用于本病属气虚血瘀证患者。研究表明，木丹颗粒中的多种中药组分具有抗凝、抗血小板聚集、抗血栓形成、促进血管舒张、保护血管内皮、抗动脉粥样硬化及改善局部血液流变性的作用，可有效改善下肢供血。

第三节　病证结合康复和预防

一、病证结合康复

（一）中药熏洗

常用药物：中药熏洗方的选择以辨证论治为主。以血瘀证为主者，常酌加地龙、赤芍、乳香、没药、威灵仙、红花、桃仁、川芎、当归、川牛膝、鸡血藤等以活血化瘀、通络止痛；以湿热证为主者，常酌加金银花、忍冬藤、玄参、生地黄、川牛膝、苦参、黄柏、赤芍、牡丹皮、半边莲、虎杖等以清热解毒，祛湿通络；以阳虚寒凝证为主者，常酌加桂枝、川乌、草乌、川椒目、独活、细辛、皂角刺、红花、花椒、肉桂等以活血散寒。

操作方法：药物打粉后开水冲兑或药物煎汤去渣取汁，将药液以开水兑至约 3000ml，先用中药蒸气熏蒸患肢，待水温降至 38 ～ 40℃时浸泡患肢，防止烫伤，每次熏洗 30min 左右，每日 1 次。熏洗后用软毛巾轻柔擦干。

（二）针刺

常用穴位：胃俞、脾俞、肺俞、肝俞、肾俞，可扶助正气、平衡阴阳；膈俞、血海，可活血通络；阳陵泉、足三里、梁丘、丰隆，可疏通局部经络、活血除痹、利湿祛痰；三阴交、太溪，可益气养阴、活血化瘀。此外，若下肢疼痛明显，还可选用奇穴八风、八邪及局部阿是穴等。

操作方法：毫针针刺，平补平泻。

临床运用时应注意治疗适应证及禁忌证，对于血糖控制不佳，皮肤有过敏、破溃、水肿或晕针者禁用或慎用针刺。

（三）艾灸

选穴：三阴交、足三里。

操作方法：温和灸或温针灸，使局部有温热感而不灼痛为宜，每穴灸 15min。

（四）穴位注射

选穴：足三里、血海二穴多见。足三里为足阳明胃经之合穴，阳明经多气多血，善补益后天脾胃，以充气血阴阳，多用于治疗以本虚证为主者，可改善下肢气血；血海穴善治血证，可活血化瘀、通络止痛，多用于治疗以血瘀证为主者，可调节下肢血液运行。

注射药物：常用的注射药物分为中药、西药两大类。①中药注射液：包括银杏叶提取物注射液、黄芪注射液、川芎嗪注射液等；②西药注射液：包括维生素 B_1、维生素 B_6、前列地尔、山莨菪碱等。

（五）中药外敷

将中药外敷于患处，能使药物有效成分透过组织而被吸收，发挥持久的疗效。病变急性期下肢红肿疼痛明显者，可应用双黄膏、金黄膏外敷以清热解毒、消肿止痛；下肢红肿不显、局部肿痛者，可用冲和膏外敷以消肿止痛、调和阴阳；若下肢局部皮肤溃烂，渗出物分泌较多者，可用复方黄柏液湿敷。

二、病证结合预防

（一）一级预防

一级预防的目的是防止或延缓 DLEAD 的发生，即未病先防。

1. 合理饮食，调整饮食结构　清淡饮食，少食多餐，合理配餐，控制总热量摄入，不吃过于肥腻、过甜、过咸及辛辣的食物；高纤维素饮食，多吃粗粮及蔬菜；适当摄入糖类和蛋白质；多饮水，禁烟、限酒。

2. 适度运动，增强体质　运动是预防糖尿病及其血管病变不可缺少的环节。可根据自身情况寻找和选择适合的运动方式，合理控制运动时间和运动量。

3. 及早进行药物干预　控制血糖、血脂、血压等，对于年龄大于 50 岁且没有药物禁忌证的糖尿病患者，阿司匹林应作为预防心血管事件的首选用药，对阿司匹林过敏者可选用氯吡格雷。在中医方面，针对本病病机进行早期防治，多以益气养阴、活血化瘀通络为法。

（二）二级预防

二级预防的目的是缓解症状，延缓 DLEAD 的进展，即既病防变。

1. 在一级预防的基础上，对于出现间歇性跛行或静息痛等临床症状的患者，建议应用小剂量阿司匹林或氯吡格雷。

2. 进行运动康复锻炼，时间一般持续 3 ～ 6 个月。

3. 给予相应的抗血小板药物、他汀类调脂药、降压药及抗凝药物治疗。

4. 在中医辨证治疗过程中，时刻注意病情的发展趋向，防止病邪深入传变，针对患者的具体表现，进行个体化辨证而治之。

（三）三级预防

三级预防的目的是血运重建，减少截肢和大血管事件的发生。

对于肢体缺血较为严重的患者，及时开展多学科协作诊疗，评估一般情况及血管条件，积极建立经皮血管腔内介入治疗的最佳条件和时机，选取合适的治疗方案，必要时尽早进行外科手术干预。同时全程配合中医药治疗，中西医结合。

第13章 糖尿病远端对称性多发性神经病变

糖尿病远端对称性多发性神经病变（distal symmetric polyneuropathy，DSPN）是糖尿病神经病变最常见的类型，约占糖尿病周围神经病变的75%。其临床表现以慢性、对称性及多发性的四肢远端末梢麻木、疼痛、感觉异常等为主。本病隐匿性高，早期症状多不明显，随着病程进展，可导致肢体活动能力下降，严重者发生溃烂、坏疽，甚至截肢，是糖尿病致残、致死的重要原因之一。DSPN在全球范围内呈高发态势，作为具有高发病率及高致残率的糖尿病慢性并发症之一，进行早期诊断与治疗极为重要。基于DSPN典型症状表现，中医学多将其归属于“痹证”“血痹”“痿证”等范畴，为消渴日久，气阴耗伤，血行凝滞，脉络瘀阻所致。病位在肢体、脉络，涉及脾、肝、肾等脏腑，病性本虚标实，以气血阴阳亏虚为本，痰瘀痹阻为标。

第一节　病证结合诊断

一、西医诊断标准

1. 明确的糖尿病诊断。

2. 在确诊糖尿病时或确诊后出现的神经病变。

3. 出现神经病变的临床症状，如疼痛、麻木、感觉异常等，5项检查（踝反射、振动觉、压力觉、温度觉、针刺痛觉）中的任一项异常；若无临床症状，则5项检查任意2项异常也可诊断。

4. 除外其他原因所致的神经病变。如颈腰椎病变、脑梗死、吉兰－巴雷综合征；严重动静脉血管性病变（静脉栓塞、淋巴管炎）等；药物尤其是化疗药物引起的神经毒性作用及肾功能不全引起的代谢毒物对神经的损伤。若根据上述检查仍不能确诊，需要进行神经肌电图检查及鉴别诊断。

二、中医辨证分期分类诊断

本病在中医学中可归属于“血痹”“脉痹”“筋痹”“痹证”“痿证”等范畴，在2010年国家中医药管理局发布的中医诊疗方案中，将其命名为“消渴病痹症”。消渴日久，气阴耗伤，日久及阳，阴阳两虚，阴阳气血亏虚，血行瘀滞，脉络痹阻，发为本病。病性总属本虚标实，以气血阴阳亏虚为本，瘀血、痰浊痹阻为标。病位在肢体、脉络，涉及脾、肝、肾等脏腑。病机发展随消渴的病程进展呈动态演变，根据其病机传变规律及临床表现可分为初期、中期、后期。

（一）初期

消渴肺燥津伤或胃热内盛，耗气伤阴，气阴两虚，气虚血瘀，阴虚血滞，脉络瘀阻，肢体失养。临床表现可见手足麻木不仁、有蚁行或酸胀感，四末欠温等，范围较局限。肌电图多正常或轻度异常。此期常见证型有气虚血瘀证、阴虚血瘀证、气阴两虚夹瘀证。

（二）中期

气虚血瘀、阴虚血瘀迁延不愈，虚愈重瘀愈盛；或气损及阳，或阴损及阳，阳虚寒凝，瘀血阻络。加之气不布津，虚热灼津，阳不温水，化生痰浊；或脾胃亏虚，痰湿内生。痰瘀互结，阻滞脉络，不通则痛。临床表现以肢体疼痛为主，呈刺痛、胀痛或钝痛等，夜间加重，麻木更甚，肢体不温，感觉障碍。肌电图表现异常。此期常见证型有阴阳两虚、痰瘀阻络证、阳虚寒凝证。

（三）后期

久病迁延，病损及本，阴阳俱虚，气血亏虚，肢体不荣；痰浊、瘀血久滞脉络，相互影响，胶结难解，浊邪不去，新血不生，肢体失养。临床表现见肢体麻木、疼痛加重，甚则肢体肌肉萎缩，软弱不用。肌电图表现异常。此期常见证型为肝肾亏虚证。

三、病因病机

（一）基因多态性与先天禀赋不足

遗传因素在糖尿病发病中占有重要地位，近年来研究发现糖尿病周围神经病变的发生、发展也存在一定的遗传倾向，基因多态性与本病发生密切相关。遗传基因与中医学的先天禀赋概念存在交叉互通之处。先天禀赋在遗传学上主要体现为先天禀赋决定了后代生长发育的生理变化基础。《灵枢·寿夭刚柔论》记载：“人之生也，有刚有柔，有弱有强，有短有长，有阴有阳。”先天禀赋是个体差异的根本背景，禀赋的差异使人出生伊始就存在体质的不同。以中医禀赋观概括个体遗传因素及先天影响，主要表现在遗传性状、气质特征、疾病易感性等方面。先天禀赋在微观层面上体现了基因本身和基因转录调节两个方面，遗传基因的差异，即基因多态性决定了个体发病易感性的不同。先天禀赋不足，以致脏腑虚弱，气血亏虚，肢体脉络失养，日久渐成本病，表现为肢体疼痛、麻木、感觉异常等症状。而这一系列症状和体征的出现，从本质上来说都是行使机体功能的部分蛋白质发生了异常，一方面可能由基因改变引起，另一方面可能由基因表达改变引起，既为先天禀赋不足的病理变化，也是基因多态性在个体发病中的外在显现。目前已发现 DSPN 可能与 Na^{+}–K^{+}–ATP 酶 *ATP1A1* 基因多态性、*Apo E* 基因多态性、*Hp* 基因多态性等有关，是一个复杂的多基因病。这与中医学认为先天禀赋不足是消渴及其并发症发生的重要因素的认识不谋而合。综上，先天禀赋与遗传基因是影响与调控后天生理病理变化的关键因素，先天禀赋不足导致机体形成伊始即存在基因水平的差异，相关基因多态性的产生与本病发病易感性密切相关。

（二）氧化应激与气虚血瘀

氧化与抗氧化的动态平衡对维持机体正常活动具有重要意义，氧化抗氧化的作用与中医气血的功能相似，两者均贵在功能正常与协调。气属阳，血属阴，气血是构成人体生命活动的基本物质和推动脏腑功能活动的基本动力，两者互根互用，相互制约。氧化抗氧化的动态平衡，有赖于气血的充盛与功能协调。消渴日久，耗伤气血、损伤阴阳，气血平衡互用的生理平衡遭到破坏，气虚推动无力，血液凝滞不通，瘀血阻于脉络，影响机体的功能活动，导致氧化抗氧化系统失衡，产生大量的氧自由基，在体内堆积而引起氧化应激，通过多元醇代谢障碍、AGE 增多、蛋白激酶激活等多种途径直接或间接造成神经元和轴突的损伤，导致 DSPN 发生。气血贵在流通，氧化应激产生的一系列病理变化又会进一步影响气血的运行输布。多项研究发现，采用益气活血治法，使气旺血行，有助于从清除氧自由基、抗氧化应激、促进神经修复等角度治疗本病。另有研究表明，气虚血瘀是 DSPN 的主要病机，中医“气络、血络”病变在糖尿病周围神经病变发病中的重要机制被提出，认为气络、血络病变通过影响机体能量代谢及微循环障碍进而导致该病的发生，而氧化应激又不同程度地在能量代谢与微循环障碍中发挥作用。由此可见，气血功能失调为氧化应激的发生提供了基础条件，气虚血瘀，气血推动濡养的功能受限，打破了机体内环境的平衡，影响正常功能的发挥，诱发氧化应激，引起一系列病理反应，损伤神经，导致 DSPN 的发生发展。

（三）微循环障碍与瘀血阻络

微循环障碍在糖尿病发展过程中出现较早，是早期神经受损的主要原因之一，通常可表现为血流动力学异常、微血管病变及血液流变学改变三个方面。神经微循环障碍的发病与叶天士提出的络损学说相符，络脉循行周身，沿经布散，纵横交错，形成一个如环无端、流注不已的循环系统，神经在形态和功能上与中医的“络脉”极为类似，中医的“络脉”涵盖了微血管和微循环的内容。消渴日久，气阴两虚，气虚血瘀，阴虚血滞，脉络瘀损，气血难以濡养四末，从而引发末梢神经病变。现代研究显示，DSPN 患者均存在不同程度的血液流变学异常及微循环障碍，血液流变学改变作为微循环障碍中最主要的表现，可能与血管内皮细胞和血小板的功能异常相关，导致血液呈高凝状态、血流速度减慢及微血栓形成。微循环障碍、血液流变学异常等造成神经组织缺血缺氧，是血瘀证的基本病理改变之一，反映了久病入络、络脉瘀损的中医观点。由微循环障碍引起的四肢末端麻木、疼痛的临床表现则与中医瘀血阻络、不通则痛的理论相符。微循环障碍是瘀血阻络、脉络瘀阻的病理基础，瘀血久滞又可加重微循环障碍，活血化瘀法可有效改善微循环，缓解 DSPN 临床症状。

（四）神经营养因子缺乏与脾胃亏虚

神经营养因子对神经元的存活、发育、凋亡起着重要作用，可维持神经元及神经纤维的正常生理功能，主要包括神经生长因子、神经营养素 –3 等。神经营养因子对神经的营养维持作用，与脾胃化生气血，濡养四肢百骸的生理功能相合。脾主肌肉四肢，为胃行其津液，脾胃为后天之本、气血生化之源，既能运化水谷精微充养全身，又可统摄血液濡养四末。神经营养因子的生成释放有赖于脾胃运化的水谷精微来滋润荣养。若脾胃亏虚，气血精微生化乏源，营卫亦化生不足，内不能输注脏腑，外不能达于四末，则经络筋骨、四肢百骸皆不足，可致神经营养因子缺乏，肢体脉络失养而成本病。有研究证实，卫气虚模型存在神经生长因子减少，在分子水平上体现了脾胃虚弱、营卫不足与神经营养因子缺乏的密切关系，也从现代医学角度解释与反映了《黄帝内经》中“荣气虚则不仁，卫气虚则不用，荣卫俱虚，则不仁且不用”的中医理论。本病日久，可见肢体麻木不仁、痿弱不用，发为“痿证”，治疗“痿证”中医有“治痿独取阳明”之法，从调补中焦脾胃治疗肢体痿弱不用之证。另有研究显示，从补益脾胃角度出发，有助于促进神经营养因子的表达。可见脾胃运化功能与神经营养因子的生成与表达密切相关，脾胃一亏，气血营卫皆不足，易引起神经营养因子绝对或相对缺乏，导致 DSPN 的发生。

（五）免疫炎症与痰湿瘀阻

免疫炎症也被认为是 DSPN 发生发展的主要因素。正常情况下，免疫系统发挥防御、自稳、监视功能，及时清除体内异常细胞，维持平衡，与中医正气抵御外邪、调节阴阳、清除内邪的生理作用相应。卫气为循行于皮肤腠理之间的正气，具有护卫肌表、防御外邪入侵的功能，类似于免疫系统中的免疫细胞。消渴日久，耗气伤阴，正气亏虚，卫外不固，免疫功能失常，激活巨噬细胞、单核细胞和树突状细胞等，分泌大量促炎因子，引发持续性免疫炎性反应，加速神经组织中的炎症细胞浸润，造成神经炎性损伤。免疫炎症反应中促炎因子释放、炎症细胞浸润等一系列病理变化与正虚产生的痰湿、瘀血致病机制相通。正气亏虚，气血津液输布代谢失常，水湿不化，酿生痰湿；气虚津亏，血行不畅，瘀血内生。痰瘀留注脉中，胶着不化，持续损伤脉络，表现在 DSPN 中，则为神经组织持续炎症浸润。可见，正气亏虚是发生免疫炎症紊乱的根本，正虚所产生的痰湿、瘀浊之邪是免疫炎症损伤的重要致病因素。痰湿瘀阻既是正气亏虚的结果，又可进一步影响气血的生成运行，加重免疫功能紊乱，加速免疫炎症对神经的损伤。

（六）细胞凋亡与气虚痰瘀

气虚痰瘀是 DSPN 的关键病机。中医学认为气是构成人体和维持人体生命活动的最基本物质，具有推动、温煦、气化、固摄等作用。中医“气”的大部分功能与现代医学中的能量、营养物质有相通之处。线粒体参与人体内绝大部分能量三磷酸腺苷（adenosine triphosphate，ATP）的生成，内质网在蛋白质合成、折叠和运输中发挥重要作用。目前研究发现，线粒体途径、内质网途径、死亡受体通路等多种途径诱导的周围神经细胞凋亡是本病的重要发病因素。在长期高糖、慢性炎症、氧化应激等刺激下，线粒体、内质网等的正常功能受损，导致 ATP、蛋白质等合成减少，与消渴日久，气阴两虚、正气耗损的中医病机相吻合。气虚温煦气化失职，津聚成痰；气虚推动无力，血滞成瘀，痰瘀阻于脉络，肢体气血不通，失于濡养，发为本病。气虚所产生的痰瘀之邪，反映在现代医学中，则表现为线粒体途径、内质网途径等多途径导致的神经细胞凋亡，神经形态和功能受损，终致纤维丧失、神经变性和疼痛。多项研究表明，采用中医益气活血通络之法，可从多靶点、多通路发挥抑制细胞凋亡、保护神经细胞的作用。基于“以方测证”“以药测证”的原则，侧面印证了气虚痰瘀与细胞凋亡的密切关系，以及两者在 DSPN 发病中的重要机制。正气亏虚、痰瘀阻滞为神经细胞凋亡的发生提供了基础条件，随着病情的发展与深入，终致神经功能结构损失，发展为 DSPN；治疗上可以此为切入点，采用益气活血、化痰通络之法。

（七）非编码 RNA 异常与气虚血瘀

非编码 RNA 的各种调节过程有助于维持细胞和组织的稳态，与中医气血维护机体正常运转、为人体生命活动提供动力的生理功能相似。气血是脏腑活动的物质基础，气为生理活动提供了动力源泉，血能充养脏腑、滋润四肢百骸，气血互根互用，共同维护人体正常运转。若气血失调，气虚血瘀，影响人体正常生理功能，可引发非编码 RNA 异常。目前证据表明，非编码 RNA 可以参与神经元生长发育的调节，通过调控炎性相关信号通路、氧化应激、细胞凋亡等参与糖尿病神经痛的发病机制。与气虚推动无力，血滞为瘀，气血运行不畅，不通则痛，引发消渴痹证疼痛的中医理论相通。非编码 RNA 异常通过多途径参与糖尿病神经痛的进程，与中医气虚血瘀，不荣则痛、不通则痛的理论相吻合，也是“有诸内必形诸外”的中医理论与现代医学的印证。有研究发现，本病血瘀证人群中存在非编码 RNA 的差异性表达。另有试验证实，以益气活血中药治疗，能够提高患者血清 miRNA-146a 表达水平，客观体现了非编码 RNA 异常与气虚血瘀之间的关联性。气血作为人体参与生理活动、发挥生物功能的基础物质，其生成、运行障碍，可导致非编码 RNA 的生物学功能异常表达，继而引发多种病理过程，造成神经损伤，各种病理损伤又进一步影响气血的运行输布，加重脉络瘀阻。

（八）铁死亡与气虚痰瘀

铁死亡主要指在铁离子过载下，脂质过氧化物过度累积导致的细胞死亡。铁死亡主要发生在线粒体中，以线粒体破坏为标志性特征，线粒体是 ATP 的主要生成场所，与中医气血生化之源“脾”有着共通之处。刘友章教授将中医的脾与现代医学中的线粒体相结合，提出“中医 - 脾 - 线粒体”假说，认为线粒体能量代谢障碍是脾虚病机的生物学表现之一。脾胃亏虚，运化失常，水湿停聚成痰；气虚无力助血运行，血液凝滞成瘀。气虚痰瘀，形体失于濡养，线粒体发生铁死亡，导致结构功能破坏。铁代谢平衡可维持多细胞生物自身稳态，在病理状态下，细胞内铁积累和脂质过氧化，可加重动脉斑块的形成及破裂，该过程与中医气虚痰瘀致病的病理进程相似。从中医角度来看，铁死亡过程中脂质过氧化物堆积、动脉粥样硬化的病理改变与痰浊、瘀血等病理产物的生成密切相关。脂质过氧化物堆积、动脉粥样硬化可以看作痰、瘀之邪的微观表象。近年来，诸多研究证实铁死亡是诱发糖尿病及其并发症的关键机制之一，但其与本病的关系尚不明确，据已有研究推测，铁死亡过程中脂质过氧化物过度积累可能造成神经组织的损伤，从而诱发本病。铁代谢平衡维持着线粒体正常功能和机体稳态，而铁死亡过度发生则会引起一系列病理反应，这与中医的脾胃、气血理论有着重要的联系。气虚痰瘀不仅直接影响脾胃运化，进一步加重铁死亡，又可通过影响气血津液的运行输布，间接影响铁与脂质代谢，加速神经细胞损伤，导致 DSPN 的发生发展。

四、临床表现

（一）初期

1. 气虚血瘀证

临床表现：手足麻木，如有蚁行，时有疼痛，多呈刺痛，以下肢为主，神疲倦怠，气短懒言，动则汗出。舌质淡暗，或有瘀点，苔薄白，脉细涩。

2. 阴虚血瘀证

临床表现：肢体麻木，时有疼痛，夜间为甚，五心烦热，失眠多梦，肌肤干燥，口干咽燥，腰膝酸软，头晕耳鸣，便秘。舌质嫩红或暗红，苔花剥少津，脉细数或细涩。

3. 气阴两虚夹瘀证

临床表现：肢体麻木，肢端时痛，多呈刺痛或灼痛，下肢为主，或小腿抽搐，入夜为甚，气短乏力，神疲倦怠，自汗畏风，五心烦热，腰膝酸软，面色晦暗，头晕目眩，目涩咽干，小便频数，大便秘结。舌质暗红，或有瘀斑，舌下脉络曲张，苔薄黄或少苔，脉细数或弦细涩。

（二）中期

1. 阴阳两虚，痰瘀阻络证

临床表现：肢体麻木不仁，隐隐作痛，迁延不愈，四肢欠温，甚或厥冷，神疲乏力，形寒怯冷，面色不荣，胸腹满闷，腰膝酸软，潮热盗汗，食少纳呆，夜尿频多，腹泻或便秘。舌质暗淡，舌下络脉瘀紫，舌体胖大有齿痕，苔白厚腻，脉沉滑或沉涩。

2. 阳虚寒凝证

临床表现：肢体麻木不仁，四肢发凉，肢末冷痛，遇寒加重，得温痛减，下肢为著，入夜尤甚，面色㿠白，神疲乏力，形寒肢冷，小便清长，大便稀溏。舌质暗淡或有瘀点，舌体胖大有齿痕，苔白滑或白腻，脉沉紧、沉迟或沉涩。

（三）后期

肝肾亏虚证

临床表现：肢体屈伸不利，痿软无力，甚则肌肉萎缩，伴有头晕耳鸣，胁下隐痛，腰膝酸软，遗精滑精，失眠多梦。舌质淡，少苔或无苔，脉沉细无力或沉细弦。

第二节　病证结合治疗

一、分期辨证治疗

（一）初期

1. 气虚血瘀证

治法：益气活血，化瘀通络。

方药：黄芪桂枝五物汤（《金匮要略》）加减。黄芪、桂枝、赤芍、鸡血藤、首乌藤、生姜、大枣等。

2. 阴虚血瘀证

治法：滋阴活血，舒筋通络。

方药：芍药甘草汤（《伤寒论》）合桃红四物汤（《医宗金鉴》）加减。白芍、甘草、桃仁、红花、生地黄、当归、川芎、川牛膝、牡丹皮、石斛、黄精等。

3. 气阴两虚夹瘀证

治法：益气养阴，活血通络。

方药：参芪地黄汤（《杂病源流犀烛》）合桃红四物汤（《医宗金鉴》）加减。党参、黄芪、茯苓、生地黄、山药、山萸肉、牡丹皮、桃仁、红花、川芎、赤芍等。

（二）中期

1. 阴阳两虚，痰瘀阻络证

治法：调补阴阳，化痰通络。

方药：济生肾气丸（《济生方》）合双合汤（《杂病源流犀烛》）加减。熟地黄、山药、山萸肉、茯苓、牡丹皮、泽泻、桃仁、红花、白芍、当归、川芎、陈皮、半夏、甘草等。

2. 阳虚寒凝证

治法：温阳散寒，通络止痛。

方药：当归四逆汤（《伤寒论》）加减。当归、桂枝、白芍、细辛、通草、附子、干姜、乳香、没药、生姜、大枣等。

（三）后期

肝肾亏虚证

治法：滋补肝肾，益精通络。

方药：六味地黄丸（《小儿药证直诀》）加减。熟地黄、山药、山萸肉、牡丹皮、茯苓、泽泻等。

二、辨症状治疗

1. 肢体麻木　肢体麻木，如有蚁行，感觉减退。治以祛风通络，病变以上肢为主者，可加桑枝、桂枝、防风、羌活等；病变以下肢为主者，可加独活、防己、川牛膝、威灵仙、木瓜等。

2. 肢体发凉　四肢不温甚则四肢厥冷，遇寒加重，得温痛减，下肢为甚，入夜加重。治以温经通络，可酌情加用附子、肉桂、桂枝、干姜、细辛等。

3. 肢体疼痛　刺痛为主者，治以活血止痛，可加用川芎、丹参、赤芍、桃仁、红花、延胡索、鸡血藤等；胀痛为主者，治以行气止痛，可加用枳壳、厚朴、陈皮、半夏、苍术、白术、黄柏等；冷痛为主者，治以温经止痛，可加川乌、续断、狗脊、附子、肉桂、干姜等；灼痛为主者，治以清热止痛，可加黄连、黄芩、金银花、连翘、土茯苓、苦参等。

4. 肌肉无力甚则肌肉萎缩　伴腰膝酸软，头晕耳鸣，小便清长者，多属肾阳亏虚，治以温补肾阳，可加菟丝子、巴戟天、淫羊藿、杜仲、补骨脂等；伴五心烦热、潮热盗汗者，多属阴虚，治以滋阴清热，可加枸杞子、女贞子、生地黄、知母、地骨皮等。

三、辨体征治疗

1. 踝反射、振动觉、压力觉、温度觉、针刺痛觉中的任意一项减弱，且伴有肢体麻木、发凉、疼痛等临床症状；或无明显临床症状，5 项中的任意 2 项异常，多处于疾病早期。治疗多以益气活血、滋阴活血为主。

2. 踝反射、振动觉、压力觉、温度觉、针刺痛觉中的任意 3 ～ 4 项减弱或消失，伴肢体麻木不仁、发凉、疼痛等临床症状，多处于疾病中期。治疗多以滋阴温阳、化瘀通络为主。

3. 踝反射、振动觉、压力觉、温度觉、针刺痛觉均有不同程度的减弱或消失，伴见肢体无力、肌肉萎缩等，多处于疾病后期。治疗以补益肝肾为主。

四、辨指标治疗

1. 感觉神经传导异常，以感觉神经波幅降低为主，可伴有传导速度减慢。临床表现可见肢端麻木、发凉，下肢为重。多见于疾病初期，可选用黄芪生脉饮合六味地黄汤、芍药甘草汤加减。

2. 感觉神经传导异常，并出现运动神经传导速度降低、F 波异常。临床表现见肢体麻木、发凉，疼痛明显，部分患者可出现肢体无力。多见于疾病中期，可选用黄芪桂枝五物汤、当归四逆汤加减。

3. 感觉神经传导明显异常，甚至波幅消失，并出现运动神经波幅降低甚至消失。临床表现可见肢端麻木、发凉、疼痛，并出现肢体无力甚至肌肉萎缩。多见于疾病后期，可选用六味地黄汤加减。

五、专方专药治疗

1. 补阳还五汤

组成：黄芪、赤芍、桃仁、红花、当归、川芎、地龙。

功效：益气活血。

现代药理作用：改善微循环、减轻神经损伤、保护神经功能、改善血液黏度及纤维蛋白原。

2. 四藤一仙汤

组成：鸡血藤、海风藤、络石藤、钩藤、威灵仙。

功效：活血通络止痛。

现代药理作用：抗炎，镇痛，改善周围神经电生理的传导作用。

3. 升阳散火汤

组成：升麻、葛根、羌活、独活、防风、柴胡、白芍、人参、炙甘草、生甘草。

功效：升清阳，散郁火。

现代药理作用：改善微循环，提高神经传导速度。

4. 止消宣痹汤

组成：黄芪、生地黄、当归、川牛膝、川芎、白芍、赤芍、桂枝、水蛭、生姜、生甘草。

功效：益气养阴，活血通络。

现代药理作用：抗炎，改善微循环。

5. 糖末宁方

组成：黄芪、人参、生地黄、山茱萸、枸杞子、当归、川芎、桃仁、延胡索、地龙、赤芍、鸡血藤、丹参、牛膝、白花蛇舌草、桂枝、威灵仙、甘草。

功效：益气养阴，化瘀通络。

现代药理作用：改善微循环，扩张末梢血管，提高神经传导速度。

六、中成药治疗

1. 木丹颗粒

组成：黄芪、延胡索（醋制）、赤芍、丹参、三七、川芎、苏木、红花、鸡血藤。

功效：益气活血，通络止痛。

适应证：DSPN 气虚血瘀证。

现代药理作用：抗炎、镇痛、抗氧化应激，抑制血管内皮细胞增殖，提高神经传导速度，保护神经。

2. 糖脉康颗粒

组成：黄芪、地黄、黄精、淫羊藿、丹参、牛膝、赤芍、麦冬、葛根、黄连、桑叶。

功效：养阴清热，活血化瘀，益气固肾。

适应证：DSPN 气阴两虚夹瘀证。

现代药理作用：调节糖脂代谢、抗炎、抗氧化应激、改善微循环，在修复周围神经损伤的同时降低对周围神经的继续损伤。

3. 通塞脉片

组成：党参、黄芪、石斛、当归、牛膝、玄参、金银花、甘草。

功效：活血通络，益气养阴。

适应证：DSPN 气阴两虚夹瘀证。

现代药理作用：抑制血小板聚集，降低纤维蛋白原，抗凝、溶栓；扩张血管，增加血流量，改善微循环，改善周围神经的营养状态，促进神经功能的恢复，提高神经传导速度。

4. 参芪降糖颗粒

组成：人参、黄芪、山药、地黄、枸杞子、五味子、覆盆子、茯苓、泽泻、麦冬、天花粉。

功效：益气养阴，滋脾补肾。

适应证：DSPN 气阴两虚证或肝肾亏虚证。

现代药理作用：控制血糖血脂、辅助降糖；抗氧化应激、促进肢体血液循环，有助于修复受损神经，诱导周围神经再生。

5. 复方血栓通胶囊

组成：黄芪、三七、丹参、玄参。

功效：活血化瘀，益气养阴。

适应证：DSPN 气阴两虚夹瘀证。

现代药理作用：抗凝降纤、扩张血管、降低血液黏度、抗血栓形成、改善微循环，营养保护神经，促进神经纤维修复。

6. 六味地黄丸

组成：熟地黄、山茱萸、山药、牡丹皮、茯苓、泽泻。

功效：补肾滋阴。

适应证：DSPN 肝肾亏虚证。

现代药理作用：调节血糖代谢、降压降脂、抗氧化应激、调节机体免疫；对糖尿病神经损伤具有一定的保护及治疗作用，可有效缓解临床症状，提高神经传导速度。

第三节　病证结合康复和预防

一、病证结合康复

（一）药膳

1. 参苓山药瘦肉汤

组成及制作方法：党参 10g，茯苓 10g，山药 10g，瘦肉 300g。混合炖煮，温服。

功效：补脾益气。

适应证：DSPN 气虚血瘀证。

2. 田七五汁饮

组成及制作方法：三七粉 6g，鲜芦根、雪梨、荸荠、鲜藕各 50g。混合榨汁，温服。

功效：滋阴益气，活血通络。

适应证：DSPN 气阴两虚夹瘀证。

3. 杞参兔肉

组成及制作方法：兔肉 200g，枸杞子 20g，熟地黄 10g，丹参 10g，生姜 10g。兔肉洗净切块，药材浸泡；同下炖盅，加热水 1500ml，加盖隔水炖约 3h，温服。

功效：滋补肝肾，活血止痛。

适应证：DSPN 肝肾亏虚证。

（二）针刺

1. 气虚血瘀证

处方：肺俞、脾俞、肾俞、膈俞、内关、气海、合谷、足三里、三阴交、血海、阳陵泉、太溪等。

功效：益气和血，活血化瘀，通络止痛。

操作方法：毫针针刺，平补平泻。

2. 阴虚血瘀证

处方：肝俞、肾俞、太溪、三阴交、足三里、太冲、合谷、曲池、血海、阳陵泉等。

功效：滋阴活血，通络止痛。

操作方法：毫针针刺，平补平泻。

3. 阳虚血瘀证

处方：肾俞、命门、腰阳关、阳陵泉、关元、涌泉、环跳、足三里、手三里、三阴交、合谷、外关等。

功效：温经活血，通络止痛。

操作方法：毫针针刺，平补平泻。可加用灸法。

4. 肝肾亏虚证

处方：肝俞、肾俞、关元、气海、涌泉、足三里、三阴交等。

功效：培补肝肾，疏经通络。

操作方法：毫针针刺，补法。

临床应用针刺疗法时应注意治疗适应证及禁忌证，对于血糖控制不佳，皮肤有过敏、破溃、水肿或晕针者禁用或慎用针刺。

（三）艾灸

选穴：上肢取合谷、曲池、外关、中脘、下脘、关元、气海、肾俞、肝俞、脾俞、胃俞等；下肢取三阴交、足三里、上巨虚、阳陵泉、阴陵泉、丰隆、解溪、太溪、复溜、照海、涌泉、内庭、公孙等。

功效：温阳散寒，活血化瘀，疏经通络，调和气血。

操作方法：温和灸为主，临床可根据患者具体情况选用合适的灸法，灸 15 ～ 20min。

（四）推拿

1. 上肢症状为主者，弹拨极泉、小海，点按尺泽、曲池、手三里、外关、合谷、劳宫等穴位；循经按揉相应的手三阴经或手三阳经，可配以上肢局部擦法、搓法、捻法及抖上肢。

2. 下肢症状为主者，点按冲门、足三里、阴陵泉、阳陵泉、委中、三阴交、太冲、解溪、太溪、涌泉等穴位；循经按揉相应的足三阴经或足三阳经，可配以下肢局部擦法、拿法、搓法、捻法及抖下肢。

功效：疏通经络，活血止痛。

操作方法：手法轻柔和缓有力，以深透为度。操作 20 ～ 30min，每日 1 次。

（五）中药足浴

常用药物：中药足浴方的选择以辨证论治为主。以血瘀证为主者，常酌用当归、鸡血藤、苏木、红花、牛膝、大血藤、路路通、乳香、没药、桃仁、赤芍、川芎、丹参、地龙、赤芍等；以阳虚证为主者，常酌用川乌、草乌、桂枝、细辛、威灵仙、伸筋草、木瓜、艾叶、透骨草、黄芪、花椒等药。

操作方法：药物煎汤后去渣取汁，加水稀释至 3000 ～ 4000ml，待温度降至 40℃左右进行足浴，每次约 30min，每日 1 次。足浴后立即擦干，注意保暖。应用此法时注意避免烫伤。

（六）穴位注射

穴位选择：以足三里、三阴交为主。

注射药物：①西药制剂，包括甲钴胺注射液、维生素 B_{12} 注射液等。②中成药制剂，以丹参注射液、丹红注射液、血栓通注射液、川芎嗪注射液等活血化瘀类中药制剂为主。

（七）传统功法

1. 八段锦

功效：行气活血，柔筋健骨，调摄身心。

推荐用法：每日练习 1 组或 2 组，在开始前及结束后适当配合拉伸训练。

2. 太极拳

功效：强身健体，调畅情志。

推荐用法：推荐每日练习二十四式简化杨氏太极拳 1 组或 2 组，在开始前及结束后适当配合拉伸训练。

二、病证结合预防

（一）一级预防

一级预防的目的是防止或延缓 DSPN 的发生，即未病先防。

1. 合理饮食，起居有节　禁食肥甘厚味、辛辣刺激的食物；注意环境及气候变化，避风寒、防湿冷，夏季炎热之时忌贪凉饮冷，冬季注意保暖等。

2. 适当运动，劳逸结合　根据患者体质、病情，选择合适的运动方式，如散步、练八段锦、打太极拳等，适当锻炼，减脂减重，劳逸结合。

3. 调畅情志　避免过度的情志波动，保持开朗、乐观的心态。

（二）二级预防

二级预防的目的是缓解症状，延缓本病进展，即既病防变。

1. 在一级预防的基础上，对确诊患者，及时给予西医对因、对症治疗。

2. 在中医辨证治疗的同时，对于肢体神经症状明显，功能活动受限的患者，积极配合针灸、推拿、中药足浴等综合疗法以控制病情发展，改善临床症状，防病邪深入，病情进展。

（三）三级预防

三级预防的目的是神经症状改善后防止病情反复，即瘥后防复。首先，需要严格控制血糖；其次，维持神经营养药物的治疗以改善神经营养状态；最后，保持健康的生活方式，合理饮食与运动，积极进行养生调护。

第 14 章 糖尿病心脏自主神经病变

糖尿病心脏自主神经病变（cardiac autonomic neuropathy，CAN）损害支配心脏和血管的自主神经纤维，进而引起心率和血流动力学的异常。多伦多糖尿病神经病变共识小组将 CAN 定义为“排除其他原因后，已确诊糖尿病患者的心血管自主神经控制受损”。CAN 的临床表现包括直立性低血压、静息心动过速、活动耐力下降、无症状性心肌梗死和术中发生心血管事件。CAN 病变并不少见，文献报道 1 型糖尿病、2 型糖尿病心血管自主神经病变患病率分别为 25% 和 34% 左右，多在糖尿病病程的后期显得突出。中医学认为 CAN 病位在心，涉及心、脾、肾三脏。《景岳全书》曰：“怔忡之病……此证惟阴虚劳损之人乃有之，盖阴虚于下，则宗气无根，而气不归原。”说明患者素体不足，或心虚胆怯，或久病不愈等原因，而致机体气血阴阳亏虚，发为本病。

第一节　病证结合诊断

一、西医诊断标准

基于心率变异性（HRV）分析和心血管自主反射测试（cardiovascular autonomic reflex test，CART）试验，DCAN 可分为早期、中期和晚期 3 个时期和临床、亚临床 2 个阶段。早期损害是指 CART 试验中有一项结果存在异常或者两项结果位于临界值。中期损害是 CART 试验中明确的 2 项或 2 项以上的结果异常。晚期损害是具有直立性低血压和心脏交感神经去神经化的表现。DCAN 在临床上也可分为亚临床和临床 2 个阶段。亚临床阶段中 CART 试验可完全正常，但 HRV、间位碘苯基胍（metaiodobenzylguanidine，MIBG）提示异常；临床阶段中患者开始出现对运动的不耐受、静息心率升高等症状，如不及时进行干预，病情加重可出现直立性低血压、无症状心肌缺血甚至无痛性心肌梗死。

二、中医辨证诊断

1. 心阴不足证　消渴病阴虚燥热加之阴虚火旺体质，极易形成心阴不足，阴不制阳，虚热内生，虚热扰心见心悸怔忡，肾阴不足致肝肾阴虚，肝阳上亢上扰心神，又可见心烦、焦虑等症状。

2. 心阳不足证　消渴久病不愈，在燥热伤阴的基础上，暗耗心气，致心气不足，鼓动无力，可见心悸怔忡；心气不足，胸中宗气气机不畅，可见胸闷气短。

3. 心血瘀阻证　《血证论》中“血与气本不相离，内有瘀血，故气不得通，不能载水津上升，是以发渴，名曰血渴，瘀血去则不渴已”阐述了瘀血与消渴的关系。消渴气阴耗损，运血无力，致血液瘀滞，瘀血阻于心脉，出现心痛，心失所养，可见胸闷心悸。

4. 痰热扰心证　消渴病胃肠燥热易伤津灼液，炼液成痰，痰火上扰心神，导致心烦失眠等症。

5. 心阴阳两虚证　消渴久治不愈，脏腑功能失调，终致气血阴阳俱虚，心失所养，可见心悸、怔忡等。

三、病因病机

（一）高血糖毒性与湿热内蕴

中医学把高血糖、高血脂及炎症因子都归属于“浊毒”范畴。高血糖及慢性低度炎症对机体组织来说是一种“中毒状态”，高糖、高脂、炎症因子等浊邪壅滞于血分，郁而不解遂化热化毒，其性胶着黏滞，与既成之瘀互结，合而为患，损伤血络，病变丛生。此外，高血糖可诱导心脏进入限氧环境，出现心悸、口唇紫暗、乏力等症状。

（二）氧化应激与气阴两虚

研究表明2型糖尿病气阴两虚证模型及人群存在着明显的氧化应激损伤。糖代谢异常会导致线粒体超氧化物过度产生，糖尿病患者多见气阴两虚之证，气虚无力运血，阴虚不能行血，气阴不足导致血脉滞涩不行，从而因虚致瘀。瘀久化热生浊，机体处于慢性低度炎症，导致机体清除有害物质的能力下降，氧化－抗氧化系统失衡，最终导致长期的表观遗传变化。而益气养阴类中药可逆转糖尿病及缺血再灌注导致的氧化应激相关蛋白水平变化，改善心脏氧化应激损伤。

（三）炎症反应与痰瘀阻络

研究表明在包括高血压、急性冠脉综合征在内的多种疾病中，痰瘀证患者炎症因子CRP、NO、肿瘤坏死因子含量明显增高，提示痰瘀的炎症活动可能更为活跃。消渴久病，脾胃失调，津液失司，聚湿成痰。津血同源，相互资生转化，津伤则血枯，津液不畅而加重血瘀。AGE是由蛋白质、脂质或核酸与葡萄糖之间发生非酶促反应生成的聚合物，本身具有“痰浊”的特点；AGE与各种炎症因子的不断积累，导致微血管内皮细胞受损和基底膜增厚、细胞外基质中胶原沉积和纤维化等多种病理改变，加之久病消渴，患者气虚推动无力，温煦、固摄失职，致使津液运行迟缓、凝聚、停滞而为痰致瘀，阻碍气机，壅塞血脉，气血不畅，由痰致瘀，发为本病。

（四）内皮功能紊乱与瘀血阻络

中医学所识之“脉”与现代医学之“血管内皮”虽不能等同，但较之其他脏腑组织有更大的相关性。研究发现血瘀证患者的血管内皮细胞功能明显受损，提示血瘀证与血管内皮细胞损伤具有一定相关性。此外，冠心病、心肌梗死后心力衰竭患者中痰瘀互阻型血管内皮功能障碍较重。2型糖尿病患者血浆中颗粒膜蛋白－140（GMP－140）与ET的浓度明显增高；糖尿病血瘀证患者这两项指标的变化比无血瘀证者更为明显，2 型糖尿病患者血小板活化程度增强和内皮细胞功能受损。糖尿病病程迁延，耗气伤血，气虚一方面运血无力，导致血行迟滞而成瘀血；另一方面固摄无力，可致血溢脉外而成瘀；阳虚内寒，血得寒则凝，而成瘀；阴虚热盛，血液受热煎熬而黏滞，运行不畅，或热邪灼伤脉络，血溢脉外，留于体内，均可形成瘀血。瘀血阻于心脉，血管、神经失荣，发为本病。

（五）基因多态性与先天禀赋不足

先天禀赋不足，五脏虚弱，特别是素体阴虚者，是消渴及其并发症发病的重要内在因素。先天禀赋是体质形成的基础，是人体体质强弱的前提条件，体现机体的阴阳偏颇、气血盛衰和功能活动差异，使个体具有与父母体质相似的倾向性。研究提示证候具有一定的遗传背景，基因组学客观化的指标为证候研究奠定了科学基础。

四、临床表现

1. 心阴不足证

临床表现：心悸，心烦，失眠，自汗，盗汗，舌红少津，苔燥，脉细数。

2. 心阳不足证

临床表现：心悸，动则气短，自汗，胸闷，畏寒肢冷，舌淡苔薄，脉弱无力。

3. 心血瘀阻证

临床表现：心悸，胸闷，胸痛，唇甲青紫暗，舌质暗，有瘀点，脉涩或结或代。

4. 痰火扰心证

临床表现：心悸，烦躁，失眠，口干苦，大便干，小便黄，苔黄腻，脉弦滑。

5. 心阴阳两虚证

临床表现：心悸，心烦不眠，形瘦气短，自汗盗汗，咽干舌燥，脉虚数。

第二节　病证结合治疗

一、辨证治疗

1. 心阴不足证

治法：滋阴降火安神。

方药：黄连阿胶汤（《伤寒论》）加减。黄连、阿胶、黄芩、白芍、鸡子黄。

2. 心阳不足证

治法：温补心阳安神。

方药：桂枝甘草龙骨牡蛎汤（《伤寒论》）加减。桂枝、炙甘草、龙骨、牡蛎。

3. 心血瘀阻证

治法：活血化瘀通络。

方药：血府逐瘀汤（《医林改错》）加减。当归、生地黄、桃仁、红花、枳壳、赤芍、柴胡、甘草、桔梗、川芎、牛膝。

4. 痰火扰心证

治法：清热化痰安神。

方药：黄连温胆汤（《六因条辨》）加减。黄连、陈皮、半夏、茯苓、甘草、枳实、竹茹、生姜、大枣。

5. 心阴阳两虚证

治法：益气养血，滋阴安神。

方药：炙甘草汤（《伤寒论》）加减。炙甘草、生姜、桂枝、人参、生地黄、阿胶、麦冬、火麻仁、大枣。

二、辨症状治疗

糖尿病心脏自主神经病变患者多见气短、心悸、胸痛、失眠等症状，可在辨证论治基础上根据症状进行遣药用方。

1. 气短　症见气短懒言，舌质紫暗，为气虚血瘀者，用黄芪、党参、白术、丹参、三七、地龙等；兼痰浊者，加瓜蒌、薤白、半夏等；兼水饮者，加葶苈子、茯苓皮、泽泻等；症见气短，倦怠乏力，五心烦热，口干欲饮，舌质暗红有瘀点，少苔或薄白苔或白腻苔，脉细或涩，用黄芪、西洋参、麦冬、丹参、五味子等。

2. 心悸　症见烦躁失眠、口干渴，为火郁者，用僵蚕、全蝎、姜黄、栀子等；症见气短乏力，盗汗口干，苔薄或有剥脱，为气阴两虚者，用生晒参、麦冬、五味子、炙甘草、桂枝等。

3. 胸痛　症见气短口干，心悸倦怠，脉细弱无力，为气阴两虚者，用党参、麦冬、五味子、黄芪、炒白术、茯苓、甘草等；症见纳呆、失眠，为心脾两虚者，可加用茯神、半夏曲、柏子仁、酸枣仁等；症见倦怠乏力、口唇青紫，为痰凝血瘀者，用陈皮、桃仁、茯苓、白术、法半夏、水蛭、熟大黄等。

4. 失眠　症见心悸烦躁、头晕目眩，脉细数，为阴虚火旺者，用玄参、淡竹叶等；症见焦虑或易怒，胁胀，口苦口臭，为胆热扰心者，用柴胡、黄芩、黄连、竹茹等；症见神疲倦怠、心悸易惊，为肝经木气上冲，中焦土气虚弱者，用乌梅、黄连、黄柏、当归等。

三、中成药治疗

1. 参松养心胶囊　具有滋阴益气、活血化瘀、养心安神之功，可明显改善糖尿病心脏自主神经病变患者的心脏自主神经功能，提高 HRV，在改善糖尿病心脏自主神经病变方面具有与腺苷钴胺相似的疗效。方药组成：人参、麦冬、丹参、炒酸枣仁、桑寄生、甘松、黄连等。

2. 参红宁心胶囊　是针对糖尿病心脏自主神经病变患者气虚血瘀病机的一种中成药制剂，由人参、藏红花、三七组成，具有益气活血、化瘀止痛的功效。可明显改善患者糖尿病心脏自主神经病变的表现，降低中医证候积分，并且显著改善患者 HRV 的时域指标及频域指标，从而恢复心脏自主神经功能。

3. 稳心颗粒　具有益气养心、活血化瘀之功。可通过抑制交感神经张力，相对提高迷走神经张力来治疗糖尿病心脏自主神经病变。方药组成：党参、黄精、三七、琥珀、甘松等。

4. *木丹颗粒*　具有化瘀止痛的功效，可通过调节微血管舒缩，减轻心肌耗氧量，改善心肌血流动力学异常，调节自主神经功能，缓解心肌缺血，从而减轻临床症状。方药组成：苏木、丹参、黄芪、延胡索、赤芍等。

5. *益心胶囊*　具有益气养阴通脉的功效，可明显改善糖尿病心脏自主神经病变症状，降低血流动力学指标。研究发现益心胶囊治疗后总有效率强于甲钴胺片。方药组成：麦冬、人参、当归、石菖蒲等。

6. *复方丹参滴丸*　具有活血化瘀，理气止痛功效，通过多种机制改善血流动力学指标，广泛用于心血管疾病的治疗。方药组成：丹参、三七、冰片。

7. *丹红注射液*　具有活血化瘀，通脉舒络的功效。丹参的主要成分丹参酮能够增强神经细胞对缺氧、缺血的耐受性从而起到保护作用并提高神经传导速度，红花可减少炎性介质的表达，减轻神经纤维的炎性损害并提高 HRV。

8. *参麦注射液*　具有益气固脱，养阴生津功效。人参的主要有效成分人参皂苷可以提高心肌收缩力，调节免疫功能，清除自由基，麦冬可以保护心肌细胞免受缺血缺氧等因素的损害。

第三节　病证结合康复和预防

一、病证结合康复

（一）针刺

针刺可以实现对心脏自主神经功能的调控，恢复心脏自主神经系统的平衡性，改变交感和迷走神经的张力，从而改善心脏自主神经功能。研究发现针刺内关穴可提高心脏自主神经的张力；针刺神门穴、灵道穴具有增强自主神经活性及调节交感神经与迷走神经功能平衡性的作用；针刺人迎穴可能会提高糖尿病自主神经病变患者心脏迷走神经的兴奋性。

（二）艾灸

HRV 总功率能一定程度上反映气虚证的严重程度，艾灸能改善患者的气虚症状，持续性地提高自主神经系统活性。采用艾灸足三里、关元及阴陵泉穴可温通经络，具有控制和防治糖尿病患者神经病变的作用。

（三）传统功法

二十四式简化杨氏太极拳可降低自主神经负荷和交感神经活性，其中较之单练套路模式、功套用教学训练模式受益更多。此外，三圆式站桩功对 HRV 部分频域、时域指标水平具有一定的调控作用。

二、病证结合预防

（一）一级预防

DCAN 有效的预防策略包括体重控制、体力活动、戒烟、健康饮食、血糖控制、心血管危险因素的控制及行为方法和教育等。

（二）二级预防

把握糖尿病自主神经病变的根本发病机制，通过中医药对糖尿病早期进行干预，减少气阴消耗，防止心气阴两虚、阳虚、阴阳两虚等虚证及痰浊、瘀血、水气等病理产物形成，就能阻断从气阴两虚的虚证向本虚标实阶段及阴阳离绝阶段发展，可有效防止糖尿病自主神经病变。

第 15 章 糖尿病消化道自主神经病变

糖尿病消化道自主神经病变是一种因糖尿病长期高血糖状态导致的自主神经功能障碍，影响消化道从食管到直肠的神经控制，导致各种胃肠功能障碍，表现为胃排空延迟、便秘、腹泻等症状。糖尿病患者中，由于自主神经损害，胃肠道运动功能受影响，导致食物在胃中停留时间过长或胃肠蠕动失调。这些症状可能导致患者食欲下降、营养吸收不良和生活质量显著下降。流行病学研究表明，糖尿病消化道自主神经病变是糖尿病晚期常见并发症之一，影响患者的生活质量。中医学认为，糖尿病消化道自主神经病变的病因病机主要与脾胃虚弱、湿热中阻和瘀血内阻有关。

第一节　病证结合诊断

一、西医诊断标准

1. 推荐意见

（1）对有糖尿病神经病变、糖尿病视网膜病变和（或）糖尿病肾病的患者应进行胃轻瘫的评估，需要评估上述患者是否存在非预期的血糖波动、进食后的早期饱腹感、腹胀及恶心呕吐等症状。

（2）在进行专门的胃轻瘫测试之前，需要排除其他已知的改变胃排空的原因，如使用阿片类药物，或胰高血糖素样肽 -1 受体激动剂（glucagon-like peptide-1 receptor agonists，GLP-1RA）及器质性病变造成的胃排出道梗阻等，后者需要特殊检查。

（3）胃轻瘫评估可用如下方法：进食可消化的固体食物后 4h 内，每隔 15min 进行闪烁显像扫描检查，以评估胃排空；或者进行 ^{13}C- 辛酸呼气试验。

2. 胃轻瘫的诊断

（1）胃排空闪烁扫描为诊断胃轻瘫的“金标准”。扫描前需要优化血糖水平，以避免假阳性结果。

（2）^{13}C- 辛酸呼气试验及胃电图也有助于诊断胃轻瘫。

3. 其他消化道功能紊乱

（1）小肠功能障碍：没有特异性的诊断性试验，但测压法可以明确是否存在肠道动力异常。

（2）大肠功能障碍：钡剂测压可辅助诊断。

（3）胆囊功能障碍：功能超声可辅助诊断。

二、中医辨证分期分类诊断

（一）糖尿病性胃轻瘫

1. 痰饮停胃证　脘腹痞满不舒，胸膈满闷，呕吐痰涎，口黏不爽，口淡不饥，肢体沉重，苔白厚腻，脉弦滑。

2. 脾胃虚弱证　脘腹满闷、时轻时重，喜热喜按，纳呆便溏，神疲乏力，少气懒言，舌质淡，苔薄白，脉细弱。

3. 肝胃不和证　胃脘胀满，胸闷嗳气，心烦易怒，善太息，大便不畅，得嗳气、矢气始舒，口干微苦，舌淡红，舌苔薄黄，脉弦。

4. 胃阴不足证　脘腹痞闷，嘈杂，饥不欲食，恶心嗳气，口燥咽干，大便秘结，舌红少苔，脉细数。

5. 脾胃不和证　胃脘痞满，嗳气泛酸，恶心呕吐，腹胀肠鸣，不思饮食，倦怠乏力，舌淡苔腻或微黄，脉弦或沉。

（二）糖尿病性腹泻

1. 脾胃虚弱证　患者多大便时溏时泄，或进食油腻即大便次数增多，迁延反复，面色萎黄，神疲倦怠，食欲不振，食后腹胀不舒，舌胖有齿痕，苔白腻，脉细缓。

2. 肾脏亏虚证　此证型泄泻通常以夜间或清晨多见，发作时常脐腹微作痛，肠鸣则泻，泻后则安，完谷不化，畏寒肢冷，腰膝酸软，小便清长，舌淡，苔薄，脉沉弱。

3. 肝郁乘脾证　素有胸胁胀闷，每于情绪紧张或抑郁恼怒之时诱发，腹中急痛，痛即作泻，泻后痛减，嗳气纳少。

4. 湿热蕴结证　湿热泄泻，泻下急迫，或泻下不爽，大便臭秽，肛门灼热，口苦口黏，口渴不多饮，小便短黄，舌质红，苔黄腻，脉滑数。

5. 饮食积滞证　腹痛肠鸣，泻下之物臭如败卵，泻后痛减，腹痛胀满，嗳腐酸臭，不思饮食，舌苔厚腻，脉滑。

（三）糖尿病性便秘

1. 湿热蕴结，腑实不通证　此型多发生在糖尿病早期，年龄大多在40岁左右，形体肥胖，舌质红，苔黄厚腻，脉弦滑，大便干结，小便短赤，常伴有脘腹胀痛。

2. 气滞不行，传导失司证　此型在糖尿病早、中、晚期均可出现。尤其在成人迟发型自身免疫性糖尿病患者中出现较多。此型患者大多精神紧张，生活没有规律，睡眠不足，形体偏瘦，舌质红，苔薄黄，脉弦细，大便秘结，欲便不得，嗳气频作，常伴有心烦。

3. 肺脾气虚，传送无力证　此型多发生在中、晚期糖尿病患者，即西医指的糖尿病合并胃轻瘫。此型患者大多形体消瘦或虚胖，舌质淡，舌苔白腻，舌体边有齿痕、胖大，脉沉细，虽有便意，临厕努挣，挣则汗出短气，大便不干，常伴有脘腹胀满，食则胀甚。

4. 阴液枯竭，无水行舟证　此型发生在糖尿病晚期。形体消瘦，面色干枯无华，皮肤干燥脱屑，舌质红，少苔或无苔，脉沉细，大便干结难下，硬如卵石，常合并头晕目眩，口干舌燥。

三、病因病机

（一）自主神经病变与脾肾两虚

在糖尿病患者中，由于长期高血糖状态，自主神经系统可能受到损害，导致神经功能障碍。胃轻瘫是由于胃肠道自主神经控制功能受损，导致胃排空延迟，表现为饱胀感、恶心、呕吐等症状。胃的正常运动需要有效的神经控制。在自主神经病变的影响下，胃的肌肉活动减弱，导致食物在胃中停留时间过长，引发胃轻瘫的症状。脾主要负责消化和吸收功能。脾虚指的是脾胃的消化吸收功能减弱，常表现为食欲不振、腹胀、大便稀薄等症状。肾在中医中被视为“先天之本”，主要与生命力和整体健康状况相关。肾虚可能导致身体的整体能量下降，影响包括消化系统在内的多个器官系统。脾肾两虚可能导致消化系统的整体功能降低，从中医角度看，这与胃轻瘫的症状有着直接的关联。脾虚导致的消化吸收不良和肾虚带来的整体能量不足，共同影响胃的功能。

（二）胃肠道内分泌功能失调与脾胃亏虚

糖尿病患者可能经历胃肠道激素水平的变化，这些激素（如胃泌素、胰岛素等）在调节胃肠道功能中发挥重要作用。激素水平的失衡可能导致胃的运动功能减弱，引发胃轻瘫。胃肠道激素失衡可能导致胃排空率减慢，食物在胃内停留时间过长，引起饱胀感、恶心、呕吐等症状。在中医理论中，脾胃是“后天之本”，主要负责食物的消化和营养物质的吸收。脾胃亏虚指的是脾胃功能减弱，无法有效地进行消化吸收。脾胃亏虚可能导致食物在胃中停留时间增加，胃的运动功能减弱。这与胃轻瘫的症状相似，表现为食欲不振、消化不良、腹胀等。

（三）胃肠道微血管病变与瘀血阻络

在糖尿病患者中，长期的高血糖会导致微血管病变，这种病变影响血液循环，减少组织的血液供应。微血管病变不仅影响眼睛、肾脏等器官，也会影响胃肠道。

胃肠道的微血管病变会导致胃壁和肠壁的血液供应不足，影响胃肠道的正常功能，包括胃的运动功能，从而导致胃轻瘫的发生。在中医理论中，瘀血指的是血液流动不畅，导致局部血液循环受阻。瘀血阻络会影响器官的气血运行，导致功能障碍。糖尿病性胃轻瘫的情况下，瘀血阻络可能表现为胃肠道的血液循环受阻，影响胃壁的正常运动和胃排空功能。也是解释胃轻瘫的另一种方式，它强调血液循环不畅和局部气血运行障碍的影响。

（四）幽门螺杆菌感染与湿热中阻

幽门螺杆菌（Helicobacter pylori，Hp）是一种常见的胃部病原菌，可以导致多种胃部疾病，包括胃炎、胃溃疡等。幽门螺杆菌感染会引起胃黏膜的炎症反应，影响胃的正常功能。虽然幽门螺杆菌感染主要与溃疡病关联，但长期的炎症反应也可能影响胃的运动功能，导致胃轻瘫。特别是在糖尿病患者中，由于免疫系统功能可能受损，幽门螺杆菌感染可能导致更严重的胃的功能障碍。在中医理论中，湿热是指体内湿邪和热邪的积聚，导致气机不畅和功能障碍。湿热中阻主要影响脾胃，导致消化吸收功能障碍，表现为腹胀、恶心、食欲不振等症状。湿热中阻可能导致胃的正常功能受阻，影响胃的运动和排空功能。从中医角度看，这种情况可以解释胃轻瘫的一些症状，如胃胀、消化不良等。

四、临床表现

（一）糖尿病性胃轻瘫

1. 痰饮停胃证

临床表现：脘腹痞满不舒，胸膈满闷，呕吐痰涎，口黏不爽，口淡不饥，肢体沉重，苔白厚腻，脉弦滑。

2. 脾胃虚弱证

临床表现：脘腹满闷、时轻时重，喜热喜按，纳呆便溏，神疲乏力，少气懒言，舌质淡，苔薄白，脉细弱。

3. 肝胃不和证

临床表现：胃脘胀满，胸闷嗳气，心烦易怒，善太息，大便不畅，得嗳气、矢气始舒，口干微苦，舌淡红，舌苔薄黄，脉弦。

4. 胃阴不足证

临床表现：脘腹痞闷，嘈杂，饥不欲食，恶心嗳气，口燥咽干，大便秘结，舌红少苔，脉细数。

5. 脾胃不和证

临床表现：胃脘痞满，嗳气泛酸，恶心呕吐，腹胀肠鸣，不思饮食，倦怠乏力，舌淡苔腻或微黄，脉弦或沉。

（二）糖尿病性腹泻

1. 脾胃虚弱证

临床表现：患者多大便时溏时泄，或进食油腻即大便次数增多，迁延反复，面色萎黄，神疲倦怠，食欲不振，食后腹胀不舒，舌胖有齿痕，苔白腻，脉细缓。

2. 肾脏亏虚证

临床表现：此证型泄泻通常以夜间或清晨多见，发作时常脐腹微作痛，肠鸣则泻，泻后则安，完谷不化，畏寒肢冷，腰膝酸软，小便清长，舌淡，苔薄，脉沉弱。

3. 肝郁乘脾证

临床表现：素有胸胁胀闷，每于情绪紧张或抑郁恼怒之时诱发，腹中急痛，痛即作泻，泻后痛减，嗳气纳少。

4. 湿热蕴结证

临床表现：湿热泄泻，泻下急迫，或泻下不爽，大便臭秽，肛门灼热，口苦口黏，口渴不多饮，小便短黄，舌质红，苔黄腻，脉滑数。

5. 饮食积滞证

临床表现：腹痛肠鸣，泻下之物臭如败卵，泻后痛减，腹痛胀满，嗳腐酸臭，不思饮食，舌苔厚腻，脉滑。

（三）糖尿病性便秘

1. 湿热蕴结，腑实不通证

临床表现：此型多发生在糖尿病早期，年龄大多在40岁左右，形体肥胖，舌质红，苔黄厚腻，脉弦滑，大便干结，小便短赤，常伴有脘腹胀痛。

2. 气滞不行，传导失司证

临床表现：此型在糖尿病早、中、晚期均可出现。尤其在成人迟发型自身免疫性糖尿病患者中出现较多。此型患者大多精神紧张，生活没有规律，睡眠不足，形体偏瘦，舌质红，苔薄黄，脉弦细，大便秘结，欲便不得，嗳气频作，常伴有心烦。

3. 肺脾气虚，传送无力证

临床表现：此型多发生在中、晚期糖尿病，即西医指的糖尿病合并胃轻瘫。此型患者大多形体消瘦或虚胖，舌质淡，舌苔白腻，舌体边有齿痕、胖大，脉沉细，大便虽有便意，临厕努挣，挣则汗出短气，大便不干，常伴有脘腹胀满，食则胀甚。

4. 阴液枯竭，无水行舟证

临床表现：此型发生在糖尿病晚期。形体消瘦，面色干枯无华，皮肤干燥脱屑，舌质红，少苔或无苔，脉沉细，大便干结难下，硬如卵石，常合并头晕目眩，口干舌燥。

第二节　病证结合治疗

一、辨证分型治疗

（一）糖尿病性胃轻瘫

1. 肝胃不和证

症状：消化不良，如腹胀、恶心、呕吐；胸胁胀满，情绪波动；食欲减退；口苦咽干；大便不调，或便秘，或腹泻；舌质偏红，苔薄黄，或见舌边有瘀点；脉弦细或弦滑。

治法：疏肝理气，和胃止痛。

方药：柴胡疏肝散。柴胡、枳实、白芍、当归、川芎、甘草。

辨证分析：肝胃不和证因肝气郁结，影响脾胃运化功能，肝的疏泄功能失常，进而导致胃失和降引起，导致消化不良、胸胁胀满等症状。糖尿病患者因长期血糖控制不佳，易导致内脏功能障碍，肝气郁结，引发肝胃不和证。

2. 脾虚湿困证

症状：腹胀满，食欲不振；大便稀薄，可能有未消化食物残渣；身体乏力，四肢不温；口淡无味或口黏腻感；头重脑涨，精神不振；舌苔白腻或黏滑，舌质淡；脉象濡弱或滑。

治法：益气健脾，燥湿化浊。

方药：香砂六君子汤。人参、茯苓、甘草、白术、半夏、陈皮、砂仁、木香。

辨证分析：脾虚湿困证反映了脾胃的运化功能受损，导致水湿内停。在中医理论中，脾主运化，为后天之本，其正常功能保证了水湿的转运和分布。脾虚则不能运化水湿，导致湿邪内蕴，形成湿困。糖尿病自主神经消化道病变进一步弱化了脾胃功能，使得水湿更加难以转运，从而加剧了脾虚湿困的症状。

（二）糖尿病性腹泻

1. 肝脾不和证

症状：反复腹泻，大便时稀时干；腹部胀痛，尤其是在情绪波动后加剧；乏力，食欲不振；情绪易怒或抑郁；可能伴有胸闷、胁痛；舌质苍白或淡红，舌苔白腻或薄黄；脉弦细或弦滑。

治法：疏肝健脾，调和肝脾，止泻固肠。

方药：痛泻要方。陈皮、白术、白芍、防风。

辨证分析：肝胃不和证常因肝气郁结，影响肠道功能，导致腹泻。肝主疏泄，情绪不畅可导致肝气郁结，肝气不疏影响胃肠运动，产生腹痛、腹泻等症状。此外，肝气郁结还可能导致气机不畅，影响脾胃运化功能，进一步加剧消化不良和腹泻。情绪的波动加重了肝气的郁结，形成恶性循环。

2. 脾胃气虚证

症状：腹泻，大便稀溏；食欲不振，或进食后腹胀；体倦乏力，面色苍白；舌质淡，舌苔白腻或薄；脉象细弱或虚滑。

治法：益气健脾，化湿利水。

方药：参苓白术散。人参、白术、陈皮、白扁豆、山药、甘草、桔梗、莲子、砂仁、薏苡仁。

辨证分析：脾胃气虚证主要是因为脾胃的主要功能——运化水谷的能力减弱。在中医理论中，脾主升清，胃主降浊，脾胃气虚则升降失调，导致水湿内停，形成腹泻。此外，脾为后天之本、气血生化之源，脾气不足导致体倦乏力、面色苍白等症状。舌苔白腻或薄、脉象细弱或虚滑都是脾胃气虚、湿邪内停的体征。

（三）糖尿病性便秘

1. 气虚便秘证

症状：大便干燥，排便困难；排便频率减少，有时数日才能一次；乏力，气短，声音低弱；食欲不振；面色苍白或萎黄；舌质淡，舌苔薄白；脉象虚弱。

治法：补中益气，润肠通便。

方药：黄芪汤。黄芪、麻仁、白蜜、陈皮。

辨证分析：气虚便秘证主要是由于脾胃气虚，导致体内生化之源不足，进而影响到大肠的传导功能，使得大便在肠内停滞不前。气虚还会导致乏力、气短，食欲不振，以及面色苍白等症状。在治疗时，需要同时考虑补气和通便，确保肠道功能的正常运作。

2. 阴虚肠燥证

症状：大便干燥，难以排出；排便频率降低，且排便时需用力；口干舌燥，希望饮水；五心烦热，尤其是夜间更甚；手足心热；面红或潮热；舌红少津，舌苔少或无；脉细数或细滑。

治法：滋阴润燥，通便解秘。

方药：增液承气汤。玄参、麦冬、生地黄、大黄、芒硝。

辨证分析：阴虚肠燥证主要是由于阴液亏损，不能润泽肠道，导致肠道燥热，大便干燥而难以排出。长期糖尿病导致的高血糖状态加速了体内阴液的消耗，进一步加剧了阴虚的情况。阴虚还可能导致内热征象，如五心烦热、手足心热等。舌象和脉象的特点也反映了体内阴液不足和内热的状况。

二、专方专药治疗

1. 升阳益胃汤

组成：黄芪、半夏、人参、炙甘草、独活、防风、白芍、羌活、橘皮、茯苓、柴胡、泽泻、白术、黄连。

功效：升提胃气，健脾益胃。

主治：食后饱胀，持续时间长；恶心、呕吐，特别是食后；食欲减退或不振；可能伴有腹部不适或轻微疼痛；口味淡薄，偶有口臭；大便不调，可能便秘或腹泻；舌质淡，苔薄白，脉象缓慢或弱。

2. 半夏泻心汤

组成：半夏、黄连、黄芩、干姜、甘草、大枣、人参。

功效：清胃泻火，化湿导滞。

主治：恶心呕吐，尤其是饭后；口干舌燥，可能伴有口苦；胃部不适，感觉胀满；食欲下降；腹部膨胀，有时伴有轻微腹痛；舌质红，苔黄腻，脉滑数或细数。

在治疗糖尿病性胃肠道自主神经病变时，中医采用的方剂如旋覆代赭汤、附子理中汤合补阳还五汤、柴芩温胆汤加减、健脾丸、橘皮竹茹汤、升降消痞方、健脾调气方、枳实导滞丸、半夏厚朴汤、厚朴枳术汤、一贯煎、养阴和胃方及益气健脾中药复方等，涵盖了从补阳救逆、调和脾胃、疏肝解郁、化痰导滞到养阴和胃等多个方面。这些方剂不仅关注于症状的缓解，如改善消化不良、胃痛、腹泻等消化系统表现，还着眼于整体调理，如增强脾胃功能、改善气血运行、调节阴阳平衡。通过这些中药复方的应用，目标是在调节内分泌和血糖稳定的基础上，修复和保护受损的神经功能，从而综合改善糖尿病患者的自主神经病变症状，提升患者的生活质量。

三、中成药治疗

糖尿病性消化道自主神经病变影响消化系统功能，导致胃排空延迟、便秘、腹泻等症状，中医学认为此病属于“胃脘痛”“泄泻”“便秘”等范畴，治疗侧重于调和脾胃、通利肠道、调节气机。糖胃康颗粒功能健脾和胃，调中止泻，适用于胃轻瘫导致的食后饱胀、恶心呕吐等，结合现代研究与传统中药理论，适用于糖尿病患者胃脘不适、消化不良等症状。厚朴排气合剂行气解郁，和胃降逆，用于胃肠气滞如腹胀、嗳气等，通过行气解郁，缓解气滞引起的胃脘胀痛，改善消化功能。枳术宽中胶囊健脾宽中，行气调和，主要用于脾胃虚弱，气机不畅，表现为食欲不振、腹胀等症状，通过健脾和胃，行气宽中，适用于消化不良的治疗，提升生活质量。六味地黄丸联合六味安消胶囊滋阴补肾，调和胃气，共同用于阴虚内热或胃热症状，如口干舌燥、便秘等，这种联合治疗方法旨在从内调节阴阳平衡，滋补肾阴，同时调和胃气，适用于阴虚引起的消化系统症状。在使用这些中成药进行治疗时，应详细了解患者的病情和体质，避免盲目用药，合理使用。

第三节　病证结合康复和预防

一、病证结合康复

（一）针刺

针刺通过调节身体的气血运行、内脏功能，改善神经调控，从而缓解消化道症状，提升患者生活质量。针刺治疗主要基于经络学说，通过刺激特定的穴位来调和气血，平衡阴阳，从而恢复脾胃的升降功能，改善消化系统的自主神经调控。此外，针刺还能增强机体的自我修复功能，提高胃肠道的血液循环，促进消化道平滑肌的正常蠕动。除了传统针刺方法，子午流注针法、温针和电针也是非常有效的治疗手段。这些方法通过特定的技术和操作，进一步增强了针刺的治疗效果，特别适用于改善因糖尿病引起的胃排空延迟、便秘、腹泻等消化系统症状。如温针疗法是在针刺的基础上，通过灸热的方式温热针身，使针尖部位传递温热刺激至穴位深处，达到温经散寒、行气活血的效果。对于糖尿病性胃轻瘫患者因阳虚、寒凝导致的胃痛、腹泻等症状，温针疗法可以有效改善胃肠道的血液循环，促进胃肠蠕动，缓解症状。子午流注针法通过在特定时辰对应的经络上选择穴位进行针刺，可以达到调和阴阳、调节气血的目的，对糖尿病性胃轻瘫引起的消化不良、胃肠功能紊乱等症状有良好的调节作用。电针治疗是将细小的电流通过针体传入人体穴位，利用电刺激的方法来强化针刺效果。电针能够调节胃肠道的运动功能，改善消化道神经的调控，对糖尿病性胃轻瘫引起的胃排空延迟、便秘等症状有显著的治疗效果。通过调整电针的频率和强度，可以针对不同的症状和体质进行个性化治疗。

（二）艾灸

艾灸通过对穴位的温热刺激，能促进局部血液循环，增强消化道的血液供应，改善胃肠道黏膜的功能状态，促进胃肠蠕动，从而缓解胃肠道自主神经病变引起的消化不良、胃痛、胃胀等症状。同时，艾灸的热效应能温散寒邪，调和脾胃，对于因寒凝引起的症状尤为适用。

（三）穴位贴敷

穴位贴敷治疗结合了药物疗效和穴位刺激的双重作用，通过药物直接作用于特定穴位，可以促进气血运行，调和脾胃，从而改善消化道功能。此外，药物的选择和配伍可以根据患者的具体症状和体质进行个性化调整，以达到最佳的治疗效果。

（四）推拿

推拿治疗糖尿病消化道自主神经病变的原理基于中医的经络学说，认为消化道自主神经病变的发生与脾胃气血运行不畅、内脏功能失调有关。通过手法按摩可以促进脾胃经络的气血流通，调和脾胃功能，从而缓解消化不良、胃痛、胃胀等症状。此外，推拿还能调整患者的精神状态，减轻由于长期疾病带来的心理压力，促进身心健康。

（五）传统功法

传统功法通过深层次的呼吸和缓慢的动作，促进气血流通，调和脏腑功能，特别是对脾胃的调节作用，可以有效改善因自主神经功能障碍引起的消化系统症状。此外，功法练习还能增强体质，提高机体的抗病能力，对控制糖尿病及其并发症具有积极意义。

二、病证结合预防

（一）一级预防

一级预防着重于防止糖尿病及其消化道自主神经病变的发生，主要包括生活方式的调整和疾病早期识别。

1. *健康饮食*　平衡饮食，减少高糖、高脂肪食物的摄入，增加膳食纤维，如全谷物、新鲜蔬菜和水果，以控制血糖水平，降低糖尿病发病风险。

2. *规律运动*　定期进行适度运动，如快走、游泳、打太极拳等，有助于改善胰岛素敏感性，控制体重，预防糖尿病。

3. *戒烟限酒*　烟草和酒精会增加糖尿病及其并发症的风险，应尽量避免。

4. *中医调理*　通过中医辨证施治，如调和脾胃、疏肝解郁等，提早干预，防止病症发生。

（二）二级预防

二级预防旨在早期发现和控制糖尿病，及时治疗早期症状，防止 DAGN 的发展。

1. *定期体检*　糖尿病患者应定期进行血糖监测及胃肠功能检查，早期识别消化道功能障碍。

2. *血糖控制*　紧密监控血糖水平，通过药物治疗和生活方式的调整，保持血糖在正常范围内。

3. *中西医结合治疗*　结合西医的药物治疗和中医的调理方法，如采用中药、针灸、推拿等，改善胃肠道功能，减轻症状。

（三）三级预防

三级预防的重点是对已经发生DAGN的患者，通过综合管理和治疗，减轻症状，延缓病情进展，提高生活质量。

1. 个体化治疗计划　根据患者具体情况制订个体化的治疗方案，包括药物治疗、饮食管理、运动计划等。

2. 并发症监测与管理　密切关注DAGN可能引起的并发症，如胃排空延迟、便秘等，及时进行干预和治疗。

3. 心理支持和教育　为患者提供心理支持，帮助他们建立良好的自我管理能力，提高对病症的认识和应对策略。

第16章 糖尿病性勃起功能障碍

糖尿病性勃起功能障碍（ED）是糖尿病男性患者常见的并发症之一，由糖尿病长期高血糖状态引发的血管、神经损伤导致。临床上主要表现为勃起功能减弱或丧失，影响性生活质量。糖尿病性ED的流行病学特征显示，其发生率随糖尿病病程延长而增高，与血糖控制不良密切相关。从西医角度看，糖尿病性ED的主要病理机制包括血管病变、神经病变、内皮细胞及平滑肌细胞损伤，以及内分泌激素改变等因素相互作用，导致阴茎血液循环受阻和ED。阳痿之证首见于《黄帝内经》，又称“阴痿”“宗筋弛纵”“筋痿”，主要因劳伤久病、内伤七情、饮食不节、外邪侵袭导致脏腑受损，精血不足，或邪气郁滞，宗筋失养而不用。

第一节 病证结合诊断

一、西医诊断标准

1. 诊断应包括全面的病史询问，如性生活史、药物使用、危险因素评估和社会心理因素等。

2. 其他检查还包括评估夜间阴茎肿胀、阴茎多普勒超声、阴茎球－海绵体反射、阴茎背侧感觉神经传导、阴茎交感皮肤反应的振幅和潜伏期及阴部神经体感诱发电位等。

3. 应在确定ED的体征和症状并排除其他原因（如性腺功能减退）后做出诊断。

二、中医辨证分期分类诊断

阳痿中医临床辨证可分为湿热下注证、肝郁气滞证、肾阳不足证、心脾两虚证及瘀血阻络证。

三、病因病机

（一）血管病变与瘀血阻络

在西医学中，糖尿病性ED主要是由于血管功能障碍所致。长期的高血糖状态会导致内皮细胞功能障碍，影响血管的正常舒缩功能，减少阴茎海绵体血流，导致ED。糖尿病还会引起微血管病变，影响阴茎的血液供应，这也是导致糖尿病性ED的一个重要因素。在中医理论中，瘀血指的是血液循环不畅，导致局部血流阻塞。瘀血阻络可以导致局部气血运行不畅，影响器官功能，特别是对于勃起功能，瘀血阻络可能导致阴茎血液循环受阻，影响勃起。糖尿病长期不控制可能导致全身气血运行不畅，特别是在阴茎区域，可能形成瘀血阻络的状况。这与西医中所描述的血管功能障碍有一定的相似性。

（二）神经病变与肝肾亏虚

阴茎的勃起涉及复杂的神经信号。神经病变会影响这些信号的传导，从而影响阴茎血管的正常舒缩和血液流动，最终导致ED。阴茎的勃起涉及复杂的神经信号。神经病变会影响这些信号的传导，从而影响阴茎血管的正常舒缩和血液流动，最终导致ED。在中医理论中，肝和肾的功能健康被视为维持性功能的关键。肝主疏泄，肾藏精，两者的亏虚可能导致精神不振、生殖功能下降等症状。肾为生殖之本，肾精充足是保持正常性功能的基础。肝肾亏虚可能导致精气不足，影响性功能，包括勃起功能。

（三）内皮细胞及平滑肌细胞损伤与气阴两虚，瘀阻脉络

糖尿病患者由于长期的高血糖状态，会导致内皮细胞功能受损。内皮细胞是血管健康的关键，其损伤会影响血管的舒张和收缩功能，降低血流量，影响阴茎勃起。阴茎勃起涉及平滑肌的放松，这个过程需要良好的血管健康状况。在糖尿病患者中，由于血管病变，平滑肌细胞也会受损，影响勃起功能。气是指人体的生命活力，而阴液是体内的润滑和滋养物质。糖尿病患者常见的气阴两虚表现为体力下降、疲乏无力、口干舌燥等，这些症状都与长期高血糖损伤有关。气阴两虚直接影响到身体的整体健康和功能，包括性功能。瘀阻脉络是指血液循环不畅，导致局部气血运行障碍。在糖尿病性ED中，这种瘀阻可能表现为阴茎血液循环不畅，影响勃起功能。长期的气血不畅也会加剧内脏器官的损伤。

（四）内分泌激素改变与肾阳不足

糖尿病可能引起身体内分泌激素水平的变化，包括性激素如睾酮的降低。睾酮水平下降会直接影响性功能，包括降低性欲和影响勃起功能。糖尿病患者常见的胰岛素抵抗也会影响性激素的代谢和分泌，进一步影响性功能。糖尿病引起的内分泌失衡，包括糖皮质激素、胰岛素等激素水平的改变，可能会影响血管和神经系统的健康，从而影响勃起功能。在中医理论中，肾阳是维持生命活力和生殖功能的重要元素。肾阳不足表现为身体虚寒、精力不足、性功能减退等症状。在糖尿病性ED中，肾阳不足可能导致性功能障碍，特别是勃起功能的下降。肾阳不足可能影响身体内分泌系统的正常运作，包括性激素的产生和调节。从中医的角度看，肾阳不足会导致身体的整体能量下降，影响性功能。肾阳不足反映了身体整体能量的下降和生殖系统的功能衰退，这与性激素水平的降低有着内在的联系。

（五）社会心理因素与肝气郁结证

糖尿病患者可能面临多重社会心理压力，如对疾病的担忧、对性能力下降的焦虑、伴侣关系的紧张等。这些压力可以导致心理应激，影响性功能。心理状态，如抑郁、焦虑、低自尊等，与性功能紧密相关。不良的心理状态可能会影响荷尔蒙分泌、神经反应，最终影响勃起功能。中医理论中，肝主疏泄和情志活动。肝气郁结是指情绪不畅，气机不舒，导致肝的疏泄功能受阻。

常见的表现包括情绪抑郁、胸闷、胁痛等。肝气郁结可能影响身体的气血运行，特别是影响性器官的气血流通。在糖尿病性 ED 中，肝气郁结可能导致局部气血运行不畅，影响勃起功能。

（六）自噬异常与气虚痰瘀

自噬是一种细胞内部的清理和再利用过程，对维持细胞健康和功能至关重要。它可以帮助去除受损的细胞器和蛋白质，对维持细胞内环境稳定有重要作用。在糖尿病患者中，由于代谢紊乱和氧化应激增加，自噬过程可能受到干扰。这种干扰可能导致细胞功能降低，包括影响血管和神经细胞的健康，进而影响勃起功能。自噬异常导致的细胞功能下降可以在中医理论中理解为气虚的表现，即身体的生命力量不足以维持正常的细胞代谢和功能。糖尿病中增加的氧化应激和炎症反应可能在中医中被视为痰瘀的现代表现，即代谢产物和炎症因子在体内积聚影响正常气血运行。痰湿和血瘀在体内停滞，导致气血运行不畅。痰瘀可以影响血液循环，尤其是在微循环层面，进而影响器官的功能，包括性功能。

四、临床表现

1. 湿热下注证

临床表现：阳痿茎软，阴囊潮湿，臊臭或痛，下肢酸困，小便短赤，舌苔黄腻，脉濡数。

2. 肝郁气滞证

临床表现：阳痿失用，情志抑郁或易激动，失眠多梦，腰膝酸软，舌暗苔白，脉沉弦细。

3. 肾阳不足证

临床表现：阳痿阴冷，性欲减退，精薄精冷，头晕耳鸣，面色苍白，精神萎靡，腰膝酸软，畏寒肢冷，短气乏力，舌淡胖润，或有齿痕，脉沉细尺弱。

4. 心脾两虚证

临床表现：阳痿不举，精神不振，心悸气短，乏力自汗，形瘦神疲，夜寐不安，胃纳不佳，面色不华，舌质淡，脉沉细。

5. 瘀血阻络证

临床表现：多有动脉硬化、糖尿病或阴部外伤及盆腔手术史，以致瘀血阻络，阳事不兴或勃起不坚，性欲淡漠；或有固定刺痛，或见紫斑、肿块，或见出血色暗，舌紫暗或有瘀斑、瘀点，脉沉涩或弦涩。

第二节　病证结合治疗

一、辨证分型治疗

1. 肝气郁结证

症状：性欲减退，勃起功能障碍；情绪抑郁、易怒；胁肋或胸部胀满感；口干口苦，食欲不振；睡眠不佳，夜间多梦；舌质暗红，苔薄白，脉弦。

治法：疏肝解郁。

方药：逍遥散。柴胡、白术、白芍、茯苓、当归、甘草。

辨证分析：肝主疏泄，负责气机的正常运行，情绪波动或长期精神压力大易导致肝气郁结，气血运行不畅。当肝气郁结时，不仅影响情绪，还会影响到肝的疏泄功能，进而影响肾精和性功能。因此，治疗糖尿病性ED时，需要着重调理肝气，疏通气机。

2. 气滞血瘀证

症状：勃起功能减弱或不持久；下腹部、小腹或会阴部胀痛；情绪抑郁，易怒；舌质暗红，舌下静脉曲张；舌苔薄白或略黄，脉细涩或弦。

治法：活血化瘀，行气解郁。

方药：少腹逐瘀汤。小茴香、干姜、延胡索、没药、当归、川芎、肉桂、赤芍、蒲黄、五灵脂。

辨证分析：气的不畅导致血行受阻，长期气滞可引起血瘀，气血运行不畅是ED的主要原因之一。此外，糖尿病引起的微血管病变也可能加重血瘀情况，进一步影响性功能。因此，治疗时需要重点解决气滞血瘀的问题，恢复气血正常流通。

3. 湿热下注证

症状：阴囊潮湿、发痒或灼热感；尿黄、尿频、尿急或有尿痛；大便干燥或黏滞不畅；身体感到疲乏，四肢沉重；口苦咽干，舌质红，苔黄腻；脉滑数。

治法：清肝泻火，利湿导滞。

方药：龙胆泻肝汤。栀子、黄芩、柴胡、生地黄、车前子、泽泻、木通、甘草、当归。

辨证分析：体内湿热因素过盛，主要影响肝经，导致气滞血瘀，肝功能失调。湿热蕴结下焦，影响性腺功能和生殖系统的正常运作，进而导致勃起功能障碍。因此，需要通过清肝泻火、利湿导滞的方法，调和肝经，改善生殖系统功能。

4. 心脾两虚证

症状：性欲减退，勃起功能不佳；精神疲惫，记忆力下降；食欲不振，腹胀易饱；失眠多梦，心悸怔忡；面色苍白或萎黄，舌质淡，苔薄白；脉细弱无力。

治法：补心益脾，养血安神。

方药：归脾汤。白术、茯神、龙眼肉、酸枣仁、人参、木香、甘草、当归、远志。

辨证分析：心脾虚弱导致气血生成不足，心血不足影响神志，脾气不足影响食欲及消化吸收，气血两虚进而影响到肾脏（肾藏精，与生殖功能密切相关）的功能，从而引发勃起功能障碍。因此，需要同时补心益脾，以促进气血充足，恢复正常的生理功能。

5. 阴阳两虚证

症状：勃起功能减弱或不持久；身体乏力，易感疲倦；手脚发凉，畏寒喜暖；夜尿频多；腰膝酸软，头晕耳鸣；面色苍白或萎黄，舌质淡，舌苔白；脉象细弱或沉细。

治法：补益阴阳。

方药：二仙汤。仙茅、淫羊藿、当归、巴戟天、黄柏、知母。

辨证分析：长期的疾病过程或不当的生活习惯导致身体阴液和阳气同时亏损，肾阴肾阳不足，影响到了肾藏精的功能，从而影响性功能。肾在中医理论中与生殖系统密切相关，肾阴肾阳不足直接影响到性功能的正常表现。因此，治疗需要同时兼顾补阴和补阳，以达到阴阳平衡。

二、专方专药治疗

1. 填精通络方

功效：补肾填精，活血通络。

适应证：勃起功能减弱，或勃起不持久；性欲降低；身体乏力，腰膝酸软；头晕耳鸣；舌质淡，舌苔薄白，脉细弱或沉涩。

2. 补阳还五汤

功效：温补肾阳。

适应证：性欲减退，勃起功能不佳；四肢发凉，畏寒喜暖；身体乏力，精神不振；腰膝酸软，头晕耳鸣；尿频，夜尿多；舌质淡，舌苔白滑；脉沉细或沉迟。

在治疗糖尿病性 ED 时，还有其他专方专药可供选择，以适应不同病因和体质的患者。芎蒌通脉方主要针对血瘀阻络导致的 ED，通过活血通络，温阳散寒来改善局部血液循环，增强勃起功能。活血振威汤适用于气血两虚、血液循环不畅的患者，通过活血补气，强壮筋骨，促进血液循环，提高性功能。益肾活血汤针对肾虚血瘀型 ED，通过益肾养血，活血化瘀的方法，强化肾功能，改善血液循环，恢复正常勃起。四逆散加减适用于阳虚引起的 ED，其温补肾阳，回阳救逆的治法，能够增强体内阳气，改善 ED 症状。右归活血汤适用于肾阳虚合并血瘀的患者，通过补肾温阳，活血化瘀，促进下焦血液循环，提升勃起功能。

三、中成药治疗

在糖尿病性 ED 的治疗中，中成药如参芪降糖颗粒和疏肝益阳胶囊提供了有效的辅助治疗选项。参芪降糖颗粒主要通过人参、黄芪等成分补气益阴，调补脾胃，对于血糖控制不佳导致的 ED 具有改善作用，特别是在增强机体免疫力、改善微循环方面表现突出。疏肝益阳胶囊则侧重于疏肝解郁、补肾益阳，对情绪抑郁、肝郁气滞型糖尿病性 ED 患者尤为适用，通过调节情绪和疏通肝经来增强性功能。在使用这些中成药时，患者应严格遵医嘱，注意药物间的相互作用，并定期监测血糖水平，以确保安全有效的治疗过程。

第三节　病证结合康复和预防

一、病证结合康复

（一）针刺

针刺治疗糖尿病性 ED 的原理主要基于中医的经络学说，认为 ED 主要由肾精不足、气血两虚、肝郁不舒等原因引起。通过对特定穴位的刺激，针刺能够疏通经络，调和气血，补肾益精，从而改善勃起功能。同时，针刺还能调节自主神经系统，增强血管的弹性和血流量，改善局部的血液循环。

（二）艾灸

艾灸治疗糖尿病性ED的原理主要基于中医的“肾主生殖”理论，认为肾脏是人体生殖功能的基础，肾精充足是维持正常勃起功能的关键。糖尿病导致的内环境紊乱会损伤肾脏，影响肾精，从而导致ED。艾灸通过温热作用促进肾区及相关穴位的血液循环，强化肾脏功能，同时通过调节身体气血、阴阳平衡，来辅助恢复和改善勃起功能。

（三）推拿

推拿治疗糖尿病性ED的基本原理是通过手法操作来调和气血、疏通经络、调整阴阳、强化脏腑功能，尤其是针对肾经的调理，中医学认为“肾为先天之本，主生殖”，肾气充足是维持正常勃起功能的关键。此外，推拿还能促进下腹部和会阴部的血液循环，提高局部组织的氧气供应和营养状态，对于改善ED有直接益处。

二、病证结合预防

（一）一级预防

一级预防的目标是防止糖尿病及其ED的发生。

1. 生活方式的调整　包括健康饮食、规律运动、戒烟限酒、保持健康体重等，以降低糖尿病发病风险。中医推荐适当的体育活动如太极拳、气功等，以调和气血、强身健体。

2. 情绪管理　中医学认为情绪不畅可导致肝气郁结，影响脾胃，进而影响气血生成，建议通过冥想、瑜伽等方式缓解压力、情绪管理。

3. 定期体检　通过西医手段早期识别糖尿病前期状态，及时干预。

（二）二级预防

二级预防的目标是对已经发生的糖尿病进行有效管理，防止ED的发生。

1. 血糖控制　通过西医的药物治疗、监测血糖，避免血糖波动对血管和神经的损伤。

2. 中医调理　根据个体差异，采用中药调理、针灸、推拿等方式，调和脾胃，养肝补肾，增强体质，预防ED的发生。

3. 健康教育　提高患者对糖尿病管理和ED认识的教育，促使患者积极配合治疗和生活方式的调整。

（三）三级预防

三级预防的目标是对已经出现ED的糖尿病患者，减轻症状、改善生活质量。

1. 个体化治疗方案　结合西医的PDE5抑制剂等药物治疗和中医的辨证施治，个体化制订治疗方案。

2. 并发症管理　针对糖尿病可能导致的其他并发症，如心血管疾病、神经病变等进行管理，从而减轻对勃起功能的影响。

3. 康复训练　包括性功能康复训练、心理咨询等，帮助患者提高性生活质量，减轻心理负担。

第 17 章 糖尿病神经源性膀胱

糖尿病神经源性膀胱（diabetic neurogenic bladder，DNB）是糖尿病患者由于神经系统病变，导致膀胱和（或）尿道功能障碍，产生一系列下尿路症状及并发症的总称。DNB 多见于女性，尤其是糖尿病病程较长的中老年女性，主要表现为尿频，排尿时间延长，排尿时用力、滴沥，排尿不尽感，甚至出现尿潴留及溢出性尿失禁，排尿后小腹部触诊饱满或充盈有包块，叩诊呈浊音。DNB 作为糖尿病引起的泌尿系统并发症，发病率高，占糖尿病患者的 25% ～ 85%。传统医学依据 DNB 临床表现，将其归属于中医“消渴”“癃闭”“淋证”的范畴。消渴日久，耗气伤阴，阴伤气耗，脾肾亏虚，肾虚不能蒸腾气化，膀胱气化无权，脾虚运化无力，无以升清降浊，则小便不利，而致癃闭，发为本病。

第一节　病证结合诊断

一、西医诊断标准

1. 病史　有糖尿病病史。

2. 临床表现　①症状：DNB 早期排尿异常症状可不明显，随着病情的发展，可出现不同程度的症状，如尿频、尿少、排尿时间延长、尿流变细、排尿不尽、尿失禁、排尿费力、下腹坠胀等。尿潴留明显者下腹部充盈膨隆，多可引起泌尿系感染，严重者可导致或加重肾功能不全。②体征：耻骨上触诊饱满或充盈有包块，叩诊呈浊音。

3. 理化检查　B 超检查可见膀胱残余尿量增加。尿流动力学检查提示最大尿流量；膀胱容量增大；膀胱收缩能力早期可见反射亢进，晚期则无反射、残余尿量增加。膀胱压力容积测定，逼尿肌无反射，多数患者膀胱内持续低压力。

二、中医辨证分期分类诊断

根据糖尿病的病程及尿动力学检查结果，DNB 的临床表现可分为早期（代偿阶段）、中期（失代偿阶段）和晚期（终末阶段）。代偿阶段糖尿病患者由于缺乏自身感觉可能没有下尿路症状，因此常不易被发现；随着病情的发展，至失代偿阶段，糖尿病患者发生尿潴留、尿失禁及尿意消失，且有不同程度的尿路感染和肾功能损害。

1. 早期（肝肾阴虚、气机郁滞）

诊断要点：腰腿沉重、酸软，疲乏无力，急躁易怒，胸胁满闷，口苦咽干，大便秘结，小便不畅。舌质红，舌苔黄，脉弦。

2. 中期（中气下陷、脾肾两虚）

诊断要点：小腹坠胀，大便不畅，尿频不尽，常有余沥，神疲乏力，四肢沉重，腰腿酸软，少气懒言。舌体胖，舌质淡，舌苔薄白，脉细无力。

3. 晚期（肾元受损、气化无权）

诊断要点：腰腿沉重怕冷，神疲乏力，面色苍白或有浮肿，小便不通或滴沥不尽，肢体麻木。舌体胖，舌质淡暗，苔薄白腻，脉沉细弱。

三、病因病机

（一）神经病变与肝肾亏虚

消渴日久，阴损及阳，甚则出现肾阳衰微之候，导致肾的激发和固摄作用失常，膀胱开阖无权，出现小便不利或癃闭，或尿频、尿急等。慢性高血糖状态长期存在，损害神经系统（糖尿病神经病变），影响到整个身体的气血运行，导致神经对膀胱的调控异常，膀胱感觉减退、排尿功能障碍，如尿潴留、排尿困难等。

（二）微血管功能障碍与肾虚瘀阻

中医学认为肾虚为瘀血产生之本，瘀血为肾虚之象。气虚阴虚之本根于肾，糖尿病病情控制不佳，病程迁延，肾虚逐渐加重，不能率血而行，血流缓慢，瘀阻脉络，使络脉失营，加之长期的高血糖状态，导致血管内皮功能障碍和血管壁结构改变。微血管病变会减少神经组织的血液供应，导致神经缺氧和营养不足，从而引起神经功能障碍。而膀胱的神经控制受损会影响其正常的储尿和排尿功能，表现为排尿困难、尿频、尿急、尿失禁等症状。

（三）逼尿肌、括约肌的功能障碍与肾气不固

消渴患者饮食失节，久病致脾、肾、肝亏虚，脾胃为营卫气血生化之源，生化乏源，筋脉肌肉失养，影响骨骼和肌肉的正常营养供给，从而导致肌肉约束功能下降；肾气亏虚，肾气不固，导致膀胱功能失约，患者的盆底肌肉、尿道周围韧带及尿道括约肌松弛，出现尿频、尿急、遗溺等症状。

四、临床表现

1. 肾阳不足证

临床表现：小便不利甚或点滴不出，神疲肢冷，腰膝酸软，舌质淡，苔白，脉沉。

2. 脾肾亏虚证

临床表现：小便不甚赤涩，但淋漓不已，时作时止，遇劳即发，腰酸膝软，神疲乏力，舌质淡，脉虚弱。

3. 膀胱湿热证

临床表现：小便不利疼痛，甚或点滴不出，小腹胀痛，口苦咽干，舌质红，苔黄腻，脉细数。

4. 血瘀水停证

临床表现：小便不利甚或点滴不出，小腹疼痛胀满，舌质紫暗，脉细或涩。

5. 肝气郁滞证

临床表现：小便不利甚或点滴不出，脘腹胸胁胀满，情志抑郁，舌质红或暗红，苔薄或薄黄，脉弦。

第二节　病证结合治疗

一、分期辨证治疗

1. 早期（肝肾阴虚，气机郁滞证）

治法：疏利气机，滋补肝肾。

方药：四逆散加味。柴胡、芍药、枳实、甘草等。

2. 中期（中气下陷，脾肾两虚证）

治法：补中益气，健脾益肾。

方药：补中益气汤加减。黄芪、炙甘草、人参、当归身、橘皮、升麻、柴胡、白术等。

3. 晚期（肾元受损，气化无权证）

治法：温补肾元，助阳化气。

方药：济生肾气丸加味。炮附子、白茯苓、泽泻、山茱萸、山药、车前子、牡丹皮、官桂、川牛膝、熟地黄。

二、辨症状治疗

1. 主症见小便短涩、灼热刺痛，少腹拘急疼痛、大便秘结，伴或不伴发热、寒战，舌红、苔黄腻，脉数，辨证属湿热盘踞、侵犯膀胱，分期属急性尿路感染期，治以清利湿热、泻浊利尿，方选八正散加减以攻逐胶着难解之湿热，恢复膀胱功能。

2. 主症见小便点滴难出、尿等待、尿细如线、少腹钝痛、舌质紫暗、脉沉细涩，辨证属膀胱蓄血、水道瘀阻，分期属急性尿潴留期，治以散结化瘀、疏通水道，方选桂枝茯苓丸加味以攻逐水饮瘀积，畅通溺道。

3. 主症见神疲乏力、面色苍白、少腹坠胀、腰酸、尿意不畅、尿有余沥、夜尿频多、舌淡红、苔薄白、脉细，辨证属脾虚气陷、固涩失机，治以升补脾气、通利小便，方选补中益气汤化裁以匡扶正气，抵御外邪侵袭。

4. 主症见乏力倦怠、语声低微、腰膝酸软、下腹憋胀、小便点滴难出、量少不畅甚或闭塞不通、舌淡、苔薄白、脉沉细，辨证属脾肾阳虚、水停溺道，治以健脾温肾、助阳利水，方选济生肾气丸加黄芪、党参，扶正以强健先后天之本。

5. 主症见遗尿、少气懒言、倦怠乏力、腰膝酸软、大便溏薄、舌淡、苔薄白、脉细弱，辨证属肾精不足、膀胱虚冷，治以温肾固精、缩尿止遗，方选桑螵蛸散合缩泉丸，扶正以固护人身之本源根基。

三、中成药治疗

1. 八正合剂　具有清热利尿通淋功效，可用于糖尿病神经源性膀胱证属湿热下注，症见小便短赤，淋沥涩痛，口燥咽干等。方药组成：川木通、车前子（炒）、萹蓄、瞿麦、滑石、大黄、栀子、灯心草、甘草。

2. 五苓片　具有温阳化气，利湿行水功效，可用于糖尿病神经源性膀胱证属阳不化气、水湿内停，症见小便不利、水肿腹胀、呕逆泄泻、渴不思饮等。方药组成：泽泻、茯苓、猪苓、白术（炒）、肉桂。

3. 萆薢分清丸　具有分清化浊，温肾利湿功效，可用于糖尿病神经源性膀胱证属肾不化气、清浊不分，症见小便频数，白浊。方药组成：粉萆薢、益智仁（炒）、乌药、石菖蒲、甘草。

第三节　病证结合康复和预防

一、病证结合康复

（一）针刺

挖掘针灸治疗糖尿病神经源性膀胱的选穴规律显示运用频率前 5 位的腧穴为关元、三阴交、中极、肾俞、膀胱俞；运用频率最高的经络为任脉，特定穴多选用交会穴和募穴。关元与中极两穴有培元固本、补益下焦的作用。此外，深刺足太阴脾经大横穴并施补法，能激发脾经之经气，使后天之本强壮，中气得充，气盛则膀胱气化功能增强。腹针联合艾灸治疗能更好地改善 DNB 的临床症状，减少 DNB 患者的残余尿量，提高最大尿流率，延缓 DNB 的进程，具有选穴少、安全性好、操作相对容易、易被患者接受等优势。

糖尿病神经源性膀胱针灸治疗腧穴选择原则不一，穴位及手法亦有变化，配伍繁杂，总的选穴原则是辨证与辨病相结合，脏腑辨证和经络辨证相结合，并参考现代解剖学理论选穴。

（二）艾灸

艾灸具有温经、补气、通络、消瘀的功效；艾灸的温热性刺激可以使温热能透达体表，由经络传至膀胱，促进膀胱功能的恢复。体虚者可灸关元、气海。研究发现在口服温阳解毒方的基础上，联合隔药灸（乌药 20g，益智仁 20g，吴茱萸 30g，肉桂 10g，干姜 30g）能够有效治疗糖尿病神经源性膀胱阳虚毒郁证，可持续减少膀胱残余尿量，缓解临床症状。

（三）推拿

中医学认为本病是因为消渴日久，阴阳互损，肾阳疲衰，致中气下陷，命门火衰，使气化失利，膀胱失司，故用推拿取穴中极、气海、关元、肾俞、命门等，温煦肾阳，振奋精气，行气利水，具体方法：推拿取中极、气海、关元等穴，分别按揉 0.5min；横擦骶部至微热；一指禅推肾俞、命门，分别约 1min；揉按髀关、五里至酸胀。此外，可采用少腹、膀胱区按摩法，以示指、中指、环指三指并拢，按压中极穴；或用揉法或摩法，按顺时针方向在患者下腹部操作，由轻而重，用力均匀，待膀胱呈球状时，用右手托住膀胱底，向前下方挤压膀胱，再用左手放在右手背上加压使排尿。

（四）中药外敷

将具有温阳利水、行气活血之效的吴茱萸、小茴香、乳香、没药等药物，贴敷于膀胱俞、肾俞、气海、关元、中极等通调水道的要穴，使药性透皮入络，缓缓渗透，使膀胱功能得以恢复。

（五）拔罐

现代研究显示，督脉和膀胱经是交感及副交感神经中枢所在。因此，循经走罐法能够疏通经络，振奋阳气，调补五脏而利关窍，助膀胱功能恢复。具体操作方法为患者取坐位或俯卧位，在其背部膀胱经、夹脊穴及督脉等施术部位用液状石蜡涂擦均匀。选用中号玻璃火罐，用闪火法把罐吸拔在大椎穴上，用双手握住火罐，依次循膀胱经夹脊穴、督脉由上而下往返推移，每条经络走罐 3 ～ 4 次，直至皮肤红润充血或出现瘀斑为度。走罐完毕，在命门、腰阳关、双侧三焦俞、肾俞、膀胱俞等穴上拔罐 10min，隔日治疗 1 次，7 次为 1 个疗程，治疗 2 个疗程后评定疗效。

（六）穴位注射 / 耳穴压豆

任红等采用多中心、随机、对照、单盲临床试验，将 138 例糖尿病神经源性膀胱患者分为治疗组和对照组，治疗组采用黄芪注射液穴位注射疗法，对照组采用常规西医基础治疗，4 周后发现黄芪注射液穴位注射疗法治疗本病疗效确切。取弥可保、维生素 B_1 对肾俞穴进行穴位注射具有补肾气、助膀胱气化、修复受损神经的功效，效果优于肌内注射。针灸（膀胱俞、小肠俞、肾俞、足三里、三阴交、中极、关元、涌泉）联合大株红景天注射液可明显提高糖尿病神经源性膀胱患者生活质量，改善患者尿动力学。耳穴肺、肾、三焦、交感、膀胱等穴位进行耳穴压豆治疗，效果较好且操作简单，便于临床推广。

二、病证结合预防

1. 凯格尔运动对预防糖尿病神经源性膀胱有一定效果，随时随地都可以进行锻炼，一般建议配合呼吸，收缩持续 2 ～ 4s，舒张放松 2 ～ 4s，每次做 20 组，每日做 3 次，坚持至少 3 个月。对于逼尿肌过度活动患者，推荐使用该类方法以增强盆底与括约肌力量，从而改善尿失禁、抑制逼尿肌过度活动。

2. 日常生活中避免不良的排尿习惯（如憋尿等），对预防神经源性膀胱也是非常重要的。

3. 规律饮水：推荐定时定量饮水排尿，每日 1500 ～ 2000ml 或以上，对锻炼膀胱储尿功能和排尿规律有益，对预防神经源性膀胱有帮助。

第 18 章 糖尿病泌汗异常

糖尿病泌汗异常（diabetic sweating dysfunction）是因糖尿病自主神经病变皮肤交感神经受累而导致的汗腺功能失常，从而表现出汗液排泄异常的病证，临床表现为下肢皮肤出汗减少，甚至无汗，干燥发凉，上半身汗出过多。调查显示：约有 60% 的糖尿病患者会出现汗液排泄失常现象。中医将糖尿病泌汗异常归属“消渴汗证”的范畴，认为消渴日久，阴液亏损，阴虚内热、津液蒸腾或气随津脱、气虚不固，营卫失和，腠理开阖失常，则汗液分泌异常。

第一节 病证结合诊断

一、西医诊断标准

糖尿病泌汗异常是糖尿病自主神经病变之一，多因皮肤交感神经受累而导致汗腺功能失常，而表现出汗液排泄异常或出现味觉系出汗，其泌汗异常多表现为下肢皮肤出汗减少，甚至无汗，干燥发凉，而上半身大量汗出。

二、中医辨证分期分类诊断

糖尿病泌汗异常属于中医“消渴汗证”的范畴。消渴汗证病机在消渴阴虚燥热病机基础上，兼见营卫不和或脉络瘀阻，导致气血津液调节障碍，腠理失养，汗出异常。《糖尿病泌汗异常中医诊疗标准》中将本病证型分为六个：营卫不和证、卫表不固证、阴虚火旺证、湿热蕴蒸证、阴津亏虚证及肺胃热盛证。也有医家对消渴汗证辨证有独特的见解：倪青教授认为消渴汗证的病机为虚实夹杂，虚者以气虚、阴虚为主，实者以痰湿、瘀血为主，辨证分型可分为湿热郁蒸、阴虚内热、气阴两虚、肝郁化火、痰瘀阻络五种证型；李小娟将消渴汗证分为三类进行治疗：分别为气虚不固型或营卫不固型、阴虚内热型和实邪所致汗出异常（肝火旺盛型及瘀血阻络型）。

三、病因病机

（一）自主神经受损与营卫不和

糖尿病泌汗异常是因长期血糖刺激导致的交感神经兴奋性增高，以汗腺分泌异常为主要表现的自主神经病变。汗液的分泌与自主神经功能密切相关，神经控制汗腺进行汗液的分泌，这与中医关于汗液形成的认识具有相似性。中医学认为“阳加于阴谓之汗”，汗之排泄依赖营卫之气，卫气营阴正常循行，营行脉中，卫行脉外，汗道通畅，则有汗出，若有邪阻、津亏、阳虚等导致营卫功能失调则会引起泌汗异常。营卫通过调节腠理的开阖来调节汗液的分泌，类似于自主神经的功能。现代医学研究表明，营卫之气分别与血管内皮功能、血管外膜及神经体液调节功能有密切的相关性，糖尿病皮肤自主神经功能受损导致的泌汗功能异常与营卫不和有关。

（二）温热感受器异常与气血津液调节障碍

汗液的分泌受外界温度变化影响，这取决于机体温热感受器的功能，在热环境或运动状态下，人体热量增高，温热感受器感受到信号，通过神经传导将信号传递给大脑，大脑又通过神经血管调节汗液的分泌，带走部分热量，而糖尿病自主神经病变可使微动脉对温度改变感应减弱，体表温热感受器异常，血管收缩或舒张的功能减弱，从而导致泌汗功能异常。汗液的分泌受感受器的调节，温热感受器异常，则汗液分泌受到影响，中医学认为这类汗液分泌异常为机体在表之气血津液调节障碍所致，或为邪阻，瘀血内阻，内热中生，则见汗出不均、不畅之症，或风寒痹阻，津液聚集不出则无汗，中医通过汗法疏通腠理，使在表的邪气祛除，气血津液运行得畅，从而汗出。现代研究也表明解表药物可使皮肤血管扩张，促进血液运行，皮肤温度感受器的传入冲动增加，使汗腺分泌。

四、临床表现

1. 营卫不和证

临床表现：时自汗出，周身汗出或以上半身汗出为主，或但头汗出，可兼见肢体酸楚或身体微热、畏寒。舌质淡，苔薄白，脉浮缓。

2. 卫表不固证

临床表现：汗出恶风，稍劳则汗出尤甚，伴有乏力倦怠，面色晄白少华。舌质淡，苔薄白，脉弱。

3. 阴虚火旺证

临床表现：盗汗，或有自汗，五心烦热，或午后潮热，两颧潮红，腰膝酸软，口干不多饮。舌质红，少苔，脉细数。

4. 气阴两虚证

临床表现：自汗或盗汗，或两者兼见，气短无力，神疲懒言，五心烦热，口干多饮，头晕耳鸣，腰膝酸软。舌质淡暗，苔薄白，脉沉细涩。

5. 湿热蕴蒸证

临床表现：头部蒸蒸汗出，汗出不畅、汗黏，口腻作渴，身热不扬，身体困重。舌红，苔黄腻，脉濡数或滑数。

6. 阴津亏虚证

临床表现：汗出减少，皮肤干燥，咽干口渴，或见目涩，腰膝酸软。舌质暗红少津，少苔或无苔，脉细。

7. 肺胃热盛证

临床表现：进食时汗出明显，多饮多食或兼烦热，口中异味，小便黄赤，大便干结。舌质红，苔黄而干，脉滑数或虚数。

第二节　病证结合治疗

一、辨证分型治疗

1. 营卫不和证

治法：调和营卫。

方药：桂枝汤（《伤寒论》）加减。桂枝、白芍、生姜、大枣、炙甘草。

随症加减：若自汗严重时，可酌加煅龙骨、煅牡蛎、麻黄根、浮小麦等。

2. 卫表不固证

治法：益气固表止汗。

方药：玉屏风散（《丹溪心法》）加减。黄芪、防风、白术。

随症加减：汗多者加浮小麦、糯稻根、煅龙骨、煅牡蛎；气虚严重者加党参、山药、炙甘草；若表虚不固又兼阳虚汗出者，可辨证使用桂枝加附子汤治疗。

3. 阴虚火旺证

治法：滋阴降火。

方药：当归六黄汤（《兰室秘藏》）加减。当归、黄芪、生地黄、熟地黄、黄连、黄芩、黄柏。

随症加减：骨蒸潮热者可辨证加入青蒿鳖甲汤；口干甚者加天花粉、麦冬、玄参。

4. 气阴两虚证

治法：养阴益气，固表敛汗。

方药：三才封髓丹（《卫生宝鉴》）加减。太子参、黄芪、天冬、生地黄、石斛、黄柏、黄连、牡丹皮、浮小麦、煅牡蛎、百合、五味子、白芍、黄芩、砂仁、生甘草。

随症加减：兼阴虚火旺者，加青蒿、鳖甲、知母；兼血瘀者，加桃仁、红花、土鳖虫；盗汗为主者，加生牡蛎、银柴胡、地骨皮。

5. 湿热蕴蒸证

治法：清热化湿，宣畅气机。

方药：三仁汤（《温病条辨》）加减。杏仁、薏苡仁、豆蔻仁、半夏、厚朴、通草、滑石、竹叶。

随症加减：腹胀、便溏不爽者加苍术、厚朴、大腹皮；身痛困重者加防己、大豆黄卷。

6. 阴津亏虚证

治法：滋阴润燥。

方药：增液汤（《温病条辨》）加减。玄参、麦冬、生地黄。

7. 肺胃热盛证

治法：清泄肺胃。

方药：白虎加人参汤（《伤寒论》）加减。知母、生石膏、甘草、粳米、人参。

随症加减：胃热偏盛者加天花粉、黄连、栀子；汗出过多、气津两伤者加西洋参、麦冬、芦根。

二、中成药治疗

1. 复方参冬丸

组成：人参、麦冬、五味子、山药、芡实、丹参、酸枣仁、龙骨、牡蛎等药物。

功效：益气养阴，固表止汗。

2. 灯盏生脉胶囊

组成：人参、麦冬、五味子、灯盏细辛等药物。

功效：益气养阴，生津敛汗，活血祛瘀。

3. 参芪五味子片

组成：党参、黄芪、五味子、酸枣仁等药物。

功效：健脾益气，固表止汗。

第三节　病证结合康复

（一）针刺

取穴：中脘、下脘、气海、关元、外陵、滑肉门、大横、气穴、太冲、大椎。

操作方法：平补平泻手法，留针 50min。

（三）艾灸

取穴：督脉大椎穴至长强穴之间。

操作方法：患者取俯卧位，解开上衣，充分暴露脊柱，在督脉大椎穴至长强穴之间铺上纱布，将生姜搅碎捏成长饼状，放置于纱布上，再于姜泥上覆盖一层艾绒，用酒精棉球点燃艾绒进行艾灸，时刻注意患者情况，避免灼伤患者，温度过高时移到左右两侧足太阳膀胱经上，每次施灸约 1h，5 日为 1 个疗程，共治疗 2 ～ 3 个疗程。

（三）穴位注射

取穴：阴郄、合谷、足三里、三阴交。

操作方法：取维生素 B_1、维生素 B_2 混合液和丹参注射液进行注射，每日 1 次，每次注射一侧穴位，两侧穴位交替注射。7 日为 1 个疗程，疗程间休息 3 日，共治疗 2 个疗程。配合黄芪、五味子、枸杞子泡水饮。

（四）穴位贴敷

组成：五倍子、煅龙骨、山萸肉、桑叶。

操作方法：将脐部洗净擦干，取上 4 味药末混合均匀，加少许陈醋调成糊状，填入脐内，外用麝香追风膏固定，12 ～ 24h 换药 1 次。7 日为 1 个疗程。

第19章 糖尿病皮肤瘙痒症

糖尿病皮肤瘙痒症（diabetic skin pruritus）是糖尿病患者常见的并发症，是在无皮肤原发性损害的情况下，以皮肤瘙痒为主要临床表现的病证，一般以瘙痒为主要表现，严重者可见抓痕、血痂、皮肤肥厚和苔藓样变，严重影响患者生活质量，其患病率为7%～43%，为非糖尿病患者的2.7倍。中医将糖尿病皮肤瘙痒症归属“风瘙痒”范畴，认为糖尿病皮肤瘙痒症多因患者久病或年老气血亏虚，风邪乘虚外袭，血虚生风，或禀性不耐，血热内蕴，加之外邪侵袭，致使血热生风而发病；或患者饮食不节，日久则损伤脾胃，致使湿热内生，蕴结于肌肤，化热生风而发病，可归为外风、内风和瘀血引起。

第一节　病证结合诊断

一、西医诊断标准

糖尿病皮肤瘙痒症是指糖尿病患者在无皮肤原发性损害的情况下，以皮肤瘙痒为主要临床表现的皮肤病，一般以瘙痒为主要表现，严重者可出现抓痕、血痂、皮肤肥厚和苔藓样变。

二、中医辨证分期分类诊断

糖尿病皮肤瘙痒症属于中医“风瘙痒”范畴。2011年《糖尿病合并皮肤病中医防治指南》中指出糖尿病皮肤瘙痒症多由外风、内风和瘀血引起，辨证分型可分为风热久郁证、血热生风证、阴虚血燥证、下焦湿热证及瘀血阻滞证。

三、病因病机

（一）皮肤干燥与气血津液调节障碍

皮肤干燥或湿润与体表气血津液调节是否得当有关，中医学认为消渴患者气血津液调节障碍是其发病的重要病机，或因气血亏虚，风邪乘虚外袭；或饮食不节、湿热内生，蕴结肌肤；或五志化火，血热内蕴，化热动风而发病，最终表现在皮肤腠理间气血津液运行障碍，气血津液调节障碍，在表肌肤失去润养，则皮肤干燥，这与糖尿病神经病变可引起皮肤失去神经营养有关，糖尿病皮肤瘙痒症初发时，仅表现为气的渗灌、循行障碍，此时患者的病情较轻。其病日久，则血行涩滞，停而为瘀，痰瘀互结，继而气血同病，因此，皮肤干燥与气血津液调节障碍有关。

（二）神经受损与血虚风燥

中医学认为肌肤因气血津液不足、阴液亏虚，肌肤失濡而出现瘙痒、干燥的症状为血虚风燥，研究显示这与皮肤体表神经受损有关，皮肤受神经血管营养保持湿润，高血糖环境刺激皮肤神经末梢受累，皮肤神经末梢感觉功能障碍，可导致皮肤干燥，感觉神经纤维异常放电可发生瘙痒，神经受损越严重，皮肤的保湿功能越差，皮肤逐渐干燥甚至会出现局部瘙痒的症状。神经受损，皮肤失于濡养而干燥瘙痒与中医血虚风燥病机相似，消渴久病入营血、濡养筋脉皮肤的阴血津液亏虚，化燥生风，则皮肤干燥、瘙痒。

（三）皮肤感染与湿热蕴表

糖尿病患者机体慢性炎症状态，导致交感神经功能紊乱，皮肤排汗、排液减少，对表皮细菌及微生物的抑制功能下降，诱发皮肤感染，出现瘙痒的情况，此外高糖可促进细菌、真菌滋生，进一步加重局部炎症状态，引起皮肤感染瘙痒；中医学认为此为湿热蕴表，消渴患者饮食不节，加之病久素体阴亏不足，湿热内停，外加气候干燥，感受秋季燥热之邪，风热阻络，湿热蕴表而发为瘙痒，现代研究显示湿热与皮肤感染的相关性，湿热蕴表不仅与西医炎症状态相似，更是一种诱发疾病的因素，湿热在表促使人体汗液分泌不均不畅，汗液中盐分及其他物质刺激肌肤，加重皮肤感染症状。

四、临床表现

根据《糖尿病合并皮肤病中医防治指南》及相关文献，糖尿病皮肤瘙痒症中医辨证可分为以下几型。

1. 风热久郁证

临床表现：周身皮肤瘙痒剧烈，病情缠绵，皮肤肥厚呈苔藓样变，舌红苔薄黄，脉弦细。

2. 血热生风证

临床表现：皮肤焮红瘙痒，剧者搔破后可有血痕，受热痒增，遇冷痒减，伴有口干、心烦，夏季高发，易受外感加重，舌红苔薄黄，脉滑数。

3. 阴虚血燥证

临床表现：皮肤干燥，瘙痒，抓痕，血痕满布，可伴有口干口渴、目涩鼻燥、身热，舌红苔薄或少，脉弦细。

4. 下焦湿热证

临床表现：皮肤瘙痒，好发于下身，伴有口中黏腻不爽，身体困重，阴部潮湿，舌红苔白腻或薄黄腻，脉弦滑。

5. 瘀血阻滞证

临床表现：瘙痒剧烈，抓破后乌血流溢，皮疹呈暗红色，散布全身，或凝聚结块，或融合成片，伴见有口唇发暗或紫绀，身体疼痛，痛有定处，舌质暗，苔薄，脉细涩。

6. 阴虚内热证

临床表现：局部或全身皮肤瘙痒，可伴见抓痕、部分色素沉着、皮肤感染等，可伴有口渴多饮、五心烦热、盗汗颧红、低热不退，盗汗、失眠，舌红少津，脉细数。

7. 营卫不和、血虚风燥证

临床表现：皮肤瘙痒似蚁行虫爬，夜间明显，劳累或肥甘生冷饮食后瘙痒加剧，干燥脱屑，擦去鳞屑见皮损发红轻硬，面色潮红，心中烦躁，食欲不振，大便干燥，舌淡或红暗，苔白或薄黄干燥，脉沉细。

8. 阴虚湿恋证

临床表现：皮肤浸润，干燥脱屑，瘙痒剧烈，略见出水；舌红苔光，脉细弦滑。

第二节　病证结合治疗

一、辨证分型治疗

1. 风热久郁证

治法：解表清热，搜风止痒。

方药：乌蛇祛风汤（《朱仁康临床经验集》）加减。乌蛇、蝉蜕、荆芥、防风、羌活、白芷、黄连、黄芩、金银花、连翘、甘草。

2. 血热生风证

治法：凉血清热，消风止痒。

方药：止痒熄风汤（《朱仁康临床经验集》）加减。生地黄、牡丹皮、赤芍、丹参、玄参、白鲜皮、煅龙骨、煅牡蛎、白蒺藜、生甘草。

3. 阴虚血燥证

治法：养血润燥，消风止痒。

方药：当归饮子（《重订严氏济生方》）加减。当归、白芍、生地黄、白蒺藜、荆芥、何首乌、黄芪、甘草。

4. 下焦湿热证

治法：清热祛湿，消风止痒。

方药：龙胆泻肝汤（《兰室秘藏》）加减。龙胆草、黄芩、栀子、泽泻、白木通、车前子、生地黄、当归、柴胡、生甘草。

5. 瘀血阻滞证

治法：活血化瘀，消风止痒。

方药：桃红四物汤（《医宗金鉴》）加减。当归尾、赤芍、川芎、红花、桃仁、荆芥、蝉蜕、白蒺藜、三棱、莪术、甘草。

6. 阴虚内热证

治法：滋阴凉血益气，化瘀祛风止痒。

方药：活血疏风止痒散。黄芪、丹参、玄参、地黄、苍术、葛根、炒白术、地肤子、炒蒺藜、苦参、陈皮。

7. 营卫不和、血虚风燥证

治法：调营和卫，益气养血。

方药：桂枝汤（《伤寒论》）合当归补血汤（《内外伤辨惑论》）加减。黄芪、当归、桂枝、赤芍、生姜、大枣、荆芥、防风、炙甘草。

8. 阴虚湿恋证

治法：滋阴养血，除湿止痒。

方药：滋阴除湿汤（《外科正宗》）。生地黄、玄参、丹参、茯苓、泽泻、当归、川芎、乌梢蛇、地肤子、蛇床子、鸡血藤。

二、专方专药治疗

乌蛇荣皮汤

组成：乌蛇肉、何首乌、酒地黄、当归、炒白蒺藜、白鲜皮、紫草、川芎、牡丹皮、红花、桂枝、桃仁、炙甘草、鲜生姜、红枣。

功效：滋血润燥，活血祛风。

三、中成药治疗

1. 润燥止痒胶囊

组成：生地黄、何首乌、制何首乌、桑叶、苦参、红活麻。

功效：养血滋阴，祛风止痒。

2. 湿毒清胶囊

组成：地黄、当归、丹参、蝉蜕、苦参、白鲜皮、甘草、土茯苓、黄芩。

功效：清热除湿，疏风止痒，润燥凉血。

3. 消银颗粒

组成：地黄、牡丹皮、赤芍、当归、苦参、金银花、玄参、牛蒡子、蝉蜕、白鲜皮、大青叶、红花、防风。

功效：清热凉血，养血润燥，祛风止痒。

第三节　病证结合康复和预防

一、病证结合康复

（一）针刺

取穴：曲池、合谷、血海、膈俞、三阴交、足三里、阴陵泉、太冲。

操作方法：患者取坐位或卧位，穴位常规消毒，毫针直刺 0.5 ～ 1.5 寸，采用捻转手法行针 1min 后留针 30min，间隔 10min 运针 1 次。

（二）中药熏洗

药物组成：蒲公英、薏苡仁、连翘、麸炒白术、麸炒山药、丹参、地黄、金银花、川牛膝、黄芩片、野菊花、丝瓜络、紫花地丁、黄柏、醋香附、醋延胡索、土鳖虫、牡丹皮、炙甘草。

随症加减：血虚伴有面色萎黄、脉细弱、倦怠无力者，配以何首乌、酸枣仁、鸡血藤；皮肤瘙痒且游走不定者，配以防风、荆芥、白鲜皮、牛蒡子；肝阳上亢证候者，配鳖甲、龟甲。

用法：每日 1 剂，煎煮 2 次，取药汁 1000ml，采用 4 层纱布对患者瘙痒处皮肤进行中药塌渍处理，每次 20min，2 次 / 日。同时可采用熏药疗法：取中药塌渍药方加水 1000ml 煎制取浓缩药汁，待温度降至患者可耐受程度，将装有药汁的盆置于患处下方进行熏蒸，注意避免烫伤，再使用毛巾蘸取药液进行擦洗，每次 30min，2 次 / 日。

（三）穴位注射

取穴：单侧曲池、血海、三阴交、足三里。

操作方法：用一次性 5ml 注射器和 7 号针头，抽取维生素 B_1、维生素 B_{12} 各 2ml 混合液，穴位常规消毒，直刺，有酸胀感后回抽无血，缓慢将混合药液注入穴位，退针后用消毒干棉球按压片刻。每晨 1 次，两侧穴位交替注射，7 日为 1 个疗程，疗程间休息 3 日。

（四）耳穴压豆

取穴：大肠、肺、肾上腺、内分泌、神门，日久可加心、脾。

操作方法：75% 酒精消毒，用王不留行贴压，每次取一侧耳穴贴压，每 3 ～ 4 日换 1 次，贴压后嘱患者用手按压贴压的耳穴，以耳郭发热、胀痛为宜，每日按 3 ～ 5 次，每次 3min，两耳交替使用，7 日为 1 个疗程。

二、病证结合预防

（一）一级预防

规律作息，避免情绪过激，避免饮食辛辣刺激之物，空气干燥的地区可使用空气加湿器及护肤霜进行皮肤保湿，可使用养阴生津的中药饮片代茶饮进行干预，可预防或延缓糖尿病皮肤瘙痒症的发生。

（二）二级预防

针对糖尿病皮肤瘙痒症合并其他基础疾病患者，应严格控制血糖、血脂及血压，针对患者不同证候特征辨证治疗，配合中药洗剂缓解皮肤瘙痒症状；或结合针刺、穴位注射等中医外治法，可延缓病程进展。

（三）三级预防

严格控制血糖、血脂及血压情况，联合中药治疗，可改善皮肤干燥等症状，防止瘙痒再次发作。

第20章 糖尿病胫前色素斑

胫前色素斑（pigmented pretibial patches，PPP）是指糖尿病患者下肢胫前区域出现的扁平暗红色丘疹，随着病情的发展演变成色素过度沉着的凹陷萎缩斑。PPP无痛无痒，具有自限性，常见于糖尿病患者双侧胫骨前区，不对称分布，上肢、躯干、大腿和下腹部也可发生，一般较少见。其典型皮损表现为胫前棕色或褐色色素沉着斑，斑面平坦或有萎缩性凹陷，可呈圆形、点状、线状，一般大小在5～25mm，可单发或聚集成群；急性期常表现为红色或暗红色的平顶小丘疹。流行病学调查显示，PPP在糖尿病皮肤病中位居第一，占14.4%，超过50%的糖尿病患者存在PPP。古代中医文献尚未见关于PPP的记载，从中医学角度看，微循环病变均属“络病”范畴，病机上均有不同程度的气血失和，络脉不通。消渴日久，伤及脾胃，脾胃运化失常，脾气散精作用减弱，气血运行失常，皮毛、肌腠和头面诸窍失于润泽发为斑，可见此病。

第一节　病证结合诊断

一、西医诊断标准

丘疹发生于胫前、前臂、大腿和骨隆突处，皮疹初起为0.5～1cm大的圆形或卵圆形暗红色丘疹，缓慢发展，可产生鳞屑，最后留下萎缩性褐色或淡褐色瘢痕样斑。单个皮疹1～2年后可消退，但新皮疹常不断出现，使皮肤病持续存在。临床观察下肢皮肤表现为以上描述则诊断为糖尿病胫前色素斑。

二、中医辨证分期分类诊断

中医学认为“有诸内必行诸外”，胫前色素斑虽是患者的外部皮肤表现，但在中医辨证看来也是全身情况的一个外显反映。《难经》曰：“脉不通则血不流，血不流则色泽去。”故糖尿病胫前色素斑在中医辨证属久病气血失和，经络不通，肌肤失养，证属气虚血瘀最适宜。症见患肢发凉，乏力，斑色暗紫，足趾发白甚见紫暗，趺阳脉不强，舌淡有紫气或紫斑，脉沉涩。

三、病因病机

（一）微血管病变与瘀血阻络

微血管病变属“络病”范畴，微循环是“络”的主要组成部分，《灵枢·百病始生》云“其著孙络之脉而成积者”，当是对微循环的初步认识。消渴后期阴虚燥热，以阴虚为本，久病伤阴津，无以载气，气虚则无以助血行，致气阴两虚，瘀血阻滞，从而使营养神经的微血管血供障碍，局部气血失和，经脉不通，肌肤失养，发为本病。

（二）局部免疫复合物沉积与邪阻肌表

肝郁、脾虚、肾虚是发病之因，实为本虚标实，久病患者气虚、阳虚，致卫外功能减弱，正邪交争紊乱，机体免疫失衡，$CD4^{+}T$ 细胞免疫增强及 $CD8^{+}T$ 细胞免疫减弱，两者均可刺激 B 细胞产生更多免疫球蛋白，引发进一步的免疫物质沉积，损伤微血管，使得气机不畅，气血瘀滞，郁于肌表，肌肤失于濡养。

（三）内分泌异常与脾肾亏虚

消渴病至晚期，脾肾阳虚，肾阳衰败。肾乃精血之海，脾乃气血生化之源，脾虚则生化无源，致体内褪黑素缺乏，褪黑素的缺乏使胫前皮肤在受到轻微创伤时修复能力明显下降，从而导致脂质过氧化物能力下降，形成黏膜色素沉着。

四、临床表现

糖尿病胫前色素斑的中医证候特点为本虚标实，瘀血证为最常见的标实证，贯穿病程始终。且随着糖尿病病程的逐渐延长，瘀血证逐步出现从阴虚血瘀向气虚血瘀、阳虚血瘀转化的趋势。这符合传统医学“阴虚燥热，气阴两虚、阴损及阳”的病机特点和病机演化规律。除瘀血证外，气郁、湿热亦是糖尿病胫前色素斑较常见的标实证型，可能与湿热之邪阻碍气血运行，气郁致局部气血失和，气病及血，气血运行不畅，络脉不通，肌肤失养导致胫前色素斑发生有关。对于 159 例糖尿病胫前色素斑患者进行中医辨证分型，常见证型中最多的为血瘀证，相兼证型中前 5 位均兼血瘀证，符合许多医家无瘀不成斑的观点。

血瘀证临床表现：胫前皮肤棕色或褐色色素沉着斑，斑面平坦或有萎缩性凹陷，无疼痛不适，舌质紫暗或有瘀斑、瘀点，脉涩或结代，或无脉。

第二节　病证结合治疗

一、辨证分型治疗

尤立平认为糖尿病胫前色素斑中医辨证当属局部气血失和，经脉不通，肌肤失养。治宜理气、养血、活血。可应用桃红四物汤加逍遥丸治疗。

二、中成药治疗

研究表明消渴安胶囊能使 2 型糖尿病胫前色素斑证属气阴两虚、瘀血阻络证患者的胫前色素斑等临床症状改善。

第三节 病证结合康复和预防

一、病证结合康复

奚治斌等采用中药温经活血方熏洗小腿，方剂组成为黑顺片 30g，干姜 30g，桂枝 25g，细辛 10g，红花 20g，川芎 30g，透骨草 30g，龙血竭 20g，鸡血藤 40g，伸筋草 30g，黄芪 40g。具有调和气血，通行脉络，肌肤得养而能恢复常色的作用，临床疗效较好，易于推广应用。

二、病证结合预防

平稳控制血糖，减小血糖波动幅度可以降低糖尿病微血管并发症的发生率。强化控制血糖，防止局部外伤刺激也可以防止糖尿病患者胫前色素斑的发生。

第21章 糖尿病足

糖尿病足是因糖尿病所致的下肢远端神经病变和（或）不同程度的血管病变导致的足部溃疡和（或）深层组织破坏，伴或不伴感染，是糖尿病最为严重的并发症之一。全世界每年约有1860万人受到糖尿病足的影响，在我国糖尿病足是导致糖尿病患者致残、致死的严重慢性并发症之一，其发病率高，治疗困难，花费巨大。因此糖尿病足的预防、治疗刻不容缓。中医学认为糖尿病足属于“脱疽”范畴，糖尿病足的病机与“湿、邪、瘀”相互作用有关，即“因虚感邪，邪气致瘀，瘀阻伤正，化腐致损”。糖尿病足主要由于“消渴日久、气阴两虚、邪毒过剩、气血瘀滞、脉络瘀阻”造成溃疡面血供较差，腐肉难以祛除，新的肉芽组织难以生成，最终形成慢性难愈性溃疡。

第一节　病证结合诊断

一、西医诊断标准及分级

1. 2型糖尿病诊断标准　参照2021年4月发布的《中国2型糖尿病防治指南（2020版）》制订。

2. 糖尿病足诊断标准　参考《中国糖尿病足诊治指南（2024年版）》《糖尿病中医防治指南》，糖尿病足是指糖尿病患者因糖尿病所导致的不同程度的下肢远端神经病变及血管病变，进而产生足部溃疡或深层组织破坏，在此过程中可伴或不伴感染。下述10条诊断标准中，同时具备诊断标准（1）（2），并出现诊断标准（3）～（10）中任一种情形者，即可确诊为糖尿病足。

（1）诊断对象确诊为糖尿病，并存在踝关节以远的足部皮肤或深层组织损坏，或伴发肢端血管、神经病变及感染，严重者可累及肌肉与骨组织。

（2）诊断对象出现肢端湿性坏疽或干性坏疽的临床表现与体征，并可依照瓦格纳（Wagner）分级进行划分。

（3）踝/臂血压指数比值低于0.9并伴发缺血的临床表现。

（4）经彩色多普勒超声检查发现肢端血管变细、血流量减少导致的缺血或坏疽。

（5）经下肢血管造影发现血管狭窄或阻塞，并出现相应症状与体征。

（6）经电生理检查证实周围神经传导速度减慢或肌电图体感诱发电位出现异常改变。

（7）临床出现明显微循环障碍表现。

（8）跨皮氧分压测定小于 30mmHg。

（9）皮温下降。

（10）经 X 线检查发现骨质疏松、骨质破坏、骨髓炎或关节病变、手足畸形及夏科关节等改变。

3. *糖尿病足分级*　糖尿病足一旦诊断，临床上应该进行分级评估，目前临床上广为接受的分级方法主要是 Wagner 分级和得克萨斯（Texas）分级，其分级标准参照《中国 2 型糖尿病防治指南（2020 年版）》。

二、中医辨证分期分类诊断

（一）未溃期

未溃期以气虚血瘀、血虚寒凝、湿热毒盛证多见。

（二）已溃期

已溃期以湿热阻滞、热毒伤阴、阴虚血瘀、阳虚痰凝、气血两虚证多见。

三、病因病机

（一）微循环障碍与瘀血阻络

微循环常被称为“人体的第二心脏”，它负责将血液输送到全身各组织细胞，满足其新陈代谢的需要。当微循环出现功能障碍时，血液无法有效灌注到组织细胞，导致组织缺氧、营养不足，进而引发一系列病理变化。

瘀血阻络是中医理论中的一个重要概念，指的是血液运行不畅，瘀积于经络之中，导致经络不通、气血不畅的病理状态。在糖尿病足中，瘀血阻络主要表现为足部血液循环障碍，血液黏稠度增加，血流速度减慢，甚至形成血栓，进一步加重足部组织的缺血缺氧状态。

糖尿病微循环障碍发展过程中，血液黏度增加、血液高凝状态等病理变化与糖尿病血瘀证密切相关，是中医“从瘀论治”糖尿病的重要依据之一。微循环障碍和瘀血阻络在糖尿病足中往往相互促进，微循环障碍导致血液无法有效灌注到足部组织，形成局部缺血缺氧环境，进而引发瘀血阻络；而瘀血阻络又进一步加重微循环障碍，形成恶性循环。微循环障碍和瘀血阻络相互作用不仅影响足部组织的正常代谢和修复功能，还容易引发感染、溃疡等并发症，严重时甚至导致截肢。

（二）炎症反应与痰湿瘀热阻滞

高血糖状态产生 ROS 和 TNF-α，氧化和炎症应激增加，促使巨噬细胞表现出促炎表型，产生如 IL-1β、TNF-α 等促炎因子，说明炎症反应在糖尿病足发病过程中起着重要作用。

痰湿是由饮食不节、情志不畅及外邪侵袭引起，日久导致脾胃功能失调、气血运行异常产生的，其不仅阻碍了体内水液的正常代谢，导致水湿内停、痰浊中阻，还会引起血液循环不畅，形成病理状态。

糖尿病足发病的病理机制复杂，其病理产物如炎性介质可比类于“痰湿瘀毒”等病理产物，痰湿瘀热阻滞导致的局部或全身气血运行不畅，不仅可形成局部的微环境异常，促进炎症因子的产生和释放，还可以通过影响代谢和内分泌平衡，加重炎症状态。反之，体内的炎症反应持续损伤导致正气亏虚，气虚则聚饮成痰、聚血成瘀，可加剧痰湿瘀热的形成和积累，形成恶性循环，促使糖尿病足的发生发展。

总之，炎症过程中的病理变化与中医理论中的痰湿、瘀血之间相互联系、相互作用，形成了一个难以破解的病理循环。

（三）氧化应激与气阴两虚，瘀血阻络

中医学认为糖尿病足与长期消渴燥热之阳邪耗气伤阴，且消渴患者多有气虚而致血运无力，留而为瘀有关。氧化应激可能导致细胞功能下降，影响能量的产生和利用，影响体液的平衡和营养物质的吸收利用，导致人体气阴两虚。还可以促进炎症因子的表达、氧化损伤及细胞外基质的破坏，使血管内皮功能发生紊乱，促进炎症反应和血小板聚集，增加血液黏稠度，导致血液循环不畅，形成瘀血。

研究证明在气阴两虚兼血瘀型糖尿病足患者中，使用益气养阴活血法能调节血管内皮功能，减轻氧化应激反应和炎症反应，起到改善病情的作用。故氧化应激与气阴两虚，瘀血阻络息息相关。

（四）AGE 增多与痰湿阻滞

痰湿为阴邪，具有重浊、黏腻、易于滞留的特点。中医学认为，脾主运化水湿，痰湿阻滞多与脾胃功能失调有关，进一步影响全身气血运行和脏腑功能。长期慢性持续的高血糖使AGE 显著增多，增多的 AGE 与 AGE 受体结合后导致细胞功能紊乱，吞噬和杀灭细菌的能力因此而减弱或丧失。AGE 是过量的糖和蛋白质在体内合成的产物，而痰湿的形成也与糖脂代谢紊乱密切相关。当人体摄入过多的高糖、高脂肪食物时，过剩的能源会转变成内源性脂肪储存起来，使胆固醇、TG 升高，这与中医中过食肥甘厚味后导致脏腑功能失衡酿生痰的机制类似。痰湿阻滞导致人体代谢循环障碍，可能影响糖脂代谢紊乱，进而促进 AGE 的生成和积聚。同时，AGE 的增多也可能进一步加重痰湿阻滞的病理状态。两者相互联系、相互作用，形成恶性循环。

（五）铁死亡与肾阳不足

铁死亡是一种铁依赖性非凋亡程序性细胞死亡方式，其特点在于细胞内铁离子的异常积累和脂质过氧化反应的增强，最终引发细胞死亡。中医学认为，肾阳具有温煦脏腑、推动气血运行的作用。当肾阳不足时，全身气血运行不畅，可能导致细胞内的代谢异常，包括铁离子的代谢，这种代谢异常可能增加细胞对铁死亡的敏感性。铁死亡过程中产生的氧化应激和脂质过氧化反应可能进一步损伤肾脏细胞，导致肾功能下降。而肾功能的下降又会进一步影响肾阳的

生成和分布，形成恶性循环。铁死亡与肾阳不足病机相关，紧密联系，共同影响糖尿病足的发生发展。

四、临床表现

（一）未溃期

1. 气虚血瘀证

临床表现：下肢无力，酸胀麻木，感觉迟钝或消失，痛如针刺，间歇性跛行，静息痛、夜间加重，局部皮色紫暗或有瘀斑，少气乏力，语声低微，神疲倦怠。舌淡紫或有瘀斑，脉细涩或弦紧。

2. 血虚寒凝证

临床表现：患肢冷痛，肿胀麻木，久行痛剧，休息后痛减，肤色不变或苍白，畏寒喜暖，面色暗淡无华，口淡不渴。舌淡，苔白，脉沉细涩，趺阳脉弱。

3. 湿热毒盛证

临床表现：患足局部漫肿、灼热、皮色潮红或紫红，触之皮温高或有皮下积液、有波动感，周边呈实性漫肿。舌质红绛，苔黄腻，脉滑数。

（二）已溃期

1. 湿热阻滞证

临床表现：患肢局部红肿热痛，疼痛剧烈，溃破腐烂，筋肉溃坏，脓液恶臭，身热口干，喜冷饮，纳差，倦怠，便秘溲赤。舌质暗红或红绛，苔黄腻，脉滑数或涩。

2. 热毒伤阴证

临床表现：患肢局部红肿热痛，溃处少脓，皮肤干燥，肤色暗淡，肌肉萎缩，口干渴饮，烦躁不宁，尿少便干。舌红绛，苔黄少津，脉弦细数，趺阳脉弱或不可触及。

3. 阴虚血瘀证

临床表现：患肢破溃处久不收口，肉色暗红，干枯无脓或少脓，口燥咽干，两目干涩，腰膝酸软，眩晕耳鸣，五心烦热，潮热颧红，盗汗消瘦，肌肤甲错。舌红少苔或有瘀斑，脉细涩。

4. 阳虚痰凝证

临床表现：患肢破溃处久不收口，肉色苍白，脓液清稀，畏寒肢冷，神疲倦怠，胸闷泛恶，久泻久痢，腰酸膝软，肢肿尿少。舌淡，苔白滑，脉沉迟无力。

5. 气血两虚证

临床表现：患足疼痛，肌肉萎缩，皮肤干燥或浮肿，坏死组织脱落后创面久不愈合。

第二节　病证结合治疗

一、分期辨证治疗

（一）未溃期

1. 气虚血瘀证

治法：益气活血，通络止痛。

方药：补阳还五汤（《医林改错》）加减。黄芪、当归尾、川芎、桃仁、赤芍、地龙、红花等。

随症加减：气虚明显者重用黄芪，加党参、白术；血瘀明显者选用丹参、三七、水蛭。

2. 血虚寒凝证

治法：温阳散寒，补血通滞。

方药：当归四逆汤（《伤寒论》）加减。当归、桂枝、芍药、细辛、甘草、通草、大枣等。

随症加减：血虚明显者加熟地黄、鸡血藤；寒凝明显者加附子、肉桂。

3. 湿热毒盛证

治法：清热利湿，活血解毒。

方药：五味消毒饮（《医宗金鉴》）加减。金银花、野菊花、蒲公英、紫花地丁、紫背天葵子等。

随症加减：热甚者重用蒲公英，加虎杖；湿热重者加车前子、泽泻、薏苡仁。

（二）已溃期

1. 湿热阻滞证

治法：清热解毒，活血止痛。

方药：四妙勇安汤（《验方新编》）合黄连解毒汤（《外台秘要》）加减。玄参、金银花、当归、甘草、黄连、黄芩、黄柏、栀子。

随症加减：湿热明显者重用黄芩、黄连、黄柏，酌加连翘、蒲公英、紫花地丁。

2. 热毒伤阴证

治法：清热解毒，养阴活血。

方药：顾步汤（《外科真诠》）加减。黄芪、人参、石斛、当归、金银花、牛膝、菊花、甘草、蒲公英、紫花地丁等。

随症加减：阴虚明显者加天花粉、麦冬、玉竹。

3. 阴虚血瘀证

治法：滋阴活血。

方药：六味地黄丸（《小儿药证直诀》）合血府逐瘀汤（《医林改错》）加减。熟地黄、山萸肉、山药、茯苓、牡丹皮、泽泻、当归、生地黄、桃仁、红花、枳壳、赤芍、柴胡、甘草、桔梗、川芎、牛膝等。

随症加减：阴虚较甚者加沙参、麦冬、玉竹、石斛。

4. 阳虚痰凝证

治法：温阳化痰。

方药：肾气丸（《金匮要略》）合阳和汤（《外科全生集》）加减。桂枝、附子、熟地黄、山萸肉、山药、茯苓、牡丹皮、麻黄、鹿角胶、白芥子、肉桂、甘草、炮姜炭等。

随症加减：阳虚明显者重用桂枝，加肉苁蓉、狗脊。

5. 气血两虚证

治法：益气补血，活血通络。

方药：人参养荣汤（《三因极一病证方论》）加减。人参、白术、茯苓、甘草、陈皮、黄芪、当归、白芍、熟地黄、五味子、桂心、远志等。

随症加减：气虚明显者重用黄芪，加党参。

二、辨症状治疗

（一）未溃期

1. 下肢麻木　多考虑气血不足或痰瘀阻络，可选用桂枝茯苓丸合黄芪桂枝五物汤。

2. 下肢挛急抽搐　多考虑阴虚血瘀，可选用芍药甘草汤。

3. 下肢厥冷疼痛　多考虑血虚寒凝，可选用当归四逆汤。

4. 下肢痿软无力　多考虑肝肾亏虚，可选用虎潜丸。

在中医药辨症状治疗的基础上选用依帕司他片，可改善糖尿病足症状，缓解进展。推荐用法：成人剂量每次 1 片（50mg），每日 3 次，饭前口服，长期应用耐受性较好。副作用为偶有恶心、腹痛等，长期服用应注意肝酶学指标的变化。

（二）已溃期

1. 糖尿病足局部红肿，疮面溃烂，有脓腔，秽臭难闻，肉腐肌烂者，可选用复方黄柏液。

2. 糖尿病足溃疡疮面分泌物少，异味轻，肉芽渐红者，可选用红油膏、京万红软膏外敷。

3. 糖尿病足疮面干净，肉芽嫩红者，可选用生肌玉红膏。

三、辨指标治疗

踝肱指数（ABI）是反映下肢血压与血管状态非常有价值的指标，其正常值为 0.9 ～ 1.3。$0.7 \leqslant ABI < 0.9$ 为轻度缺血，$0.5 \leqslant ABI < 0.7$ 为中度缺血，$ABI < 0.5$ 为重度缺血，重度缺血患者容易发生下肢（趾）坏疽。

1.$ABI > 1.3$，提示存在糖尿病下肢动脉粥样硬化，可选用桂枝茯苓丸合黄芪桂枝五物汤。

2.$0.9 \leqslant ABI \leqslant 1.3$，提示处于正常范围，可选用当归四逆汤。

3.$ABI < 0.9$，提示存在下肢血管闭塞可能，可选用阳和汤。

四、专方专药治疗

（一）专方

1. 未溃期常用外治方

（1）补气活血中药

功效：补气活血，通络止痛。

适应证：早期糖尿病足。

（2）三黄四物散

组成：黄连 40g，黄柏 40g，黄芩 40g，生地黄 30g，赤芍 30g，当归 30g，川芎 30g，玄参 30g，牡丹皮 30g，地骨皮 30g，鸡血藤 30g，川牛膝 30g，土鳖虫 20g，全蝎 20g。

功效：清热解毒，滋阴降火，补血活血。

适应证：糖尿病足 Wagner 分级 0 级，热毒伤阴、瘀阻脉络证。

（3）温阳散湿方

功效：温阳散湿。

适应证：糖尿病肢体动脉闭塞症。

（4）通痹汤

功效：益气活血，化瘀通络。

适应证：糖尿病足 Wagner 分级 0 级，气阴两虚、脉络瘀阻证。

（5）四黄膏

功效：消肿止痛，活血逐瘀，祛腐生肌。

适应证：糖尿病足 Wagner 分级 0 ～ 1 级。

2. 未溃期常用内治方

（1）奚氏敛湿汤

组成：黄连 30g，黄柏 30g，白头翁 30g。

功效：清热泻火，凉血解毒止痛。

适应证：筋疽（糖尿病足肌腱变性坏死症）。

（2）复元活血汤

组成：当归 15g，川芎、牡丹皮、赤芍、红花、桃仁、大黄、柴胡、瓜蒌、金银花、穿山甲、肉桂各 10g。

功效：活血祛瘀，止痛通络。

适应证：糖尿病足。

（3）活血生肌汤

组成：乳香 25g，赤芍、党参各 18g，丹参 15g，川芎 10g，生地黄、大黄、生黄芪、红花各 8g，黄柏 5g。

功效：活血化瘀，祛瘀生肌。

适应证：糖尿病足，气阴两虚、瘀血阻络证。

（4）芪丹化瘀通络汤

组成：黄芪 60g，丹参 20g，川芎 10g，当归 12g，赤芍 12g，地龙 6g，桃仁 10g，红花 6g，鸡血藤 10g，生地黄 20g，黄柏 12g，苍术 10g。

功效：补气活血，燥湿通络。

适应证：糖尿病足，气阴两虚兼血瘀证。

（5）化浊解毒汤

组成：苍术 9g，玄参 9g，黄连 3g，牡丹皮 9g，生黄芪 15g，丹参 9g，佩兰 6g，生地黄 9g。

功效：清热解毒，行血化浊。

适应证：糖尿病足。

（6）糖足方

组成：生地黄 10 ～ 15g，黄芪 15 ～ 20g，当归、莪术各 10 ～ 12g，川牛膝、虎杖、玄参、甘草、赤芍各 12 ～ 15g。

功效：益气养阴，活血解毒。

适应证：糖尿病足，气阴两虚、肌肤毒聚证。

（7）阳和汤加味方颗粒

组成：熟地黄 30g，鹿角胶 9g，白芥子 6g，肉桂 3g，生甘草 3g，麻黄 15g，炮姜 15g，黄芪 30g，穿山甲 10g。

功效：温阳补血，散寒通滞。

适应证：糖尿病足，寒湿阻络证。

（8）续命降糖方

组成：黄芪 15g，生地黄 12g，丹参 9g，葛根 9g，川芎 6g，当归 9g，附子 3g，麻黄 3g，赤芍 9g，防风 6g，防己 6g。

功效：宣通表里，疏畅络隧，涤荡瘀滞。

适应证：糖尿病足。

3. 已溃期常用外治方

（1）天楼解毒消肿散

组成：重楼（白蚤休）1.5g，制天南星 1g，拳参（红蚤休）2g，山柰 1g，樟脑 0.5g。

功效：清热解毒，消肿止血。

适应证：糖尿病足。

（2）三黄生肌愈足液

组成：黄芪 15g，大黄 6g，黄柏 6g，丹参 9g，当归 9g，鸡血藤 15g，伸筋草 9g，透骨草 9g，乳香 6g，没药 6g，苦参 9g，地榆 9g，冰片 3g。

功效：解毒通络，清热散瘀，消痈排脓，敛疮生肌。

适应证：糖尿病足，Wanger 分级 1 ～ 2 级。

（3）八味箍围膏

组成：大黄 45g，黄柏 45g，白芷 45g，当归 15g，儿茶 15g，血竭 12g，乳香 12g，冰

片 3g。

功效：清热燥湿，活血敛疮生肌。

适应证：糖尿病足，湿热毒盛证。

（4）三黄汤洗剂

组成：黄芩 30g，黄连 30g，黄柏 30g，川牛膝 15g，金银花 30g，桃仁 20g，红花 15g，刘寄奴 30g，苏木 30g，白芷 15g，马齿苋 30g，鱼腥草 15g，甘草 20g，紫花地丁 30g。

功效：清热解毒，活血祛瘀，祛腐生肌。

适应证：糖尿病足，Wagner 分级 2 ～ 3 级。

（5）银芪软膏

组成：生黄芪 4 份，金银花 5 份，三七 1 份。

功效：清燥湿热，活血化瘀，托毒生肌。

适应证：糖尿病足，Wagner 分级 2 ～ 3 级，气阴两虚证。

（6）银黄洗剂

功效：清热凉血散瘀。

适应证：糖尿病足，Wagner 分级 2 ～ 4 级。

（7）枝黄止痛洗剂

组成：大黄 15g，桂枝 6g，两面针 30g。

功效：活血祛瘀，通络止痛。

适应证：糖尿病足，Wagner 分级 1 ～ 3 级。

（8）丹黄消炎液

组成：黄芪 15g，丹参 9g，当归 9g，皂角刺 6g，金银花 15g，黄柏 6g。

功效：扶正托毒，活血解毒。

适应证：糖尿病足，Wagner 分级 2 ～ 4 级。

（二）专药

1. 未溃期

（1）对药

1）黄芪 + 桂枝

功效：益气固表，温通经脉。

现代药理作用：提高神经细胞膜 Na^{+}–K^{+}–ATP 酶活性，抑制醛糖还原酶（AR）异常表达，提高神经传导速度和神经敏感性。

2）白芍 + 甘草

功效：酸甘养阴，缓急止痛。

现代药理作用：提高胰岛素敏感性和改善脂代谢，抗氧化、抗炎，调节免疫。

（2）角药

1）人参 + 黄芪 + 白术

功效：益气固表，生津健脾。

现代药理作用：减轻氧化应激损伤，具有神经细胞保护作用。

2）水蛭 + 地龙 + 全蝎

功效：活血通络，破血逐瘀。

现代药理作用：改善炎症、改善微循环，具有抗凝血、溶血栓双重作用。

2. 已溃期

（1）对药

1）金银花 + 蒲公英

功效：消肿散毒，清热利湿。

现代药理作用：抗炎、抗氧化作用，抑制醛糖还原酶、抑制 NO 释放。

2）大黄 + 黄柏

功效：清热泻火，解毒祛瘀。

现代药理作用：抗炎抑菌、抗氧化应激、抗纤维化。

（2）角药

血竭 + 乳香 + 儿茶

功效：活血生肌，收湿敛疮。

现代药理作用：止血、抗炎镇痛、促进创面愈合。

五、中成药治疗

（一）内服中成药

1. 未溃期

（1）木丹颗粒

功效：益气活血，通络止痛。

适应证：用于治疗糖尿病周围神经病变属气虚络阻证。

禁忌证：过敏体质及对本品过敏者禁用，孕妇禁用。

用法用量：每次 1 袋（7g），每日 3 次，4 周为 1 个疗程。

（2）通脉降糖胶囊

功效：养阴清热，清热活血。

适应证：气阴两虚，脉络瘀阻所致的消渴（糖尿病）。

禁忌证：孕妇禁用。

用法用量：每次 3 粒，每日 3 次。

2. 已溃期

（1）通塞脉片

功效：活血通络，益气养阴。

适应证：用于治疗糖尿病足（脱疽）属毒热证。

禁忌证：孕妇禁用，过敏体质及对本品过敏者禁用。

用法用量：每次 5 片（1.75g），每日 3 次。

（2）脉络舒通颗粒

功效：清热解毒，化瘀通络，祛湿消肿。

适应证：用于治疗糖尿病足属湿热瘀阻脉络证。

禁忌证：孕妇禁用，肝肾功能不全及有出血性疾病或凝血机制障碍者慎用。

用法用量：每次 1 袋（20g），每日 3 次。

（二）外用中成药

1. 紫朱软膏

功效：补气托毒，活血凉血散瘀，消肿止痛，敛疮生肌。

适应证：糖尿病足非缺血性溃疡（筋疽）Wagner 分级 2 ～ 4 级。

使用方法：将软膏平摊于纱布，紧密贴合于疮面。

2. 金黄膏

功效：清热解毒，散结消肿，止痛。

适应证：糖尿病足湿热毒盛证。

使用方法：外敷创面。

3. 复方黄柏液涂剂

功效：清热解毒，祛腐生肌，消肿止痛。

适应证：糖尿病足湿热毒蕴证。

使用方法：外敷创面。

4. 康复新液

功效：养阴生肌，散瘀活血。

适应证：糖尿病足气阴两虚兼血瘀证。

使用方法：外敷创面。

5. 生肌玉红膏

功效：活血化瘀，补血生新。

适应证：糖尿病足溃疡 Wagner 分级 2 ～ 4 级。

使用方法：外敷创面。

第三节　病证结合康复和预防

一、病证结合康复

（一）针刺（糖尿病足易合并感染、溃疡，宜谨慎选用此类治法）

1. 糖尿病足气虚血瘀证

取穴：足三里（双）、三阴交（双）、气海、血海（双）、阳陵泉（双）、太溪（双）、悬钟（双）。

操作方法：平补平泻，留针 30min。

功效：改善临床症状，提高临床疗效，改善患者创面情况，提高生活质量。

2. 糖尿病足湿热血瘀证

取穴：膈俞、太溪（双）、解溪（双）、合谷（双）、足三里（双）。

操作方法：平补平泻，留针 30min。

功效：提高糖尿病足患者下肢神经传导速度，改善临床症状。

（二）艾灸

1. 糖尿病足 Wagner 分级 0 级（高危足）

方法：艾灸三阴交穴 30min。每日 1 次，10 日为 1 个疗程，共 3 个疗程。

功效：改善微循环，增加血流，改善皮肤色泽及足部皮温。

2. 糖尿病足 Wagner 分级 2 ～ 4 级

方法：距离创面 6 ～ 8cm，先用温和灸，再施以回旋灸、雀啄灸。每次 15 ～ 20min。

功效：提高糖尿病足的治愈率，缩短糖尿病足的愈合时间。

（三）推拿

方法：按摩足阳明胃经循行、足三里、阳陵泉、血海、三阴交、太冲、涌泉等穴位。

功效：促进足部局部血液循环，改善糖尿病足患者下肢麻木、疼痛等临床症状疗效显著。

（四）中药熏洗

1. 糖尿病足 Wagner 分级 0 级（高危足）

方法：运用活血化瘀类药物熏洗足部。

功效：改善肢体末梢的血液循环，有效改善患者的 ABI。

2. 糖尿病足 Wagner 分级 1 级

方法：养阴益气，活血生肌类中药熏洗足部。

功效：有效地降低血糖，促进肌肉生长，使创面得以愈合。

3. 糖尿病足 Wagner 分级 3 ～ 4 级

方法：益气活血通络，祛腐生肌类中药熏洗足部。

功效：通过影响创面组织中 VEGF 及碱性成纤维细胞生长因子来促进创口愈合。

（五）中药外敷

1. 发病早期（炎症坏死期） 湿热毒盛，局部红肿，疮面糜烂，有脓腔，秽臭难闻，肉腐筋烂。宜清热解毒祛腐为主，外用箍围疗法，方选如意金黄散等；创面清洗可加用复方黄柏液、九一丹：清创后可选用涂有九一丹或复方黄柏液浸湿的纱条放入窦道引流及外敷于创面。

2. 发病中期（肉芽增生期） 邪正交争，疮面分泌物少，异味轻，肉芽渐红，宜祛腐生肌为主，方选红油膏、京万红软膏外敷。

3. *发病后期（瘢痕长皮期）* 毒去正盛，疮面干净，肉芽嫩红，宜生肌长皮为主，方选生肌玉红膏，清创后将生肌玉红膏涂于创面。

（六）穴位注射

适应证：糖尿病足 Wagner 分级 0 级（高危足），气虚血瘀、脉络瘀阻证。

方法：选择足三里穴，局部消毒，取维生素 B_1 注射液 2ml 穴位注射，每日 1 次，共 10 次。

功效：可改善患者临床症状及体征、密歇根神经病变筛查量表（MNSI）评分。

（七）足底操

适应证：糖尿病足 Wagner 分级 0 级早期周围神经病变（高危足）。

方法：足底操早晚各 1 次，12 周为 1 个疗程。

功效：可改善周围神经病变，缓解足底压力，减轻患者痛苦，提高生活质量。

二、病证结合预防

糖尿病足的防治目标：预防全身动脉粥样硬化疾病的进展，预防心脑血管事件的发生，降低糖尿病足患者死亡率；预防缺血导致的溃疡和肢端坏疽，预防截肢或降低截肢平面，改善间歇性跛行患者的下肢功能状态。

一级预防：防止或延缓神经病变、周围血管病变的发生。

二级预防：缓解症状，延缓神经病变、周围血管病变的进展。

三级预防：血运重建，溃疡综合治疗，降低截肢率和心血管事件发生率。

第22章 糖尿病合并高脂血症

糖尿病合并高脂血症是糖尿病常见并发症之一，主要是因血糖异常，导致体内脂肪代谢紊乱而引起。临床表现为TC、TG、LDL–C水平升高，HDL–C水平下降，是引起糖尿病血管病变的重要危险因素。据统计，我国2型糖尿病患者中合并高脂血症的发病率超过60%，合病将导致心血管病发病风险增加8倍以上。在2型糖尿病的诊疗过程中应重视未病先防，对常见的可干预危险因素如血脂代谢紊乱，应尽早结合中医辨证等综合干预治疗，有助于预防和延缓并发症。糖尿病合并高脂血症属中医“消渴血浊”“痰证”“湿证”“瘀证”等范畴，本病缘于消渴过食肥甘，饮食不节，致脾虚运化失常，升清降浊失司，脾不散精，气滞痰阻，继而痰湿瘀浊内蕴，或化生瘀血浊毒，终致虚实夹杂等复杂的临床表现，为本虚标实之证，本虚以脾肾不足为主；标实以气滞、痰湿、瘀血、浊毒多见。

第一节 病证结合诊断

一、西医诊断标准

目前2型糖尿病的诊断标准参考《中国2型糖尿病防治指南（2020年版）》，高脂血症的诊断标准参考《中国成人血脂异常防治指南（2016年修订版）》，同时符合2种疾病诊断的患者即可按照糖尿病合并高脂血症进行管理。

二、中医辨证分类诊断

中医辨证糖尿病合并高脂血症为本虚标实之证，本虚以脾肾不足为主；标实以气滞、痰湿、瘀血、浊毒多见。本病缘于消渴过食肥甘，饮食不节，致脾虚运化失常，升清降浊失司，脾不散精，气滞痰阻，继而痰湿浊内蕴，或化生瘀血浊毒，终致虚实夹杂等复杂的临床表现。《糖尿病合并高脂血症病证结合诊疗指南》中将本病分为以下4种类型。

（一）高胆固醇血症

高胆固醇血症以阴虚阳亢、阴阳两虚证多见。

（二）高甘油三酯血症

高甘油三酯血症以湿热困脾、脾虚湿困证多见。

（三）混合型高脂血症

混合型高脂血症以气滞痰阻、血瘀脉络、浊毒内蕴、脾虚湿困、肝肾阴虚、脾肾阳虚证多见。

（四）低高密度脂蛋白胆固醇血症

低高密度脂蛋白胆固醇血症以阴虚血瘀、气阴两虚、脾虚胃热证多见。

三、病因病机

（一）遗传因素与先天禀赋不足

2 型糖尿病是遗传和环境因素共同作用而形成的多基因遗传性复杂疾病，具有明显的遗传倾向和家族聚集性。古代典籍中并无糖尿病这一病名的明确阐述，在中医学中多将其归类于“消渴”的范畴。《灵枢·五变》曰：“五脏皆柔弱者，善病消瘅。”指出五脏虚弱是消渴的易感因素，先天不足是导致消渴发生的原因。高脂血症因先天肾气虚弱，不能济生后天之脾，导致脾脏更虚，酿湿生痰；痰浊阻滞脉道，气血运行失常，脏腑功能失调，痰、湿、瘀、浊等邪阻塞脉道而发为此病。西医遗传因素与中医先天禀赋意义相似，可作为糖尿病合并高脂血症的病因病机。

（二）胰岛素抵抗与痰湿阻滞

痰湿阻滞是胰岛素抵抗的主要病机。痰湿体质的患者多表现为头身困重、身体肥胖、高血压、高血糖、高血液黏滞，这些表现也多见于胰岛素抵抗之人。胰岛素抵抗在中医理论中可以理解为一种“痰浊阻滞”的病理状态。当体内糖脂代谢紊乱，高胆固醇和 TG 等组成的半液体脂质变为湿邪痰浊留滞血脉时，可引起高脂血症，进而加重胰岛素抵抗。痰湿阻滞同样是由于体内湿邪过剩、凝结成痰，导致气血不通畅，这种病理状态与胰岛素抵抗在某种程度上具有相似性，都涉及体内代谢产物的异常积聚和气血运行障碍。当胰岛素不能正常发挥降低血糖的作用时，体内血糖水平持续升高，糖脂代谢紊乱加剧，为痰湿的形成提供了有利条件。痰湿阻滞也可能影响胰岛素的敏感性。痰湿内蕴、阻滞经络可能导致气血运行不畅，进而影响胰岛素在体内的分布和作用效果，从而加重胰岛素抵抗。综上所述，胰岛素抵抗与痰湿阻滞在中医和现代医学的理论体系中存在一定的关联。

（三）肠道菌群与痰热中滞

肠道微生态具有参与食物消化吸收、营养与物质代谢过程，增强宿主的免疫功能等功能。高脂饮食习惯直接造成肠道菌群失衡，增加的有害菌能损害肠黏膜，促使屏障功能减低；由革兰氏阴性菌产出的内毒素释放入血，循环内毒素水平升高；内毒素作为促炎因子和其他细菌碎片转移到靶组织，造成慢性低水平炎症，触发胰岛素抵抗，导致糖代谢异常，由于血糖升高和胰岛素抵抗，肝脏脂肪生成和脂肪组织脂肪酸代谢增加，导致血脂异常，引起糖尿病合并高脂血症。肠道菌群微环境平衡是脾胃生理功能的重要组成部分，是脾胃生理功能得以正常发挥的重要保障。过食肥甘厚腻，致脾胃“升清降浊”失司，肠道菌群微环境失衡，有害菌可能过度生长并产生有害物质，如毒素、炎症因子等，使得肠腑之气不得畅通，水液代谢异常，津停痰聚，痰热中滞。此外，痰热阻滞肠腑，影响肠道正常功能，从而打破肠道微生态平衡。总之，肠道菌群与痰热中滞之间存在一定的关系，共同影响肠腑功能，使得糖脂代谢异常，是糖尿病合并高脂血症的重要病因病机。

四、临床表现

（一）高胆固醇血症

1. 阴虚阳亢证

临床表现：眩晕，急躁易怒，面红，口苦，心悸失眠；舌红或紫暗，苔黄，脉弦或弦细而数。

2. 阴阳两虚证

临床表现：形寒怯冷，面白无华，耳鸣腰酸，时有潮热盗汗，四肢欠温，大便溏薄，小便清长；舌体胖嫩，边有齿痕，苔薄白或白腻，脉沉细或细数无力。

（二）高甘油三酯血症

1. 湿热困脾证

临床表现：头晕，口干，口苦，肥胖，疲乏，烦热，大便黏，尿赤；舌红，苔黄腻，脉弦滑。

2. 脾虚湿困证

临床表现：食少，腹胀，身体困重，体倦乏力，口干不欲饮，或形体肥胖，胸闷气短，或呕恶脘满；舌淡胖，苔白润或腻，脉濡缓或弦滑。

（三）混合型高脂血症

1. 气滞痰阻证

临床表现：形体肥胖，头重如裹，胸闷，呕恶痰涎，肢麻沉重，心悸，失眠，口淡，食少；舌胖，苔滑腻，脉弦。

2. 血瘀脉络证

临床表现：胸闷气短，胁肋胀痛，痛处固定不移，头晕，头痛，手颤肢麻；舌质暗或紫暗有瘀点瘀斑，舌苔白，脉沉或弦滑。

3. 浊毒内蕴证

临床表现：口苦咽干，身重乏力，脘腹满闷，大便干燥或黏滞，皮肤瘙痒或伴有湿疹，或多饮，多尿且浑浊，或易饥多食；舌红苔白浊腻或黄腻，脉弦滑或濡数。

4. 脾虚湿困证

临床表现：食少，腹胀，身体困重，体倦乏力，口干不欲饮，或形体肥胖，胸闷气短，或呕恶脘满；舌淡胖，白润或腻，脉濡缓或弦滑。

5. 肝肾阴虚证

临床表现：腰膝酸软，头晕目眩，耳鸣，五心烦热，颧赤盗汗，口燥咽干，失眠多梦，女子经少或经闭或不孕，男子遗精；舌红少苔，脉沉弦数。

6. 脾肾阳虚证

临床表现：畏寒肢冷，眩晕，倦怠乏力，便溏，食少，脘腹作胀，面肢水肿；舌淡质嫩，苔白，脉沉细。

（四）低高密度脂蛋白胆固醇血症

1. 阴虚血瘀证

临床表现：失眠多梦，五心烦热，腰膝酸软，皮肤干燥，头晕耳鸣，口干多饮；舌质暗红，苔少，脉细数或细涩。

2. 气阴两虚证

临床表现：口渴咽干，头晕心悸，倦怠乏力，气短，腰膝酸软，形体消瘦；舌红，苔少，脉细数。

3. 脾虚胃热证

临床表现：倦怠乏力，口干口渴，心下痞满，胸脘腹胀，或食后饱满，大便不爽或干结；舌体胖大有齿痕，舌质红，苔薄黄，脉沉弱或滑数。

第二节　病证结合治疗

一、辨证分型治疗

（一）高胆固醇血症

1. 阴虚阳亢证

治法：滋阴潜阳。

方药：镇肝熄风汤加减（《医学衷中参西录》）。白芍、天冬、玄参、龟甲、代赭石、茵陈、牛膝、生龙骨、生牡蛎、生麦芽。

2. 阴阳两虚证

治法：滋阴补阳。

方药：金匮肾气丸（《金匮要略》）。制附子、肉桂、熟地黄、山药、山萸肉、茯苓、泽泻、牡丹皮。

（二）高甘油三酯血症

1. 湿热困脾证

治法：清热除烦，健脾利湿。

方药：绿豆饮加减（《证治准绳》）。绿豆、干葛、黄连、甘草。

2. 脾虚湿困证

治法：运脾祛湿。

方药：李氏清暑益气汤加减（《内外伤辨惑论》）。黄芪、党参、麦冬、五味子、白术、葛根、泽泻、苍术、青皮、陈皮、黄柏、升麻。

（三）混合型高脂血症

1. 气滞痰阻证

治法：疏肝解郁，行气化痰。

方药：加味越鞠丸化裁（《古今医鉴》）。香附、川芎、栀子、苍术、神曲、玄参、黄连。

2. 血瘀脉络证

治法：活血化瘀，行气止痛。

方药：血府逐瘀汤加减（《医林改错》）。柴胡、桃仁、枳壳、红花、赤芍、当归、生地黄、牛膝、川芎、桔梗。

3. 浊毒内蕴证

治法：化浊解毒。

方药：大柴胡汤（《伤寒论》）合升降散（《伤暑全书》）加减。黄连、熟大黄、僵蚕、枳实、清半夏、柴胡、黄芩、干姜、佩兰。

4. 脾虚湿困证

治法：健脾化湿。

方药：参苓白术散加减（《伤寒论》）。薏苡仁、莲子肉、甘草、白扁豆、茯苓、陈皮、党参、白术、山药、丹参、山楂、泽泻、三七粉。

5. 肝肾阴虚证

治法：滋补肝肾。

方药：杞菊地黄丸加减（《医级》）。枸杞子、菊花、熟地黄、酒山萸肉、牡丹皮、山药、茯苓、泽泻。

6. 脾肾阳虚证

治法：温肾壮阳。

方药：金匮肾气丸（《金匮要略》）。山药、茯苓、肉桂、熟地黄、泽泻、制附子、牡丹皮、山茱萸。

（四）低高密度脂蛋白胆固醇血症

1. 阴虚血瘀证

治法：滋阴活血，清热生津。

方药：芍药甘草汤（《伤寒论》）合血府逐瘀汤（《医林改错》）。赤芍、白芍、炙甘草、当归、生地黄、桃仁、红花、枳壳、柴胡、川芎、桔梗、牛膝。

2. 气阴两虚证

治法：益气养阴。

方药：六味地黄丸（《小儿药证直诀》）合生脉饮（《医学启源》）。熟地黄、山药、山萸肉、茯苓、泽泻、牡丹皮、北沙参、麦冬、五味子。

3. 脾虚胃热证

治法：健脾益气，清泻胃火。

方药：半夏泻心汤（《伤寒论》）。清半夏、黄芩、黄连、干姜、太子参、炙甘草、生白术、枳实。

二、辨症状治疗

1. 乏力　以乏力为主，可伴易汗出，口干口苦，心悸失眠，舌红少津，宜玉液汤加减（《医学衷中参西录》）。

2. 肢体困重　以肢体困重为主，可伴胸脘腹胀，大便不爽，小便黄赤，宜四妙汤加减（《成方便读》）。

3. 头晕重涨　以头晕重涨为主，可伴胸闷脘痞，倦怠乏力，肢体麻木，宜温胆汤加减（《三因极一病证方论》）。

4. 胸闷气短　以胸闷气短为主，可伴胸胁胀痛，痛处固定，宜血府逐瘀汤加减（《医林改错》）。

三、辨体征治疗

1. 超重或肥胖

（1）症见形体肥胖，倦怠乏力，头晕头重，胸闷脘痞，纳呆腹胀，肢体麻木，口苦口黏，舌淡，苔白厚腻，脉弦滑或濡滑者，宜温胆汤（《三因极一病证方论》）加减。

（2）症见形体肥胖，腹胀便溏，乏力、心悸、气短，舌淡胖苔白，脉细数无力者，宜参苓白术散（《太平惠民和剂局方》）加减。

2. 水肿

（1）症见颜面、双下肢水肿，腹胀，食少纳呆，乏力，畏寒，便溏，小便短少，舌体肿大边有齿痕，苔白，脉沉细无力者，宜真武汤（《伤寒论》）加减。

（2）症见全身漫肿，肢体困倦，头重昏沉，腹胀纳呆，呕恶痰涎，短气懒言，尿少，舌淡胖苔腻，脉沉缓或沉滑者，宜参苓白术散（《太平惠民和剂局方》）或香砂六君子汤（《古今名医方论》）加减。

四、辨指标治疗

1. 脂肪肝　症见食少纳呆，恶心呕吐，胁痛，头晕目眩，耳鸣重听，酸软无力，舌红少苔，脉弦或细数者，宜延寿丹（《世补斋医书》）加减。

2. 高胰岛素血症

（1）症见口渴喜饮，多食易饥，五心烦热，气短乏力，舌质淡红，苔白而干，脉弱者，宜黄芪葛根汤（《证治汇补》）加减。

（2）症见右胁不适或胀痛，口干苦，口渴，甚者面红目赤，纳呆恶心，尿色黄，舌质红，舌苔黄腻，脉滑数者，宜丹栀逍遥散（《内科摘要》）加减。

3. 高血压

（1）症见眩晕头痛，口苦咽干，小便短赤，大便干结，舌质红，苔黄燥，脉弦数者，宜天麻钩藤饮（《中医内科杂病证治新义》胡光慈，1958 年）加减。

（2）症见头晕头痛，心悸胸闷，舌质紫暗或有瘀斑，脉细涩或结代者，宜血府逐瘀汤（《医林改错》）加减。

4. 颈动脉硬化

（1）症见头晕，嗜睡，口渴喜饮，气短乏力，舌质淡红，苔白而干，脉弱者，宜玉液汤（《医学衷中参西录》）加减。

（2）症见脘腹胀满，口干唇燥，便秘，舌红苔黄，脉细数者，宜增液承气汤（《温病条辨》）加减。

五、专方专药治疗

（一）专药

1. 对药

（1）丹参 + 山楂

功效：活血化瘀，消食化积。

现代药理作用：降低 TC、TG、LDL-C，升高 HDL-C。

（2）黄芩 + 黄连

功效：清热燥湿，泻火解毒。

现代药理作用：降低 TC、TG、血糖，改善胰岛素抵抗。

（3）丹参 + 葛根

功效：活血化瘀，通经活络。

现代药理作用：降低 TC、血糖，改善胰岛素抵抗、微循环。

（4）丹参 + 苍术

功效：活血化瘀，燥湿健脾。

现代药理作用：降脂，降糖。

（5）山楂 + 虎杖

功效：活血散瘀，清热解毒。

现代药理作用：降脂，降低血液黏稠度，抗动脉粥样硬化。

2. 角药

（1）虎杖 + 山楂 + 决明子

功效：疏肝解郁，健脾利湿。

现代药理作用：降低 TG、γ- 谷氨酰转移酶（GGT）、受控衰减参数（CAP）、肝纤维化 E 值。

（2）神曲＋半夏曲＋红曲

功效：调理脾胃，通泄膏浊。

现代药理作用：降低 TC、TG、LDL-C，促进胃肠动力，调节肠道菌群。

（3）山楂＋丹参＋三七粉

功效：消食化滞，化瘀通络。

现代药理作用：降脂。

（二）专方

1. 益气化痰活血中药复方

组成：黄芪 20g，丹参 15g，苍术 15g，山楂 15g，茯苓 15g，续断 15g，狗脊 10g，茵陈 15g，黄连 5g，陈皮 5g，枳实 10g，薄荷 10g。

功效：降低 TG、TC、LDL-C、BMI、FBG、2hPG、HbA1c、稳态模型评估胰岛素抵抗指数（HOMA-IR），升高 HDL-C。

2. 化痰健脾方

组成：半夏 9g，黄连 12g，干姜 9g，肉桂 6g，人参 9g，苍术 15g，厚朴 9g，黄芪 15g，茯苓 15g，白术 15g，山药 15g，泽泻 15g。

功效：降低 TC、TG、LDL-C、FBG、2hPG、HbA1c、空腹胰岛素（FINS）、HOMA-IR，升高 HDL-C。

3. 自拟益气降浊汤

组成：生黄芪 30g，黄精 10g，生地黄 30g，葛根 15g，当归尾 10g，丹参 30g，川芎 10g，天花粉 30g，石斛 10g，酒大黄 10g，决明子 20g，陈皮 15g。

功效：降低 FBG、2hPG、TC、TG、LDL-C，升高 HDL-C。

4. 活血化痰汤

组成：苍术 15g，白术 15g，瓜蒌 20g，枳壳 10g，丹参 15g，桃仁 10g，红花 10g，蒲黄 15g。

功效：降低 TC、LDL-C，升高 HDL-C。

5. 水曲散

组成：黄芪 20g，柴胡 20g，炒白芍 20g，茯苓 20g，炒白术 15g，赤芍 20g，知母 20g，泽泻 15g，红曲 15g，焦山楂 15g，黄连 5g，干姜 3g，水飞蓟 10g，鸡内金 10g。

功效：降低 TC、TG、FBG、2hPG。

6. 降糖活血调脂汤

组成：西洋参 6g，白术 12g，黄精 15g，何首乌 30g，山楂 20g，泽泻 15g，银杏叶 15g，水蛭粉 3g。

功效：降低 TC、TG、FBG。

六、中成药治疗

1. 银丹心脑通软胶囊

适用证：气滞血瘀证。

功效：活血化瘀，行气止痛，消食化滞。

改善指标：TC、TG、LDL–C、HDL–C、FBG、2hPG。

用法用量：口服，2 ～ 4 粒 / 次，3 次 / 日。

2. 血滞通胶囊

适用证：气滞痰阻证。

功效：通阳散结，行气导滞。

改善指标：TG、TC、LDL–C、HDL–C。

用法用量：口服，2 粒 / 次，3 次 / 日。

3. 糖毒清颗粒

适用证：浊毒内蕴证。

功效：化浊解毒，清热降火。

改善指标：降低 TC、TG、LDL–C、游离脂肪酸，升高 HDL–C。

用法用量：口服，2 袋 / 次，2 次 / 日。

4. 参芪降糖胶囊

适用证：气阴两虚证。

功效：益气养阴，滋脾补肾。

改善指标：降低 TC、TG、LDL–C、FBG、PBG、HbA1c，升高 HDL–C。

用法用量：口服，3 粒 / 次，3 次 / 日。

5. 培元通脑胶囊

适用证：肾元亏虚，瘀血阻络证。

功效：补精益气，固本清源。

改善指标：TC、TG、LDL–C、HDL–C、经动脉内膜 – 中膜厚度、斑块面积。

用法用量：口服，3 粒 / 次，3 次 / 日。

6. 血脂康胶囊

适用证：脾虚痰瘀阻滞证。

功效：化浊降脂，活血化瘀，健脾消食。

改善指标：TC、TG、血糖。

用法用量：口服，2 粒 / 次，2 次 / 日。

7. 蒲参胶囊

适用证：血瘀夹浊证。

功效：活血祛瘀，滋阴化浊。

改善指标：TC、TG、LDL–C、HDL–C、2hPG、HbA1c、HOMA–IR、NO、ET–1。

用法用量：口服，4 粒 / 次，3 次 / 日。

8. 绞股蓝总苷颗粒

适用证：心脾气虚，痰阻血瘀证。

功效：降血脂，养心健脾，除痰化瘀。

改善指标：TC、TG、LDL-C、HDL-C。

用法用量：口服，1袋/次，3次/日。

9. 荷丹片

适用证：痰浊夹瘀证。

功效：化痰降浊，活血化瘀。

改善指标：TC、TG、LDL-C、HDL-C、2hPG、HbA1c。

用法用量：口服，2片/次，3次/日。饭前服用。8周为1个疗程，或遵医嘱。

第三节　病证结合康复和预防

一、病证结合康复

（一）饮食

饮食上应参照“五谷为养，五果为助，五畜为益，五菜为充”的原则，主食多选富含膳食纤维的粗杂粮代替精米面，如燕麦、紫薯、藜麦、玉米、大豆等；蛋白质的摄入主要选择鱼类（以海鱼为主）和大豆及其制品、低脂或脱脂奶类来供给；油脂类选用植物油；选择青瓜或番茄代替水果或是含糖低的水果为主；此外魔芋、大蒜等食物也有辅助治疗作用。另外应增加有规律的体力活动、控制体重、戒烟戒酒、限盐等。

（二）运动

每天60min、持续16周的有氧运动可以有效改善糖尿病前期人群的高血糖、高血脂、低胰岛素敏感性、胰岛素抵抗等代谢异常状态。中强度有氧运动（健步走、慢跑、打太极拳等）锻炼效果优于低强度有氧运动（如散步、慢走）。

（三）药茶

普洱茶、六堡茶、绞股蓝茶、桑叶茶、炒决明茶等茶叶和中药茶饮都具有辅助治疗作用。

（四）针刺

常用穴位：胃脘下俞、膈俞、胃俞、足三里、丰隆、三阴交、太溪等。

随症加减：胃热炽盛者加曲池、支沟、合谷；脾虚湿阻者加阴陵泉、中脘；肝肾阴虚者加肝俞、肾俞、照海、太冲；气阴两虚者加肺俞、肾俞、章门、关元；阴阳两虚者加命门、气海、关元、太溪、照海等。此外在脾俞、胃俞、胃脘下俞及双侧足三里－丰隆、阴陵泉－三阴交、

冲阳 - 内庭等穴位加用电针，也有较好的疗效。

（五）艾灸

灸法可有效降低糖尿病合并高脂血症患者的血糖及 TC、TG、LDL–C，升高 HDL–C 水平，主要灸法有隔药饼灸、督脉灸等。

（六）耳穴

在糖尿病合并高脂血症的治疗中，使用中药、体针、西药时联合耳穴贴压能起到明显的增强治疗效果的作用。

常用耳穴：胃、脾、胰、饥点、渴点、内分泌。

随症加减：胃热炽盛型加便秘点、大肠；气阴两虚型加肾、三焦、皮质下；阴阳两虚型加肾、肝、肺、三焦、膀胱、皮质下。

（七）传统功法

传统功法中每周至少运动 5 日，每日至少运动 1 次，每次运动至少 2 遍，每遍运动至少 30min 的八段锦具有较为明确的糖脂肥同调的作用；持续 16 周，1 次 / 日，每次全套动作 3 遍的五禽戏具有降低血脂水平的作用；持续 16 周，1 次 / 日，每次 1h 的太极拳也可以降低血脂水平，且具有维持血脂水平的作用；5 次 / 周，每次 1h，持续 3 个月的易筋经锻炼具有降低 TG、LDL–C，升高 HDL–C 的作用。

二、病证结合预防

（一）未病先防

在一般人群中开展健康教育，提高人群对糖尿病合并高脂血症防治的知晓度和参与度，倡导合理膳食、控制体重、适量运动、限盐、戒烟、限酒、心理平衡的健康生活方式，提高人群整体的糖尿病防治意识，预防或延缓糖尿病合并高脂血症的发生。

（二）既病防变

针对糖尿病合并高脂血症患者，应严格控制血糖、血脂，定期复查，辨证选择中药，并选用降脂药可延缓病程进展。

（三）病后防复

延缓糖尿病合并高脂血症患者病情的进展，应严格控制血糖、血脂，降低心血管致残率和死亡率，从而改善生活质量和延长寿命。

第23章 糖尿病合并高血压

糖尿病合并高血压（diabetes mellitus with hypertension，DMH）是糖尿病最常见的并发症，其中糖尿病与高血压相互作用于血管，常共同作为心脑血管、视网膜及肾脏并发症的重要危险因素存在。早在20世纪初，已有学者发现糖尿病患者血压明显高于普通患者，并且这一趋势随年龄增长更为显著；现代流行病学研究证实，糖尿病患者合并高血压的风险显著高于非糖尿病患者，一项纳入25 817例中国2型糖尿病患者的横断面调查显示，单纯2型糖尿病患者仅为27.9%，而糖尿病合并高血压患者高达59.8%。DMH在中医学中并无确切病名，临床依照患者病因、症状可将其纳入中医消渴兼见“眩晕”“头痛”“风眩”“耳鸣”“失眠”“心悸”等病证的范畴，中医药在防治DMH方面疗效确切，不仅可显著缓解患者不适症状，还可以稳定血压、血糖，有效预防和保护靶器官损伤，在DMH的临床防治中发挥了重要作用。

第一节 病证结合诊断

一、西医诊断标准

1. 符合《中国2型糖尿病防治指南（2020年版）》2型糖尿病诊断标准，即不明原因体重下降；随机血糖指不考虑上次用餐时间，一天中任意时间的血糖，不能用来诊断空腹血糖受损或糖耐量减低；空腹状态指至少8h没有进食热量。

2. 符合欧洲高血压学会（European Society of Hypertension，ESH）《ESH高血压管理指南2023》高血压诊断标准和分级分期标准。

二、中医辨证分期诊断

（一）早期

病位在肺、脾、肾，涉及肝。本期主要证型为气阴两虚、脾虚痰阻。本期由高血糖触发，多合并脂代谢紊乱，常有腹型肥胖或脂肪肝等。

（二）中期

病位在肝、脾，涉及心、脑、肾等脏腑。主要病机为久病致肝气郁结，内生湿热，阳亢风动，痰瘀互结。主要证型为肝阳上亢、肝胆湿热、痰浊上蒙、瘀阻清窍。本期在血糖异常的基础上已出现典型的高血压症状，伴有早期或轻微的靶器官损害，听诊可闻及主动脉瓣区第二心音亢进，或有第四心音，颈动脉血管杂音。颅脑 CT 或 MRI 出现脑动脉硬化、腔隙性脑梗死等；心脏彩超出现左心室肥厚；颈动脉彩超出现颈动脉内膜增厚或动脉粥样斑块。尿常规可见轻度微量白蛋白尿；眼底可见视网膜动脉弯曲变细、动静脉比例失常等。

（三）晚期

病位在肝、脾、肾，累及全身多脏腑。本期虚实夹杂，病机复杂。主要病机为肝脾肾亏虚，五脏俱损，痰瘀互结，阴阳两虚，血瘀水阻。主要证型为阴虚阳亢、阴阳两虚、阴虚风动、阳虚水泛。本期以靶器官损伤为主，如头晕健忘、胸闷气短、水肿、视物模糊等。冠状动脉 CTA 或冠状动脉造影可见冠状动脉狭窄；心脏彩超通常显示射血分数小于 40%。颅脑 CT 或 MRI 可见脑血管病变典型特征。肾脏检查可见大量蛋白尿、肾小球滤过率降低。眼底见渗出、黄斑病变、点状出血，甚至新生血管、视盘水肿等。

三、病因病机

（一）胰岛素抵抗与痰湿阻滞

糖尿病与高血压具有相同的病理基础——胰岛素抵抗。胰岛素抵抗发生后，患者体内胰岛素的分泌能力并非降低或丧失，相反，部分患者在血糖升高时，体内胰岛素分泌量随之增加，但是增加的胰岛素促进葡萄糖摄取和利用的效率很低，因此患者的血糖仍然没有得到有效控制。而胰岛素分泌过多，有可能导致高胰岛素血症的发生，促使肾小管钠重吸收，增加钠离子浓度。另外高胰岛素血症还可增加血管阻力，使血管壁增厚变窄，均可导致高血压的发生。中医从“肥人多湿”的角度出发，结合临床观察到胰岛素抵抗患者有表现出脘痞胸闷、形体肥胖、舌苔厚腻等湿邪内蕴之象，认为糖尿病胰岛素抵抗应从痰湿论治。长期过食肥甘厚味使脾胃功能受损，水谷精微不得输布，凝聚成痰湿浊邪，分布于全身肌肤，化为膏浊油脂，引发肥胖，使机体对胰岛素的敏感性下降，从而产生胰岛素抵抗。

（二）内皮功能损害与瘀血阻络

高血压可削弱内皮保护机制，导致内皮功能损伤、完整性破坏，引起动脉粥样硬化和心血管重塑等疾病；而糖尿病时物质代谢紊乱产生大量血管毒性物质，造成血管内皮及功能损害，毛细血管稀疏、扭曲变形，静脉顺应性减退等；同时破坏血管壁的平衡，导致血液循环障碍，这符合中医“瘀血”的特点。中医学认为“久病入络”，消渴患者随着病情的进展，血瘀程度逐渐加重，在持续性糖浊（高血糖）的影响下，瘀血与沉积于经脉壁上的痰、脂、浊等结合形成有形之征，致使管壁增厚，管腔狭窄，脉络闭阻，高血压进一步加重。

（三）钙代谢异常与肝肾亏虚

钙离子的正常浓度对维持细胞膜的完整性、肌肉的兴奋性及细胞的多种功能均有极为重要的作用。糖尿病的治疗基础主要是饮食控制，容易造成钙摄入减少及肠道对钙的吸收降低，而导致骨钙丢失，血钙降低。糖尿病患者长期处于慢性钙缺乏状态，除骨量丢失以外，还有神经、心脏、血管、肌肉、牙齿、皮肤、眼睛等复杂的症状。钙代谢异常还与高血压密切相关。细胞内钙储库释放 Ca^{2+} 与钙调素结合成复合物可激动肌球蛋白轻链激酶，使其磷酸化，引起平滑肌收缩，血压升高。因此，高血压患者常伴细胞内钙增高，同时又促使血清甲状旁腺激素（parathyroid hormone，PTH）升高共同作用于外周血管，使血管收缩反应增强，外周血管阻力增加，进一步促进高血压形成。钙大多分布于人体骨骼与牙齿，维持人体筋骨发育，与肝肾之精强壮筋骨作用有异曲同工之妙。

四、临床表现

（一）早期

临床表现主要以糖尿病（消渴）症状为主，高血压症状多不典型，常表现为隐匿性高血压或高血压前期，仅在劳累后或剧烈活动后或应激状态下出现头晕、心悸等症状。具体临床表现如下。

1. 气阴两虚证

临床表现：神疲乏力，口干多饮，劳累后头晕眼花，伴有午后颧红，腰膝酸软，视物模糊，小便少，大便干，舌红少津，脉细数。

2. 脾虚痰阻证

临床表现：形体肥胖，面垢多油，身重困倦，口黏，动则头晕目眩，胸闷恶心，呕吐痰涎，纳差食少，舌淡暗，苔薄腻，脉细弱。

（二）中期

临床表现以高血糖和高血压症状为主，可见明显的乏力、口干、眩晕、耳鸣、失眠等症状。具体临床表现如下。

1. 肝阳上亢证

临床表现：头晕头涨，耳鸣胁痛，急躁易怒，面红目赤，咽干口渴，心烦失眠，舌红，苔薄黄，脉弦大而长。

2. 肝胆湿热证

临床表现：头晕头痛，咽干口苦，耳聋耳肿，性急易怒，胸胁苦满，小便黄赤，大便黏腻，舌红，苔黄厚腻，脉弦滑数。

3. 痰浊上蒙证

临床表现：头晕目眩，视物旋转，如坐舟船，或恶心欲吐，胸脘痞闷，呕吐痰涎，舌苔腻，脉弦滑。

4. 瘀阻清窍证

临床表现：头晕目眩，头部刺痛，痛处固定，健忘，肌肤甲错，口干不欲饮，唇色暗，舌质紫暗，有瘀斑，舌下脉络曲张，脉涩等。

（三）晚期

本期由 DMH 中期进一步发展而来，临床已出现典型的靶器官损害。具体临床表现如下。

1. 阴虚阳亢证

临床表现：头晕耳鸣，头痛且胀，咽干口燥，腰酸腰痛，五心烦热，颜面潮红，心烦失眠，舌红少苔，脉弦细数。

2. 阴阳两虚证

临床表现：头晕目眩，视瞻昏渺，颜面或下肢浮肿，或颧红如妆，神疲倦怠，畏寒肢冷，夜尿频数，小便泡沫多，舌淡红，苔薄滑，脉沉细无力。

3. 阴虚风动证

临床表现：头晕眼花，耳鸣健忘，腰膝酸软，手指颤振，心烦虚乱，寐多惊梦，舌淡红或舌边尖红，苔薄白或少津，脉虚数。

4. 阳虚水泛证

临床表现：头晕目眩，双下肢浮肿或腹大胀满，肢冷畏寒，胸闷腹胀，口唇青紫，颜面灰白，少尿，自汗，烦躁，舌质淡嫩胖大，苔白润稍厚，脉沉滑。

第二节　病证结合治疗

一、辨证分型治疗

（一）早期

1. 气阴两虚证

治法：益气养阴，滋补肝肾。

方药：生脉散（《丹溪心法》）合六味地黄丸（《小儿药证直诀》）加减。生黄芪、麦冬、五味子、生地黄、生山药、山茱萸、茯苓、泽泻、牡丹皮、枸杞子等。

2. 脾虚痰阻证

治法：健脾化湿，化痰祛浊。

方药：二陈汤（《太平惠民和剂局方》）合防己黄芪汤（《金匮要略》）加减。半夏、陈皮、黄芪、防己、白术、茯苓、厚朴、苍术、泽泻、当归、甘草等。

（二）中期

1. 肝阳上亢证

治法：平肝潜阳。

方药：天麻钩藤饮（《中医内科杂病证治新义》）加减。天麻、钩藤、石决明、栀子、黄芩、川牛膝、杜仲、桑寄生、益母草、首乌藤、茯神等。

2. 肝胆湿热证

治法：清肝利胆。

方药：龙胆泻肝汤（《医方集解》）加减。龙胆草、柴胡、黄芩、栀子、当归、生地黄、车前子、泽泻、通草、甘草等。

3. 痰浊上蒙证

治法：息风化痰。

方药：半夏白术天麻汤（《医学心悟》）加减。天麻、半夏、白术、橘红、茯苓、甘草、蔓荆子、川芎、防风、白芷等。

4. 瘀阻清窍证

治法：化瘀通络。

方药：通窍活血汤（《医林改错》）加减。赤芍、川芎、当归、桃仁、红花、麝香、葱白、生姜、甘草、半夏等。

（三）晚期

1. 阴虚阳亢证

治法：滋阴潜阳。

方药：麦门冬汤（《金匮要略》）合牛膝汤（《圣济总录》）加减。麦冬、半夏、黄芪、甘草、粳米、大枣、牛膝、羌活、羚羊角、升麻、酸枣仁等。

2. 阴阳两虚证

治法：阴阳双补。

方药：地黄饮子（《圣济总录》）加减。熟地黄、山茱萸、龟甲、麦冬、五味子、石菖蒲、制远志、玄参、石斛、炮附子等。

3. 阴虚风动证

治法：养阴息风。

方药：镇肝熄风汤（《医学衷中参西录》）加减。天麻、代赭石、龙骨、牡蛎、牛膝、醋龟甲、玄参、麦冬、熟地黄等。

4. 阳虚水泛证

治法：温阳活血，利水消肿。

方药：真武汤（《伤寒论》）合五苓散（《伤寒论》）加减。茯苓、白芍、赤芍、生姜、附子、猪苓、白术、泽泻、桂枝等。

二、辨症状治疗

1. 头痛　症见头目胀痛、急躁易怒、胸胁苦满，证属气郁化火者，可选用柴胡、黄芩、栀子等；症见头胀头痛、口苦心烦、渴不欲饮，证属痰热内蕴者，可选用黄连、瓜蒌、竹茹等；症见头痛固定不移、口唇紫暗、舌暗伴有瘀斑瘀点，证属气滞血瘀者，可选用川芎、当归、柴胡等；症见头部刺痛、头重如裹，证属痰瘀互结者，可选用香附、川芎、苍术等。头痛如不愈可选用引经药，太阳经头痛，可选用川芎、羌活、葛根等；少阳经头痛，可选用蔓荆子、柴胡、黄芩等。

2. 眩晕　症见起则头眩、脉沉紧，证属痰饮内停者，可选用泽泻、白术；症见眩晕时作、乏力气短，证属气血两虚者，可选用黄芪、白术；症见眩晕、心烦耳鸣、腰酸膝软，证属肝肾阴虚者，可选用枸杞子、山茱萸、熟地黄；症见体胖浊滞、头晕头痛、胸闷不舒、大便不爽，证属中焦壅滞者，可选用莱菔子、枳实、竹茹等。

3. 耳鸣　症见耳鸣、心烦不寐、失眠梦遗，证属肾精不足者，可选用熟地黄、山茱萸、醋龟甲等；症见耳鸣、头晕、形体肥胖，证属脾虚痰阻者，可选用茯苓、白术、泽泻等；症见耳鸣、记忆力及视力减退、腰膝酸软，证属肝肾阴虚者，可选用熟地黄、白芍、山茱萸等。

4. 心悸　症见心悸、咽干口燥、手足心热，证属心肝阴虚者，可选用炒酸枣仁、知母、川芎等；症见心悸、胸闷、形体肥胖，证属脾失健运者，可选用黄芪、茯苓、白术、柴胡等。

5. 失眠　症见心烦失眠、躁动不宁，证属寒热错杂者，可选用乌梅、附子、黄连等；症见失眠、心烦、膝软等，证属火盛伤阴者，可选用知母、玄参、麦冬、生地黄、龟甲等。

三、专方专药治疗

（一）单药

1. 丹参富含丹参酮Ⅰ、丹参酮ⅡA、隐丹参酮等丹参酮类化合物等在内的酚酸类，可通过转录调节抑制 ACE 活性，效果与 ACEI 类降压药相似，另外还可以降低血糖，改善微循环。

2. 葛根在糖尿病、高血压的治疗中应用广泛，现代药理研究发现葛根发酵液、黄酮类物质葛根素、大豆苷元可通过提高 eNOS 和 SOD 活性及 ANP 分泌发挥降血压作用。

3. 钩藤具有降压、降糖双重作用，现代药理研究发现钩藤甲醇提取物具有 α- 葡萄糖苷酶抑制活性，动物实验中钩藤粗提物能显著降低小鼠的肝脏脂肪变性，增强胰岛素敏感性。

4. 鬼箭羽具有破血通经、解毒消肿、杀虫的功效，现代研究发现鬼箭羽能明显改善血糖指标，对胰岛 β 细胞具有一定的保护作用；另外鬼箭羽复方汤剂对高血压胰岛素抵抗有明确改善作用，且能改善高血压血液流变学异常。

（二）专方

1. 降糖降压汤方由熟地黄、丹参、泽兰、天麻、山萸肉、钩藤、葛根、鬼箭羽组成，诸药合用共奏活血化瘀、滋阴潜阳功效。临床研究显示，降糖降压汤对于患者的血糖、血压有显著的调节作用，在控制病情进展的同时无不良反应发生。

2. 二地天麻半夏汤能在改善糖尿病合并高血压阴虚阳亢夹痰证患者头晕、头痛等不适症状的同时，有效降低血压、血糖指标（$P < 0.05$）。

3. 消糖降压汤方由丹参、钩藤、葛根、山萸肉、天麻、熟地黄等药组成，能有效降低实验组HbA1c、2hPG、FBG水平，改善糖脂代谢水平，并且通过减轻胰岛素抵抗降低肾脏对钠的吸收，从而使糖尿病合并高血压患者血压降低。

4. 唐三辉等通过临床研究发现在常规降压、降糖药治疗的基础上联合双降汤，可使糖尿病合并高血压患者血压、血糖改善更明显（$P < 0.05$），其临床效果优于单纯西药治疗。

四、中成药治疗

1. 松龄血脉康胶囊主要由葛根、鲜松叶及珍珠层粉等药材组成，具有镇心安神及平肝潜阳的功效，适用于糖尿病合并高血压肝阳上亢型。治疗后观察组血压、血脂、血糖水平均明显低于对照组。

2. 清肝降压胶囊方由制何首乌、夏枯草、槐花（炒）、桑寄生等药组成，具有良好的清肝祛火、滋阴潜阳、平肝息风、补肝益肾作用，能明显改善糖尿病合并高血压肝火上炎所致头晕、头痛。药理研究亦发现清肝降压胶囊具有扩张外周血管及降血压功效，可发挥辅助降低外周血压作用。

3. 清脑降压颗粒以夏枯草、牛膝、当归、丹参、决明子、珍珠母、地黄、地龙、槐米、磁石（煅）、水蛭、钩藤为基本方药组成，诸药合用具有平肝潜阳，清脑降压功效。适用于具有血压偏高、头昏头晕、失眠健忘等症状的糖尿病合并高血压患者，临床研究发现清脑降压颗粒联合厄贝沙坦治疗效果优于单独厄贝沙坦治疗，其降压，降血脂，改善血清Hcy、BNP作用显著。

第三节　病证结合康复和预防

一、病证结合康复

（一）针刺

1. 历飞等发现采用泻法针刺太冲、内关、曲池，可通过调节血清中激素平均浓度、扩张血管、抑制交感神经活性和黏附反应等机制减轻血管损伤，降低2型糖尿病合并高血压患者的血压水平。

2. 李华等以腹针取中脘、下脘、气海、关元、气穴（双）、滑肉门（双）、上风湿点（双）等穴，联合高压氧舱治疗可改善血管内皮功能，明显降低糖尿病合并高血压患者的FBG、收缩压（systolic blood pressure，SBP）、舒张压（diastolic blood pressure，DBP）水平。

3. 庞声航等在常规降压药物的基础上以太冲、风池为主穴，结合具体辨证选取配穴，可降低2型糖尿病合并高血压患者的血压及其血浆神经肽Y含量（$P < 0.01$），促进血管舒张。

（二）耳穴

耳穴指分布于耳郭上的特定区域，通过在表面贴敷压丸刺激穴位，从而达到调节经络脏腑的作用。

1. 王宏丽等选取耳背沟、耳尖、神门、胰胆、内分泌、阿是穴等耳部穴位，以粘有王不留行的胶布，贴在所取穴位，联合饮食药膳指导，可明显改善糖尿病合并高血压患者糖脂代谢，降低 FBG、PBG、血压。

2. 庄霞等在常规降压、降糖基础上以粘有王不留行的胶布贴于耳部上耳背心、耳尖、肝、角窝上、耳背沟、交感等穴位，可改善血液黏滞性，通过调节神经递质降低血压水平，同时改善组织微循环及新陈代谢。

3. 孙胜君临床发现以王不留行贴于患者双耳降压沟、心、肝、肾、内分泌、神门穴位，联合针刺治疗可以显著降低糖尿病合并高血压患者 SBP、DBP 及血糖水平（$P < 0.05$）。

（三）穴位贴敷

1. 张全乐等发现生姜 100g，冰片 10g，吴茱萸、附子各 20g，研成细粉末混合调成膏状，贴敷于涌泉穴、肾俞穴，并联合中药口服可使老年糖尿病合并高血压患者的 SBP、DBP、FBG、2hPG 水平均显著下降，同时能调节血管内皮相关因子，减轻血管内皮损伤。

2. 曹玉琴针对具有不良情绪的糖尿病合并高血压患者以生姜泥，加入附子、吴茱萸、冰片研成的细末贴敷涌泉穴，可缓解不良情绪导致的机体血管紧张性增加，血管阻力增大，继而导致血压持续升高、血糖应激性升高，并能有效改善患者生活质量。

（四）传统功法

八段锦是中医治疗学中的一种中低强度的有氧健身气功，具有疏通经络、改善气血运行的作用，可以作为 2 型糖尿病合并高血压患者的辅助治疗。

1. 罗芳等以八段锦训练每周 3 次，每次 40min，连续训练 12 周，可显著降低 SBP、DBP、FBG、2hPG 及 HbA1c 等血压和糖代谢指标，其机制可能与改善血管内皮功能、增加血清 NO 浓度和降低血浆 ET-1 浓度密切相关。

2. 李文颢等在对社区糖尿病前期伴轻度高血压患者的观察中发现，八段锦可显著降低患者 HbA1c、FBG 水平和 SBP、DBP 水平，而且八段锦简单易学、柔和缓慢，可舒缓不良情绪引起的血压升高。

二、病证结合预防

（一）一级预防

糖尿病合并高血压的早期阶段预防措施的核心为未病先防，患者以糖尿病症状为主，高血压相关症状多不典型，常伴有隐匿性高血压。因此应该在严格控制血糖的基础上，发挥中医治未病的特点，按照糖尿病的特点进行辨证论治并适当采用益气养阴、活血通络中药进行治疗，配合中医养生保健，做到未病先防，预防高血压发生发展和靶器官损伤。

（二）二级预防

糖尿病合并高血压的中期（代偿期）阶段预防措施的核心为既病防变，患者临床以高血糖、高血压症状为主，因此应在治疗糖尿病的基础上，围绕高血压进行综合防治和康复治疗，延缓靶器官损伤。根据糖尿病合并高血压“虚、痰、瘀、热、风”的病理特点，可应用益气、化痰、活血、清热、息风中药治疗，配合非药物疗法等，控制血压、减少靶器官损害。

（三）三级预防

糖尿病合并高血压的晚期（失代偿期）阶段预防措施的核心为瘥后防复，更要注重中西医病证结合，把握高危及危急因素，开展一体化综合防治。在控制血糖、血压的基础上，既要防止病情反复，又要把控各种急重危症，尽可能地减少、延缓急慢性并发症的发生和进展。

第24章 糖尿病合并心力衰竭

糖尿病合并心力衰竭（heart failure，HF）属糖尿病心肌病的范畴，指主要由糖尿病引起的心力衰竭，以乏力、胸闷、胸痛、心悸等为主要表现。据报道，部分2型糖尿病患者在确诊时，即存在Ⅰ级心力衰竭。本病属中医学“消渴”“心悸”“怔忡”“胸痹”等范畴，糖尿病阴虚燥热为本，痰湿浊毒内生，日久阴损及阳，气阴两虚，瘀阻脉络，累及于心，发为本病。其病位在心，与肝、脾、肾相关，属本虚标实，虚实夹杂之证。中医辨治本病首辨分期，病证结合，可获良效。

第一节 病证结合诊断

一、西医诊断标准

糖尿病合并心力衰竭的诊断主要包括三个方面：①满足糖尿病的诊断标准；②满足心力衰竭的诊断标准；③排除糖尿病外的其他病因，如高血压、甲状腺功能亢进症等引起的心力衰竭。

心力衰竭，简称心衰，是各种心脏结构或功能性疾病导致心室充盈和（或）射血功能受损，心排血量不能满足机体组织代谢需要，以肺循环和（或）体循环淤血，器官、组织血液灌注不足为临床表现的一组综合征。糖尿病是心力衰竭的独立危险因素，常与心力衰竭并存。

心力衰竭目前尚无统一的临床诊断标准，临床上一般依据病史、病因、临床表现和实验室检查综合做出诊断。

1. 诊断评估　主要涉及三个方面：病史、体格检查、辅助检查。

（1）病史：针对表现出心力衰竭症状的患者，应进行详尽的病史询问，以明确可能导致或加速心力衰竭进展的心源性和非心源性疾病或行为。

（2）体格检查：对有心力衰竭表现的患者应进行综合全面的体格检查，包括患者的身高、体重、BMI、血压（包括体位性血压变化）、容量状况评估及心肺查体阳性体征的变化等。

（3）辅助检查：实验室检查应包括测定BNP或*N*末端*B*型钠尿肽前体（NT-proBNP）水平、全血细胞计数、尿液检测、血清电解质分析（包括钙和镁）、血尿素氮（blood urea nitrogen，BUN）、血清Cr、FBG（包括HbA1c）、血脂分析、肝脏功能及甲状腺功能测定。所有患者都应进行心电图、胸部X线及心脏超声检查。心室功能和容积可通过放射性核素心室造影评估。存在心力衰竭症状且疑似严重心肌缺血或心绞痛的患者，应考虑冠状动脉造影检查。

2. 心功能评估　通常采用 NYHA 心功能分级。

3. 容量负荷评估　对于心力衰竭患者，在首次就诊和随访期间，评估容量负荷对确定利尿剂剂量、监测药物反应及治疗成效评估至关重要。

二、中医辨证分期诊断

糖尿病合并心力衰竭属糖尿病心肌病的范畴。参照《糖尿病中医防治指南（2011 年版）》及《糖尿病心肌病病证结合诊疗指南（2021-12-31）》，制订中医辨证分期诊断标准如下。

（一）轻度

临床表现主要以消渴（糖尿病）症状为主，心力衰竭的症状多不明显，仅在剧烈活动或劳累后出现心悸、气短等心气虚证的表现。病位在肾、肺、脾，与心相关。多见于心功能 NYHA 分级的Ⅰ、Ⅱ级，心力衰竭 A、B 期。本期主要证型为心气不足证、心阴不足证。

（二）中度

临床表现主要以轻中度心力衰竭症状为主，可见明显的消渴心悸、消渴胸痹及消渴心力衰竭等表现。病位在心，涉及肝、脾、肾、肺。多见于心功能 NYHA 分级Ⅲ级，心力衰竭 C 期。本期主要证型为气阴两虚证、痰浊瘀阻证。

（三）重度

临床表现主要以重度心力衰竭症状为主。病位在心，与肺、肾相关，可见由虚转衰，五脏俱衰，虚痰瘀水互结，甚至水湿泛滥、阴竭阳脱的临床表现。多见于心功能 NYHA 分级Ⅳ级，心力衰竭 D 期。本期主要证型为阴阳两虚证、阴竭阳脱证。

三、病因病机

（一）RAAS 系统激活与心阳虚衰

心者，君主之官，居阳位，故主阳气，“心主血脉”，因此，心之生理功能的运行和维持，依赖阳气鼓动及血液运行。如心阳不振，阳气鼓动乏力，必然导致血瘀内生，心脉痹阻，日久则发为心力衰竭。于微观辨证而言，RASS 系统的过度激活，可视为体内“瘀血”“水湿”等病理产物的累积，这些病理产物可阻碍气血正常运行，从而影响心阳之功能，符合“心阳不足”的特征。因此，糖尿病导致的 RAAS 激活，与中医理论之“心阳不足”相契合。

高血糖状态下，通过非酶依赖性途径生成的 AGE 能够直接刺激肾素的释放，激活 RAAS。AGE 与其受体 RAGE（AGE 受体）的结合可进一步激发炎症反应和氧化应激，同时，糖尿病状态下的胰岛素抵抗导致 Ang Ⅱ活性增加，其不仅促进血管收缩，升高血压，还可刺激肾上腺皮质分泌醛固酮，进一步增加水和钠的重吸收，导致血容量扩张。

以上过程均能增强 RAAS 的活性，导致“血瘀”“水湿”等病理产物增加，瘀滞脉道，耗气伤阳，导致心阳虚衰，发为本病。

（二）胰岛素抵抗与痰湿阻滞

胰岛素抵抗不仅增加糖尿病的发病风险，也与心血管疾病的发展密切相关。在中医学中，胰岛素抵抗与“痰湿阻滞”密切相关，一方面，痰湿阻滞可导致气机不畅，进而影响胰岛素在靶细胞上的信号转导。中医学认为，气机不畅可影响气血的运行和脏腑的功能，从而影响胰岛素的生理效应。此外，痰湿阻滞还可导致胰岛素抵抗相关基因的表达异常，进一步加剧胰岛素抵抗的程度，另一方面，胰岛素抵抗也可加重痰湿阻滞的病理状态。胰岛素抵抗导致血糖升高，长期的高血糖状态可损伤脾胃功能，使水湿运化失常，进一步加重痰湿阻滞。同时，胰岛素抵抗还可影响脂质代谢，导致血脂升高，进一步促进痰湿形成。痰湿为体内异常水液代谢产物，其阻滞不仅影响气机正常运行，还可导致脾胃功能失调，影响水液代谢，形成恶性循环。因此，长期胰岛素抵抗，可致气血运行不畅，“心主行血”，气血不畅则进一步影响到心脏的功能，导致血液循环受阻，最终可能发展为心力衰竭。糖尿病导致胰岛素抵抗的机制涉及多种生理和分子层面的改变，包括脂肪细胞分泌功能失调、炎症因子水平升高及肌肉和肝脏对胰岛素信号传递效率的降低。这些改变导致身体组织对胰岛素的反应减弱，从而需要更多的胰岛素来促进葡萄糖进入细胞，进一步加剧胰岛 β 细胞的负担，并可能最终导致其功能衰竭。而胰岛素抵抗亦可通过多种机制导致心力衰竭，包括促进钠和水的重吸收增加心脏负担、引起血管内皮功能障碍及促进心肌纤维化等，这些变化共同作用，最终可能导致心力衰竭。

胰岛素抵抗以“痰湿阻滞”为核心，痰湿阻滞，气血运行受阻，加重心脏负担，形成心力衰竭的病理基础。

（三）氧化应激与气阴两虚

在中医学中，氧化应激与“气阴两虚”密切相关。气阴两虚是指机体生命活动的动力“气”的不足，以及滋润和营养身体的“阴液”亏损。糖尿病以阴虚为其本，气阴两虚是糖尿病发生发展的关键环节。糖尿病导致氧化应激增加的具体机制主要涉及高血糖环境下细胞内代谢路径的异常激活。高血糖状态促进 AGE 的生成，AGE 通过与其受体 RAGE 结合，激活多种信号转导途径，诱导炎症因子和细胞内的氧化应激反应。同时，高血糖还可激活多糖途径，增加线粒体内的超氧化物产生，导致线粒体功能障碍。此外，高血糖还可促使脂质过氧化反应的加剧，这些过程共同导致细胞内 ROS 水平升高，超出抗氧化酶系统的清除能力，造成氧化应激。氧化应激在心力衰竭中的具体作用机制包括直接损伤心脏细胞的 DNA、蛋白质和脂质，导致细胞功能障碍和死亡。氧化应激还可激活心脏纤维化过程，促进心肌间质中胶原蛋白的沉积，降低心脏舒缩功能。此外，氧化应激还能通过影响心脏电生理特性，促进心律失常的发生，进一步加剧心力衰竭的病程。

长期氧化应激状态，产生的 AGE、炎症因子、ROS 等，属中医学“热毒内蕴”范畴，久则耗气伤阴，心阴心气不足，发为心力衰竭。

（四）冠状动脉微循环障碍与瘀阻心络

中医学认为，冠状动脉属“心络”，即“心之络脉”范畴，糖尿病引发冠状动脉微循环障碍的机制主要与“瘀血”和“痰湿”阻滞心络有关。糖尿病长期高血糖状态导致的代谢紊乱，可视为痰湿、瘀血内生，共同作用于心脏，导致心络（冠状动脉微循环系统）气血运行障碍。

高血糖状态可抑制 NO 的产生，增加内皮细胞表面黏附分子的表达，促使炎症细胞的黏附和血管壁的渗透性增加，此类病理产物，属中医学“痰湿”范畴，痰湿痹阻，气机不畅。同时，高血糖状态可促进红细胞和血浆蛋白质糖基化，降低了红细胞的变形能力，导致血液流变性变化，即中医学血行不畅，高血糖环境促进氧化应激和炎症反应的发生，表现为 ROS 种类的增加和炎症细胞因子的释放，不仅进一步损害内皮细胞，还可促使血管平滑肌细胞增生和血管壁厚度增加，加剧微循环障碍。从中医学角度看，氧化应激和炎症反应增加可以看作是“瘀血”和“痰湿”共同作用的结果，两者共同作用，瘀阻心络，导致心力衰竭的发生。

四、临床表现

（一）轻度

1. 心气不足证

临床表现：口干口渴，劳累后心悸不安、胸闷气短，乏力，失眠多梦，面色苍白，舌淡或紫暗，苔薄白，脉细弱。动态心电图检查可见偶发心律失常或 fQRS 波。

2. 心阴不足证

临床表现：口干，口渴，咽干，劳累后心悸甚则怔忡，潮热盗汗，五心烦热，失眠多梦，舌质红或紫暗，苔薄黄，脉细或脉结代。动态心电图可见轻度 T 波改变和 ST 段压低。

（二）中度

1. 气阴两虚证

临床表现：胸闷，心悸，胸痛，口干，乏力，气短，失眠，盗汗，舌质偏红，苔少，脉细弱无力或脉结代。

2. 痰浊瘀阻证

临床表现：心胸憋闷，或心胸阵痛，口黏，有痰，痰多，伴有头晕、头重如裹，舌质紫暗，舌有瘀斑瘀点，舌体胖大，边有齿痕，苔白腻或黄腻，脉弦滑或弦涩。心电图检查可见 T 波及 ST 段改变。

（三）重度

1. 阴阳两虚证

临床表现：喘促不宁，胸闷，甚至有窒息感，气短，乏力，面色白，形寒怕冷，有痰，色白质稀，烦躁不安或表情淡漠，肢体浮肿，小便不利，舌胖苔白，脉疾速无力。心脏彩超检查可见左心室内径、室间隔厚度明显增加。

2. 阴竭阳脱证

临床表现：呼吸喘促、张口抬肩、呼多吸少、烦躁不安、汗出如油，可兼见四肢厥逆或昏厥谵语等症，舌质紫暗，苔少或无苔，脉微细欲绝。心脏彩超检查，可见左心室射血分数、左心室短轴缩短率明显下降。

第二节　病证结合治疗

一、分期辨证治疗

（一）轻度

1. 心气不足证

治法：补益心气，安神定悸。

方药：保元汤（《医宗金鉴》）加减。人参、黄芪、甘草、丹参、桂枝、太子参、麦冬、炒酸枣仁、五味子等。

随症加减：气虚明显者，重用人参、黄芪，加柴胡、升麻、知母、桔梗；心神不宁，心虚胆怯明显者，重用酸枣仁，加珍珠母、制远志。

2. 心阴不足证

治法：滋养心阴，宁神清热。

方药：天王补心丹（《校注妇人良方》）加减。人参、丹参、玄参、茯苓、当归、远志、柏子仁、五味子、桔梗、麦冬、天冬、生地黄、炒酸枣仁等。

随症加减：心肺阴虚明显者，加知母、百合、生地黄；阴虚阳亢明显者，加白芍、钩藤、紫石英、白蒺藜。

（二）中度

1. 气阴两虚证

治法：滋阴益气，复脉定悸。

方药：生脉散（《医学启源》）合炙甘草汤（《伤寒论》）加减。人参、五味子、麦冬、生地黄、阿胶、炙甘草、麻子仁、甘松、炒酸枣仁、桂枝、生姜、大枣、苦参等。

随症加减：阴虚火旺明显者，重用麦冬、生地黄，加玄参、黄芩、黄柏、黄连；虚热内蕴明显者，加青蒿、地骨皮。

2. 痰浊瘀阻证

治法：化痰活血，通络止痛。

方药：瓜蒌薤白半夏汤（《金匮要略》）合失笑散（《太平惠民和剂局方》）加减。瓜蒌、薤白、枳实、姜半夏、丹参、蒲黄、当归、茯苓、五灵脂、桂枝、黄连、川芎、桃仁等。

随症加减：气滞血瘀明显者，加柴胡、香附、郁金、赤芍；心血瘀阻明显者，重用丹参，加砂仁、檀香；痰热互结明显者，加胆南星、竹茹、陈皮、牡丹皮。

（三）重度

1. 阴阳两虚证

治法：补肾益气，温阳利水。

方药：济生肾气丸（《济生方》）合真武汤（《伤寒论》）加减。熟附子、熟地黄、茯苓、泽泻、肉桂、山药、牡丹皮、川牛膝、车前子、赤白芍、白术、山茱萸、生姜、桂枝、葶苈子、麦冬、五加皮、甘草等。

随症加减：阳虚血瘀明显者，重用熟附子、肉桂，加红花、桃仁、川芎、当归；阳虚水泛，凌心射肺明显者，重用五加皮、葶苈子，加桑白皮、大腹皮、茯苓皮。

2. 阴竭阳脱证

治法：益气滋阴，回阳救逆。

方药：参附龙牡汤（《中医内科学》第十版）合参蛤散（《博济方》）加减。红参、黄芪、熟附子、干姜、龙骨、牡蛎、蛤蚧、炙甘草等。

随症加减：阴液亏虚明显者，加麦冬、西洋参、五味子；阳气亏虚明显者，重用干姜、熟附子，加鹿角胶、淫羊藿、巴戟天。

二、辨症状治疗

1. 心悸　对于火郁引发的心悸，可选用僵蚕、全蝎、姜黄、栀子等药，以清热解郁、安定心神。而气阴两虚所致的心悸，则宜采用生晒参、麦冬、五味子、炙甘草、桂枝等，以益气养阴、调和心气。

2. 气短　针对气虚血瘀引起的气短，可选用黄芪、党参、白术补气固本，丹参、三七、地龙活血通络。若气短由痰浊所致，应加入瓜蒌、薤白、半夏等药，以化痰降浊。若气短兼有水饮内停，则需加葶苈子、茯苓皮、泽泻等，以利水渗湿。

3. 胸痛　对于气阴两虚型胸痛，可应用党参、麦冬、五味子、黄芪、炒白术、茯苓、甘草等药材，以益气养阴、缓解胸痛。阳气虚衰所致胸痛，宜用桂枝、高良姜、石菖蒲、远志、丹参等，以温阳散寒、活血止痛。心脾两虚型胸痛，则选用茯神、半夏曲、柏子仁、酸枣仁等，以养心健脾、安神定痛。若胸痛由痰凝血瘀引起，应选用陈皮、桃仁、茯苓、白术、法半夏、水蛭、熟大黄等，以化痰活血、祛瘀止痛。

三、专方专药治疗

1. 瓜蒌皮注射液　周笑漪的研究显示，相较于对照组，接受瓜蒌皮注射液治疗的观察组患者在心功能改善、血糖控制及生化指标如 hs CRP 和 NT-proBNP 的降低上均表现出优越性。

2. 参附芪苈汤　刘颖等研究表明，参附芪苈汤联合恩格列净在 2 型糖尿病合并慢性心力衰竭急性加重患者的治疗中，不仅有效提高了降糖效果，还明显改善了心功能，缓解了临床症状，并减轻了血管内皮损伤。

3. 养心氏片　高雅楠等的研究结果显示，在常规治疗基础上加用养心氏片可显著改善患者的左心室射血分数、血糖控制情况及 NT–proBNP 水平。

四、中成药治疗

芪苈强心胶囊　孔春灵等的研究结果显示，芪苈强心胶囊联合卡格列净治疗可显著改善患者的血糖、心功能、心力衰竭标志物及生存质量。

第三节　病证结合康复和预防

一、病证结合康复

（一）针刺

1. 普通针刺

取穴：内关、间使、通里、少府、神门、足三里。

操作方法：患者取仰卧位，各穴皮肤常规消毒，进针得气后行平补平泻手法，留针 20min。

禁忌证：晕针者，皮肤过敏、破溃者。

2. 耳针

取穴：交感、定喘、心、神门、肺、肾、内分泌。

操作方法：操作时，首先进行局部消毒，然后使用 0.5 ～ 1 寸的毫针进行针刺，深度要确保不穿透耳郭背面的皮肤。捻转 1 ～ 2min 后，要求局部有胀痛或热感。随后，将电针仪连接到针上，给予连续波，频率为 5Hz，强度则根据患者的耐受程度进行调整。留针时间为 30min，每日 1 次，6 次后休息 1 日，4 周为 1 个疗程。

禁忌证：耳部皮肤过敏、破溃者。

（二）艾灸

取穴：膻中、心俞、肺俞。

操作方法：遵循温和灸法的原则，治疗部位皮肤灸至表面微微泛红。主穴灸治约 15min，配穴灸治约 10min，每日 1 次，持续治疗 10 日。

禁忌证：皮肤过敏、破溃者。

（三）穴位贴敷

取穴：心俞（双侧）、虚里、厥阴俞（双侧）、肾俞（双侧）、内关（双侧）、膻中。

推荐配方：桂枝 15g，白芥子 4g，红花、泽泻、红参各 10g，细辛、鹿茸各 6g，焙干研末，用姜汁调匀。

操作方法：贴敷时间为每次 6h，每日 1 次，4 周为 1 个疗程，连续治疗 3 个疗程。

禁忌证：对药物或敷料成分过敏者或贴敷部位有溃疡、创伤者。

（四）传统功法

1. 太极拳

方法：在练习时，先进行 10min 的热身运动，然后练习二十四式简化杨氏太极拳 60min，最后进行 10min 的放松运动。每周至少进行 5 次康复训练，持续 24 周为 1 个疗程。

禁忌证：对于近 3 个月内发生过不稳定型心绞痛或心肌梗死、进行心脏外科大手术、心功能严重受损、恶性室性心律失常未控制、肝肾功能异常、严重慢性阻塞性肺疾病、肌肉骨关节疾病影响运动能力及严重认知障碍的患者，应避免练习太极拳。

2. 八段锦

方法：在练习时，同样先进行 10min 的热身运动，然后练习八段锦八节动作 30min，最后进行 10min 的放松运动。每周至少进行 5 次练习，持续 12 周为 1 个疗程。

禁忌证：与太极拳相似，对于某些特定病情的患者，如近期发生过不稳定型心绞痛或心肌梗死、心功能严重受损、恶性室性心律失常未控制等，也应避免练习八段锦。

二、病证结合预防

（一）一级预防

重点在于控制血糖并预防心力衰竭的发生。此阶段，患者主要表现出糖尿病的症状，但心力衰竭尚未显现。因此，除了严格管理血糖外，中医的治未病理念在此阶段尤为关键。通过中医的辨证论治，可以针对患者的具体体质和病情，辨证治疗。

（二）二级预防

进入二级预防期，即糖尿病合并心力衰竭的代偿阶段，治疗策略需要更加综合和全面。在继续治疗糖尿病的基础上，应加强对“消渴心悸”“消渴胸痹”“消渴心力衰竭”的综合防治和康复治疗。此时，既要关注低血糖的预防，也要控制高血糖，两者并重。定期评估心脏功能，识别并干预糖尿病合并心力衰竭的危险因素，采取多措施综合防控策略，延缓心力衰竭的进展。

（三）三级预防

当糖尿病合并心力衰竭进入失代偿期，即三级预防期，病情已相对严重，需要更加精细和专业的治疗。在中医的整体观念指导下，结合西医的精准治疗，既要防止病情反复，又要把控可能出现的急危重症。当病情需要时，应及时或择期转入心病科或重症医学科，进行进一步的专业专科治疗，以确保患者的生命安全和生活质量。

第25章 糖尿病合并骨质疏松

糖尿病合并骨质疏松（osteoporosis，OP）是指糖尿病合并骨质量下降，导致骨强度降低、骨脆性增加及骨折风险增高的一种代谢性骨病，被认为是糖尿病的严重慢性并发症之一，严重影响糖尿病患者的生活质量，危害人类健康。研究表明，我国2型糖尿病合并骨质疏松的发病率约37.8%，女性发病率（44.8%）高于男性（37.0%），严重影响广大患者的生活质量。糖尿病合并骨质疏松属于中医学“消渴”合并“骨痿”的范畴。糖尿病阴虚日久，郁而化热，与痰湿交结，而成湿热阻滞，浊毒内生，累及于肾，发为本病。本病病位在肾，与肝、脾有关，病性为本虚标实，虚实夹杂，中医辨治本病当病证结合，分期辨治，疗效较佳。

第一节　病证结合诊断

一、西医诊断标准

糖尿病合并骨质疏松的诊断主要包括三个方面：①满足糖尿病的诊断标准；②满足骨质疏松的诊断标准；③排除糖尿病外的其他病因，如甲状腺功能亢进症、白血病等引起的骨质疏松。

根据《继发性骨质疏松症诊疗指南（讨论稿）》，参照《原发性骨质疏松症诊疗指南（2022）》，骨质疏松的诊断标准可归纳为以下三条：①存在髋部或椎体脆性骨折；② DEXA 测定中轴骨或桡骨远端1/3的 T- 值小于或等于 -2.5；③骨密度测量显示骨量减少，并伴随肱骨近端、骨盆或前臂远端的脆性骨折。

二、中医辨证分期诊断

糖尿病合并骨质疏松在中医范畴内可归为“消渴”与“骨痿”之合并症。其病变主要累及骨与关节，与脾、肝、肾三脏功能密切相关。其核心病机在于本虚标实，本虚侧重于脾、肝、肾的不足，标实则表现为湿热、瘀血之实邪。病程之初，患者多见脾虚或湿热内蕴之象，随着时间推移，病情逐渐加重，最终发展为脾、肝、肾的亏虚，并伴有瘀血阻络之证，甚或阴阳两虚的复杂局面。

（一）早期

在早期阶段，糖尿病合并骨质疏松的患者常表现为低骨量状态，临床特征包括腰背膝胫隐痛，并可能伴随倦怠嗜卧、胃脘痞闷、食少纳呆等症状，舌质淡或胖，苔腻，脉滑。这一时期，病变主要集中于脾、胃两脏。主要表现为高血糖（HbA1c ＞ 6.5%）。通过 DEXA 测量，患者的中轴骨或桡骨远端 1/3 的骨密度 *T*- 值多处于 −2.5 ～ −1。患者体内骨代谢活跃，处于高转换状态，血清 I 型胶原交联羧基末端肽（*C*-terminal telopeptide of type Ⅰ collagen，CTX- Ⅰ）水平升高，但是血清 25- 羟维生素 D_3［25-hydroxy vitamin D_3，25（OH）D_3］水平降低。此期主要证型为湿热内蕴证、脾胃气虚证。

（二）中期

随着病情的发展，糖尿病合并骨质疏松的患者进入中期阶段。临床表现为腰部慢性疼痛，局限性剧烈疼痛，乏力、肢体拘挛，以及脾、肝、肾三脏不足或功能失调等症状。此期病位主要在脾、肝、肾。本期患者 DEXA 测量的中轴骨 BMD 或桡骨远端 1/3 的 *T*- 值≤ −2.5，血清 CTX 水平更高，25（OH）D_3 水平显著降低，炎症因子增多。此期主要证型为脾肾亏虚证、肝肾阴虚证及肾虚髓亏证。

（三）后期

后期，糖尿病合并骨质疏松患者的病情较前更重。表现为腰背疼痛或全身骨痛，甚至难以直立，面色暗黑，肢体痿弱无力，牙齿干枯，舌质暗，脉弦细等，常伴有身长缩短、驼背、脊柱变形和脆性骨折。此期病位主要在脾、肝、肾。晚期患者体内骨量减少更明显，骨质量受损及骨强度降低更严重，DEXA 测量结果中轴骨 BMD 或桡骨远端 1/3BMD 的 *T*- 值≤ −2.5，多见髋部、胸腰椎段、桡骨远端和肱骨近端脆性骨折；或 BMD 测量符合低骨量（−2.5 ＜ *T*- 值＜ −1.0）+ 肱骨近端、骨盆或前臂远端脆性骨折，血清 CTX 水平升高并且 25（OH）D_3 水平普遍低下。此期主要证型为脾肾亏虚夹瘀证、肝肾阴虚夹瘀证及阴阳两虚夹瘀证。

三、病因病机

（一）遗传因素与先天禀赋不足

中医学认为，先天禀赋不足，是疾病发生的重要内在基础。肾者，先天之本，肾藏精，主骨生髓，是人体生长发育和生命活动的根本，脾胃者，后天之本，负责食物的摄取、转化与运输，是气血生化的源泉；肝主疏泄，调节气机，保证气血的正常流动与分布。以上脏腑功能亏虚，则导致气血津液的生成与运行出现障碍，形成糖尿病及其并发症。研究表明，糖尿病与多个遗传基因相关联，这些基因影响胰岛素的分泌和作用，以及糖脂代谢的多个环节，糖脂代谢紊乱，与中医学“气血津液运行障碍”相契合，反映了遗传因素在糖尿病发病中的作用。

肾藏精，精能生髓，髓海充盈，则骨强健；反之，则骨脆弱易损。遗传因素，是糖尿病发生的危险因素，与先天“肾气亏虚”相关，糖尿病消耗过度，损伤肾精，导致髓海不足，骨失所养，从而引发骨质疏松。先天不足，无以统摄后天之脾，水湿运化失常，形成痰湿或水肿，加之气血生化不足，不能充养筋骨，同样导致骨质疏松。

（二）高血糖毒性与湿热内蕴

中医学认为，糖尿病本质上是由于饮食不节、情志内伤等因素导致脾胃功能失调，进而引发内生湿热。湿热蕴积于体内，随着病程进展转化为火毒，损伤阴液，导致血糖升高，体现为高血糖毒性。这种高血糖状态下的毒性效应，从中医角度看，正是湿热内蕴和火毒损伤阴液的直接体现。

现代医学将糖尿病导致的高血糖毒性主要归因于持续的高血糖状态对身体功能的直接损害。高血糖毒性通过多种机制影响骨代谢，包括通过增加炎症因子的产生，促进骨吸收和抑制骨形成，以及通过干扰骨细胞的功能，降低骨密度，最终导致骨质疏松。高血糖还能通过促进尿酸排泄和钙丢失，加剧骨质流失。此外，高血糖状态下的 AGE 的积累也直接损伤骨胶原，影响骨的结构和强度。

从中医学的角度理解，高血糖毒性导致的骨质疏松可以视为“湿热内蕴”与“火毒”共同作用于骨髓、损伤肾精的结果。中医学认为，肾藏精，主骨生髓，湿热和火毒内蕴不仅损伤阴液，影响营养输送和水液代谢，而且直接作用于肾精，影响骨髓的生成和骨质的维护，导致骨质疏松。

（三）AGE 增多与湿热阻滞

持续的高血糖环境促使体内 AGE 增多。这一过程主要是因为高血糖促进了非酶依赖性的糖基化反应，即血糖与体内蛋白质、脂质或核酸发生非特异性结合，形成 AGE。这些 AGE 生物活性较强，能够与特定的受体（如 RAGE）结合，激活多条信号转导途径，引发炎症反应和氧化应激，损害细胞和组织的正常功能。

从中医学角度看，糖尿病导致的高血糖和随之增多的 AGE 可以理解为“湿热阻滞”。中医学认为，湿热为病理产物，长期存在于体内会阻滞气机，损伤脏腑。高血糖状态下产生的 AGE 相当于体内湿热的积累，此类“湿热”不仅损害脾胃，影响正常的代谢功能，还会“阻滞”在骨骼和关节等部位，损伤骨骼健康。

AGE 通过与 RAGE 结合，激活 NF-κB 等信号通路，促进炎症因子的释放，增加骨吸收并抑制骨形成，导致骨质疏松。此外，AGE 还能够直接影响骨胶原的性质，减少骨矿物质的密度和质量，损害骨骼的力学性能。在中医学中，这种由 AGE 增多引起的骨质疏松可视为湿热阻滞导致气血运行不畅，进而影响到骨骼的营养供给和更新过程。以上诸多因素，导致了糖尿病患者骨质疏松的发生。

（四）胰岛素抵抗与痰湿阻滞

糖尿病与胰岛素抵抗密切相关，胰岛素抵抗的形成机制涉及细胞对胰岛素信号的响应降低，具体表现为胰岛素受体的下调或胰岛素后信号转导途径的异常。这一过程导致细胞对胰岛素的敏感性降低，胰岛 β 细胞需分泌更多胰岛素以维持血糖稳定，久而久之可能导致胰岛 β 细胞功能衰竭。中医学将糖尿病胰岛素抵抗的形成机制视为痰湿阻滞所致，认为长期的不良饮食习惯与情志不畅导致脾胃功能失调，进而产生痰湿，痰湿内阻影响气机运行，导致气血运行不畅，形成胰岛素抵抗。

胰岛素抵抗导致骨质疏松的机制涉及胰岛素信号在骨骼代谢中的关键作用。胰岛素通过促进骨形成细胞的分化和活化，增加骨基质的合成，对骨骼健康至关重要。胰岛素抵抗状态下，骨形成细胞对胰岛素的响应减弱，骨基质合成减少，同时促进骨吸收，导致骨量减少，骨密度下降，最终引起骨质疏松。从中医学角度解释，胰岛素抵抗与痰湿阻滞关系密切，痰湿内阻不仅影响气血运行，还阻碍了营养物质的输送与吸收，导致骨骼得不到充足的营养，进而影响骨骼健康，形成骨质疏松。

四、临床表现

本病当病证结合，分期论治，可分为早期、中期、后期三期。

（一）早期

1. 湿热内蕴证

临床表现：腰背、膝胫酸痛、软弱无力，口咽黏腻，肢体困重，腹胀，大便时干时溏，尿黄浊，舌暗红，舌苔浊腻，脉弦滑。

2. 脾胃气虚证

临床表现：腰背膝胫隐痛，食少纳呆，胃脘痞闷，神疲倦怠，肢体软弱无力，大便稀溏，舌质淡或胖，苔薄白，脉沉细。

（二）中期

1. 脾肾亏虚证

临床表现：腰背、膝胫酸痛无力，纳呆，头晕耳鸣，神疲困倦，腹胀便溏，小便频数清长，舌淡，苔薄，脉沉弱。

2. 肝肾阴虚证

临床表现：腰背膝胫酸痛软弱，健忘，眩晕耳鸣，失眠多梦，五心烦热，口燥咽干，女子经少，男子遗精，舌红，少苔，脉细数。

3. 肾虚髓亏证

临床表现：腰背、膝胫酸痛软弱，倦怠乏力，头脑空痛，头晕耳鸣，记忆力减退，性功能下降，舌淡或淡胖，苔白，脉沉弱。

（三）后期

1. 脾肾亏虚夹瘀证

临床表现：腰背部疼痛，痛有定处，肢倦懒动，神疲乏力，腹胀，膝胫酸痛软弱，头晕耳鸣，大便时溏，舌质紫暗，苔白，脉沉细涩。

2. 肝肾阴虚夹瘀证

临床表现：腰背部疼痛，痛有定处，膝胫酸痛软弱，失眠多梦，口燥咽干，眩晕健忘，五心烦热，盗汗，女子经少，男子遗精，舌红或淡紫，有瘀点，苔薄，脉细涩或数。

3. 阴阳两虚夹瘀证

临床表现：全身乏力，腰背部疼痛，痛有定处，肌肉松软，五心烦热，口干咽燥，形体消瘦，畏寒肢凉，舌淡紫少津，有瘀点，脉细弱。

第二节　病证结合治疗

一、分期辨证治疗

（一）早期

1. 湿热内蕴证

治法：舒筋通络，清热燥湿。

方药：葛根芩连汤（《伤寒论》）。葛根、黄连、黄芩、炙甘草。

2. 脾胃气虚证

治法：健脾益气，强骨补血。

方药：补中益气汤（《脾胃论》）合六君子汤（《医学正传》）。黄芪、当归、陈皮、柴胡、白术、人参、升麻、茯苓、半夏、甘草。

（二）中期

1. 脾肾亏虚证

治法：健脾益气，壮骨补肾。

方药：青娥丸（《太平惠民和剂局方》）。胡桃肉、补骨脂、杜仲。

2. 肝肾阴虚证

治法：降火滋阴，强筋壮骨。

方药：虎潜丸（《丹溪心法》）合六味地黄丸（《小儿药证直诀》）、虎胫骨（以狗骨代）、牛膝、陈皮、熟地黄、锁阳、龟甲、干姜、当归、知母、黄柏、白芍、山茱萸、牡丹皮、山药、茯苓、泽泻。

3. 肾虚髓亏证

治法：补肾益精，填髓强骨。

方药：右归丸加减（《景岳全书》）。熟地黄、山茱萸、山药、枸杞子、鹿角胶、杜仲、菟丝子、肉桂、当归、附子。

（三）后期

1. 脾肾亏虚夹瘀证

治法：健脾益肾，益气活血。

方药：补阳还五汤（《医林改错》）。生黄芪、当归尾、地龙、赤芍、川芎、红花、桃仁。

2. 肝肾阴虚夹瘀证

治法：补益肝肾，行血益气。

方药：独活寄生汤（《备急千金要方》）。独活、杜仲、桑寄生、牛膝、茯苓、细辛、秦艽、防风、川芎、肉桂心、当归、人参、甘草、干地黄、芍药。

3. 阴阳两虚夹瘀证

治法：益阴壮阳，强筋壮骨。

方药：左归丸合右归丸（《景岳全书》）。山药、熟地黄、牛膝、菟丝子、鹿角胶、龟甲胶、山茱萸、杜仲、枸杞子、附子。

二、辨症状治疗

1. 乏力　主要表现为自觉疲劳、肢体软弱无力。血清25（OH）D_3水平不足或缺乏。常用药物：葛根、淫羊藿等。

2. 疼痛　主要表现为腰背疼痛、全身单个或多个关节疼痛，多为无固定压痛点、钝痛。DEXA或定量CT（QCT）测量BMD符合低骨量或骨质疏松表现，或视觉模拟量表评分＞3分。常用药物：丹参、淫羊藿、红花、红景天等。

3. 脚挛急　主要表现为双下肢拘急挛曲，难以伸直。常用药物：芍药、桂枝、甘草等。

4. 驼背　伴腰背酸软者，加用熟地黄、紫河车、鹿角霜、骨碎补、龟甲胶、补骨脂；疼痛明显者，可加用熟地黄、骨碎补、当归、狗脊、黄芪、补骨脂、淫羊藿、三七、自然铜、红花、山楂；时有耳鸣头晕者，可加用丹参、杜仲、补骨脂、牛膝、威灵仙、木瓜；驼背严重者，可考虑手术治疗。

三、专方专药治疗

中医辨证论治基础上，依据中药药性理论和现代药理学研究成果，合理选择单味中药（表25-1）、中药对药（表25-2）及协定方（表25-3），针对主要症状和指标辨证应用，可以起到辅助治疗的效果。

表25-1　糖尿病合并骨质疏松常用单味中药

单味中药	功效	作用
茯苓	利水渗湿，健脾安神	调节血糖，提高BMD
淫羊藿	补肝肾，强筋骨	调节骨代谢，提高BMD
熟地黄	补血滋阴，填精益髓	提高BMD
川芎	活血行气，通络止痛	提高BMD，促进骨小梁形成
骨碎补	补肾强骨，活血续筋	抗氧化应激，抑制OC形成，促进OB形成

续表

单味中药	功效	作用
黄芪	益气固表，利尿消肿	提高 BMD
枸杞子	滋补肝肾，益精明目	改善胰岛素抵抗，调节血脂，调节骨代谢
葛根	解肌止痉，生津止渴	调节骨代谢，提高 BMD

表 25-2 糖尿病合并骨质疏松常用对药

对药	功效	作用
山药 – 黄芪	补脾固肾，益气生津	抑制肝糖异生、调控卵巢类固醇生成，调节骨代谢
白术 – 茯苓	利水渗湿，健脾益气	抗氧化，抗炎，降低血糖、血脂水平
山药 – 熟地黄	补脾，填精益肾	调节细胞炎症介质、免疫应答反应，调节细胞凋亡
菟丝子 – 黄芪	补肾健脾益气	抑制 OB 凋亡，抗氧化，抗炎
熟地黄 – 当归	补益肝肾，补血活血	调节骨代谢

表 25-3 糖尿病合并骨质疏松常用协定方

专方	功效	作用
消渴宣痹汤	滋阴清热，益肾壮骨	调控血糖，提高 BMD，降低 β-CTX
补肾健骨方剂	补肾健骨	提高股骨颈及股骨粗隆 BMD
补肾壮骨汤	补肾益肝，活血祛瘀，壮骨强筋	调控血糖，提高 BMD
补肾健脾活血汤	活血化瘀，健脾补肾	降低血糖，提高 BMD
补肾通络方	益肾填精，壮骨生髓，通络止痛	提高 BMD 及动态和静态平衡能力
补肾壮骨汤	活血化瘀，通经活络，补肾强骨	提高腰椎 BMD，降低血糖
参芪补肾活血方	滋阴清热，活血化瘀	降低血糖，提高 BMD，缓解疼痛
补肾活血方	补益肝肾，强筋骨，活血化瘀	提高 BMD，降低 β-CTX 水平
芪薯糖骨汤	健脾补肾，养血活血	提高 BMD

四、中成药治疗

当前中成药多应用于骨质疏松，尚没有直接用于糖尿病合并骨质疏松的中成药，临床医师应根据患者临床表现辨证使用，并在使用时参考药品说明书。

1. 强骨胶囊

组成：骨碎补总黄酮。

功效：补肾，强骨，止痛。

2. 尪痹片

组成：生地黄、骨碎补、续断、附子、熟地黄、淫羊藿、独活、桂枝、防风、威灵仙、羊骨、皂角刺、白芍、知母、狗脊、伸筋草、红花。

功效：强筋壮骨，滋补肝肾，通络活血。

3. 金天格胶囊

组成：人工虎骨粉。

功效：健骨。

4. 全杜仲胶囊

组成：杜仲。

功效：补肝肾，强筋骨。

5. 仙灵骨葆胶囊

组成：淫羊藿、补骨脂、续断、丹参、地黄、知母。

功效：滋补肝肾，强身健骨，接骨续筋。

第三节　病证结合康复和预防

一、病证结合康复

（一）针刺

取穴：气海、足三里、太溪、京门、膻中、中脘、三阴交、肾俞。

功效：滋肾养阴，健脾益气，强壮筋骨。

操作方法：针刺得气后，实施平补平泻手法，与艾灸相结合可获更佳疗效。治疗频率采取隔日针刺 1 次的方式，持续 8 周构成一个完整的疗程。

禁忌证：皮肤过敏、皮肤破溃、晕针。

（二）艾灸

取穴：命门、腰阳关、肾俞、脾俞、至阳。

功效：温经通络，补肾健脾，化瘀止痛。

操作方法：以温和灸作为基本方法，每日上午 1 次，每个穴位 10 ～ 15min，10 日为 1 个疗程。

禁忌证：皮肤过敏、破溃。

（三）穴位贴敷

取穴：气海、悬钟、涌泉、大杼、肾俞、关元、命门等。

功效：调和气血，补益肝肾，强壮筋骨。

操作方法：药物组成为吴茱萸 50g，牛膝 50g，干姜 50g，肉桂 50g，丹参 50g。将以上药物研磨成细粉，用醋调制成膏状，敷于穴位，每晚 1 次，次晨取下，6 个月为 1 个疗程。

适应证：糖尿病合并骨质疏松的辅助治疗。

禁忌证：局部皮肤破溃、疮疡或感染禁用；孕妇下腰部、少腹部、头面五官等穴位禁用；过敏及皮肤局部有发红、灼热、痒痛慎用。

（四）传统功法

1. 太极拳

功效：调畅精气，贯通溪谷，营养骨节。

操作方法：推荐简化二十四式简化杨氏太极拳，每周 3 ～ 5 次，每次 45 ～ 60min。

禁忌证：糖尿病合并骨质疏松后期，溃疡穿孔或有出血倾向，严重心、脑、肺疾病，体虚甚者。

2. 八段锦

功效：舒筋通络，强筋壮骨。

操作方法：每周练习 3 ～ 5 次，每次 45 ～ 60min。

禁忌证：急性传染病、严重心脏病、精神病。

3. 五禽戏

功效：舒筋健骨，行气活血，滑利关节。

操作方法：每周练习 3 ～ 5 次，每次 45 ～ 60min。

禁忌证：糖尿病合并骨质疏松后期，极度体虚，严重心脏病、精神病、急性传染病，高血压、青光眼患者练闭气不宜过度。

二、病证结合预防

（一）一级预防

预防重点在于防止或延缓骨质疏松的发生，并尽量避免首次骨折的出现。可灵活运用太极拳、八段锦、五禽戏等传统运动疗法，以及穴位贴敷等中医疗法，特别是针对糖尿病患者，这些措施有助于预防骨质疏松的发生。

（二）二级预防及三级预防

糖尿病患者已有骨质疏松或已经发生过脆性骨折，防治目的是避免发生骨折或再次骨折。应病证结合，采用多种疗法，促进康复。

第26章 糖尿病合并肌少症

肌肉减少症（sarcopenia）简称肌少症，是一种与年龄相关的骨骼肌量降低、肌肉力量下降和（或）身体功能下降的退行性综合征。临床表现为机体各肌肉群质量少、力量弱、功能减退、躯体稳定性下降、易跌倒骨折等，严重影响患者的生活质量。糖尿病会加剧年龄相关的肌肉质量和肌肉力量的衰退速度，导致出现肌少症的年龄更早，而老年糖尿病合并肌少症会导致代谢紊乱进一步恶化，增加患者跌倒、失能和死亡的风险，是老年糖尿病患者临床常见的并发症之一。有学者对包含12 237名患者的45项研究分析后发现，糖尿病患者中肌少症的患病率为18%。中医学并无“肌无力”病名，根据其发病时肌肉瘦削、软弱无力等表现，将其归属于“痿证”范畴。痿证是指肌肉痿弱无力、不能随意运动的一类病证，其病位主要在筋脉、肌肉，与肝、肾、脾、胃关系密切。痿证的证候常以虚为本，或虚实错杂为主。临床治疗时需结合标本虚实传变，采取扶正祛邪之法。扶正重在调养脏腑，补益气血阴阳；祛邪主要是清利湿热与温热邪毒，兼以疏通气血，通利濡养经脉。

第一节　病证结合诊断

一、西医诊断标准

1. 符合糖尿病的诊断标准　参考世界卫生组织（World Health Organization，WHO）在1990年发布的糖尿病诊断标准。

2. 符合肌少症的诊断标准　参考2016年中华医学会骨质疏松和骨矿盐疾病分会在《肌少症共识》中提出的诊断标准：① 步速测试，若步速≤ 0.8m/s，则进一步测量肌量；步速＞ 0.8m/s，则进一步评估握力。② 若静息状态下优势手握力：男＞ 25kg，女＞ 18kg，则排除肌少症；若低肌力，则进一步测量肌量。③ 若肌量正常，则排除肌少症；若肌量减少，则诊断为肌少症。

二、中医辨证分期诊断

糖尿病合并肌少症根据临床表现可归属于中医学“消渴”合并“痿证”等范畴，肌少症当属“肉痿”。《素问·痿论》云：“脾气热，则胃干而渴，肌肉不仁，发为肉痿。”本病辨证及本虚标实之证。病位在肌肉，与脾密切相关，涉及胃、肝、肾等脏腑。根据病机发展可分为初期、中期与晚期。

（一）初期

早期因于饮食失宜、情志不畅、劳逸失调，引起气机郁滞，脾运不畅，精微失于布散，不归正化。临床表现可见血糖异常升高，或伴有肥胖，口渴多饮，脚趾麻木，肌肉酸痛等；并出现胰岛素抵抗，胰岛 β 细胞轻微损伤，骨骼肌功能测定尚无明显异常。此时期常见证型为气郁脾滞，湿热内蕴证。

（二）中期

中期中焦壅滞，津液气血运行不畅，暗耗正气，络脉愈虚，郁久又易导致火热、痰湿、瘀血、浊毒等病理产物堆积。临床表现可见四肢肌肉消瘦，肌肉质量下降、动作迟缓，骨骼肌质量下降。此期常见证型为热盛伤津、气阴两虚证，热盛伤津、痰瘀阻络证。

（三）晚期

晚期久病迁延不愈，病情传变日深，气津日益枯槁，或阴损及阳，脾肾阳气衰败，痰瘀交阻益甚，脉道不利而使机体虚弱程度进一步加重。临床可见肌肉质量进一步下降，体能下降，甚至运动失衡而发生跌仆，肌肉含量、肌肉质量严重下降。此期常见证型为肝肾阴虚证，阴阳两虚、余邪未清证。

三、病因病机

饮食失宜、吝于运动、情志失调、劳倦虚损等是导致 2 型糖尿病相关性肌少症发生发展的致病因素。脾胃亏虚、肾乏无力，或夹瘀夹痰，导致肌肉减少，质量下降，功能减退。嗜食肥甘，吝于运动易致中满内热，气血津液布散障碍，久则津液不行，四肢失养。忧思恼怒易使气机郁结而转枢不利，运化失常，精微不布而异常蓄积，久郁化热而不润泽肌肉致痿。劳倦过度，久病体虚，中气虚弱而气血乏源，上下不通，燥热内生，五脏六腑、筋脉肌肉皆失于灌溉濡养而致消渴痿证。

（一）骨骼肌的代谢平衡异常与肾阴亏虚

骨骼肌是人体维持血糖平衡的重要组织，并在胰岛素抵抗的发生发展中起着重要作用。糖尿病后期多伴有肾阴亏虚，体内阴液不足，使得身体无法有效保持正常的代谢环境。基础研究发现，运用补肾方药能显著增强大鼠骨骼肌及线粒体膜的稳定性，促进其损伤恢复，增强线粒体功能，提示骨骼肌的代谢与肾阴有密切联系。骨骼肌在代谢过程中需要稳定的营养和能量供应。肾阴亏虚造成的内热和阴虚症状会导致肌肉筋骨失于精微濡养，营养供给不足，进而影响肌肉的能量代谢和蛋白质合成。这种情况下，肌肉可能出现疲劳、萎缩、力量下降等问题，代谢平衡被打破。若这种代谢平衡进一步发展造成骨骼肌质量的下降，将导致骨骼肌容量降低、胰岛素敏感性下降，并降低外周组织处理葡萄糖的能力，加剧 2 型糖尿病的发展。此外，肾阴亏虚还会导致体内液体失衡，增加代谢产物的积累，如乳酸等。这些代谢产物的积累会增加肌肉的负担，导致肌肉功能的进一步下降。肾阴不足还会降低体内的修复和再生能力，阻碍骨骼肌的恢复和健康维护。

总之，糖尿病患者体内的代谢环境和液体平衡往往密切相关，肾阴亏虚通过影响体内的代谢环境和液体平衡，导致骨骼肌代谢平衡异常。改善肾阴亏虚状态对维持骨骼肌的正常代谢功能或具有重要意义。

（二）炎症反应与痰湿瘀阻

炎症反应在糖尿病合并肌少症中起着关键作用。糖尿病患者体内存在慢性低度炎症状态，炎症介质如 TNF-α、IL-6 等会影响肌肉的代谢和再生。这些炎症介质通过干扰肌肉蛋白质的合成和降解，促进肌肉的损失。此外，慢性炎症还会影响胰岛素的敏感性，加重糖尿病本身的病情，从而形成恶性循环。这种炎症反应会导致肌肉蛋白质的降解增加，而合成能力下降，最终导致肌肉质量的减少。

在糖尿病合并肌少症患者中，痰湿瘀阻往往与糖尿病本身的代谢失调有关。糖尿病患者的代谢紊乱常导致体内湿气、痰液的积聚，湿邪和痰湿积聚可以阻碍营养物质的输送和代谢废物的排出，从而加重局部的血液循环障碍，还可能与系统性炎症反应交织，进一步恶化肌肉萎缩的状态。此外，湿邪和痰湿的积累还可能导致身体的其他系统功能受损，从而加重糖尿病及其并发症的表现。

研究表明，痰湿程度越高，体内炎症因子的表达也越高。炎症反应可以导致机体分泌大量的炎症介质，这些介质会加重体内湿气的滞留。炎症介质引起的微血管通透性增加，使得液体渗出，也会加重痰湿的生成。

总之，痰湿瘀阻与炎症反应互相影响，造成局部肌肉质量和力量的减少，并加重糖尿病病情。这种状态不仅影响患者的生活质量，还加剧了糖尿病的控制难度。

（三）氧化应激与气阴两虚

氧化应激是指体内自由基的产生超过了抗氧化系统的清除能力，导致氧化损伤。糖尿病患者由于长期高血糖状态，体内自由基水平会显著增加，从而引发氧化应激。氧化应激会损害细胞膜、蛋白质和 DNA，导致组织功能的下降。在糖尿病合并肌少症患者中，氧化应激对肌肉组织的损害尤为显著。自由基的积累会加速肌肉蛋白质的降解，并抑制肌肉蛋白质的合成，进而导致肌肉质量和力量的减少。

随着糖尿病的逐步发展，氧化应激和气阴两虚之间存在着相互影响的关系。首先，氧化应激会加重气阴两虚的症状。自由基的生成和氧化损伤会消耗体内的抗氧化物质，包括气和阴液，从而导致气阴两虚的加重。例如，氧化损伤会损害脾胃功能，导致气虚的出现；同时，自由基的增加也会耗损体内的津液，造成阴虚。反过来，气阴两虚也会加重氧化应激的状态。气虚使得体内的抗氧化能力减弱，无法有效清除体内的自由基。阴虚则使得体内的津液减少，影响了身体对氧化损伤的修复能力。这种情况下，氧化应激与气阴两虚形成了恶性循环，进一步促进了糖尿病合并肌少症的恶化。

糖尿病早期人体正气尚足，脾胃功能尚充，后天水谷精微能够行至四末营养筋脉肌肉，抗氧化能力代偿性强，肌肉减少尚不明显。而消渴中期，气阴损耗，正气亏虚明显，脾不散精，四肢失禀，患者内皮受损较重，抗氧化系统开始丧失活性，肌肉质量则逐渐开始下降。

（四）胰岛素抵抗与脾虚痰阻

胰岛素抵抗和 AGE 积累会通过蛋白质代谢障碍、线粒体功能障碍和诱导细胞死亡等途径影响骨骼肌健康。胰岛素抵抗和脾虚痰阻之间的相互作用不仅影响糖尿病的控制，还加重了肌少症的症状。

肌肉质量不仅是葡萄糖和能量稳态的重要决定因素，同时与胰岛素抵抗和 2 型糖尿病的发生密切相关。胰岛素在肌肉组织中的作用包括促进葡萄糖的摄取和利用，增加蛋白质合成。胰岛素抵抗导致这些功能减弱，使得肌肉质量和力量逐渐下降，从而改变葡萄糖的处理。

脾为后天之本，主运化，消渴早期气郁脾滞，中后期脾气虚损，均可导致脾运化失司，痰浊留滞于体内，阻碍气机运行，停滞于中焦则阻滞脾胃气机，导致脾胃升降失常，表现为肥胖，以及血脂紊乱、胰岛素分泌减少与胰腺功能紊乱，影响血液循环与营养物质的供应，病理产物进一步集聚，痰浊瘀血互相交结，随气升降壅滞于四肢，络脉不通。肢体、肌肉、筋脉失于充养，则肌肉日渐萎缩，进一步加重了肌肉的营养缺乏，进而使肌少症加重。

四、临床表现

（一）初期

气郁脾滞，湿热内蕴证

临床表现：肢体困重，或无力酸痛，兼见微肿，手足麻木。可伴见情绪抑郁，善太息，胁肋胀满，脘腹胀痛，形体或肥胖，口干口渴，喜冷饮，饮水量多，易饥多食，心烦口苦，大便干结，小便色黄，舌质淡红，苔薄白或薄黄而腻，脉弦或滑。

（二）中期

1. 热盛伤津，气阴两虚证

临床表现：四肢肌肉消瘦，肌肉质量下降。伴见神疲乏力，气短懒言，自汗盗汗，五心烦热，心悸失眠，腰膝酸软，咽干口燥，口渴多饮，舌红少津，苔薄白干或少苔，脉细数。

2. 热盛伤津，痰瘀阻络证

临床表现：肌肉消瘦或不明显，肌肉质量下降，动作迟缓。伴见口干咽燥，渴喜冷饮，易饥多食，尿频量多，心烦易怒口苦，溲赤便秘，神疲懒言，汗多乏力，舌暗或红暗，苔黄腻，脉细涩。

（三）晚期

1. 肝肾阴虚证

临床表现：肢体痿软无力，尤以下肢明显，不能久立，腿胫大肉渐脱，或伴见小便频数，浑浊如膏，视物模糊，腰膝酸软，低热颧红，口干咽燥，眩晕耳鸣，五心烦热，或多梦遗精，皮肤干燥，雀目，蚊蝇飞舞，或失明，皮肤瘙痒，舌红少苔，脉细数。

2. 阴阳两虚，余邪未清证

临床表现：四肢萎弱，肌肉枯槁瘦削，手足麻木不仁，体能下降，甚至运动失衡而发生跌仆。可伴见小便频数，夜尿增多，浑浊如膏脂，甚至饮一溲一，五心烦热，口干咽燥，神疲，耳轮干枯，面色黧黑，腰膝酸软无力，畏寒肢凉，四肢欠温，舌暗淡，少苔或淡白，脉沉细无力。

第二节　病证结合治疗

一、辨证分型治疗

（一）初期

气郁脾滞，湿热内蕴证

治法：开郁运脾，祛湿清热。

方药：半夏泻心汤（《伤寒论》）加减。半夏、黄芩、黄连、葛根、干姜、甘草。

随症加减：纳呆痞满者加佩兰、藿香、砂仁；胁肋胀满者加柴胡、赤芍、木香、枳实。

（二）中期

1. 热盛伤津，气阴两虚证

治法：清热生津，益气养阴。

方药：白虎加人参汤（《伤寒论》）合玉液汤（《医学衷中参西录》）加减。石膏、知母、天花粉、太子参、黄芪、葛根、五味子、麦冬、藕汁、鸡内金。

随症加减：肌肉瘦削明显者重用黄芪、太子参，加山药；口干咽燥甚者加石斛、玉竹。

2. 热盛伤津，痰瘀阻络证

治法：清热生津，化浊祛瘀。

方药：白虎加人参汤（《伤寒论》）合血府逐瘀汤（《医林改错》）加减。石膏、知母、天花粉、太子参、生地黄、当归、红花、桃仁、川芎、赤芍、酒大黄。

随症加减：痰浊明显者合二陈汤（《太平惠民和剂局方》）；血瘀明显者加地龙、水蛭、蜈蚣、鸡血藤、薤白；倦怠乏力明显者加黄芪、葛根、党参。

（三）晚期

1. 肝肾阴虚证

治法：补益肝肾，滋阴清热。

方药：虎潜丸（《丹溪心法》）加减。黄柏、龟甲、知母、熟地黄、陈皮、白芍、锁阳、虎骨（以狗骨代）、干姜、鸡血藤、山茱萸、肉苁蓉。

随症加减：头晕心悸者可加黄芪，或加生晒参、龙眼肉；怯寒怕冷者加淫羊藿、紫河车、附子；

咽干口燥较重者加鹿角胶、枸杞子。

2. 阴阳两虚，余邪未清证

治法：温补脾肾，祛邪通络。

方药：金匮肾气丸（《伤寒论》）合补阳还五汤（《医林改错》）加减。黄芪、制附子、桂枝、熟地黄、山茱萸、山药、当归、泽泻、茯苓、牡丹皮、地龙、桃仁、红花、土鳖虫、鸡血藤、水蛭。

随症加减：痰湿甚者加清半夏、木瓜、白芥子等；血瘀甚者可合大黄䗪虫丸（《伤寒论》）；下肢痿软无力者加杜仲、续断、怀牛膝。

二、专方专药治疗

1. 消渴健肌汤　徐筱玮等学者通过研究探讨中药干预糖尿病合并肌少症的作用机制、干预靶点、用药规律，自拟消渴增肌汤并进行临床研究。方药组成包括党参、白术、茯苓、黄芪、石斛、白及、淫羊藿、骨碎补、益智仁、川牛膝、酒萸肉、陈皮、炒神曲、砂仁、炒薏苡仁、连翘、透骨草。临床研究发现，消渴增肌汤可有效改善患者肌肉力量与肌肉功能，增加患者握力，提高步速，并能降低患者的血糖水平，改善血糖水平控制不佳，但在增加骨骼肌质量及优化 HbA1c 水平方面作用不明显。

2. 参芪复方　成都中医药大学教授谢春光自拟参芪复方治疗糖尿病合并肌少症，以健脾益气为根本治则，兼顾活血化瘀。方由人参、黄芪、生地黄、天花粉、山茱萸、山药、丹参、制大黄八味中药组成。研究发现参芪复方可明显改善 2 型糖尿病动物模型高桥 – 卡齐卡（Goto–kakizaki，GK）大鼠的一般情况，增加胰岛素分泌，改善糖代谢紊乱，降低炎性细胞因子 TNF–α、IL–1β 水平，维持大鼠腓肠肌湿重，改善骨骼肌组织病理变化，减轻骨骼肌细胞萎缩、水肿、断裂及炎性浸润的情况。参芪复方参与调控 PI3K/AKT/mTOR 信号通路，可能是其保持骨骼肌肌量、防止糖尿病合并肌少症的潜在机制。

3. 地黄饮子　出自《宣明论方》，具有补肾填精、化痰开窍等功效。现代药理研究证实，地黄饮子具有改善 2 型糖尿病患者胰岛素抵抗的作用，此外，本方还能减轻自由基损伤、增强抗氧化酶系活性，发挥抗氧化作用。另有研究显示地黄饮子可改善糖尿病合并肌少症肝肾亏虚证患者的中医相关证候，尤其是对倦怠乏力、口燥咽干、耳鸣、潮热盗汗、视物模糊等症改善较好，但对烦躁失眠等症改善不明显。动物实验发现，地黄饮子可增加糖尿病大鼠骨骼肌葡萄糖转运体 4（glucose transporter 4，GLUT4）的表达，改善骨骼肌的炎症细胞浸润。

4. 施今墨对药配方　施今墨先生在中医临床中治疗糖尿病效果显著，总结了许多行之有效的对药，如苍术配玄参能够降血糖，玄参配麦冬治津亏阴虚证等。有学者通过对临床糖尿病用药规律及施今墨用药特点的研究拟定施今墨对药配方，方由黄连、肉桂、葛根、丹参、五味子、苍术、生地黄、厚朴、天花粉、生黄芪、菟丝子、炒莱菔子、桑白皮、玄参 14 味药组成。该对药配方能缓解 2 型糖尿病大鼠体重下降，纠正高血糖状态，能缓解 2 型糖尿病大鼠胰岛功能受损，改善胰岛素抵抗，同时上调骨骼肌 PI3K p85α、GLUT4 蛋白表达，增加肌糖原含量，改善骨骼肌胰岛素抵抗。

5. 黄芪 – 葛根　现代研究表明黄芪与葛根配伍可通过脂肪组织、肝脏组织，参与调控糖尿病大鼠糖脂代谢。黄芪 – 葛根的有效组分中，黄芪黄酮、黄芪皂苷、葛根黄酮是治疗糖尿病的主要有效成分。有学者在实验中考察黄芪黄酮、葛根黄酮和黄芪皂苷在糖尿病大鼠骨骼肌糖脂代谢信号通路上对相关细胞因子的影响，以及炎症反应的过程中所产生的效应。研究发现黄芪黄酮能降低糖尿病大鼠血糖水平，调节糖尿病大鼠骨骼肌糖代谢；黄芪黄酮、黄芪皂苷、葛根黄酮皆具有下调血中胆固醇、TG 的作用；黄芪黄酮、葛根黄酮、黄芪皂苷可以通过下调炎症因子如 TNF-α、IL-12 等，增强体内的脂代谢能力，恢复胰岛素敏感性。

6. 单味中药　有学者通过文献研究分析，发现治疗糖尿病合并肌少症的常见中药共 50 种，如荔枝核、青蒿、菊花、五味子、枸杞子、杜仲、葛根、昆布、青木香、人参、牡蛎、红豆、淫羊藿、黄芩能够抑制肌蛋白降解；菊花、葛根、人参、牡蛎、红茶、黄柏、五味子、枸杞子、杜仲、黄芩、茯苓、当归、白术、肉桂皮、远志、芍药、黄芪、甘草、生地黄、陈皮能够促进肌蛋白合成。另有文献表明，人参、当归、淫羊藿、五味子、枸杞子等药在抑制肌细胞降解或促进肌蛋白合成的同时，起到促进胰岛素分泌或提高胰岛素敏感性的效果，从而达到降糖目的。

三、中成药治疗

密骨胶囊（上海中医药大学附属曙光医院制剂）

组成：制首乌、淫羊藿、黄芪、石斛、肉苁蓉、骨碎补、杭菊花。

功效：温补肾阴，壮骨。

适应证：肌骨系统疾病。

实验证据：密骨胶囊可抑制 NF-κB 通路，减缓肌蛋白降解；激活 AKT- mTOR 通路，促进肌细胞内蛋白质合成。

第三节　病证结合康复和预防

一、病证结合康复

（一）针刺

取穴：可根据患者情况选合谷透后溪、外关、手三里、曲池、臂臑、臑会、风市、梁丘、血海、足三里、阳陵泉透阴陵泉、丰隆透承山、三阴交、昆仑透太溪、太冲透涌泉等。

操作方法：采用烧山火针刺方法，先进针至天部，紧按慢提 9 次；后进针至人部，紧按慢提 9 次；再进针至地部，紧按慢提 9 次；最后从地部退至天部。如此三进一退称为 1 度，反复操作 3 度。如有热感则出针揉闭其穴，不留针；如无热感则可反复再施或留针在地部 30min 待热。注意针刺至地部前患者应先吸气后屏气再进针至地部行针。每周针刺治疗 3 次，60 日为 1 个疗程。

（二）艾灸

采用热敏灸。

取穴：腹部探查气海、天枢、关元附近的穴位，小腿部主要探查足三里、上巨虚、下巨虚、三阴交、太溪附近的穴位。

操作方法：取舒适体位，充分暴露施灸部位（腹部及小腿部）进行悬灸，询问患者感觉，感受到透热、扩热、非热等特殊感觉，该穴即为热敏化的腧穴。对已探出的热敏化腧穴依次进行回旋灸、雀啄灸、循经往返灸、温和灸四步艾灸治疗。热敏灸时间因人而异，应根据个体予以饱和的施灸量。每日 1 次，每次 30 ～ 60min。

（三）传统功法

1. *八段锦*　长期（12 周以上）的八段锦运动可以提高肌少症老年人的上肢、下肢、躯干、四肢肌总量，提高骨骼肌指数，提升躯体活动能力如步速等，增强动态和静态的平衡能力，加强老年人运动控制能力。

2. *易筋经*　长期（8 周以上）习练易筋经功法可以有效增加患者的上肢握力和蹲起次数，同时增加慢肌纤维和快肌纤维的体积，增强肌肉力量，增加关节稳定性，从而增强患者全身协调性和平衡能力。

3. *五禽戏*　长期（12 周以上）进行五禽戏锻炼，可以有效改善患者骨骼肌肌肉力量、三角肌皮褶厚度、中臂围等，提高肌肉功能如步速等，但对肌肉质量的影响效果不明显。坚持五禽戏锻炼还可减轻疲乏症状，明显改善躯体疲劳、脑力疲劳。

二、病证结合预防

（一）一级预防

规律定期体检，对糖尿病合并肌少症高危人群进行早期筛查。调整生活方式，去除诱因，改善病因是预防肌少症的前提。运动是干预肌少症的重要预防和治疗手段，可以减少肌肉内脂肪的堆积，改善肌肉细胞粗细肌丝之间的滑动能力，降低胰岛素抵抗，增强胰岛素敏感性。常规膳食选择和营养补充剂使用是糖尿病合并肌少症防治措施中的关键一环。建议采用地中海饮食等健康膳食模式，首选自然食物，重视食物规划。研究表明长期摄入酒精可能诱导肌少症的发生，因此建议积极改善不良生活方式，戒烟戒酒。

（二）二级预防

发现肌少症应积极选择正规途径进行科学规范的治疗。对于已被确诊的糖尿病合并肌少症患者，应采用包括饮食管理、适量运动、药物治疗、心理干预在内的综合治疗方法。积极治疗糖尿病。评估营养状况，并根据评估结果给予足够的热量摄入，尤其是蛋白质的摄入。

（三）三级预防

对于严重的糖尿病合并肌少症患者，采用饮食与运动管理、药物治疗与心理疏导，减缓疾病的发展，最大限度地减轻患者的痛苦，提升其生活水平。制订个体化治疗方案，预防跌倒、骨折等不良后果，降低患者死亡率。

第27章 糖尿病合并认知障碍

糖尿病合并认知障碍（diabetic cognitive impairment，DCI）是糖尿病常见的中枢神经系统并发症，是由糖尿病引起的记忆力、学习能力、执行能力等认知功能受损。其临床表现为记忆力减退，学习能力下降，语言、理解和判断等能力障碍，或伴有精神性疾病，并伴随脑部结构改变，主要累及海马和大脑皮质，局部病理变化为Aβ蛋白和异常磷酸化tau聚集体进行性蓄积。糖尿病患者中糖尿病相关认知功能障碍（diabetes-associated cognitive dysfunction，DACD）的主要特点是糖尿病相关的认知减退、轻度认知障碍和痴呆。这些症状严重影响自我血糖管理，并可能导致严重并发症，包括低血糖、高血糖高渗昏迷和酮症酸中毒。目前DACD的发病率为13.5%，75岁以上人群的发病率可能超过24.2%。糖尿病合并认知障碍根据其临床表现可归属于中医学“消渴呆病”范畴。

第一节 病证结合诊断

一、西医诊断标准

2型糖尿病相关认知障碍按照严重程度分为认知减退、轻度认知功能障碍（mild cognitive impairment，MCI）和痴呆。DCI是糖尿病常见的中枢神经系统并发症，临床表现为记忆力减退，学习能力下降，语言、理解和判断等能力障碍，或伴有精神性疾病，并伴随脑部结构改变，主要累及海马和大脑皮质，局部病理变化为Aβ蛋白和异常磷酸化tau聚集体进行性蓄积。神经心理评估量表是目前最常用的认知功能评估工具。临床常用的认知功能障碍筛查量表包括简易智力状态检查量表（mini-mental state examination，MMSE）和蒙特利尔认知评估量表（Montreal cognitive assessment，MoCA）等。认知功能减退的诊断标准如下。①来自患者或其家属对患者的认知主诉：患者认知功能在过去1年或以上有明显减退，主要表现为记忆力减退；② MMSE评分＜27分。认知功能受损的诊断标准：MMSE得分≤17分（未接受教育）、≤20分（接受1～6年教育）、≤24分（接受7年以上教育），MoCA得分≤13分（未接受教育）、≤19分（接受1～6年教育）、≤24分（接受7年以上教育）。

二、中医辨证诊断

糖尿病合并认知障碍根据其临床表现可归属于中医学“消渴呆病”范畴。中医学认为禀赋不足、饮食不节、情志失调、劳逸失度是消渴的主要病因，若消渴日久，髓海空虚，脑络受损则可发生消渴呆病。本病病位在脑，属本虚标实之证，病机为脾气阴不足，肾阴精耗伤导致气机失常，运化不及，精微不散，元气不升，髓海失充，浊毒内生，致脑络受损，脑窍失荣，神机失用。故在“三多一少”的基础上出现前事遗忘，后事难记，精神萎顿，恍惚不应等症状。苏本利认为消渴病机复杂多变，阴津亏损，燥热内盛，以阴虚为本，燥热为标。病变涉及肝、心、脾、肺、肾。病程日久，肾虚不足，精亏髓衰，脑失所养，则健忘。岳仁宋认为糖尿病合并认知障碍病位在脑，肾虚精亏为本，痰浊瘀阻为标，并由此提出补肾填精和豁痰开窍的治疗方法。本病临床分为肾虚髓减证、脾气亏虚证、肝郁血虚证、痰浊阻窍证和瘀血阻络证。

三、病因病机

（一）基因多态性与先天禀赋不足

《医方集解》言:“人之精与志皆藏于肾，肾精不足则志气衰，不能上通于心，故迷惑善忘也。”表明继发于糖尿病的轻度认知障碍，病因为素体先天禀赋不足，后天饮食失司，以及“久病之伤，穷必及肾”等。现代研究表明脑源性神经营养因子（brain-derived neurotrophic factor，BDNF）与 DCI 密切相关，BDNF 调节突触数目和活动依赖性轴突生长，在学习和年龄相关性记忆力衰退过程中发挥关键作用，BDNF 变异基因携带者的即时记忆和长期记忆功能受损，*N*- 乙酰天冬氨酸水平低下，提示 BDNF 等位基因变异和情节记忆功能损伤有关。在某种程度上表明基因多态性与先天禀赋不足有关系，在调节记忆功能方面发挥着重要作用。

（二）氧化应激与肾精亏损，痰瘀互阻

消渴患者，素有阴液亏虚，虚火内炙，而致炼液成痰，痰阻经络，血行不畅，最终痰瘀互阻，蒙蔽清窍。糖尿病合并认知障碍以精髓亏虚、痰瘀互阻为基本病机。糖尿病时机体处于氧化应激状态，体内高水平的 ROS 中间产物可能刺激细胞产生甲基乙二醛，造成神经毒性。中药以补髓益智、活血化痰为法，降低糖尿病合并认知障碍大鼠血清甲基乙二醛的水平，显著缩短大鼠到达站台时间，改善行为学，降低体内氧化应激状态，改善糖尿病因肾精亏损，脑髓失养，痰瘀互阻而致的认知障碍。红景天具有益气活血、通脉止痛的功效，研究表明红景天苷可能通过调节氧化应激和炎症介质，发挥抗氧化和神经保护的特性。因此糖尿病合并认知障碍的氧化应激状态可以被补益肾精、活血化瘀的中药改善，从而增强学习和记忆功能。

（三）炎症反应与阴虚燥热

糖尿病主要是由于阴虚、津液匮乏和燥热过盛所致，其基本病机为阴虚燥热，热邪灼津成痰、痰浊阻窍则出现健忘呆钝，临床上多以清热解毒生津、滋阴润燥等为基本治则。HMGB1 是一种重要的晚期致炎因子，在中枢神经系统中可起到内生性致热源的作用，脑中 HMGB1 水平升

高会诱发记忆异常。葛根－知母药对生津润燥，两药相伍，可清热生津，滋阴润燥，可明显改善糖尿病大鼠模型的认知功能障碍，其机制可能是通过降低血糖及HbA1c水平、改善脑组织中HMGB1/RAGE/NF-κB通路等多种途径来改善糖尿病大鼠模型的认知障碍。因此中药可能通过滋阴润燥降低炎症反应，改善认知障碍。

（四）中枢胰岛素抵抗与痰浊、热毒蒙窍

糖尿病合并认知障碍多因痰浊热毒积聚，侵入脑髓，蒙蔽清窍而致认知功能下降，以“痰－浊－毒”毒损脑络为核心理论。中药通过配伍发挥多靶点的治疗作用，其中黄连清热解毒，祛热毒而安心神；石菖蒲醒神开窍，具有化湿、豁痰、辟秽的功效，共奏解毒开窍之功。黄连－石菖蒲药对水提物能明显缩短模型小鼠认知障碍莫里斯（Morris）水迷宫的游出时间，改善糖耐量异常，降低血清FBG及脑组织MDA、Aβ的含量，改善小鼠糖脂代谢和胰岛素抵抗，提高小鼠学习记忆能力，改善脑组织病理形态学改变，减少Aβ的沉积，增强脑组织SOD的活性，改善认知障碍。因此中药可通过解毒开窍改善胰岛素抵抗，从而减轻认知障碍。

（五）神经炎症与肾虚血瘀

炎症因子在糖尿病及痴呆发病过程中的作用成为研究的热点，对炎症在中枢神经系统慢性疾病中作用的认识逐渐增多，炎症反应在糖尿病脑损伤中可能起着重要作用。许多炎症标志物，如IL-6、TNF-α、CRP与认知功能的下降有明确的关联，并在糖尿病的发病及并发症中起一定作用。益气养阴、补肾活血中药配伍后可以抑制糖尿病合并认知障碍大鼠中枢小胶质细胞的活化及炎性细胞因子TNF-α的过度表达，保护神经功能，改善糖尿病脑病损伤。因此补肾活血中药通过作用于中枢神经，抑制炎症因子表达，保护神经功能，从而改善糖尿病合并认知障碍。

（六）神经元损伤与（肾）阴虚血瘀

《医学心悟》中有“肾主智，肾虚则智不足”，现代研究也证实糖尿病患者多有血瘀征象。消渴呆病的基本病机为肾虚血瘀，络脉不通。高血糖引起的海马神经元凋亡必然参与了糖尿病合并认知障碍的发生发展过程。补肾活血通络是治疗糖尿病合并认知障碍的根本大法。补肾养阴、活血通络含药血清可能通过提高高糖环境下神经元细胞相关凋亡蛋白B细胞淋巴瘤2蛋白（Bcl-2）的表达，减少Bcl-2相关X蛋白（Bax）、Caspase-3的表达，上调Bcl-2/Bax，从而减少海马神经元细胞的凋亡，发挥神经元保护作用。因此补肾活血中药可能通过作用于神经元，抑制神经元凋亡，改善神经元损伤，从而发挥神经保护作用，改善糖尿病合并认知障碍。

（七）肠道菌群与脾胃失衡

脾胃失衡是消渴呆病的始动因子，脾虚痰浊闭阻是消渴呆病的病理产物，临床有健脾醒脑法指导本病治疗。现代研究证实肠道菌群紊乱是中医学脾胃失衡的现代病理基础，提示恢复脾胃功能以调整肠道微生物稳态有助于消渴呆病的防治。以肠道菌群－糖尿病－认知障碍为主线，健脾醒脑法治疗消渴呆病取得了一定的临床疗效。洗心汤具有开郁逐痰，健脾通气的功效，可使呆病除尽，现有研究提出了以健脾益肾为基础的醒脑益智方，在临床治疗消渴呆病获得确切

疗效。实验研究证实党参、茯苓健脾补气的中药具有调节肠道菌群的药理作用，健脾醒脑治疗消渴呆病的机制有可能是通过肠道菌群实现的。因此健脾补气中药可能通过调节肠道菌群，从而改善糖尿病合并认知障碍。

四、临床表现

MCI 在中医中可归为“健忘”，即记忆力减退，遇事善忘的一种病证，亦称“喜忘”“善忘”“多忘”等，自宋代《圣济总录》中称“健忘”后，沿用至今。结合中医理论及临床经验，得出 2 型糖尿病 MCI 常见的中医证候类型。

1. 肾虚髓减证

临床表现：腰膝酸软，耳聋耳鸣，五心烦热，自汗盗汗，便秘，胆怯，目胞色黑晦暗，小便频数，尿多，咳嗽遗尿，肢体肿胀，舌红苔薄，脉细数。

2. 脾气亏虚证

临床表现：神疲，乏力，自汗，头晕，心悸，纳少，便溏，腹胀，舌淡苔薄，脉细。

3. 肝郁血虚证

临床表现：四肢麻木，心悸、气短，视物模糊，双目干涩，耳聋耳鸣、失眠、心烦，便秘，舌淡红，脉弦细数。

4. 痰浊阻窍证

临床表现：形体肥胖、肢体沉重，渴不多饮，胸闷，胃脘胀满、纳少，腹胀，便黏，头重如裹，嗜睡，舌胖大，苔白腻，脉滑数。

5. 瘀血阻络证

临床表现：渴不多饮，四肢刺痛、麻木，肢体肿胀，口唇紫暗，舌有瘀斑瘀点。

第二节　病证结合治疗

一、辨证分型治疗

中医学将糖尿病合并认知障碍归于“消渴”合并“呆病”范畴，多由患者年迈肾虚、情志失调、饮食不节、久病耗损等多因素相互作用、相互叠加所致。将 MCI 分为以下五型。

1. 肾虚髓减证

治法：补肾填精，聪脑益智。

方药：肾阴虚者选左归丸（《景岳全书》）加减；肾阳虚者选右归丸（《景岳全书》）加减。熟地黄、山药、山萸肉、枸杞子、鹿角胶等。

随症加减：周身水肿者加泽泻、茯苓；白发者加制首乌、阿胶。

2. 脾气亏虚证

治法：健脾益气。

方药：参苓白术散（《太平惠民和剂局方》）加减。人参、茯苓、白术（炒）、山药、白扁豆（炒）、莲子、薏苡仁（炒）、砂仁、桔梗、甘草。

随症加减：失眠者加酸枣仁、夜交藤；汗出严重者加浮小麦、大枣。

3. 肝郁血虚证

治法：疏肝解郁，养血祛风。

方药：逍遥丸（《太平惠民和剂局方》）加减。柴胡、当归、炒白术、白芍、茯苓、炙甘草、薄荷、生姜。

随症加减：情绪烦躁者加牡丹皮、栀子；痰多者加白芥子、姜半夏。

4. 痰浊阻窍证

治法：豁痰开窍。

方药：半夏白术天麻汤（《医学心悟》）加减。半夏、白术、天麻、陈皮、茯苓、甘草、生姜、大枣、蔓荆子。

随症加减：恶心者加旋覆花、木香；腹胀者加白豆蔻、砂仁。

5. 瘀血阻络证

治法：化瘀通络。

方药：血府逐瘀汤（《医林改错》）加减，配伍桃仁、红花、地龙等。桃仁、红花、当归、生地黄、牛膝、川芎、桔梗、赤芍、枳壳、甘草、柴胡。

随症加减：手足不温者加桂枝、附子；乏力者加党参、黄芪。

二、中成药治疗

1. 六味地黄丸　糖尿病合并认知障碍发生的基本病机为肾气亏损，涉及肝、脾等多脏腑，患者可出现头晕耳鸣、腰膝酸软、失眠多梦等肝肾阴虚证候，采用罗格列酮与六味地黄丸联合用药治疗 2 型糖尿病患者，发现联合用药可显著改善患者认知功能，降低不良反应发生率。

2. 补肾益脑颗粒　糖尿病日久脾肾虚弱，肾主骨生髓，脑为髓之海，肾虚精亏，脑髓失养则认知异常；脾虚失运，痰浊内生，上蒙清窍，认物困惑，瘀血阻络，血不上荣，治宜补肾填精、聪脑益智为主，健脾化痰、活血通络为辅。补肾益脑颗粒（枸杞子、熟地黄、黄精、山萸肉、补骨脂、益智仁、炒黄芪、山药、石菖蒲、川芎）联合吡格列酮治疗糖尿病合并认知功能受损，对糖尿病 MCI 均有效，且联合用药的疗效更胜一筹，联合应用的效果可能是通过改善海马生化代谢水平实现的。

3. 津力达颗粒　“气阴两虚”贯穿消渴全过程，若“气阴两虚”不能有效控制，则发生“气不行血”“瘀血阻滞”，病机是阴虚燥热，病久阴虚及阳，则三脏亏虚，功能失调，运化水湿功能减弱，治疗的重点为健脾益气，消痰利湿。津力达颗粒（人参、黄精、苍术、苦参、麦冬、黄芪、葛根、丹参）益气养阴、健脾运津、活血化瘀，从而纠正糖脂代谢紊乱，改善胰岛素抵抗、抗炎、抗氧化应激、保护血管内皮功能，降低血液黏度，减轻脑组织缺血性损伤等。

4. 舒脑心丸（川芎、当归）　临床上可预防和一定程度上缓解糖尿病合并认知障碍，利用网络药理学和分子对接技术从现代医学角度为中医药治疗糖尿病合并认知障碍提供了科学支持。

第三节　病证结合康复和预防

一、病证结合康复

（一）针刺

针灸对伴有认知障碍的 2 型糖尿病患者的治疗效果显著，为临床医师治疗伴有认知障碍的 2 型糖尿病提供了更多选择。

取穴：百会、神庭，双侧肺俞、脾俞、肾俞、足三里、三阴交、合谷、太冲。

操作方法：疏密波，频率 2 Hz/100 Hz，电流强度 0.1 ～ 1.0mA，每次 30min，每日 1 次，5 次为 1 个疗程，疗程间休息 2 日，连续治疗 8 个疗程。

适应证：2 型糖尿病相关认知功能障碍患者脑内代谢。

（二）传统功法

1. 太极拳　一项纳入患有 2 型糖尿病和 MCI 的老年人的随机临床试验中，参与者按 1 ∶ 1 ∶ 1 的比例随机分为太极拳组、健身步行组或对照组，治疗 24 周，随访 36 周，结果表明太极拳在改善整体认知功能方面比健身步行更有效，太极拳作为运动干预的潜在临床用途，可改善患有 2 型糖尿病和 MCI 的老年人的认知功能。

2. 八段锦　16 项随机对照试验（涉及 934 名 MCI 患者），持续时间为 16 ～ 24 周。研究通过蒙特利尔认知评估、时钟绘图测试、数字符号编码测试和轨迹制作测试对 MCI 患者的执行功能进行评估，结果表明八段锦可以显著改善执行功能。

（三）情志疗法

基于“元觉知”理念的健康教育是以元知觉为基石的教育方式，将注意的控制、接纳的态度和反应灵活性、动态的自我及对价值观的反思四个方面作为具体作用机制。基于“元觉知”理念的健康教育结合运动处方可通过调动老年 2 型糖尿病下肢动脉病变伴认知障碍住院患者的积极性，改善认知能力、糖脂代谢水平及运动能力。

（四）运动疗法

研究表明运动干预对预防老年人的认知功能减退有一定作用。

1. 有氧训练　能够提高 AD 患者的认知功能。Nagamatsu 等应用雷伊（Rey）听觉词语学习测验和电脑测试空间记忆对 70 ～ 80 岁且有主观记忆问题的女性在有氧运动干预前后进行语言记忆和学习测试，有氧训练组的空间记忆表现与整体身体能力之间存在显著相关性，有氧运动可以对认知功能产生积极影响，并且可以成为改善老年人记忆力的有效方法。

2. 体育活动　与不活动组相比，活动组和增加组认知能力表现出较低下降的可能性。随着时间的推移保持活跃或增加活动的老年人认知能力下降的风险降低。体育运动对保持老年认知功能有积极影响，并且能够降低认知功能减退的风险。

3. *阻力运动* 又称为无氧运动或力量训练，研究发现对参与阻力运动或平衡调节的155名老年女性进行2年的随访研究，结果显示，阻力运动可提高老年女性的执行功能及记忆力，减少大脑皮质和白质萎缩。

二、病证结合预防

（一）一级预防

对于糖尿病患者进行血糖管理，使血糖达标，在合理范围内，可以延缓认知障碍的发生。

（二）二级预防

MCI是人体正常老化到痴呆的过渡阶段，目前尚无行之有效的治疗手段，而MCI阶段患者认知功能仍具有可塑性，患者仍具备一定学习知识、适应新环境的能力，对糖尿病患者早期干预可提高对疾病的自我管理能力，有助于延缓认知障碍的进展。

（三）三级预防

对于糖尿病轻度认知障碍患者，进行干预可以提高认知水平，部分患者可以恢复认知水平，延缓痴呆的发生。

第 28 章 糖尿病合并抑郁症

糖尿病合并抑郁症（diabetic depression，DD）是由于糖尿病日久，病程迁延，多难以治愈，在长期治疗期间会加重患者心理负担，引起负面情绪，严重者甚至出现抑郁障碍。其临床表现为情绪低落、快感缺失、悲观、睡眠或食欲不振、注意力不集中等，严重者可出现自杀念头和行为。抑郁症被证实是糖尿病发生发展的独立危险因素，两种疾病共存时，其危害远超过单独糖尿病或单独抑郁症。可增加糖尿病患者认知障碍、微血管和大血管并发症的发生率和早期全因死亡率。糖尿病患者的抑郁症患病率高达 15%，是非糖尿病人群的 2 倍。2 型糖尿病合并抑郁症可归属于中医学“消渴”合并“郁证”等范畴。

第一节　病证结合诊断

一、西医诊断标准

糖尿病合并抑郁症是糖尿病的常见合并症之一，是以情感活动障碍为基础的反复发作性疾病，临床表现除血糖增高引起口干、乏力、体重下降等症状外，还可见情绪低落、失眠健忘等症状，严重者不愿遵从治疗，对医务人员缺乏信任，甚至有自杀的行为。

诊断标准：符合 1999 年 WHO 制定的糖尿病分类及诊断标准，符合《中国精神障碍分类与诊断标准》第三版（CCMD-3）双相障碍和抑郁发作的诊断标准，汉密尔顿抑郁量表（HAMD）-24 ＞ 20 分者。

二、中医辨证诊断

糖尿病中医病名为“消渴”，抑郁症属于中医情志病“郁证”范畴，在消渴基础上继发郁证称为“消渴郁证”，即为糖尿病、抑郁症共病。何玲娜认为其病因病机是建立在“消渴”的基础上，临床多分为脾肾阳虚、肝郁脾虚、肝郁化火、阴虚火旺、痰湿阻滞等证型。朱伟根据临床症状将其归于“郁证”“百合病”等范畴。这类患者由于病程往往较长，证候演变多样，在阴阳、脏腑、气血、津液等多个层次产生复杂的盛衰虚实变化。临床分为肝气郁结、心肺阴虚、痰气交阻、气滞血瘀、心阴亏虚、心脾两虚、肝肾阴虚七个证型。

三、病因病机

《灵枢·本脏》曰："肝脆，则善病消瘅易伤""脾脆，则善病消瘅易伤。"最早明确了肝脾不足在消渴中的发病地位。《素问·宝命全形论》曰："土得木而达。"脾主运化，肝主疏泄，脾的运化功能有赖于肝疏泄功能的正常；肝木疏土，助其运化，使脾气升，胃气降，则水谷精微代谢平衡。肝在五行属木，脾属土，木克土。若肝郁横逆，乘侮脾胃，脾失健运，精气不升，谷气下流，便成消渴。消渴阴虚内热，煎熬津液，津亏液少，血液黏稠或因阴虚日久，阴损及阳，阳气不足，推动无力而内生瘀血，瘀血阻络，可导致或加重气机郁滞，加之消渴患者多情志抑郁，故消渴郁证为消渴常见并发症之一。消渴日久，母病及子，肾病及肝，肾阴亏虚于下，阴不制阳，水不涵木，肝阳偏亢于上，肝失疏泄，肝气郁结，发为消渴郁证；肝肾同源，肾阴不足易致肝阴亏虚，肝体阴而用阳，肝体不足则肝用失调，疏泄失司，气机不畅，亦致消渴郁证。

（一）炎症反应与痰湿瘀热阻滞

久卧久坐耗伤脾气，或素体脾虚，或饮食不节，而致津液输布失司，湿邪留滞胃肠，阻滞气机，使气血津液运行不畅，痰湿内停，筋脉肌肉失于濡润，发为消渴，心神失养，发为郁证，则当属痰湿阻滞之证。半夏泻心汤调和肝脾、寒热平调、消痞散结，加减半夏泻心汤治疗2型糖尿病伴抑郁症状患者较常规治疗的疗效更优，可以改善患者的主观情绪感受，并能有效降低HbA1c及相关炎症因子指标如IL–6和CRP。因此糖尿病合并抑郁症患者的炎症状态可被调和脾胃的中药所改善，从而调节患者的情绪，保护糖尿病患者的胰岛细胞，改善糖尿病的高糖状态。

（二）下丘脑 – 垂体 – 肾上腺皮质轴功能失调与肝肾亏虚

格宁格（Geringer）认为下丘脑 – 垂体 – 肾上腺（hypothalamic–pituitary–adrenal，HPA）轴功能异常，是联系糖尿病和抑郁症之间的纽带。"肝肾同源"理论认为，在生理上肝主藏血、肾主藏精，故肝肾精血互生互资；在功能上肝主疏泄、肾主闭藏，肝肾相互为用。历代医家继有"肝肾同源于脑"之说。《黄帝内经》记载"肾生骨髓，髓生肝""脑为髓之海""髓者，以脑为主"，即认为肾肝母子相生是通过"髓"建立联系的，而"脑为髓海"，故肾肝母子相生的生理功能必然受到"脑髓"的调控。"脑髓"是连接肝肾的关键中心环节，也是"肝肾同治"的作用途径或中心靶点。在"肝肾同源"理论基础上，调节糖尿病合并抑郁状态患者"脑髓"中的海马 –HPA可能是形神共养法的作用途径及机制。基于"肝肾同源""肝肾同源于脑"理论和海马 –HPA的相关性，以海马 –HPA 表观遗传学为研究切入点有望阐释在"肝肾同源"指导下的形神共养法治疗糖尿病合并抑郁状态患者的作用机制。

（三）海马体 / 神经元损伤与肾虚血瘀

"消渴之疾，皆起于肾"。肾为先天之本，肾藏精生髓，脑为髓之海，脑根于肾，肾通于脑。脑主神明，为精明之府，阴精清阳奉养，性禀清灵，聚精以凝神。肾精不足以上荣头目，故脑失清灵，则神明不用，诸神失司，情志异常；同时因糖尿病患者长期应对疾病，情志不舒，肝气郁结，郁而化火伤阴，发为郁证。髓鞘损伤可能是糖尿病、抑郁症共病重要的病理基础。

六味地黄汤（熟地黄、山药、山萸肉三补，配伍泽泻、牡丹皮、茯苓三泻），肝脾肾同调，标本兼顾。六味地黄汤改善糖尿病合并抑郁症大鼠抑郁样行为，其机制可能是通过影响 AMPK/AKT/ 糖原合成激酶 3β（GSK3β）/Nrf2 通路调节 DD 大鼠腹侧海马的氧化应激状态，促进髓鞘修复，改善抑郁表型。中药从补肾入手，通过调节海马体 / 神经元损伤，改善糖尿病合并抑郁和高糖状态。

（四）神经营养因子水平降低与脾胃两虚

肝失疏泄，情志不畅，导致阴阳气血失调，进而出现气滞血瘀、痰浊阻滞，干扰脑神的正常调适功能；脾虚不能运化水湿，致水湿内停，湿性黏滞，困阻脑窍心神，发为抑郁症，出现情绪低落、思维缓慢、失眠健忘、情感及行为活动障碍、认知障碍等症状，故而发为抑郁症。BDNF 是神经生长因子家族中最具代表性的成员之一，对多种神经元具有促进生长、分化、营养、保护的作用。研究发现，BDNF 可影响糖代谢，参与糖尿病的发生发展，亦与抑郁症相关，可能成为临床治疗糖尿病合并抑郁症新的作用靶点。疏肝健脾方（柴胡、黄芪、茯苓、淮小麦、石菖蒲、丹参）疏肝解郁、健脾安神，可能通过上调 BDNF mRNA 和蛋白表达改善糖尿病合并抑郁状态，BDNF 可能成为临床治疗糖尿病合并抑郁症新的作用靶点。因此疏肝健脾方可能通过调节 BDNF，从而改善糖尿病合并抑郁状态。

（五）神经递质传递与心肾不交

促炎信号通路的激活、单胺类神经递质分泌异常与 2 型糖尿病合并抑郁症的发病密切相关。5–HT2A 受体（HTR2A）和 5–HT2C 受体（HTR2C）作为 5–HT 受体，是糖尿病、失眠和抑郁症三种疾病共同的治疗靶点。5–HT 是一种广泛存在于中枢神经系统和外周神经系统的神经递质，5–HT 通过作用于其受体产生生理效应，涉及抑郁症、睡眠与觉醒的调节。交泰丸具有清热祛火、交通心肾的作用，用于治疗糖尿病合并抑郁症的心肾不交证。研究发现交泰丸能够调控失眠、抑郁症大鼠神经递质的含量，如 5–HT、去甲肾上腺素 、γ– 氨基丁酸，发挥镇静催眠的作用。交泰丸可作用于单胺氧化酶 A、单胺氧化酶 B，这两种酶可分解单胺类神经递质，从而改变单胺类神经递质的含量。因此交通心肾可以通过调节神经递质传递，从而改善糖尿病合并抑郁状态。

四、临床表现

1. 肝郁脾虚证

临床表现：面色苍白或萎黄，食少纳呆，脘腹痞满，口渴喜饮，性急易怒，两目干涩，舌体胖大边有齿痕，苔黄腻，脉滑或濡。

2. 肝郁气滞证

临床表现：多饮多食，食后胃脘胀满，胸闷胁肋胀痛，善太息，乏力，睡眠欠佳等，舌象大致正常，脉左关部沉。

3. 心脾两虚证

临床表现：消渴常伴见失眠多梦、心虚胆怯、多思善疑，舌淡苔白，脉细。

4. 心肾不交证

临床表现：心烦失眠，惊悸多梦，头晕，耳鸣，腰膝酸软，梦遗，口燥咽干，五心烦热，潮热盗汗等，舌红少苔，脉细数。

5. 气滞血瘀证

临床表现：精神抑郁，胸胁胀满刺痛，头痛健忘，烦闷欲死，面色晦暗无光泽，舌质紫暗或有瘀点，脉弦细而涩。

6. 肝肾阴虚证

临床表现：急躁易怒，喜怒无常，头痛，胸胁胀痛，腰膝酸软，视物昏花，失眠多梦，盗汗，头晕耳鸣，舌红少津，脉弦细数。

第二节　病证结合治疗

一、辨证分型治疗

1. 肝郁脾虚证

治法：疏肝健脾。

方药：逍遥散加减（《太平惠民和剂局方》）。柴胡、当归、白芍、白术、茯苓、炙甘草。

随症加减：情绪暴躁者加牡丹皮、栀子；乏力者加党参、黄芪。

2. 肝郁气滞证

治法：疏肝解郁。

方药：丹栀逍遥散（《内科摘要》）加味。柴胡、当归、白芍、白术、茯苓、炙甘草、牡丹皮、栀子。

随症加减：大便不成形者加薏苡仁、山药；纳差者加木香、陈皮。

3. 心脾两虚证

治法：健脾养心，补益气血。

方药：归脾汤（《济生方》）加减。白术、当归、白茯苓、炒黄芪、龙眼肉、远志、炒酸枣仁、木香、砂仁。

随症加减：腹胀者加白豆蔻、小茴香；健忘者加益智仁、山药。

4. 心肾不交证

治法：交通心肾。

方药：交泰丸（《万病回春》）加减。黄连、肉桂。

随症加减：口舌生疮者加栀子、败酱草；耳鸣者加生地黄、枸杞子。

5. 气滞血瘀证

治法：活血化瘀。

方药：血府逐瘀汤（《医林改错》）加减。桃仁、红花、当归、生地黄、牛膝、川芎、桔梗、赤芍、枳壳、甘草、柴胡。

随症加减：情绪低落者加香附、郁金；失眠者加酸枣仁、远志。

6. 肝肾阴虚证

治法：滋补肝肾，疏肝理气。

方药：一贯煎（《续名医类案》）加减。沙参、麦冬、当归、生地黄、枸杞子、川楝子。

随症加减：口干甚者加天花粉、知母；耳鸣者加生地黄、菟丝子。

二、中成药治疗

1. 乌灵胶囊 心肾不交是由于心肾水火既济失调而反映的心肾阴虚阳亢证，其病位主要在肺、脾、肾。长期情绪障碍会导致肝郁化火、下烧肾阴，易出现腰酸、耳鸣、盗汗、梦遗、口干等症状。乌灵胶囊具有交通心肾，补肾养心安神的作用，用于治疗由心肾不交导致的各种病证，对于治疗心肾不交型 2 型糖尿病伴随情绪障碍的临床效果显著。

2. 舒肝解郁胶囊 是使用贯叶金丝桃和刺五加合并制成的一种中成药，其气香，味微苦，作用为疏肝解郁、健脾安神，对下丘脑－垂体轴系统产生积极作用，对兴趣下降、入睡困难、早醒多梦、易怒等症状可以起到良好的治疗效果，可以降低患者抑郁程度，减缓病痛，提高生活质量。适用于糖尿病合并轻、中度抑郁症患者。

3. 益心舒片 是由人参、麦冬、五味子、黄芪、丹参、川芎和山楂七味中药组成的中成药，其中人参和黄芪是君药，现代研究表明人参可平衡中枢神经系统的兴奋与抑制过程，除被广泛应用于冠心病及脑卒中后的抗抑郁治疗外，还可以改善糖尿病患者的糖脂代谢异常。

第三节 病证结合康复和预防

一、病证结合康复

（一）针刺

1. 经验刺法

取穴：取百会、风府穴。

操作方法：采用平补平泻手法，留针 20min，每日针刺 2 次，疗程为 30 日。

结果：针刺治疗后患者情绪障碍均得到改善，FBG、2hPG、HbA1c 水平均下降，且针刺组优于对照组。

2. 调任通督针刺法

取穴：百会、印堂、神庭、承浆、巨阙、三阴交、太冲、合谷。

操作手法：患者取端坐位或卧位，神庭、承浆、巨阙斜刺 0.3 ～ 0.5 寸；三阴交直刺 1.0 ～ 1.5 寸；太冲、合谷等穴直刺进针 0.5 ～ 1.0 寸，百会、印堂平刺进针 0.3 ～ 0.5 寸，各穴位均采取平补平泻手法，小幅度捻转得气后连接脉冲针灸治疗仪，选用 2Hz 的低频疏密波，留针 40min，1 次 / 日，6 次 / 周，休息 1 日。4 周为 1 个疗程，连续观察 8 周。

功效：联系任、督二脉，平衡阴阳，调畅脏腑气血运行，尤善调整节律紊乱，对糖尿病等代谢紊乱和精神情绪类疾病有较好的治疗效果。

（二）艾灸

艾灸能温振肾阳，有利于治疗抑郁症。艾灸利用艾叶燃烧带来的温煦、通络之功作用于相关穴位，使火气助阳气，以温阳固肾。消渴病程长，久病易伤阳，故肾阳不足为消渴的重要病机；而阳气主动，肾阳为一身阳气之根，可以导致抑郁症的发生。

（三）传统功法

1. *八段锦*　在对糖尿病患者进行常规治疗的同时，八段锦对糖尿病合并抑郁状态确实有较好的改善作用，通过运动可明显降低FBG。练习方式为对干预组的患者进行为期3个月的训练。每周集中训练1次，其余时间自行在家练习。要求早晚各1次，整套共八段，每次整套练习3遍。第1个月不要求整套练习，但每段重复练习3～4次，每次练习时间不少于30min，对整套动作熟悉后可整套练习。

2. *太极拳*　作为我国一项传统的健身运动，从它的练习要求中可以得出：动静结合，形神统一，内外协调，前后连贯等都需要在大脑支配下完成，因此能够提高中枢神经系统的紧张度，活跃各系统与器官的功能，对中枢神经系统具有良好的锻炼作用，提高人体神经系统的协调能力。太极拳对自主神经功能有较好的调节作用，从而可以明显改善老年人的焦虑神经症、躁郁症、神经质等负性情绪。

（四）情志疗法

1. *情绪释放疗法*　接受情绪释放疗法，每周2次，每次10～15min，分为准备阶段、情绪引导阶段、敲击阶段、情绪脱敏阶段、反馈阶段，运用情绪释放疗法，能够快速释放妊娠糖尿病患者不良情绪，改善认知，从而缓解抑郁情绪，改善血糖水平，提高生活质量，对提高产科护理质量具有积极意义。

2. *团体心理干预*　团体心理干预方案，通过创建小组团体的方式，以讲座、小组讨论、团体互动、指导训练、家庭作业等形式，并运用支持疗法、认知行为疗法、认知心理教育、放松训练等心理学技术，创建一个和谐、温暖、友爱的氛围，纠正其不良认知，并指导其建立正确的行为模式，实现知－信－行的统一，来改善患者的身心状况，增强自我管理能力和自护行为，提高患者的生活质量。

（五）认知行为疗法

认知行为疗法通过改变负性情绪和认知，增加良性情绪的技能训练。分为初始、中间和最后三个治疗段。每个阶段4次治疗，疗程12周。每周治疗1次，每次1h。接受认知行为疗法的糖尿病患者改善抑郁情绪的效果更佳。抑郁是糖尿病压力的危险因素，抑郁症状的减轻不仅可以使糖尿病症状得到明显改善，而且患者生活质量也有明显提高，Meta分析结果显示在认知行为疗法干预下，患者的抑郁症状明显改善，患有抑郁情绪的人数也要明显低于常规护理措施的糖尿病患者。

（六）耳穴

主穴：身心穴、快活穴、神经系统皮质下、神经衰弱点、枕多梦区。

配穴：心、肝，更年期综合征引起者加脑垂体、卵巢。

操作方法：采用王不留行穴位贴压法，每次贴一侧，两耳每周轮换 1 次，交替贴敷。共治疗 4 个月。

结果：耳穴抗焦虑抑郁治疗组降糖效果显著优于常规耳穴降糖取穴治疗组。

适应证：糖尿病合并焦虑抑郁症。

二、病证结合预防

（一）一级预防

一级预防旨在预防糖尿病患者出现抑郁症状。包括通过生活方式干预和心理健康教育来控制糖尿病危险因素，并提高患者的心理韧性和应对能力。

（二）二级预防

二级预防旨在及早发现糖尿病患者中出现的抑郁症状，以便及时干预和治疗。包括定期的心理评估和临床观察，以及针对早期抑郁症状的心理干预和治疗。通过中医辨证施治，采用中药调理气血、养心安神、调节体内阴阳失衡的情况。

（三）三级预防

三级预防旨在减轻和控制已经出现的抑郁症状，并预防其进展和复发。

第29章 糖尿病合并肿瘤

肿瘤（tumor，neoplasm）是机体在各种致瘤因素作用下，局部组织细胞在基因水平上失去对其生长的正常调控，导致克隆性异常增殖而形成的新生物，常表现为局部肿块。通常按照肿瘤生物学特性及对机体危害性的不同，肿瘤可以分为良性肿瘤与恶性肿瘤。少数难辨良恶性的肿瘤称为交界性肿瘤。良性肿瘤、恶性肿瘤的症状通常随其所在器官、部位及发展程度不同而不同，恶性肿瘤早期多无明显表现。晚期局部症状包括肿块、疼痛、溃疡、出血及梗阻；全身症状有体重减轻、食欲不振、恶病质、大量出汗、贫血乏力等。糖尿病被认为是结直肠癌、胰腺癌、肝癌、胆囊癌、乳腺癌和子宫内膜癌的危险因素。对于糖尿病合并肿瘤的患者来说，肿瘤与高血糖之间往往互相影响，持续高血糖会影响肿瘤的预后，肿瘤也会影响患者的血糖水平。

早在《说文解字》中即指出："瘤，肿也。"说明我国对肿瘤的认识由来已久。研究表明，2012年，在独立的情况下，糖尿病和较高的BMI加在一起导致了全球约804 100例新发癌症病例，占《2018年全球癌症统计报告》（GLOBOCAN 2018）的全部14 067 894例癌症病例的5.7%。其中，293 300例（2.1%）癌症病例可归因于糖尿病，544 300例（3.9%）可归因于高BMI。中医学中并无"肿瘤"病名，临床诊断以局部出现坚硬、表面不平的肿块并进行性增大，伴乏力、纳差、疼痛，或不明原因发热与消瘦进行性加重，以及相关特异性证候表现为主要依据。基本病机为正气亏虚，脏腑功能失调，气机郁滞，痰瘀酿毒久羁而成有形之肿块。治宜扶正祛邪，攻补兼施。予以补气、养血、滋阴、温阳、理气、除湿、化痰、祛瘀、解毒、软坚散结等法。

第一节　病证结合诊断

一、西医诊断标准

1. 符合糖尿病的诊断标准　典型的糖尿病症状（多尿、多饮、多食及消瘦）加上以下三条中的一条即可做出诊断：①空腹静脉血浆葡萄糖≥ 7.0mmol/L；② 75g糖负荷后2h静脉血浆葡萄糖≥ 11.1mmol/L；③静脉血浆葡萄糖≥ 11.1mmol/L。同时为了与WHO诊断标准接轨，推荐在采用标准化检测方法且有严格质量控制的医疗机构，可以将HbA1c ≥ 6.5%作为糖尿病的补充诊断标准。

2. 符合恶性肿瘤的诊断标准　恶性肿瘤的诊断需要结合患者的症状、病史及体格检查，综合考虑各种检查结果来判断。通过影像学检查如 X 线、CT 扫描、MRI、超声或者内镜检查等确定是否存在肿瘤及其位置和大小，还可以结合实验室检查，包括血液和尿液检查、肿瘤标志物检测等进行辅助诊断。组织病理学检查是确诊恶性肿瘤的金标准。此外，细胞学检查、分子和遗传学测试都有助于确诊和指导治疗。

二、中医辨证分类诊断

研究表明，经过对恶性肿瘤合并 2 型糖尿病患者的症状、体征、舌脉等变量进行聚类分析，恶性肿瘤合并 2 型糖尿病的证型可总结为肝郁脾虚证、痰瘀互结证、气阴两虚证、湿热蕴结证。其中气阴两虚证占比最多，肝郁脾虚证和痰瘀互结证次之，湿热蕴结证最少。

1. 肝郁脾虚证　糖尿病日久容易导致阴阳俱虚。阴虚为本，燥热为标是消渴的基本病机特点，由于阴阳互根，若病程较久，阴损及阳，可致阴阳俱虚，其中以脾阳虚，肾阳虚为主。可出现乏力，胸胁胀满窜痛，食少腹胀，大便溏结不调等症。

2. 湿热蕴结证　糖尿病合并肿瘤日久，出现肝郁，损伤脾阳，导致肝郁化火或损伤阴液产生虚火，脾阳虚不能运化水饮，湿邪与热邪相互搏结，积聚人体。临床表现为发热，倦怠，大便溏等。

3. 气阴两虚证　糖尿病日久阴虚燥热，损耗人体正气，同时恶性肿瘤病理产物相互搏结，湿、热、痰、瘀结聚又进一步伤阴耗气。可出现神疲乏力，少气懒言，口干消瘦，声音嘶哑等症状。

4. 痰瘀互结证　湿热蕴结于体内日久，化痰成瘀，痰瘀结聚，可从无形之邪转为有形实邪。可出现胸膈痞闷，胀痛不适，或刺痛，在身体局部触及肿块，咳嗽咳痰等。

三、病因病机

（一）AGE 增多与湿热阻滞

AGE 是指在长期高血糖状态下，葡萄糖与体内蛋白质或脂质通过非酶促反应生成的化学物质，在糖尿病慢性并发症的发生与进展中发挥重要作用。

现代研究表明，来自食物中的外源性 AGE 与人体中的 AGE 水平直接相关。富含脂肪和蛋白质的食物可以在高温下繁殖并加速新 AGE 的形成。肉类和烘焙衍生 AGE 的摄入量越高，全因死亡率、心血管疾病和癌症死亡率越高。中医理论认为，过食肥甘厚味则会滋生湿热，湿热蕴结，中阻脾胃运化；脾气难升，影响食物消化和精微物质的吸收及转运布散。《素问・奇病论》云：“夫五味入口，藏于胃，脾为之行其精气，津液在脾，故令人口甘也，此肥美之所发也，此人必数食甘美而多肥也，肥者令人内热，甘者令人中满，故其气上溢，转为消渴。”

国医大师吕仁和提出将消渴（糖尿病）分为脾瘅、消渴、消瘅三期进行辨证论治，认为脾瘅期疾病的病因与多食“甘美”食物有关，病位在脾，病机为多食导致“五气之溢”，至疾病后期（消瘅期）病及血脉，全身皮、肌、筋、脉、骨、五脏六腑、诸窍均可被损及。AGE 的积聚同样推动着疾病向更为复杂的局面发展。有研究表明，AGE 受体在糖尿病血管并发症中起主要作用，在人肝癌、胃癌、胰腺癌和前列腺癌等多种肿瘤组织中处于高表达状态，AGE 受体的异常表达与肿瘤的发生、血管生成和侵袭转移等恶性化程度密切相关。

（二）胰岛素信号通路异常与痰湿阻滞

胰岛素信号通路在体内负责调节葡萄糖代谢、脂肪代谢和蛋白质合成。胰岛素通过与胰岛素受体结合，激活下游的信号转导途径（如 PI3K/AKT 和 MAPK），从而促进细胞内葡萄糖的摄取和利用。胰岛素信号通路异常导致的血糖升高，可以为痰湿的生成提供物质基础。而痰湿阻滞又加重了胰岛素信号通路异常，使得血糖控制更加困难。

痰浊结聚是糖尿病合并肿瘤的关键病机之一。在糖尿病合并肿瘤的情况下，痰湿阻滞还可能促进肿瘤的生长和发展。研究表明，目前 2 型糖尿病患者体质以平和质、阳虚质、痰湿质、气虚质、阴虚质和气郁质为主，倾向气虚质和痰湿质，恶性肿瘤患者体质以气虚质、阳虚质、气郁质、痰湿质为主，倾向气虚质、阳虚质。痰湿阻滞既是疾病的病理产物又可作为致病因素，若脏腑气机升降出入失调，气滞、血瘀与痰浊相互搏结，日久则壅滞血脉，发为有形之癌瘤。高糖高脂饮食易于滋生痰湿，也容易诱发糖脂代谢异常，导致参与调节细胞生长、促进细胞增殖的胰岛素信号通路异常，可能会促进炎症反应和氧化应激，这些因素与肿瘤的发生和发展密切相关。

（三）慢性炎症反应与痰湿瘀热阻滞

在现代医学中，慢性炎症反应是一种长期的、低度的炎症状态，它可能与胰岛素信号通路异常有关，导致胰岛素抵抗和血糖控制不佳。慢性炎症可以通过多种机制促进肿瘤的生长和扩散，包括促进血管生成、增加细胞增殖、抑制细胞凋亡等。中医理论认为，痰、湿、瘀、热贯穿糖尿病与肿瘤发展的始末，与慢性炎症反应关系密切。研究表明，痰湿体质人群的缺血再灌注损伤（ischemia-reperfusion injury，IRI）水平最高，IL-6、TNF-α 和超敏 C 反应蛋白（high-sensitinty C-reactive protein，hs CRP）等炎症因子水平均以血瘀质最高。应用健脾除湿消浊汤对 2 型糖尿病患者治疗 12 周后，其血清中 IL-6、IL-8、TNF-α、hs CRP 水平明显下降。这从侧面说明了湿浊与炎症因子之间存在一定联系性。湿浊祛除，脾胃运化精微的功能恢复，则痰瘀自除，正气得复，痰湿瘀热等病理产物消除，而炎症因子的水平也随之降低，从而抑制肿瘤的生长和扩散。

（四）自噬异常与气虚痰瘀

自噬异常在糖尿病和肿瘤中都可能发生，它可能导致细胞代谢紊乱、应激反应失调和细胞死亡。自噬异常与胰岛素抵抗、胰岛 β 细胞功能障碍和肿瘤细胞的无限增殖有关。气虚痰瘀的状态可能通过影响细胞信号转导和基因表达加重自噬功能障碍。

自噬作为细胞自我消化、更新代谢的过程，与中医气化功能相类似。自噬调节异常与气虚痰瘀密切相关。细胞代谢紊乱则机体自我调控的能力减弱，细胞内废物和异常蛋白质积累，阻滞经络，影响气血运行，加重气虚血瘀的状态。同时，气虚血瘀可能导致自噬相关基因的表达异常，进一步加重自噬功能障碍。可能导致细胞代谢紊乱，导致异常蛋白质、核酸、细胞器的过度沉积，影响脏腑功能。

自噬在胃癌与 2 型糖尿病中普遍呈高表达，并且在两种疾病的病理生理过程中均发挥了重要作用，因此自噬与两种疾病关系密切，可能是 2 型糖尿病与胃癌相互促进的机制之一。

（五）肠道菌群紊乱与脾胃两虚

现代医学研究表明，肠道菌群紊乱与多种疾病有关，包括糖尿病和肿瘤。肠道菌群失衡可能导致炎症、胰岛素抵抗、代谢紊乱等。研究显示肠道微生态是恶性肿瘤发生和进展的关键调控因素，糖尿病可能通过改变肠道菌群影响免疫细胞亚群，最终对肿瘤的进展造成影响，糖尿病合并结直肠癌或乳腺癌对小鼠肠道菌群的影响比单独结直肠癌或单独乳腺癌的影响更大。脾胃两虚在现代医学中可能与消化系统功能减退、营养不良、免疫力下降等相关。脾胃两虚可能导致消化吸收功能下降，进而影响肠道菌群的平衡。脾胃功能不足，不能充分消化食物，为有害菌提供了繁殖的条件，而有益菌则可能因缺乏营养而减少。

肠道菌群紊乱可能影响免疫系统的功能，并导致消化吸收功能受损，这与中医所说的脾胃两虚相呼应。菌群失衡可能影响食物的分解和营养物质的吸收，进而影响整体健康。通过临床研究发现消化道肿瘤患者出现明显肠道菌群失调，肠道链球菌属可能是胃癌脾胃虚弱证患者免疫功能低下的潜在标志细菌。

四、临床表现

1. 肝郁脾虚证

临床表现：胸膈痞闷、两胁肋部胀痛或窜痛，情志不畅，善太息，口苦，腹胀，神疲乏力，纳呆食少，便溏，寐差，舌淡苔薄白，脉弦细。

2. 痰瘀互结证

临床表现：胸膈痞闷，胀痛不适，或胸背腰腹疼痛有定处，如刺如锥，面色晦暗，便溏，咳嗽咳痰，痰中或尿中带血，舌暗，苔腻或薄，脉细涩。

3. 气阴两虚证

临床表现：神疲乏力，少气懒言，口干咽燥，气短，咳嗽，盗汗，五心烦热，腰膝酸软，头晕耳鸣，视物昏花，大便秘结或溏烂，舌红少苔，脉细或细数。

4. 湿热蕴结证

临床表现：时有发热，恶心胸闷、烦躁不安，口干口苦，心烦易怒、胁痛或腹部阵痛，身黄或目黄，小便发黄，便中带血或黏液脓血便，里急后重，或大便干稀不调，肛门灼热，烦躁不安，食欲减退，舌红，苔黄腻，脉弦滑或滑数。

第二节　病证结合治疗

一、辨证分型治疗

1. 肝郁脾虚证

治法：疏肝解郁，温补脾阳。

方药：逍遥散（《太平惠民和剂局方》）合小建中汤（《伤寒论》）。炙甘草、当归、茯苓、白芍、白术、柴胡、桂枝、大枣、生姜、胶饴。

随症加减：若以气郁为主者，加郁金、枳壳、八月札；痰湿重者，合用六君子汤加石菖蒲、白芥子、苏子、竹茹、全瓜蒌；如疼痛较明显者，加郁金、延胡索、五灵脂、石见穿；肿块明显者，加鳖甲、炮山甲、海藻、浙贝母、土鳖虫。

2. 痰瘀互结证

治法：解郁化痰祛瘀。

方药：越鞠丸（《丹溪心法・六郁》）合化积丸（《杂病源流犀烛》）。香附、苍术、川芎、栀子、神曲、三棱、莪术、阿魏、海浮石、香附、槟榔、苏木、瓦楞子、五灵脂、雄黄。

随症加减：痰湿重者，合用六君子汤加石菖蒲、白芥子、紫苏子、竹茹、全瓜蒌；如疼痛较明显者，加郁金、延胡索、五灵脂、石见穿；肿块明显者，加鳖甲、炮山甲、海藻、浙贝母、土鳖虫。

3. 气阴两虚证

治法：疏肝解郁，温补脾阳。

方药：生脉地黄汤（《医宗金鉴》）。人参、麦冬、五味子、地黄、山萸肉、山药、茯苓、牡丹皮、泽泻。

随症加减：阴虚明显者，加北沙参、天冬、石斛、炙鳖甲；气虚明显者，加生黄芪、太子参、白术、仙鹤草；口渴明显者，加芦根、天花粉、知母；咳痰不利、痰少而黏者，加贝母、百部、杏仁；五心烦热、潮热盗汗者，加知母、黄柏、地骨皮、煅龙骨、煅牡蛎。

4. 湿热蕴结证

治法：疏肝解郁，温补脾阳。

方药：龙胆泻肝汤（《太平惠民和剂局方》）合五味消毒饮（《医宗金鉴》）。龙胆草、黄芩、栀子、泽泻、木通、车前子、当归、地黄、柴胡、生甘草、金银花、野菊花、蒲公英、紫花地丁、紫背天葵子。

随症加减：腹痛较著者，加香附、郁金、延胡索；大便脓血黏液、泻下臭秽者，加白头翁、败酱草、苦参、马齿苋；身目发黄、口干口苦、尿黄、便秘者，合用茵陈蒿汤加金钱草、田基黄、白花蛇舌草。

二、辨症状治疗

1. 伴抑郁、焦虑、烦躁者，加柴胡、白芍；川楝子、延胡索；香附、郁金；牡丹皮、栀子等药对疏肝理气、清解郁热。

2. 失眠者，善用生龙骨、生牡蛎平肝潜阳、镇静安神，严重者联合酸枣仁、合欢花、夜交藤滋阴降火，收敛心神，以助安眠之效。

3. 五心烦热、盗汗者，加党参、麦冬、五味子益气滋阴。

4. 食欲不振者，加焦三仙、鸡内金消食健胃助消化。

第三节　病证结合康复和预防

一、病证结合康复

（一）针刺

针刺治疗具有疏通经络、扶正祛邪、调和阴阳的作用，能够调节全身气血阴阳、脏腑功能及肌肉活动等。其中祛除经络瘀阻恢复经脉通畅是针刺最基本和最直接的作用，可用于治疗多种痛症。糖尿病患者结肠癌手术围手术期的疼痛，使用针刺治疗亦可有效缓解。2 型糖尿病患者由于自身自主神经功能紊乱，对术中疼痛引起的应激反应调节能力下降，通过电针足三里、上巨虚和下巨虚，分别疏通胃经、大肠经和小肠经，起到活血通络、镇痛安神的效果。此外，针刺前臂掌侧及腕、肘关节下方 1/3 处降糖穴，可改善非小细胞肺癌（non-small cell lung cancer，NSCLC）合并 2 型糖尿病患者的糖代谢及胰岛素抵抗，降低肿瘤标志物，降低重度不良反应发生率。

（二）心理及行为干预

当糖尿病合并肿瘤时，治疗难度大大增加，患者的自我感受和不良心理状态也会趋向消极。对乳腺癌合并糖尿病患者进行心理干预和健康行为干预，使患者得到更方便和连续性的健康服务，较好地解决了乳腺癌围手术期血糖波动大，糖尿病临床治疗效果不好的问题，从而提高了治疗效果。临床观察发现，在常规护理基础上对肺癌合并 2 型糖尿病患者实施心理干预，能有效减轻患者的自我感受负担，改善不良心理状态，增强治疗效果。可见对恶性肿瘤合并糖尿病患者实施一定的心理干预，更有利于患者的康复和预后。

（三）穴位埋线

将穴位埋线用于合并糖尿病的结肠癌手术患者，可使患者围手术期血糖平稳，降低术后胰岛素抵抗，降低术后恶心呕吐发生率，从而达到快速康复的目的。

二、病证结合预防

（一）一级预防

调整环境和生活方式，降低导致糖尿病与肿瘤发生的致病因素。研究表明，糖尿病的发生与热量摄入过多、营养过剩、肥胖、缺少运动等因素密切相关，因此，日常生活中注意减少热量摄入，并养成“三低一高”（低盐、低糖、低脂、高纤维）的饮食习惯，多进食新鲜蔬菜水果，少食精制米面，并多吃五谷杂粮。此外，WHO 对致癌物质进行了分类，分别为一级、二 A 级、二 B 级、三级致癌物。在日常饮食中应注意尽量避免或减少危险因素暴露。此外，养成良好的心态与作息习惯，每天进行适度的体育锻炼也是非常重要的。

（二）二级预防

规律定期体检，并具备尽早诊断的意识，若发现身体某个部位出现不舒服或异常后应及时就诊，发现糖尿病或肿瘤应积极选择正规途径进行科学规范的治疗。尽量做到高危人群进行早期筛查、早期诊断和早期治疗。

2 型糖尿病风险较高的人群（如具有糖尿病家族史、高血压、高血脂、40 岁以上肥胖者及曾患妊娠糖尿病者）应定期进行血糖监测，以便及时识别无症状的 2 型糖尿病及糖耐量异常。这有助于实现疾病的早期诊断和治疗。处于糖耐量异常状态的患者，通过饮食调整或药物治疗有机会恢复正常血糖水平。若未采取相应措施，患者面临的风险会增加，可能会发展为糖尿病。

（三）三级预防

对于已确诊的糖尿病合并肿瘤患者，应采用包括饮食管理、适量运动、药物治疗、心理干预和糖尿病教育在内的综合治疗方法，旨在预防或减缓糖尿病并发症（尤其是慢性并发症）的发展，从而最大限度地减轻患者的痛苦，并提升其生活质量。癌症的治疗目前提倡多学科综合治疗，治疗手段主要包括手术、放化疗、靶向治疗、免疫治疗、内分泌治疗、中医治疗等。

第30章 糖尿病合并睡眠障碍

糖尿病合并睡眠障碍（diabetes mellitus complicated with sleep disorder，DMSD）指的是在糖尿病患者中发生的各种睡眠问题，这些睡眠问题包括但不限于失眠、睡眠呼吸暂停、夜间多尿导致的频繁醒来、睡眠周期紊乱等。糖尿病患者中睡眠障碍的发生率远远高于非糖尿病人群，发病率高达 58%；在睡眠障碍患者中，约 40% 的人会合并糖尿病，这与糖尿病患者体内的代谢紊乱、生活方式不当、心理压力较高及其他并发症有关。在中医学中糖尿病被归类为“消渴”范畴，认为脾、肾、肺为其主要病位，肾阴虚可能导致夜间多尿和失眠；心脾两虚可能导致思虑过度、难以入睡；肝郁气滞则可能导致睡眠周期紊乱。人体内阴阳失衡、气血不和为其主要病机。中医治疗根据证候采取清透肺热、补肾养阴、补脾养血等方法，常用手段包括中药、针灸、推拿，以及调整饮食和生活习惯，同时注重综合视角，将控制血糖、改善睡眠卫生与心理干预结合，针对个体差异，治疗方案个体化。

第一节　病证结合诊断

一、西医诊断标准

糖尿病合并睡眠障碍是一个涉及多方面的复杂问题，它不仅影响患者的生活质量，还可能加剧糖尿病的病情。在西医的诊断体系中，对于糖尿病和睡眠障碍的诊断标准是分开的，但在处理糖尿病患者时，医师需要综合考虑两者的相互影响。以下是根据西医体系，糖尿病合并睡眠障碍疾病的诊断标准概述。糖尿病的诊断标准：HbA1c ≥ 6.5%。FBG ≥ 126mg/dl（7.0mmol/L）。空腹定义为至少 8h 无食物摄入。口服葡萄糖耐量试验（oral glucose tolerance test，OGTT）2h 血糖值≥ 200mg/dl（11.1mmol/L）。随机血糖测试：在任何时间点，血糖值≥ 200mg/dl（11.1mmol/L），并伴有典型的糖尿病症状。睡眠障碍的诊断标准：睡眠障碍包括多种不同的条件，如失眠、睡眠呼吸暂停、周期性四肢运动障碍、睡眠相位延后综合征等。每种睡眠障碍的诊断标准略有不同，但一般包括以下几个方面。患者自报的症状：包括入睡困难、夜间频繁觉醒、早醒、白天嗜睡或功能受损等。客观睡眠评估：如多导睡眠图（polysomnography，PSG）或睡眠日志，用于评估睡眠质量、睡眠周期、呼吸和肢体运动等。相关医学评估：排除其他医学条件（如甲状腺功能亢进症、心血管疾病等）或药物使用对睡眠的影响。对于糖尿病患者，医师需要综合评估病史、体检和实验室检查结果，同时关注患者的睡眠质量和日常生活中可能的睡眠障碍症状。具体包括详细的病史采集，包括糖尿病的管理情况、睡眠习惯、生活方式因素等。体格检查评估可能与睡眠障碍相关的生理因素，如BMI、颈围（提示睡眠呼吸暂停的风险）等。实验室检测包括血糖监测、甲状腺功能测试等，以排除其他可能影响睡眠的内分泌异常。睡眠评估工具可能需要使用PSG、睡眠日志或其他睡眠评估工具来具体分析睡眠问题。

二、中医辨证分类诊断

（一）初期（疾病初发）

1. 肺热伤津证　表现为口干喜冷饮，多尿，可能伴有轻度体重下降，舌红苔薄黄，脉数。
2. 脾胃湿热证　主要症状包括食欲不振，口感黏腻，大便溏薄，身体疲乏，舌苔黄腻，脉滑。
3. 心脾两虚证　表现为入睡困难，睡眠浅易醒，伴有思虑过多，记忆力下降，舌淡，脉细弱。
4. 肝郁化火证　睡眠不安，多梦，易惊醒，情绪烦躁，两颧潮红，舌边尖红，脉弦。

（二）中期（病情发展）

1. 胃热伤阴证　口干欲饮，饥饿加剧，便秘，尿黄，舌红少苔，脉细数。
2. 肾阴虚证　口干夜间尤甚，五心烦热，夜尿频多，腰膝酸软，舌红无苔，脉细数。
3. 心肝火旺证　难以入睡，心烦易怒，头痛，眼红，舌尖红，苔黄，脉弦数。
4. 心肾不交证　夜间多梦或失眠，腰膝酸冷，耳鸣，舌质淡，脉沉细。

（三）晚期（病情稳定或加重）

1. 肾阴极虚证　口干如焚，夜尿更甚，腰膝无力，听力下降，骨蒸潮热，舌质红绛，脉细数或浮空。

2. 阴虚火旺证　入睡困难，夜醒频繁，烦躁不安，口干舌燥，五心烦热，面红或潮热，夜间盗汗，舌红少津，脉细数。

3. 精神不宁证　由于长期疾病影响，导致心神不宁，恐惧不安，夜睡不安，梦多易醒，舌质淡红，脉细或稍数。

三、病因病机

（一）炎症反应与痰湿瘀热阻滞

在探讨糖尿病（消渴）合并睡眠障碍（不寐）的病理机制时，中医学与西医学提供了互补的视角。西医学强调炎症反应在此过程中的关键作用，指出多种炎症因子和介质，如肿瘤坏死因子、白细胞介素、hs CRP、转录因子和黏附因子等，在2型糖尿病患者中处于升高状态，这些生物标志物的增加可能是导致睡眠障碍发生和发展的生物学基础。从中医的角度来看，睡眠障碍与痰湿瘀热阻滞密切相关，其病理机制被描述为痰火扰心，导致心神不宁和阴阳失调。中医学认为，不良的饮食习惯（如过食肥甘厚味、饮食不易消化）和脾胃功能失调（如运化迟缓、湿邪阻滞）会导致痰湿的产生和积累。随着时间的推移，痰湿转化为痰热，进一步扰乱心神，阻碍阳气与阴精的交流，导致阴阳失调，从而引发或加剧糖尿病患者的睡眠障碍。将这两种观点结合起来，我们可以看到一个更加全面的病理模型：炎症反应不仅在分子水平上促进了糖尿病的发展，同时也可能通过增加痰湿瘀热的倾向，加剧心神不宁和睡眠障碍的症状。炎症因子的升高反映了身体的炎症状态，而中医理论中的痰湿瘀热则为这种炎症状态提供了一个宏观的解释框架，强调了生活方式因素（如饮食习惯）和脾胃功能在疾病发展中的作用。

《黄帝内经》中有言："肥者令人内热，甘者令人中满。"多食肥甘会导致脾胃功能受阻，造成中焦气机不畅，升降失调，食物无法正常运化，湿气逐渐凝聚成痰。随着时间的推移，痰浊逐渐转化为热，损伤津液，导致痰热扰乱心神，阻碍阳气进入阴部，导致阴阳失调，从而引发消渴不寐。情志失调会导致肝气郁结，形成肝脾气滞、肝胃气滞的情况；脾胃功能失常、饮食积聚导致热邪滞留、痰浊生成，也会造成痰热扰乱心神，阴阳不调而引发消渴不寐。此外，劳逸失调会导致肾气不足，水液代谢失调，易形成痰浊，痰热扰心，导致心神不安，阴阳失调，最终导致消渴不寐的症状出现。《景岳全书·不寐》引云："痰火扰乱，心神不宁，思虑过伤，火炽痰郁而致不眠者多矣。"在探讨糖尿病（消渴）及其并发症如睡眠障碍（不寐）时，中医学的理论提供了一个独特的视角，强调了脏腑功能失常、代谢紊乱、气血津液失调及阴阳失衡的重要性。这些概念与现代医学中糖尿病相关的氧化应激状态有着潜在的联系。氧化应激是指体内自由基和抗氧化剂之间的平衡被打破，导致细胞和组织损伤。在糖尿病患者中，高血糖状态可促进过量自由基的产生，加剧氧化应激，进而引发或加重各种并发症。

（二）氧化应激与阴虚阳亢

糖尿病合并睡眠障碍的患者展现了血糖控制与氧化应激之间复杂的相互作用。西医研究表明，这些患者的血糖波动指标与氧化应激指标之间存在着密切的关系。具体来说，平均血糖波动幅度和血糖平均绝对值通常较高，尤其是在合并阻塞性睡眠呼吸暂停低通气综合征的患者中，体现为 MDA 和 8- 异前列腺素 F2α 水平的升高，以及 SOD 水平的降低。这些指标反映了体内氧化应激状态的加剧，与糖尿病的长期血糖控制不良密切相关。从中医的角度来看，消渴的长期存在和发展，尤其是在老年人中，可导致阴气衰弱，热邪耗伤津液，引发阴虚火旺。这种状态下的虚火扰乱心神，属于少阴热化的范畴，阴虚和邪火的共存导致睡眠障碍。《冯氏锦囊秘录》中提到，肾阴的强盛与衰弱直接影响睡眠的质量，壮年人因肾阴强盛而睡眠深沉，而老年人则因阴气衰弱而睡眠轻浅易醒。将中医学与西医学的观点结合，我们可以看到糖尿病合并睡眠障碍的治疗需要同时考虑血糖控制和氧化应激的管理。氧化应激的增加不仅是血糖波动的结果，也是导致睡眠障碍的重要机制之一。同时，中医理论强调阴虚火旺对睡眠的影响，提醒我们在治疗时应考虑到体内阴阳平衡的调和。

（三）胰岛素抵抗与痰湿阻滞

睡眠障碍与代谢性疾病之间存在着复杂的相互作用，特别是在糖尿病和前列腺增生的关联中。从西医的角度来看，睡眠障碍可能通过影响胰岛素敏感性和增加胰岛素抵抗，进而引发糖耐量异常，甚至糖尿病的发展。此外，高胰岛素血症，作为胰岛素抵抗的一个标志，也被认为可能促进前列腺细胞的增生和前列腺体积的增大。研究表明，通过吡格列酮等药物治疗可以改善大鼠的胰岛素敏感性，降低血浆胰岛素水平和前列腺重量，从而减缓前列腺增生的进程。这些发现强调了高胰岛素血症和胰岛素抵抗在前列腺生长中的重要作用，同时也暗示了它们可能是导致 BPH 患者睡眠障碍的因素之一。将中医学的观点融入上述讨论，中医理论认为睡眠障碍反映了内脏功能失衡，特别是心、肾的不和。中医学认为，“心主神明”，睡眠障碍可能源于心脏功能失调，而“肾藏精”，肾功能不足可能导致体内精气不足，进而影响到心脏的功能。此外，中医学还强调脾胃为“后天之本”，脾胃的功能失调可能导致代谢问题，如胰岛素抵抗和糖耐量异常，这与西医学对于睡眠障碍与代谢性疾病之间关系的看法不谋而合。因此，从中医学的角度治疗睡眠障碍时，可能会通过调和心肾、强脾健胃等方法来综合调节体内环境，从而间接改善胰岛素敏感性和减轻胰岛素抵抗。综合中西医学的观点，我们可以看到，睡眠障碍不仅仅是一个单一的生理或心理问题，而是一个涉及多系统、多机制的复杂状态，可能同时影响到代谢健康和泌尿系统的功能。因此，治疗睡眠障碍时，采取一个多方面的治疗策略，不仅要考虑到改善睡眠质量，还要关注其对代谢健康的潜在影响，尤其是在有糖尿病和前列腺增生病史的患者中。这可能包括药物治疗、生活方式的调整，以及中医的整体调理，以期达到最佳的治疗效果。

四、临床表现

1. 肺热伤津证

临床表现：口干喜冷饮，多尿尿黄，可能伴有咳嗽、咽痛，舌红苔黄，脉数。因肺热扰心，导致夜间难以安眠，易醒，心烦失眠。

2. 胃热伤阴证

临床表现：口干口渴，喜冷饮，饥饿易饱，大便干燥，小便短黄，舌红少苔。胃热上扰心神，导致入睡困难，睡眠浅易醒。

3. 肾阴虚证

临床表现：口干夜间尤甚，五心烦热，夜尿频多，腰膝酸软，耳鸣，舌红少苔，脉细数。肾阴不足，阴虚火旺，心神不宁，夜间多梦或失眠。

4. 心脾两虚证

临床表现：口干欲饮，食欲不振，疲乏无力，舌淡苔白，脉细弱。心脾两虚导致心神不宁，思虑过多，夜间入睡困难，易醒。

第二节　病证结合治疗

一、分类辨证治疗

1. 肺热伤津证

治法：清肺泻热，养阴生津，安神助眠。

方药：生脉散。麦冬、人参、五味子。

随症加减：胃热口渴者加黄连、黄芩、知母；眠差不得卧者加生地黄、天冬、百合。

2. 胃热伤阴证

治法：清胃泻热，养阴生津，安神促眠。

方药：益胃汤。沙参、麦冬、冰糖、生地黄、玉竹。

随症加减：内热失眠者加合欢皮、夜交藤。

3. 肾阴虚证

治法：滋阴降火，补肾养阴，安神助眠。

方药：六味地黄丸。熟地黄、山茱萸、泽泻、牡丹皮、茯苓、山药。

随症加减：口干多饮者加生地黄、玄参、麦冬；夜间多尿者加枸杞子、黑芝麻。

4. 心脾两虚证

治法：补心养脾，养血安神，促进睡眠。

方药：归脾汤。黄芪、白术、人参、茯苓、远志、酸枣仁、木香、龙眼肉、生姜、大枣、当归、甘草。

随症加减：血虚者加阿胶。

二、专方专药治疗

1. 丹栀逍遥散　在治疗消渴失眠的过程中，通常首先考虑的是从肝论治，采用疏肝解郁、理气安神的方法。其中，《内科摘要》所述的丹栀逍遥散是一种常用的方剂，由逍遥散加牡丹皮和栀子组成。此方中的柴胡具有理气舒肝、解除郁闷、消除烦躁的作用，白芍则具有收敛肝阴、镇静安神的功效，配合当归以养血补气，三者共同作用，养肝之阴，疏肝之用。茯苓和白术有健脾宁心、滋养气血的作用，甘草则起到调和药性、补益脾气的作用。这些药物共同发挥作用，既能清热解邪，又能清除血热，栀子尤其擅长清除三焦郁热。在方剂的配伍上，半夏温化寒痰，竹茹清化热痰，枳壳理气化痰，这些药物的运用使方剂更具疗效。此外，远志和合欢皮能够解除郁闷，滋养心脏，安定神志。整个方剂调理肝脏，平衡气血，调和肝胆脾胃，体现了《黄帝内经》“疏其血气，令其调达，而致和平”的治疗理念。

2. 交泰丸　被证实对于 2 型糖尿病伴有失眠症状的患者具备双重疗效，不仅能够有效降低血糖水平，同时也能改善睡眠情况。其中，黄连和肉桂的比例在 2 ∶ 1 时表现出良好的降血糖效果，而在 10 ∶ 1 的配比下则表现出良好的改善睡眠和减轻烦躁的作用。这种组合不仅能够降低 2 型糖尿病患者的 FPG 水平，还可以降低 HbA1c 水平。

3. 交泰丸合黄连阿胶汤加味　这种药物组合由黄连、肉桂、阿胶、黄芩、白芍、首乌藤、远志、酸枣仁、石菖蒲、茯神、龙骨等多种中药精心配制而成。经治疗后，患者的 FBG 水平及焦虑自评量表（SAS）总分和抑郁自评量表（SDS）总分等都有显著降低的趋势，说明这种治疗方法在改善患者糖尿病症状和睡眠质量方面具有良好的效果。

4. 乌梅枣仁汤　这种药物组合包括乌梅、酸枣仁、茯神、知母、当归、太子参、肉桂、黄连、黄柏、川芎、甘草等多种中药成分。在这首方剂中，酸枣仁和乌梅为君药，它们具有养血益肝、宁心安神的功效；太子参、当归、知母、茯神为臣药，能够清热安神、滋养阴血；黄连、黄柏、川芎、肉桂则属于佐药，有调肝养血、养心安神的作用；而甘草则作为使药，调和各药之间的作用，起到协调平衡的作用。现代药理研究表明，乌梅富含熊果酸，具有降血糖、催眠镇静、保护肝功能等多种作用；酸枣仁中的酸枣仁多糖和酸枣仁皂苷则能改善心肌缺血、产生催眠镇静作用，其黄酮成分还具有抑制中枢兴奋作用的特点；知母中的知母总皂苷能有效抑制α-葡萄糖苷酶活性，有助于降低血糖水平；当归中的藁本内酯则对神经系统具有一定的中枢抑制和镇静作用；肉桂挥发油是肉桂的主要成分，可降低血糖水平；太子参则有抗疲劳、降低血糖、增加免疫力等多种作用，尤其其有效成分太子参多糖对降低FBG水平有明显效果。

5. 安眠方　由天麻、钩藤、黄精、五味子、酸枣仁、夜交藤等中药组成。其中，天麻具有润而不燥的特性，主要入肝经，对于肝风内动、头晕目眩等症状有着重要作用，无论病情虚实均为要药。现代药理研究表明，天麻具有镇静、镇痛、抗惊厥等作用，能够增加脑血流量，降低脑血管阻力，轻度收缩血管等。钩藤味甘，性微寒，入心、肝经，善于清心包之火，泄肝经之热。据《本草纲目》所述“钩藤，手、足厥阴药也。足厥阴主风，手厥阴主火。惊痫眩晕，皆肝风相火之病，钩藤通心包于肝木，风静火熄，则诸证自除”。现代药理研究也表明，钩藤具有镇静抗惊厥的作用。黄精味甘，性平，归肺、脾、肾经，具有补脾肺肾阴之功效，适用于治疗头晕、腰膝酸软、须发早白及消渴等症状。酸枣仁味甘、酸，性平，归心肝胆经，能够养心安神，《本草纲目》指出：“其仁甘而润，故熟用疗胆虚不得眠、烦渴虚汗之证；生用疗胆热好眠，皆足厥阴，少阳药也。”五味子味酸、甘，性温，归肺心肾经，能够滋肾涩精，宁心安神，不仅可用于津伤口渴及消渴，还可用于心悸、失眠、多梦等情况。夜交藤味甘，具有养心安神之功效，适用于阴血虚少引起的失眠多梦、心神不宁。在治疗阴虚阳亢、彻夜不眠等情况时，常与镇静安神药物配伍使用，效果显著。这些药物的组合应用，对治疗消渴伴阴虚阳亢型不寐有着显著的疗效。

6. 清热活血化瘀方　由全瓜蒌、葛根、茯苓、丹参、黄芩、大黄、黄连组成，其应用于消渴的治疗，其病机可总结为“浊毒互结”。采用清热活血化瘀的方剂治疗，显示出显著的疗效，不仅在改善睡眠质量方面有所体现，还在血糖指标上表现出明显的改善。其中，黄芩和黄连均具有性寒味苦的特性，能够泻火解毒、清热燥湿。葛根则味辛、甘，性凉，能够生津止渴、解肌退热。大黄具有逐瘀通经、清热泻火的功效，而丹参味苦，性微寒，归肝、心经，可清心除烦、通经止痛、活血祛瘀。另外，全瓜蒌味微苦、甘，性寒，可宽胸散结、清热涤痰，而茯苓则可健脾宁心、利水渗湿。这些药物共同使用，能够发挥安神宁心、化痰、活血、清热等多重作用，从而达到治疗消渴的目的。

三、中成药治疗

1. 安神膏　安神膏的成分包括熟附子、炙甘草、桂枝、白芍、牡蛎、龟甲胶、酸枣仁。附子味辛、甘，性热，具有散寒除湿、补火助阳、回阳救逆等功效。炙甘草是甘草的炮制加工品，味甘，性平，能够益气复脉、补脾和胃等。桂枝来自樟科植物肉桂的嫩枝，味辛、甘，性温，具有温经通脉、发汗解肌等功效。《本草再新》指出：“温中行血，健脾燥胃，消肿利湿。治手足发冷作麻、筋抽疼痛，并外感寒凉等症。”白芍味苦、酸，性凉，具有养血柔肝、敛阴收汗等功效。牡蛎味咸，性微寒，其功效包括重镇安神、平肝潜阳等。《海药本草》中有记载：“主男子遗精、虚劳乏损、补肾正气、止盗汗、去烦热，治伤阴热疾，能补养安神，治孩子惊痫。”龟甲胶味甘、咸，性平和，具有益肾健骨、滋阴潜阳等功效。酸枣仁味甘、咸，性平和，根据《本草纲目》的记载：“其仁甘而润，故熟用疗胆虚不得眠、烦渴虚汗之症，生用疗胆热好眠，皆足厥阴、少阳药也。”安神膏具有健脾补肝益肾、补虚泻实、调整阴阳等功效，是治疗消渴失眠的良药。

2. 百乐眠胶囊　由百合、刺五加、夜交藤、合欢花、珍珠母、生石膏、酸枣仁、茯苓、远志、玄参、地黄、麦冬、五味子、灯心草和丹参组成。其主要功效在于滋阴清热，养心安神，适用于肝郁阴虚型失眠症，其临床症状包括入睡困难、多梦易醒、醒后不眠、头晕乏力、烦躁易怒、心悸不安等。在这首方剂中，百合和刺五加为君药，其作用在于滋阴清热、清心安神、益气健脾、补益肝肾；夜交藤、合欢花、珍珠母、生石膏、酸枣仁、茯苓、远志则被归为臣药，它们协助君药的作用，增强宁心安神的功效；而玄参、地黄、麦冬、五味子、丹参则是佐药，其作用主要在于滋阴养血除烦、补肾养心；最后，灯心草被用作使药，其作用在于协调各种药物之间的相互作用，以发挥最大的功效。诸药在协同运用时，共同发挥滋阴清热、宁心安神的功效。根据临床药理研究显示，本药具有一定的镇静作用，能够与戊巴比妥钠的中枢抑制作用相协同，延长睡眠时间，并且对催眠具有协同作用，同时还表现出较弱的抗惊厥作用。

第三节　病证结合康复和预防

一、病证结合康复

（一）针刺

治疗组采用普通针刺方法，在常规穴位基础上增加了补气养阴的穴位。具体取穴包括百会、四神聪、印堂、双内关、双神门、双太乙、双水道、关元、双足三里、双三阴交。这种平补平泻的针刺方案，通过合理选择穴位、适当运用针刺手法，并且在治疗过程中积极与患者沟通，有助于有效减轻患者的压力，平稳情绪，改善睡眠质量，取得良好的治疗效果。此外，还可以采用针刺华佗夹脊穴的方法进行治疗。灵龟八法是一种针灸疗法，与常规的针刺相比，它在开穴的时机上更加讲究，具有更好的效果。这种疗法可以缩短患者入睡的潜伏期，提高睡眠持续性，减少睡眠紊乱现象。同时，通过灵龟八法的应用，还可以降低患者的 FBG 水平，并且在生命质量心理维度评分上表现出明显的改善。此外，这种疗法还对患者的睡眠节律、糖代谢等方面起到调整作用，并且对改善患者的心理情况有积极的影响。

（二）艾灸

艾灸疗法在治疗糖尿病患者的失眠症状方面显示出显著的效果，能够明显提高患者的睡眠质量。值得注意的是，艾灸的治疗效果与灸治的时间长短之间存在着正相关的关系，这意味着适当延长灸治的时间有助于提高艾灸的疗效。具体来说，不同的艾灸时间对糖尿病失眠患者的睡眠质量产生的影响也不尽相同。研究表明，进行 30min 的艾灸可以明显提升临床疗效，并且对改善患者的睡眠质量有显著的积极作用。

（三）推拿

中医传统操作的开天门治疗在处理糖尿病失眠患者时表现出较好的疗效，不仅可以改善患者的睡眠质量，而且有助于控制血糖水平。此外，足部的涌泉穴，第一、第二及第三失眠点也具有重要作用，能够帮助患者安神定志，清心除烦，平定亢奋的神经系统，从而改善睡眠障碍。通过按摩、震动等方式刺激足部，可以激发经气，疏通经络，促进气血运行，进而调节人体的阴阳平衡和脏腑功能，从而达到治疗目的。涌泉穴，又称地冲穴，位于全身腧穴的最下部，是肾经的首穴。在中医理论中，将其比喻为“水之源头”，《黄帝内经》中也有所记载：“肾出于涌泉，涌泉者足心也。”因此，足浴结束后进行涌泉穴的揉按，能够起到补肾安神的作用，有助于改善睡眠质量和调节身体的内在平衡。

（四）中药足浴

在热能的作用下，药物能够通过皮肤足穴直接被机体吸收进入血络，进而产生一系列效应，包括扩张血管、改善血液循环功能及激活自身的调节机制。药物在热作用下直接刺激足部的各个反射全息区，使得经络得以疏通，从而促进全身血液循环的改善。这种作用有助于调节阴阳平衡和脏腑功能，使得身体的整体健康得到提升。

（五）耳穴

耳穴压豆法通过刺激耳部的腧穴和经络传导，来调节人体的阴阳平衡、调和脏腑功能、协调气血运行、沟通表里上下，并为全身提供营养，从而平衡人体的生理和病理状态，以改善失眠症状。本方法具有适应证广泛、疗效显著、见效快、操作简便易学易行、经济实惠、安全可靠、无毒副作用等多种特点。因此，值得在临床中推广、应用和深入研究，也更容易被患者接受。耳部穴位的刺激能够激发神经感受器和感觉神经末梢，通过向上传递冲动，进而调节大脑皮质的功能，使其恢复正常的生理性睡眠节律，从而达到治疗失眠的目的。

（六）情志疗法

糖尿病患者的睡眠质量与焦虑症状密切相关，因此，在治疗糖尿病的过程中，不仅需要充分关注患者的生理健康问题，也需要高度重视其心理健康状况。应该采取一系列措施，包括糖尿病教育、提供人文关怀、进行心理疏导等，来有效缓解患者的焦虑情绪，改善其睡眠质量。特别是对于高龄、病程较长的患者，应加强对其心理健康状况的监测和关注，及时进行干预，帮助其处理负性情绪。通过这些综合性的措施，可以全面提高糖尿病患者的治疗效果，并提升其心理健康水平。

（七）穴位贴敷

采用穴位贴敷法不仅可以刺激穴位，激发经络之气，还能使药物通过皮肤途径由表入里，沿着经络传送至脏腑，发挥药物的作用，从而调节脏腑的气血阴阳平衡，扶正祛邪，达到治疗疾病的目的。其中，吴茱萸具有热性和小毒性，其作用主要在于入足少阴肾经和手厥阴心包经，有安神定志之功效。而肉桂粉具有辛、甘、大热的性质，归属于肾、脾、心、肝经，可补火助阳，引火归原，散寒止痛，活血通经。涌泉穴则被认为是降气的主要穴位，通过刺激涌泉穴可促进气血下行，具有宁心安神的功效。醋调配吴茱萸和肉桂粉敷贴涌泉穴治疗消渴患者的不寐症状具有良好的临床疗效，这种方法值得在临床中进一步推广和应用。

（八）中医功法

1. *八段锦*　八段锦结合放松功锻炼在改善糖尿病合并失眠患者的睡眠质量方面展现出显著的潜力。通过这种综合疗法的应用，不仅可以有效调节患者的糖代谢功能，还能够缓解抑郁情绪，提升整体的睡眠质量，为这一类人群带来全面的健康改善。与单一药物疗法相比，本方法避免了可能产生的一系列不良反应，这是其具有明显优势的关键之一，使其在临床实践中备受青睐。因此，八段锦结合放松功锻炼不仅在改善糖尿病患者的睡眠问题上具有重要的临床应用价值，而且为疗法选择提供了一种安全、有效的替代方案。

2. *三步调神法*　是一种通过促进形、气、神的协调统一，以调和气血、阴阳为核心的治疗方法。其在调节糖代谢方面具有显著的潜力，特别适用于糖尿病合并失眠患者的治疗。本方法不仅治疗效果显著，而且操作简单，安全可靠，易于推广和普及。因此，我们建议在住院患者中广泛应用三步调神法，尤其适用于轻度合并失眠的患者，甚至包括亚健康人群。这种综合性的治疗方法不仅能够改善症状，还有助于提升患者的整体健康水平，是一种值得推广的治疗选择。

二、病证结合预防

（一）一级预防

保持充足睡眠。在严重失眠状态下，人体的生理平衡受到极大的干扰。这时，应激系统被激活，导致交感神经兴奋性增强，从而引发一系列生理反应。其中，体内的皮质醇、肾上腺素等“升血糖激素”的分泌增加，进一步加剧了胰岛素抵抗的情况，导致糖代谢紊乱，最终可能诱发糖尿病。此外，睡眠不足也对糖尿病的发展起到了促进作用。研究表明，在睡眠不足的情况下，炎症细胞因子 IL-6 和 TNF-β 的分泌增加，这些因子会进一步影响体内的代谢调节。此外，睡眠不足还可能改变了瘦素与饥饿激素调节热量需求的能力，导致在食物充足的情况下摄入热量过多，进而诱发肥胖和胰岛素抵抗的状况。这些因素共同作用，使得失眠与糖尿病之间存在着密切的关联。

（二）二级预防

循证护理。实施循证护理对老年糖尿病患者的重要性不言而喻。通过循证护理，可以全面考虑患者的个体差异和特殊需求，采取科学的护理方法，有效地提高患者的睡眠质量。同时，循证护理还能减少对辅助睡眠药物的过度依赖，避免了可能带来的药物副作用和成瘾风险，进而有效预防患者的失眠问题。这种针对老年糖尿病患者的循证护理不仅有助于控制患者的病情，还能提高其生存质量，为其晚年生活带来更多的舒适和健康。

（三）三级预防

健康教育。通过有计划且系统的健康教育活动，可以帮助糖尿病患者更全面地了解自身的疾病情况，从而激发他们主动参与自我管理的积极性。这种教育活动不仅包括对疾病的认知和了解，还涉及如何调整生活方式、保持良好的作息习惯等方面的指导。应用健康教育进行干预，不仅可以有效改善患者的血糖水平，同时也能提高患者的睡眠质量。这种干预的效果显著，因此可以考虑在更广泛的范围内积极推广。

第31章 糖尿病合并牙周炎

糖尿病合并牙周炎（diabetes with periodontitis，DP）是指糖尿病患者发生的牙周组织的慢性感染和炎症。牙周炎在全球发病率约为10%，糖尿病患者的高血糖环境促进了口腔细菌的生长，影响牙周组织的修复能力，增加牙周病的风险，加速牙周病进展。糖尿病合并牙周炎的流行率在全球范围内都相对较高，尤其是在糖尿病患者中。中医学将牙周病归于“牙痛”“齿松”等范畴，虚、湿、热是其主要的病理因素，脾胃湿盛、肾元亏虚和阴虚阳盛是其基本病机，中医治疗糖尿病合并牙周炎时采用祛湿健脾、滋阴降火、补肾培元等治则，方法包括中药、针灸及合理饮食和适量运动等生活方式的调整。

第一节　病证结合诊断

一、西医诊断标准

1. HbA1c ≥ 6.5%　HbA1c是反映过去2～3个月平均血糖水平的指标。FBG ≥ 126mg/dl（7.0mmol/L）。空腹定义为至少8h无食物摄入。OGTT 2h血糖值≥ 200mg/dl（11.1mmol/L）。随机血糖测试：在任何时间点，血糖值≥ 200mg/dl（11.1mmol/L），并伴有典型的糖尿病症状如频繁饮水、尿多和体重下降。

2. *牙龈出血*　牙龈边缘或探诊时出血，是牙周炎的早期症状之一。探诊深度：使用牙周探针测量牙龈沟深度，≥ 4mm的探诊深度提示牙周炎。附着丧失：牙周探针测量显示牙齿支持组织的附着丧失，是牙周炎进展的标志。X线检查：牙骨质吸收或骨丧失，X线片可见牙槽骨水平下降。

3. *血糖控制不佳的糖尿病患者出现牙周炎症状*　在已诊断的糖尿病患者中，出现上述牙周炎的诊断标准，特别是当血糖控制不佳时，牙周炎的发展可能更为迅速和严重。牙周炎加重血糖控制困难：在有牙周炎的糖尿病患者中，如果发现血糖控制突然变差，应考虑牙周炎可能是加剧血糖控制困难的因素之一。对于糖尿病患者，应定期进行口腔健康检查，包括牙龈出血、探诊深度和牙槽骨水平的评估，以早期识别和治疗牙周炎，防止其对糖尿病控制的负面影响。

二、中医辨证分期诊断

（一）初期

痰湿蕴结证　口渴喜冷饮，食欲旺盛，尿量增多，体重轻微下降。牙龈轻度肿胀，刷牙时偶有出血，口有异味。

（二）中期

阴虚火旺证　口渴加剧，喜冷饮量增，尿量进一步增多，体重明显下降，四肢乏力。牙龈红肿明显，出血加重，牙齿松动，口干口臭。

（三）晚期

肾精亏损证　消瘦明显，口渴难耐，夜尿频繁，视力下降，性功能减退。牙龈退缩，牙齿松动或脱落，牙槽骨吸收。

三、病因病机

（一）口腔菌群改变与脾肾亏虚

糖尿病患者常处于氧化应激激活状态，导致慢性微炎症的持续存在，是中西医结合视角下对疾病机制的共识。中医学认为，这种状态反映了“湿热”“瘀血”“气滞”的内在表现，导致人体正气受损，阴阳失衡。与此同时，糖脂代谢紊乱也削弱了白细胞的趋化防御功能，使得单核细胞对外界刺激的反应性增加。这在中医理论中可视为“脾虚导致湿邪内生”，进而影响“卫外”系统，减弱人体对外邪的防御能力。这种情况刺激了单核细胞释放大量炎性细胞因子，从而放大了细菌引起的炎症反应，进一步促进了牙周炎的发生和发展。中医将此解释为“内湿热与瘀血互结”，导致局部“气血运行不畅”，形成恶性循环。对于糖尿病患者来说，本病会改变慢性牙周炎患者促炎因子与抗炎因子的平衡比例，这在中医中被视为“阴阳失衡”，特别是“阴虚火旺”导致的炎症反应加剧。中医治疗则侧重于调和阴阳，疏通气血，清热解毒，以恢复人体内环境的平衡。糖尿病伴慢性牙周炎患者口腔微生态紊乱是一个重要的病因，这可能导致有益菌被致病菌所取代，大量致病菌定植于牙周组织并释放丁酸盐、戊糖、抗坏血酸等代谢产物。这些代谢产物刺激牙周组织产生过敏反应，并引发免疫应答。中医将此现象归咎于“脾胃不和”，导致“湿热内生”，破坏口腔微生态平衡。与此同时，附着在牙周的致病菌可以通过损伤的牙周内壁进入血液循环，导致局部牙周血管发生炎症反应。这进一步刺激牙周组织分泌更多的促炎因子，加重了龈沟液中的炎症反应，从而导致牙周组织的进一步损伤和牙周炎病情的加重。中医治疗策略包括使用具有清热解毒、活血化瘀、调和脾胃功效的中药，以及采用针灸等方法来调整气血，恢复口腔及全身的健康平衡。正气的存在对于身体健康至关重要，它能够抵御外邪的侵袭。然而，如果肾阳受损，就无法有效地温暖脾阳，导致虚寒内生。针对中重度慢性牙周炎的治疗，应该从调理脾脏入手，补充肾脏精气，驱除邪气，扶正祛邪，以平衡阴阳，达到治疗的目的。

（二）炎症反应与湿热内蕴

当人体内的血脂和血糖超标时，从西医学角度看，单核巨噬细胞膜上的高亲和力受体会与之结合，引发一系列生理反应，包括炎症细胞因子的释放。这些炎症细胞因子支持组织的胶原蛋白水解酶及激活骨细胞，最终导致牙周病的发生。从中医学角度来看，血脂和血糖超标反映了“痰湿”和“血瘀”的内在病理状态，导致“气滞”和“血瘀”，影响气血的正常流动和营养输送。这种状态下，体内的“湿热”和“瘀血”互相结合，损伤组织，导致局部“气血运行不畅”，形成了牙周病的病理基础。对于糖尿病患者，这种情况更为严重，因为“痰湿”和“血瘀”更加显著，导致“正气”损伤，使得“邪气”更易侵入，加剧了牙周病的发展。结合中西医学理论，我们可以看到，血脂和血糖超标不仅通过西医学解释的生化反应路径影响牙周健康，也在中医学的“痰湿”“血瘀”“气滞”理论中找到了对应。因此，治疗策略应旨在调节血脂和血糖水平，减轻炎症反应，同时通过中医方法调和气血，疏通经络，以综合改善患者的牙周健康。

牙菌斑引发的免疫反应和组织破坏本质上是一种炎症反应。炎症不仅局限于口腔，其产生的细胞因子可以通过血液循环传播到全身，进而影响到胰岛 β 细胞的功能，导致胰岛素抵抗和 2 型糖尿病的发展。这种由局部炎症引发的全身性炎症反应，揭示了牙周炎与 2 型糖尿病之间的内在联系。牙菌斑中的细菌及其产物相当于“湿邪”和“热邪”，它们侵袭牙周组织导致的局部“湿热”积聚，既是一种局部病变，也是全身疾病的表现。这些“湿邪”和“热邪”通过经络系统影响全身，尤其是影响脾胃，导致“痰湿”内生，形成“痰湿阻滞”，影响脾胃的运化功能。这种“痰湿”内生和“内热”积聚，不仅加剧胰岛素抵抗，还促进了 2 型糖尿病的发展。同时，2 型糖尿病患者由于代谢紊乱，容易产生“内热”，加剧“痰湿”生成，形成恶性循环。这种从中医角度解释的“湿热内蕴”与现代医学中的炎症反应概念相契合，都强调了局部病变与全身疾病之间相互作用和影响的机制。

（三）氧化应激与气阴两虚

牙周炎被认为是循环氧化应激的一个触发因素，而循环应激的程度与牙周炎的严重程度呈正相关。西医学研究表明，由于氧化应激反应中的 ROS 对于生物体是一种非特异性的损伤因子，循环氧化应激可能对多个器官和系统造成氧化损伤。特别是在患有牙周炎及伴随系统性疾病如糖尿病的患者中，其循环氧化应激指数明显上升。然而，通过基础的牙周治疗能有效改善患有糖尿病伴发牙周炎者的循环氧化失衡情况。牙周炎也被确认为糖尿病的并发症之一，在牙周组织发生炎症的情况下，ROS 的过量产生或抗氧化水平的降低可能会进一步加重糖尿病前期或糖尿病状态下的氧化失衡情况。中医理论将这种情况解释为消渴属于肾虚为本、阴虚燥热为标的范畴，2 型糖尿病合并牙周炎则被归类为“牙宣”或“牙痈”，其发病基础主要是阴虚湿热。长期消渴会导致阴液亏虚，湿热内阻，影响气血运行，导致气机升降失调，血行不畅，新血无法有效濡养牙齿。这导致牙龈逐渐暴露，牙齿松动，骨质松软，甚至牙齿脱落。西医学强调氧化应激在牙周炎和糖尿病中的作用，而中医学则从阴虚湿热、气血运行不畅的角度提供了疾病的整体治疗思路。因此，治疗牙周炎和糖尿病的策略应该是多方面的，包括控制血糖、改善氧化应激状态，以及通过中医方法调和阴阳，疏通气血，清除湿热，以达到治疗的最佳效果。这种中西医结合的方法不仅能够有效控制疾病的进展，还能从根本上改善患者的整体健康状况。

（四）成骨－破骨活动失衡与肾阴亏虚

糖尿病不仅增加骨质流失的风险，还限制骨骼的修复过程，对牙周炎产生显著影响，这一点在西医学中得到了广泛的认可。糖尿病患者中，炎症浸润的程度和持续时间增加，细胞凋亡率上升，导致骨衬里细胞、成骨细胞和牙周韧带成纤维细胞数量减少。这些变化共同作用，导致炎症反应持续时间延长、牙槽骨吸收增多及新骨形成受损。从中医学角度来看，糖尿病引起的这些问题可以归因于“肾虚”和“阴虚”，导致“骨蒸”现象，即骨骼因为阴液不足而变得脆弱。糖尿病导致的血糖失控被视为“内热”加剧，进一步消耗体内阴液，导致“湿热”在体内积聚。这种“湿热”不仅损伤肾阴，还影响到骨骼和牙周组织，导致牙齿和骨骼的营养供应不足，从而影响牙周病的恢复过程。因此，治疗糖尿病相关的牙周炎应该采取一个综合的方法，不仅要控制血糖和管理炎症，还需要考虑到恢复体内阴阳平衡和清除“湿热”的重要性。这可能包括西医的药物治疗、血糖控制策略和牙周病的局部治疗，以及中医的调和阴阳、补肾养阴和清热利湿的治疗方法。通过这种多方面的治疗策略，可以更全面地应对糖尿病对牙周健康的影响，促进患者的整体健康和牙周组织的恢复。

（五）AGE 增多与痰湿阻滞

牙周病不仅是糖尿病的易感和促进因素，而且随着其严重程度的增加，还可能导致糖尿病患者血糖水平升高。西医学认为，这是因为慢性革兰氏阴性菌感染和 TNF-α 等因素影响了患者的组织表面胰岛素受体数量和胰岛素活性，导致血糖水平难以控制。糖尿病产生的 AGE 不仅引起口腔巨噬细胞表型的变化，而且加剧了对牙槽骨的损伤，同时也改变了巨噬细胞的功能。随着高度葡萄糖基化作用的增强，糖尿病患者的小血管壁和基膜可能增厚，进而诱发牙周疾病。此外，糖尿病导致的多形核淋巴细胞功能异常也可能加重牙周病的进展。同时，“血瘀”影响了正常的血液循环，加剧了组织的缺血和缺氧状态，进而影响牙槽骨和牙周组织的健康。糖尿病引起的高血糖状态加剧了“痰湿”和“血瘀”，形成恶性循环，不仅损伤牙周组织，还通过影响胰岛素受体和胰岛素活性，使得血糖控制更加困难。因此，治疗牙周病和糖尿病时，应当同时考虑西医学的治疗方法和中医学的调理方法。西医治疗重点在于控制感染、降低炎症反应、改善血糖控制，而中医治疗则侧重于疏通经络、调和阴阳、化痰散结和活血化瘀。通过这种综合治疗方法，可以更有效地改善牙周病和糖尿病患者的整体健康状况，减轻病情，防止疾病的进一步发展。

四、临床表现

1. 痰湿蕴结证

临床表现：口渴喜冷饮，食欲旺盛，尿量增多，体重轻微下降。牙龈轻度肿胀，刷牙时偶有出血，口有异味。

2. 阴虚火旺证

临床表现：口渴加剧，喜冷饮量增，尿量进一步增多，体重明显下降，四肢乏力，牙龈红肿明显，出血加重，牙齿松动，口干口臭。

第二节　病证结合治疗

一、分期辨证治疗

1. 痰湿蕴结证

治法：祛湿健脾。

方药：参苓白术散。白扁豆、白术、茯苓、甘草、桔梗、莲子、人参、砂仁、山药、薏苡仁。

随症加减：胃热口渴者加黄柏、黄芩；眠差不得卧者加天冬、百合。

2. 阴虚火旺证

治法：滋阴潜阳。

方药：知柏地黄丸。知母、熟地黄、黄柏、山茱萸（制）、山药、牡丹皮、茯苓、泽泻。

随症加减：胃热不寐者加生地黄、玉竹；内热失眠者加远志、首乌藤。

3. 肾精亏损证

治法：补肾培元。

方药：六味地黄丸。熟地黄、山茱萸、泽泻、牡丹皮、茯苓、山药。

随症加减：牙龈红肿、出血者加金银花、绿茶；夜间多尿者加枸杞子、黑芝麻。

二、专方专药治疗

1. 知柏地黄丸　据中医理论，肾主骨，而牙齿被视为骨之余。因此，牙齿的健康与肾的状态密切相关，肾虚则易导致牙周疾病的发生。而牙龈则分别属于阳明大肠经和胃经，因此，牙周炎的病因常涉及胃火上蒸、气血不足、精气亏虚等因素。知柏地黄丸是一种经典的中药方剂，其组方包括知母、黄柏、熟地黄、山茱萸、山药等药物。这些药物具有多种功效，知母清虚热，熟地黄益精填髓，黄柏滋阴降火，山茱萸益气养阴，山药固精补肾。这些药物的配合能够发挥滋阴降火的功效，有助于改善肾虚引起的牙周疾病。知柏地黄丸还具有多种药理作用，包括调节血糖、增强免疫力、抗氧化及调节神经内分泌等。在治疗牙周炎方面，知柏地黄丸表现出良好的疗效，能够减少炎症因子如 TNF-α、IL-6、CRP 等的表达，同时还可以改善胰岛素抵抗，恢复胰岛 β 细胞功能，进一步促进患者康复。

2. 五丹散凝胶　五丹散凝胶的配方包含五倍子、黄连、丹参和白及等药物，各具有不同的功效。其中，五倍子主要具有收敛解毒的作用，黄连清热泻火，丹参凉血活血，白及具有收敛止血、消肿生肌的功效。这些药物共同组成的凝胶，可直接应用于牙周袋内。通过工艺改革制备而成的五丹散凝胶，在糖尿病合并牙周炎患者中具有显著的治疗效果。与常规牙周基础治疗相比，此凝胶的效果更为突出，可减轻牙周炎症反应，促进牙周膜的修复及牙槽骨的再生，改善牙周指标，从而取得对糖尿病合并牙周炎患者的良好治疗效果。

3. 滋肾活血方　治疗2型糖尿病合并牙周炎的效果显著。它不仅在改善牙周状况和控制炎症方面与西药抗生素不相上下，而且在安全性方面更胜一筹，毒副作用较小。与仅进行基础治疗加西药组相比，滋肾活血方在改善中医证候、减轻患者痛苦等方面表现出明显的优势。因此，它完全有能力取代西药抗生素，在临床上广泛应用于2型糖尿病合并牙周炎的患者。

4. 甘露饮　是一种中药方剂，主要用于治疗阴虚湿热证。其组成成分丰富，包括生地黄，能够滋养阴液，生津清热；熟地黄则具有滋阴补益真阴、封填骨髓的功效。此外，枳壳与枇杷叶可宣畅气机，促进湿热排出；天冬与麦冬能清肝肺之火，祛除脾胃肝胆之湿热；黄芩与茵陈则可清热利湿；而炙甘草则能调和各药之性。这些药物的联合应用能够实现养阴生津、清利湿热等功效，同时具有滋阴不滞湿、泻热不伤正的特点。

三、中成药治疗

双花薄荷饮　本方剂选用了金银花、薄荷、知母、黄柏及白芷这五种药材，各司其职，相互协作，形成了一个既能清热解毒、消肿止痛，又能补肾滋阴、降火止痛的强大治疗组合。金银花作为方剂中的主药，以其寒性归属于胃经，发挥出卓越的清热解毒和消肿功效；薄荷则以其凉性和芳香味道，辅助金银花宣散邪热，助力邪热的排出，增强了方剂的效能。同时，知母与黄柏这两味药材均归肾经，它们携手补肾滋阴、降火引火归原，为方剂增添了调和阴阳的力量。白芷性温，不仅能活血化瘀、生肌止痛，还能增强方剂的调和平衡效能。这五味药物的联合应用，针对肾虚胃热的复杂病机，展现出了显著的治疗效果，体现了中药配伍的智慧与精髓。

第三节　病证结合康复和预防

一、病证结合康复

（一）中药含漱液治疗

金蒲含漱液　金蒲含漱液的组成包括金银花、连翘、五倍子和蒲黄四味药材。金银花因其清热凉血的功效而被广泛赞誉，其甘味、性微寒、气芳香，不伤胃阳，具有轻扬透邪的作用。再加上连翘的辅助作用，进一步增强了清热凉血的功效。五倍子具有收湿敛疮、敛肺降火的功效，常用于治疗牙龈疳臭、牙龈肿痛等症状。而蒲黄则以其清热止血、化瘀止痛的功效闻名。这些药物共同发挥清热解毒、消肿止痛的作用。通过研究验证，金蒲含漱液对于糖尿病合并牙周炎患者的牙周炎症状，如牙龈出血和红肿等，具有显著的改善作用。

（二）中药缓释膜治疗

黄芩苷口腔缓释膜　黄芩苷作为一种黄酮类化合物，味苦、性寒，主要具有泻火解毒、清热燥湿的功效，在临床上被广泛用于治疗感染、肝炎、高血压等疾病。其具有广谱抗菌的特性，而且所选用的缓释材料具有生物降解性且无不良反应，这有助于促进牙周膜细胞的增殖。制成缓释膜后，置于牙周袋内，能够实现定位缓释和靶向作用。研究表明，黄芩苷缓释膜对于 2 型糖尿病合并牙周炎患者的临床症状有显著缓解作用，同时能够降低血清中的 CRP、TNF-α 和 IL-6 水平，从而增强抗炎效果。此外，它还能够降低患者的 FBG 和 HbA1c 水平。因此，黄芩苷制成的缓释膜在临床应用中具有潜力，值得进一步推广和应用。

二、病证结合预防

（一）一级预防

提高文化程度。患者如今可以通过多种途径获取与疾病相关的健康知识，如网络、讲座及书籍等，这种信息获取方式不再局限于医院和社区健康宣教。因此，这些患者对于疾病的认知度相对较高，能够更积极地应对日常口腔保健问题，从而提高口腔保健的自我效能。然而，那些接受过糖尿病慢性牙周炎相关口腔健康宣教的患者往往会忽视糖尿病引起的口腔问题，对日常口腔保健缺乏足够重视，缺乏口腔保健意识，导致口腔保健的自我效能水平较低。因此，我们需要积极正确地看待慢性牙周炎引起的口腔问题，鼓励患者积极配合治疗，并养成良好的日常健康习惯。只有坚信通过自身的健康行为养成，才能够有效地控制慢性牙周炎的进展。

（二）二级预防

定期进行牙周清洁。通过社区牙周干预，能够有效集中治疗糖尿病合并牙周炎患者，不仅提高了治疗效果，而且促使患者定期进行复查，对于血糖的降低也具有重要的意义。糖尿病患者合并牙周炎时，长期的慢性革兰氏阴性菌感染和毒血症及 TNF-α 的作用可导致组织表面胰岛素受体数目减少，活性降低，进而引发胰岛素抵抗，从而使患者的血糖水平难以控制。通过进行牙周治疗，血糖控制不佳的糖尿病患者的 HbA1c 水平明显降低，这表明患者的糖代谢得到了改善。因此，社区牙周干预不仅可以改善患者的口腔健康状况，还能对糖尿病的糖代谢产生积极影响，有助于全面提升患者的整体健康水平。

（三）三级预防

糖尿病的强化治疗。糖尿病合并牙周炎的患者，在接受牙周基础治疗的同时，应积极采取严格的糖尿病管理措施，以实现对糖尿病的强化治疗。此外，提倡采用健康的生活方式，如保持理想的体重、适度的锻炼、均衡营养的饮食、戒烟及注意口腔卫生，这些措施都有助于提高糖尿病合并牙周炎的治疗效果。在强化治疗中，胰岛素的应用可以在短时间内有效控制血糖水平，改善糖代谢情况，从而有助于改善牙周状况。同时，研究表明，除了糖代谢紊乱外，糖尿病患者还存在着脂代谢紊乱，而这两者之间存在一定的关联性。推测这可能是由于牙周炎导致免疫细胞功能的改变，通过包括炎性细胞因子在内的反应机制引起了脂代谢紊乱，这一过程有助于促进牙周炎的康复进程。因此，综合治疗策略对于糖尿病合并牙周炎患者尤为重要，能够全面提高治疗效果，并有助于改善患者的口腔健康和整体健康水平。

第32章 糖尿病合并非酒精性脂肪性肝病

非酒精性脂肪性肝病（non-alcoholic fatty liver disease，NAFLD）是除外酒精和其他明确因素所致肝细胞内脂肪过度沉积为特征的临床病理综合征，是一种与胰岛素抵抗和遗传易感性密切相关的获得性代谢应激性肝损伤。2型糖尿病与非酒精性脂肪肝密切相关，两者患病率呈现出同步上升的趋势，2型糖尿病和NAFLD常互为合并症或存在靶器官损害，2型糖尿病是临床上预测NAFLD向非酒精性脂肪性肝炎（non-alcoholic steatohepatitis，NASH）及其相关肝硬化进展的重要指标，合并NAFLD的2型糖尿病患者发生心脑血管事件、肾脏疾病的风险也明显增加。中医学对糖尿病合并NAFLD无明确记载，根据其临床表现，可归属于"消渴""肝着"等范畴。因此，临床上需要重视2型糖尿病合并NAFLD的筛查、诊断及综合管理，有利于早发现、早干预、早控制，对预防和延缓本病进展至关重要。

第一节　病证结合诊断

一、西医诊断标准

2型糖尿病合并NAFLD的诊断：主要根据糖尿病病史、NAFLD临床表现及辅助检查综合确诊。

当两者同时满足时即可诊断2型糖尿病合并NAFLD。2型糖尿病的诊断参照2020年ADA的《糖尿病医学诊疗标准》。NAFLD根据：①病理镜下肝细胞脂肪变性面积≥5%的病理学或质子密度脂肪率＞5.6%的影像学改变；②排除肝脂肪变性的继发原因（如病毒性肝炎、自身免疫性肝炎、肝豆状核变性、甲状腺功能减退症、性腺功能减退症、恶性肿瘤、感染等疾病）之后，可考虑诊断NAFLD。在做出NAFLD诊断之后，应进一步评估患者是否存在肝纤维化及其严重程度。

二、中医辨证分期分类诊断

（一）初期

肝郁脾虚证　本证型多见于2型糖尿病合并NAFLD早期。望闻问切四诊合参，患者临床症状常不典型，患者未诉明显不适症状，或仅见轻微乏力症状，偶有肢体倦怠，脘腹痞闷，食欲正常或略有减少，或有情绪低落，舌淡红，边有齿痕，舌苔薄或白，脉弦细等。

（二）中期

1. 痰湿内阻证　本证型多见于 2 型糖尿病合并 NAFLD 早中期。症见形体肥胖，口淡不渴，头身困重，多眠睡，胁肋胀闷，腹胀，食少纳呆，大便不爽，舌淡胖，舌苔白滑、水滑或腻，脉细滑。

2. 湿热内蕴证　本证型多见于 2 型糖尿病合并 NAFLD 中期。症见脘腹胀满不适，口中黏腻，或口干口苦，肢体沉重，情绪易急躁，大便干结或溏黏、气味污秽，舌质红，苔黄腻，脉滑数。

（三）晚期

痰瘀互结证　本证型多见于 2 型糖尿病合并 NAFLD 晚期。症见胁肋隐痛或刺痛，痛有定处，痛处拒按，夜间疼痛显著，胁肋下可触及痞块，或形体消瘦，精神倦怠，面色晦暗，食少或无法自主进食，腹胀，舌质紫暗，舌面舌下有瘀点瘀斑，脉细沉涩。

三、病因病机

（一）胰岛素抵抗与脾虚痰湿中阻

胰岛素抵抗是多种因素导致胰岛素不能有效促进周围组织摄取葡萄糖，机体为了维持血糖正常而提高胰岛的分泌水平。胰岛素抵抗是 NAFLD 及 2 型糖尿病发生发展的共同病理生理机制，可导致肝细胞内脂质过量沉积，引起肝细胞脂肪变性。中医学无 2 型糖尿病合并 NAFLD 的病名，依据中医学对本病的证候和并发症的认识，可把本病归属于“消渴”“消瘅”“肥气”“肝着”的范畴。如《素问·奇病论》记载：“此肥美之所发也，此人必数食甘美而多肥也，肥者令人内热，甘者令人中满，故其气上溢，转为消渴。”过食肥甘厚腻等食物或过量饮酒，容易形成体内燥热、中焦不通的体质，这提示了糖尿病合并 NAFLD 的病理基础；《难经·五十六难》曰：“肝之积曰肥气。”饮食不节，肥甘厚腻难以消化，气滞不行，易生痰饮、血瘀等变证堆积于胁肋，出现右胁肋下胀满、包块等症状，成为“肥气”，临床上可表现为右胁肋隐痛、腹胀闷不适、疲倦乏力等症状，这为现代医学研究糖尿病合并 NAFLD 做出了理论铺垫。

中医与现代医学结合论述本病的主要病机总结为脾虚痰湿中阻，胰岛素抵抗。精，即水谷精微，是构成和维持人体生命活动的最基本物质，血糖就是水谷精微的组成部分，现代医学解剖层面的胰腺相当于中医学的“脾”，脾化生水谷精微、灌溉四肢脏腑经络，水谷精微经脾气散精输布到周身的过程与胰岛素将葡萄糖分解释放能量、供细胞活动需要的功能高度吻合，如饮食不节，嗜食高糖、高脂、高蛋白、生冷食物，长期则会损伤脾胃，导致中焦阻滞，使脾不散精，酿为痰浊高脂，脉道被阻，蕴结于肝。

（二）慢性炎症与痰湿阻滞

慢性炎症是涉及全身循环的炎症反应，这与中医学中湿邪致病广泛的特点非常相似，糖尿病合并NAFLD作为一种慢性疾病与湿性病证同样具有缠绵难愈、病程迁延的特征，脂质代谢与慢性炎症相互影响，脂质过量沉积的肝细胞发生脂质过氧化，诱发氧化应激反应，导致促炎症因子大量分泌，抑炎因子相对不足，机体的免疫应答机制无法正常启动，这是糖尿病合并NAFLD迁延不愈的重要原因。饮食不节，脾虚运化不及，津液水谷停滞则生痰湿，湿性黏腻，湿邪致病胶着缠绵、阻滞气机，损伤阳气，机体代谢受阻，引起促炎因子过度分泌，前脂肪细胞增生，机体微炎症反应增加脂质摄取、抑制胆固醇转运，加重脂质代谢紊乱，诱发肝脏损伤。目前，与湿邪相关的脂质代谢研究、慢性炎症研究有限，但从中医学湿邪定义、湿性病证、痰湿阻滞的角度可挖掘慢性炎症和湿邪致病的密切关联性。

（三）氧化应激与气阴两虚

氧化应激贯穿糖尿病合并NAFLD的发病过程。一方面高血糖可经由多种代谢途径产生自由基，导致氧化应激反应。另一方面，过量的自由基掠夺了胰岛β细胞分子的电子，破坏胰岛β细胞结构，诱导细胞功能的下降，进而导致胰岛素抵抗的发生，两者互为因果、密不可分。脂质过量沉积在肝细胞，导致炎症发生、降低了胰岛β细胞的功能。饮食不节，脾失健运，肝失疏泄，痰湿内生，气血运行受阻，导致气滞、痰湿、瘀血互结。

糖尿病合并NAFLD属于慢性疾病，证属本虚标实，久病则气血生化不足，阴津亏损，阴津愈亏则燥热愈胜，燥热愈胜则津液愈亏，两者互为影响。气阴两虚是本病病机。机体在长期高血糖状态下长期缺乏宁静、抑制过度阳热等作用的“肾阴”的滋养，久病耗伤使机体代谢能力下降，产生诸如ROS等物质，引起蛋白质、核酸等大分子的交联聚合，加剧氧化应激反应，造成脂质沉积，激活肝毒性细胞因子上调，造成免疫功能紊乱。

（四）肠道菌群改变与脾胃受损

脾胃是仓廪之本，吃进去的饮食水谷要先经过胃的研磨、腐熟消化，再经过脾取精去粕，最后将水谷精微中的精华部分运输到全身，脾胃健运功能正常时，水谷精微物质可以得到正常的运化及输布。若饮食不节，或肝脏疏泄不及或失于濡润，气机失于调畅则会直接影响脾胃的健运，导致脾失健运、生湿化痰。

肠道菌群平衡是中医脾胃运化稳定的内在机制，肠道内微生态的失衡是脾虚湿困发病的关键，血糖是水谷精微所化生，脾散精失司，水谷壅塞不化、胃滞化热，脾弱、胃强形成恶性循环，导致火滞中焦，其气上溢，发为消渴，肠道菌群与脾的高度相关性是调控肠道菌群从而使脾发挥脾气散精功能的前提。从来源上，人类肠道内的定植菌是在母体分娩当时由母体传入和后天外界补充并在肠道内定植、繁衍，日积月累形成的肠道菌群基因复合体。人体出生后，有赖于脾这个后天之本的滋养，故肠道菌群可以看作中医学之脾。从功能上来说，肠道菌群帮助胃肠消化，合成多种人体生长发育需要的维生素，维持肠道微环境稳定，还利用蛋白质残渣合成部分氨基酸；中医学理论中的脾与肠道菌群有非常多的相似之处，两者均以“健运－化生－养护”为功能主轴形成各自的生态系统，全身的肌肉、器官有了脾胃运化的水谷精微才能丰满、健壮；消化道正常菌群参与脂质的消化、吸收，充足的脂肪酸为全身肌肉持续供能。若胰岛素受体、胰岛素信号通路受损，形成胰岛素抵抗，脂肪无法被正常消化、代谢，则精微物质不能营养四肢百骸，脂质沉积在肝脏等处，发为 NAFLD。

（五）肝毒性细胞因子与湿热内蕴

中医学认为，肝脏承担着疏泄和调畅气血、协助消化等功能，不健康的生活方式和饮食习惯导致脾胃失调、湿热内生。脂质代谢障碍，肥甘厚腻导致脾胃运化失常，不能将湿邪转化排出体外，肝失疏泄，湿邪凝滞转化为痰脂，蕴藏积聚于肝，胰岛素抵抗状态下，胰岛素信号通路受损，糖异生不能被抑制，但肝胆脂质沉积持续增加，脾胃运化失常，湿热内生，肝细胞内脂毒性增加，引起肝细胞功能损伤。

四、临床表现

1. 症状　精神倦怠，或有表情淡漠，对事情缺少兴趣，食欲减低，腹部胀满，肝区不适或隐痛，恶心，呕吐或腹泻。形体肥胖，疾病后期形体消瘦，严重者可发生皮肤、巩膜皮肤黏膜黄染，腹部明显隆起、腹围增大（腹水），出血倾向。

2. 体征　右上腹或者肝区不适、隐痛，严重者脾大。

第二节　病证结合治疗

一、分期辨证治疗

（一）初期

肝郁脾虚证

症状：患者临床四诊症状常不典型，或可见轻微疲倦乏力，肢体倦怠，脘腹痞闷，心情抑郁不畅，嗳气，或有便溏，舌淡红，边有齿痕，舌苔薄或白，脉弦细等。

治法：疏肝理气，健脾益胃。

方药：逍遥散合四君子汤加减。白术、柴胡、炒当归、炙甘草、茯苓、白芍、陈皮、党参、郁金、半夏等。

（二）中期

1. 痰湿内阻证

症状：胃脘痞满不舒，纳呆，口淡不渴，或有恶心呕吐，头重如裹，困倦乏力，小便清，大便溏软、不成形；舌淡红，舌体胖大，边有齿痕，苔白厚腻，脉沉滑。

治法：化痰祛湿，理气和胃。

方药：二陈汤合平胃散加减。陈皮、半夏、茯苓、枳实、黄芩、鸡内金、生山楂、生麦芽、生神曲、桂枝等。

2. 湿热内蕴证

症状：脘腹痞闷，胁肋胀痛，面部油腻不爽，便秘或黏腻而不爽，或有里急后重，头身困重，小便短而黄，女性或有带下色黄，口苦口干或有口臭，舌红，苔黄厚腻，脉弦滑。

治法：利湿清热，行气化浊。

方药：茵陈蒿汤合小柴胡汤加减。茵陈、柴胡、郁金、炒白术、栀子、生大黄、黄连、陈皮、竹黄、半夏等。

（三）晚期

痰瘀互结证

症状：胁肋部或四肢刺痛或胀痛、麻木，脘腹痞闷，胁下肿块或包块胀满并时有作痛，或困倦头晕，或形体肥胖，或形体消瘦，舌质紫暗，苔腻，脉弦涩沉。

治法：活血化瘀，祛痰散结。

方药：膈下逐瘀汤加减。当归、川芎、桃仁、五灵脂、牡丹皮、赤芍、延胡索、香附、红花、甘草、乌药、枳壳、姜黄等。

二、辨症状治疗

辨病是从疾病的全局出发，从宏观的角度认识病证的病机、病位、病性、病势的发生和发展规律，相当于抓疾病的基本矛盾；辨证是确定疾病在某个阶段的病理本质，相当于抓疾病当前阶段的矛盾。两者结合就是把疾病的基本矛盾与当前阶段的主要矛盾结合起来，从而更全面地认识疾病本质，提高诊治效果。

在临床实践中，糖尿病脂肪肝患者有时无典型临床表现，仅在辅助检查时会发现血糖、血脂升高，若从辨证出发则无从入手，这时则需运用中医整体观念，从糖尿病合并脂肪肝的病机特点出发，确定基本治则，“谨守病机，各司其属，有者求之，无者求之”。对于有典型临床表现的患者，可根据临床症状，从调整脏腑虚实着手。本病相关脏腑主要与肝脾密切相关，首先辨明病位，再分清虚实，根据本虚（气、血、阴、阳）标实（气郁、痰湿、湿热、血瘀），随证化裁。

三、辨体征治疗

糖尿病并发 NAFLD 患者可能会出现神经损伤的症状，可以通过深反射来检测神经系统的一些异常病变。本病患者可见深反射减弱或消失，尤以跟腱反射减弱或消失为明显。震动感减弱甚至消失，触觉、温度觉、针刺痛觉等有不同程度减退。不同病情程度患者可见足部小肌肉无力和萎缩。

肌电图检测：在临床症状出现前，神经电生理检查可发现 F 波异常、感觉神经传导速度和运动神经传导速度减慢、动作电位波幅下降、远端潜伏期延长。

筛查量表：采用密歇根糖尿病神经病变计分法（MDNS）、多伦多临床评分系统（TCSS）计分。

四、专方专药治疗

1. 半夏泻心汤加减

组成与用法：黄芩、黄连、半夏、干姜、甘草、白芍、炒白术等，水煎服。

功效：寒热平调，消痞散结。

加减应用：腹胀呃逆者，加莱菔子、代赭石、旋覆花等；上腹部疼痛者，加五灵脂、蒲黄等。

2. 疏肝化痰消浊方

组成与用法：柴胡、半夏、白芍、苍术、当归、茯苓、薏苡仁、陈皮、泽泻、牡丹皮等，水煎服。

功效：疏肝理气，活血化浊。

加减应用：若热象明显者，加茵陈、竹茹等；肝质地较实，伴脾大者，加桑螵蛸、红花等。

3. 柴胡疏肝散加减

组成与用法：柴胡、陈皮、香附、泽泻、枳实、半夏、白芍、郁金、甘草等，水煎服。

功效：活血化痰，行气消积。

4. 左归降糖清肝方

组成与用法：黄芪、熟地黄、郁金、茵陈、虎杖、山茱萸、陈皮、丹参、黄连、山药、白术、甘草等，水煎服。

功效：滋阴清热，补肾祛湿。

5. 芪黄降浊颗粒

组成与用法：黄芪、生大黄、泽泻、茯苓、决明子、葛根、海藻等，水煎服。

功效：化瘀通络，健脾益气。

6. 参麦兰苓汤

组成与用法：太子参、麦冬、茯苓、泽兰、知母、山药、商陆、五味子、半夏等，水煎服。

功效：活血化瘀，益气祛湿。

加减应用：腹胀者，可选加枳实、厚朴等。

五、中成药治疗

1. 扶肾颗粒

组成与用法：黄芪、当归、淫羊藿、陈皮、半夏、丹参、鬼箭羽、大黄。

功效：扶肾健脾，祛瘀生新。

用法用量：每日 3 次，每次 1 剂。

2. 加味水陆二仙丹

组成与用法：芡实 20g，金樱子 10g，黄连 20g，黄芪 30g。

功效：益气固肾解毒。

用法用量：每日 1 剂，分早晚 2 次服用。

3. 清热祛浊胶囊

组成：黄连、知母、枳实、泽泻、茯苓、大黄、桑白皮等。

功效：清热利湿健脾，泻浊祛瘀。

用法用量：口服，每次 0.5g，每日 3 次。

4. 天麦消渴片

组成：五味子、麦冬、天花粉、吡考啉酸铬。

功效：滋阴，清热，生津。

用法用量：第一周一次 2 片，每日 2 次；以后一次 1 ～ 2 片，每日 2 次。

5. 龙胆泻肝丸

组成：龙胆草、生地黄、泽泻、柴胡、炒栀子、黄芩、甘草、木通、炒当归、车前子。

功效：清肝利胆，化湿清热。

用法用量：一次 3 ～ 6g，每日 2 次。

第三节　病证结合康复和预防

一、病证结合康复

（一）针刺

进行针刺治疗时要严格消毒，慎用灸法，避免引起烧灼伤。针刺调节血糖合并 NAFLD 的常用配穴处方如下。

1. 理气健脾　肺俞、脾俞、胰俞、曲池、廉泉、承浆、足三里、三阴交、玉液等。

2. 和胃祛湿　脾俞、胃俞、足三里、三阴交、内庭、中脘、阴陵泉、曲池、合谷、天枢等。

3. 滋肾固本　肾俞、关元、三阴交、太溪、气海、命门、太冲等。

（二）耳穴

耳针、耳穴贴压以内分泌、肾上腺、脾、肝等穴位为主。

耳针疗法取穴胰、内分泌、肾上腺、三焦、肾、神门、心、肝。

（三）中药离子导入

肥胖或超重的糖尿病合并NAFLD患者可在中脘、气海、关元、天枢、水道处行离子导入治疗。点穴减肥常取合谷、内关、足三里、三阴交、太冲等。

（四）刺络放血

刺络放血疗法可通过刺破皮肤特定部位、适当放血改善患者胰岛素抵抗造成的血糖明显升高，操作过程中要严格注意消毒。

本疗法通过选择刺络放血与病情相关的体表投影区、对应区及经穴部位以促进局部血液循环，调整经络气血运行，排出瘀血从而缓解症状，取得疗效。

（五）穴位埋线

穴位埋线疗法属于长效针灸疗法的一种，本法将羊肠线（异性蛋白）埋入患者皮下腧穴，利用羊肠线在体内缓慢吸收的过程不断对腧穴产生刺激作用，达到防治糖尿病合并 NAFLD 的目的，是一种简便易行的中医特色外治法。

治疗时，辨证取穴，以脾、胰、肝、肾的背俞穴为主，辅以足三里、丰隆、三阴交、阳陵泉、关元等穴。临床选穴处方常用脾俞、胃俞、关元、天枢、水道、中脘、气海、外陵、足三里、丰隆等。

二、病证结合预防

（一）一级预防

一级预防的目的是开展健康教育，提高人群对糖尿病合并 NAFLD 防治的知晓度和参与度，即未病先防。

1. 倡导合理膳食，坚持以植物性食物为主，动物性食物为辅，能量来源为以粮食为主的中国的传统饮食结构，三餐定时定量，避免吃得过快、过饱，杜绝把含糖饮料当水喝。

2. 加强自我管理，开展普遍健康筛查，限制饮酒。

3. 加强体育锻炼，避免久坐久卧等不良习惯，有肥胖、糖尿病、高脂血症、脂肪肝家族史的患者要加强自我管理意识，定期筛查血脂、血糖相关指标。在中医方面，针对本病病机进行早期防治，多以健脾益气、养阴活血化瘀为法。

（二）二级预防

二级预防的目的是缓解症状，延缓 NAFLD 的进展，即既病防变。

1. 在一级预防的基础上，对于出现 NAFLD 临床症状的患者应更积极地监测血脂指标，并合理应用控制血脂药物。

2. 坚持运动，积极锻炼，合理控制运动时间和运动量。

3. 在中医辨证治疗过程中，时刻注意病情的发展趋向，防病邪深入传变，针对患者的具体表现，进行个体化辨证论治。

（三）三级预防

三级预防的目的是减少心脑血管大事件的发生和肝硬化、肝癌、肝性脑病的发生。对于病情较为严重的患者，及时开展多学科协作诊疗，控制疾病进展，预防消化道出血、低蛋白血症等并发症，全程配合中医药治疗，始终坚持中西医结合。

第33章 糖尿病合并低血糖

低血糖是由于多种原因引起的血糖浓度过低状态，血糖降低并出现相应的症状及体征时，称为低血糖症，是糖尿病患者临床上较常发生的一种临床综合征。低血糖症发作时以自主神经系统表现和大脑神经元低血糖表现为主，会导致脑功能障碍，可累及大脑皮质、基底节、下丘脑、脑干。临床可出现脑血管痉挛、认知功能障碍、癫痫发作、昏迷甚至死亡。糖尿病患者尤其是1型糖尿病患者，易反复发生低血糖，严重时可危及生命。与不出现低血糖的患者相比，出现低血糖的患者死亡风险增加2倍。在中医学中低血糖并无相应的病名，但根据其病因及临床症状和体征可将其归属于中医学“心悸”“汗证”“脱证”“神昏”等范畴，“虚”是低血糖型糖尿病的核心病机。

第一节　病证结合诊断

一、西医诊断标准

低血糖是由于多种原因引起的血糖浓度过低状态，血糖降低并出现相应的症状及体征时，称为低血糖症，是糖尿病患者临床上较常出现的一种临床综合征。美国糖尿病学会（American Diabetes Association，ADA）、加拿大糖尿病学会和欧洲药品管理局对低血糖的诊断做出了最新标准：糖尿病患者血糖水平≤3. 9mmol/L（70mg/dl）即可诊断为低血糖。其主要原因分为降糖药物使用过量、饮食不规律、运动过量、胰岛素瘤、肝肾疾病、长期营养不良等。根据低血糖症临床表现的不同对其严重程度进行分级：划分为轻、中、重度。糖尿病患者尤其是1型糖尿病患者，易反复发生低血糖，严重时可危及生命。低血糖症发作时以自主神经系统表现和大脑神经元低血糖表现为主，会导致脑功能障碍，可累及大脑皮质、基底节、下丘脑、脑干。临床可出现脑血管痉挛、认知功能障碍、癫痫发作、昏迷甚至死亡。此外，剧烈的血糖波动和反复的低血糖发作会加速糖尿病患者慢性并发症的发展，引发血管、心、脑、肾、视网膜等多器官多组织的病变，严重影响患者的生活质量，给患者造成沉重的身体、心理和经济多重负担。研究表明，改革开放以来随着我国饮食结构发生了翻天覆地的改变，我国糖尿病发病率逐年升高，加之我国人口逐渐老龄化，糖尿病患者尤其老年糖尿病患者，低血糖发病率明显增加。与不出现低血糖的患者相比，出现低血糖的患者死亡风险增加2倍，而出现严重低血糖的患者死亡风险增加 4 倍。因此，防止和减少低血糖的发生，以及低血糖发作时紧急处理是糖尿病患者控制血糖、管理血糖的关键环节。

二、中医辨证分期诊断

低血糖的中医分期辨证原则主要基于对疾病进展的不同阶段，低血糖是一种慢性病急性发作的临床综合征，首先应根据发病进展分为发作期和缓解期，再根据症状和体征辨证。发作期是指低血糖急性发作时，缓解期是指低血糖纠正后。治疗原则：急性期益气固脱，缓解期补养气血。

（一）发作期

气虚阳脱证　突发心慌心悸、汗出不止、汗出如油，语声低微、神疲无力，四肢厥冷，或不省人事，舌淡少津，脉虚大无力或微细欲绝。

（二）缓解期

气血亏虚证　头晕心悸，面色㿠白，乏力自汗，或食后脘腹胀满、频出嗳气、恶心呕吐，手抖，大便溏稀，舌淡边有齿痕，苔薄，脉虚弱。

三、病因病机

（一）能量摄入不足与脾不散精

近代名医施今墨有言“血糖者，饮食所化之精微也；若脾运失健，血中之糖就不能输布脏腑”，明确提出血糖是脾气散“精”的根本物质，同时血糖运输至全身有赖于脾的散精功能。在中医理论中的“脾”实际涵盖了现代医学的脾和胰，脾的散精作用包含脾脏和胰腺的生理功能，脾气所散之“精”包含饮食水谷所化之“精”（血糖）及胰岛分泌之“精”（糖调节激素）。胰腺内分泌细胞所分泌的调控血糖的激素如胰岛素等，均是“脾气散精”的物质根本、动力所在，“脾”的散精功能是调控血糖的重要机制。血糖属于人体的精微物质，津液代谢异常可以导致低血糖，因此“脾气散精”是机体津液代谢过程中的始动核心环节。饮食水谷所化之“精”（血糖）及胰岛分泌之“精”（糖调节激素）两者维持协调平衡的关系，有赖于脾脏正常发挥其散精功能，“脾气散精”是机体血糖调节的关键环节；“饮食”作为血糖来源，起初依赖脾胃发挥运化水谷、激浊扬清的功效，变为精微物质也就是血糖后，依靠脾气散精的转输形式，输布至全身脏腑器官组织。如果人体长期未进食水谷，能量来源不足，血糖断绝来源，脾无以散精，血中之糖就不能输布脏腑，就会出现低血糖症状。

（二）药源性低血糖与气虚不固

部分降糖药物的使用会增加低血糖的风险，如恩格列净与胰岛素或胰岛素促泌剂合用，会大大增加出现低血糖的风险。据调查，胰岛素在所有降糖药物中最容易导致低血糖现象，且临床应用的各种胰岛素剂型均不能避免糖尿病患者低血糖现象的发生。Cryer 等学者指出，低血糖症的发生是应用胰岛素最严重的不良反应，一次严重的低血糖现象，或者是因低血糖诱发的心血管事件等，对身体损害极大，其程度可能会抵消机体长期保持正常血糖水平所得的益处。有学者认为降糖口服药物如格列本脲由于其作用时间长，而且代谢物仍有降糖作用也容易引起低血糖，药源性低血糖依据症状、体征、舌脉等临床证据进行辨证，属于中医学中脱证的表现，病机为气虚不固、气随汗脱，可致阴阳暴脱，此类低血糖的治疗原则是益气固脱。

（三）运动过度与气阴两虚

剧烈运动后汗液大泄，耗伤津液，气随汗液大量外泄，可见少气懒言、体倦乏力、肌肤湿冷、四肢厥逆、脉微欲绝等“气随液脱”症状。剧烈的运动过度消耗体力，促进体内代谢，肌肉的收缩和舒张均消耗人体能量，而能量的主要来源是体内糖的氧化。长时间的剧烈运动，由于体内血糖被大量消耗，会导致体内血糖低于正常水平。运动性低血糖，轻度症状表现为感到运动后有饥饿感、浑身乏力疲惫、头晕目眩、心慌心悸、面色苍白、冷汗不止；较重者可出现神志不清、四肢颤抖、躁动不安或精神错乱，甚至出现低血糖性昏迷。李东环教授对于不合理的运动量过度消耗体力发生的低血糖现象，加入大量补气药，旨在养阴清热、固护正气，增强机体免疫功能，增加身体运动所需的能量。

（四）饮酒无度与湿热内蕴

现代医学研究表明，乙醇可抑制肝糖原异生，抑制皮质醇和生长激素对低血糖的反应，延迟肾上腺素对低血糖的反应，所以大量饮酒后更易发生低血糖。长期过饮过食，恣食肥甘醇酒厚味，或有先天形体丰腴、痰湿体质之人，湿热在体内积聚，痰湿是2型糖尿病的重要病理因素。湿热内蕴较严重的患者，研究表明其胰高血糖素的异常分泌也有可能加重，对身体造成损害。李东环教授认为糖尿病患者常在大量饮酒后出现汗流不止、嗜睡、神昏谵语、舌红、苔黄腻、脉滑数等“湿热内蕴”症状。

四、临床表现

根据中医辨证理论，可将低血糖分为四个类型：心脾两虚证、肝虚风动证、痰热扰窍证和气虚阳脱证。

1. 心脾两虚证

临床表现：此型低血糖病程较长，可出现多汗、面色苍白、心慌心悸、头晕目眩、记忆力下降、精神混乱，舌淡苔薄，脉细等症状。

2 肝虚风动证

临床表现：此型低血糖患者可出现头晕、视物不清、肢体麻木震颤，甚则晕厥，舌淡红，苔薄，脉细弦等症状。

3. 痰热扰窍证

临床表现：此型患者低血糖多在大量饮酒后发作，可出现出汗不止、嗜睡昏迷、神昏谵语、舌红、苔黄腻、脉滑数等症状。

4. 气虚阳脱证

临床表现：此型低血糖患者常出现心慌、有饥饿感、精神恍惚、面色苍白、出冷汗，甚则神志昏乱、手足厥冷、昏迷，舌质淡红，苔薄，脉细数或脉微欲绝等症状。

第二节　病证结合治疗

在中医学中并无低血糖相应的病名，但根据其病因及临床症状和体征可将其归属于中医学"心悸""汗证""脱证""神昏"等范畴。

一、分期辨证治疗

（一）发作期

气虚阳脱证

治法：益气回阳固脱。

方药：生脉散合参附汤加减。人参、五味子、麦冬、熟附片等。

（二）缓解期

气血亏虚证

治法：益气养血。

方药：归脾汤加减。人参、白术、黄芪、当归、木香、酸枣仁、龙眼肉、茯苓、远志、大枣、生姜、炙甘草等。

二、分类辨证治疗

1. 心脾两虚证

治法：补益心脾。

方药：归脾汤合天王补心丹加减。龙眼肉、酸枣仁、当归、黄芪、党参、麦冬、远志、五味子、柏子仁、炙甘草等。

2. 肝虚风动证

治法：养肝息风。

方药：补肝散加减。当归、白芍、山药、黄芪、山茱萸、地黄、枸杞子、五味子、川芎、木瓜、甘草、大枣等。

3. 痰热扰窍证

治法：清热化痰，开窍醒神。

方药：菖蒲郁金汤合玉枢丹加减。石菖蒲、牡丹皮、竹叶、山栀子、郁金、连翘、鲜竹沥、木通、玉枢丹（另服）等。

4. 气虚阳脱证

治法：益气回阳固脱。

方药：参附汤合生脉散加减。人参、麦冬、太子参、五味子、吴茱萸、附片等。

三、专方专药治疗

低血糖后昏迷者，可予醒脑静注射液 20 ～ 40ml + 5% 葡萄糖 250ml 静脉滴注。

四、中成药治疗

1. 气虚阳脱证

（1）参麦注射液 60 ～ 100ml + 5% 葡萄糖注射液 250 ～ 500ml 静脉滴注，每日 1 ～ 2 次。

（2）参附注射液 60 ～ 100ml + 5% 葡萄糖注射液 250 ～ 500ml 静脉滴注，每日 1 ～ 2 次。

（3）黄芪注射液 50ml + 5% 葡萄糖注射液 250 ～ 500ml 静脉滴注，每日 1 ～ 2 次。

2. 气血亏虚证　人参归脾丸口服。

第三节　病证结合康复和预防

一、病证结合康复

（一）针灸

气虚阳脱型低血糖患者可选取人中、百会、足三里、内关等穴，补法针刺结合持续灸法，病情可缓解。有学者治疗低血糖发作期时，于百会穴采用灸法或常规头针针刺手法，迎随补泻，于太渊、足三里采用常规补法针刺治疗。伴随意识障碍者，于涌泉穴针刺强刺激，快进快出。缓解期辨证选主穴，心脾两虚者主穴选取巨阙、脾俞；脾肾两虚者主穴选取脾俞、肾俞、气海俞；肝肾不足者主穴选取太冲、太溪，气阴两虚者主穴选取关元、三阴交，行平补平泻法；心肾阳虚者主穴选取巨阙、肾俞、气海俞。疾病后期多为虚证，辅以益气升提腧穴，如百会、关元、足三里等，可有效降低低血糖发作频率。张萍教授运用针刺治疗 2 型糖尿病餐前低血糖，选取风池、合谷、太冲、曲池、中脘、三阴交、足三里、阴陵泉、太溪等腧穴针灸常规操作，可改善低血糖临床症状。急性酒精中毒并发低血糖昏迷患者可用毫针刺内关、足三里、人中、涌泉穴刺激促醒，伴有四肢厥冷时，灸神阙、百会、关元回阳固脱。

（二）耳穴

有学者对 2 型糖尿病住院患者在常规护理基础上添加耳穴贴压，选取胰、胆、内分泌、三焦、胃、肾五穴，不仅可以提高体内的胰岛素释放总量，实现减少血糖含量，还可以减少低血糖发生的次数。童青等研究发现耳穴不仅可以替代部分口服药物（如格列齐特缓释片），而且降糖效果更为平稳，可以防止低血糖发生。

二、病证结合预防

“未病先防，既病防变”是中医理论体系中的重要组成部分，严重的低血糖往往会造成不可逆的器质性损伤，甚至是糖尿病患者主要的死亡原因之一，因此“未病先防，既病防变”理论在临床治疗糖尿病有着重要的指导意义。

（一）未病先防，防病于先

一级预防即“未病先防”，《黄帝内经》曰：“五脏皆柔弱者，善病消瘅。”指出五脏虚弱者易患糖尿病。五脏虚弱、正气不足与现代医学中的免疫力下降密切相关，建议平素加强运动，增强免疫力，固护正气，预防疾病。《景岳全书》云：“消渴病……皆膏粱肥甘之变。”指出嗜食肥甘厚味的痰湿肥胖体质为糖尿病患者的易感人群。该体质人群建议清淡饮食，限盐限油，戒烟戒酒，良好的饮食习惯有助于血糖的稳定。情绪波动是血糖波动的重要影响因素之一，《三因极一病证方论・七气叙论》说：“喜伤心，其气散；怒伤肝，其气击；忧伤肺，其气聚；思伤脾，其气结；悲伤心胞，其气急；恐伤肾，其气怯；惊伤胆，其气乱。虽七诊自殊，无逾于气。”情绪的偏颇不仅影响脏腑气机的运行，同时可加重病情，如大怒时，“怒则气上”，血气上冲，影响体内激素水平，不利于血糖的平稳。叶天士认为：“心境愁郁，内火自燃，乃消渴大病。”表明糖尿病与气郁质关系密切。中医防病保健强调“恬惔虚无”“精神内守”，建议注重调畅情志，可以适当饮用一些疏肝解郁的代茶饮。

（二）已病防变，治其未传

“既病防变”是二级预防，糖尿病患者应尤其谨慎低血糖的发生，除注重上述合理膳食、适当运动、调畅情志外，还需积极控制血糖、监测血糖。对于全天血糖波动较大并反复出现低血糖的患者，规律多次的血糖监测及识别低血糖发作的症状和体征是防治低血糖的关键，尽早发现低血糖并给予积极处理，可以改善代谢控制，并可能减少糖尿病相关终点事件。现代临床医学对于低血糖的防治尚没有明确的诊疗方案，而中医在整体观念及辨证论治指导下，多靶点、多路径、多环节展开治疗，具有明显优势。结合中医方法进行干预，包括内服药物调理（中草药、中成药）、外用药物调理（药浴、贴敷）、非药物调理（按摩、艾灸、针刺、耳穴、足浴）等进行调护，可以增强西医方法疗效，稳定血糖水平，降低低血糖风险。

（三）瘥后调摄，防病复发

严重的低血糖往往会造成不可逆的器质性损伤，甚至是糖尿病患者主要的死亡原因之一。低血糖症状缓解后，往往患者正气虚衰，阴阳枯竭，若不及时调摄康复，则易反复出现低血糖症状。针对瘥后防复，古人提出了防止复感新邪、防止过劳、防止饮食失宜、防止情志刺激、防止用药不当等措施。中医传统功法如八段锦、五禽戏、太极拳、易筋经等都具有较为明确的糖脂肥同调的作用，固护正气，调和阴阳，增强体质。

低血糖的护理措施包括如下几方面。

（1）大力宣传关于低血糖方面的知识，保证糖尿病患者及其家属针对低血糖危害有一明确认识，针对糖尿病发生低血糖的病因与症状进行有效掌握，针对轻度低血糖进行有效处理，避免出现重度的低血糖从而造成患者出现昏迷状况。

（2）患者在注射胰岛素后要按照规定进餐，不可在注射胰岛素后仍为空腹状态。

（3）为防止低血糖的发生，患者可以在一定时间内根据医嘱进行胰岛素注射或者服用降糖药物。

（4）合理饮食，避免出现偏食和错误的进食，糖尿病患者不能过度食用高糖高脂的食物，但也不可完全不食用，谨防出现低血糖的症状。尤其是一直服用降糖药物的患者要时刻注意血糖的检测。

（5）糖尿病患者要定期至邻近的医院进行血糖、尿糖等相关方面检查，及时发现，及时治疗，一旦患有低血糖要配合医师治疗，明确发生低血糖的原因，遵医嘱按时进行治疗，防止并发症的发生。

第34章 糖尿病并发高渗性高血糖状态

高渗性高血糖状态（hyperosmolar hyperglycemic state，HHS）亦称非酮症型高渗性昏迷，是糖尿病的急性并发症之一，临床以高血糖而无明显酮症、血浆渗透压明显升高、脱水和意识障碍为特征。HHS往往起病隐匿，一般从开始发病到出现高渗性昏迷需要1～2周，病情危重、并发症多，病死率高于糖尿病酮症酸中毒（diabetic ketoacidosis，DKA），应尽早诊断和治疗。在中医学中，非酮症型高渗性昏迷属于“消渴”“神昏”“脱证”等病范畴。糖尿病合并高渗性高血糖状态是在消渴迁延日久的基础上，加之诱因如暴饮暴食、剧烈吐泻、严重外伤跌仆、出血等，更伤阴血津液；或外邪热毒侵袭机体，致使湿毒、热毒、瘀毒内盛，焦灼营阴，热毒上扰心神而见神志不清；阴液严重耗损，致使阴竭阳亡，而出现皮肤干燥、四肢厥冷、脉微细欲绝等危候。

第一节　病证结合诊断

一、西医诊断标准

HHS起病隐匿，一般从开始发病到出现高渗性昏迷需要7～14日，偶有起病急骤，30%～40%无糖尿病病史。前驱症状可表现为口渴多饮、多尿和乏力等糖尿病症状，或原有症状进一步加重，有时表现为食少、厌食。病情逐渐加重可出现脱水和神志异常等两组典型的症状和体征。一般情况下患者的血浆渗透压升高，超过320mOsm/L时，就会出现精神症状，如淡漠、嗜睡等；当血浆渗透压超过350mOsm/L时，就会出现定向力障碍、幻觉、上肢拍击样粗震颤、癫痫样发作、偏瘫、偏盲、失语、视觉障碍、昏迷和阳性病理征。HHS的实验室诊断标准是：①血糖≥33.3mmol/L；②有效血浆渗透压≥320mOsm/L；③血清HCO_3^-≥18mmol/L或动脉血pH≥7.30；④尿糖呈强阳性，而血酮体及尿酮阴性或为弱阳性；⑤阴离子间隙＜12mmol/L。

二、中医学认识

在中医学中，非酮症型高渗性昏迷属于“消渴”“神昏”“脱证”等病范畴。糖尿病合并高渗性高血糖状态是在慢性基础病消渴长年累月的病理基础上，加之诱因如暴饮暴食，或剧烈吐泻，或严重外伤跌仆、出血等，更伤阴血津液；或外邪热毒侵袭机体，致使湿毒、热毒、瘀毒内盛，焦灼营阴，热毒上扰心神而见神志不清；阴液严重耗损，致使阴竭阳亡，而出现皮肤干燥、四肢厥冷、脉微细欲绝等危候。

三、病因病机

（一）诱因

HHS的常见诱因有严重感染、心绞痛或心肌梗死、脑血管意外、外科手术等急性情况，或发热、严重吐泻等高糖摄入，或短时间内大量饮入高糖饮料或静脉输入过多的高糖溶液等，或大量服用影响糖代谢的药物等。其中最常见的诱因是发生感染，以肺部感染和泌尿系统感染最为常见。在各种诱因作用下血糖明显升高，强阳性的血糖和尿糖引起渗透性利尿，致使机体内的大量水及电解质自肾脏流失。故高血糖、脱水及高血浆渗透压逐渐加重。

（二）发病机制

1. 高血糖毒性与陈气蕴毒化热　吕仁和教授认为“陈气”是引起消渴一系列症状的主要因素，是形成消渴的基础，也是糖尿病急性并发症的基础，并提出了引起糖尿病急性并发症的关键理论——“陈气蕴毒化热”理论。陈气是郁积陈腐之气，引起积滞的浊气，如痰湿、湿热、糖毒等，均可引起血糖升高，体现为高血糖毒性。现代医学将糖尿病导致的高血糖毒性主要归因于持续的高血糖状态对身体功能的直接损害，这种高血糖状态下的毒性作用进一步发展会出现糖尿病急性并发症。患者五脏娇弱，陈气蓄积日久蕴毒化热，怒气上逆，血气逆留，毒、热、瘀相互交错缠绕，互为影响。陈气积累壅滞中土，阻碍脾胃运化功能，《素问·经脉别论》曰：“饮入于胃，游溢精气，上输于脾。脾气散精，上归于肺……水精四布，五经并行。”脾不能为胃行其津液，水谷精微不能正常布散全身经脉，五脏不得以濡润滋养。《素问·经脉别论》曾提到“食气入胃，浊气归心，淫精于脉”，脾胃不能正常运化，陈气、浊气蓄积留滞于体内，易阻滞气机运行，困遏脾阳，导致气血津液失于运化，毒、热、瘀等内生，进一步阻滞气机，津液失于敷布，缠绵难愈，出现多种并发症。从中医学角度理解，陈气浊邪秽毒的病理作用与高血糖毒性高度相似，积聚体内，壅塞上中下三焦，清阳不能上升，浊阴不能下降，浊毒内盛，互为因果，糖毒秽浊自生，日久发为糖尿病急性并发症。其中，陈气既可内蕴化热，耗伤阴津，又可瘀败腐化而酿毒，损伤脏腑，是糖尿病急性并发症形成的关键。

2. 渗透性利尿与亡阴　糖尿病患者严重的高血糖和尿糖会导致渗透性利尿，大量的尿液排出体外，就会出现脱水和电解质紊乱如低血钾，既会使得升糖激素如皮质醇、儿茶酚胺和胰升糖素等分泌增加，又可加强对胰岛素分泌的抑制，继而进一步加剧高渗高血糖状态，形成恶性循环，最终会出现糖尿病恶性终点即非酮症型高渗性昏迷的发生。在中医学上渗透性利尿导致水液代谢出现异常，大量体内液体流失，耗损阴液，日久导致亡阴。

四、临床表现

本病的首要辨证点是辨疾病虚实，虚则扶正固脱，实则祛邪解毒。

（一）实证

1. 毒热内盛证

临床表现：“热”与“毒”在体内焦灼，呈阴营耗损之象，故见体温升高，烦躁急躁，神志异常甚则昏迷，恶心呕吐，舌质红绛，脉细数等。

2. 热扰心神证

临床表现：“热”上扰心神，呈神志异常之象，故见神昏谵语，躁扰不宁，口干口渴，面色赤红，心悸失眠，舌红苔黄，脉数等。

（二）虚证

1. 气随津脱证

临床表现：呈气与津俱脱之象，故见面色苍白，汗出不止，四肢厥冷，呼吸低微，舌淡，脉细数等。

2. 阳脱证

临床表现：阳气亡竭，可见寒象，冷汗淋漓，全身畏寒、四肢厥冷，神倦息微，面色苍白，舌淡苔润，脉微欲绝。

第二节 病证结合治疗

一、辨证治疗

治疗原则为养阴清热、活血解毒、扶正固脱。

（一）实证

1. 毒热内盛证

治法：清热解毒。

方药：清瘟败毒饮加减。石膏、地黄、黄连、栀子、知母、桔梗、黄芩、赤芍、水牛角、玄参、连翘、竹叶、牡丹皮、甘草等。

2. 热扰心神证

治法：清热解毒开窍。

方药：安宫牛黄丸加减。牛黄、犀角（以水牛角代替）、黄连、朱砂、郁金、麝香、珍珠、栀子、雄黄、黄芩等。

（二）虚证

1. 气随津脱证

治法：益气救阴固脱。

方药：生脉散加减。人参、麦冬、五味子等。

2. 阳脱证

治法：回阳固脱。

方药：参附汤。人参、制附片等。

二、专方专药治疗

1. 气随津脱证者，予生脉注射液或参麦注射液 50ml 静脉注射，每 4 ～ 6 小时一次，直到症状缓解。

2. 阳脱者，予参附注射液 50ml 静脉注射，每 4 ～ 6 小时一次，直到症状缓解。可予 5% 碳酸氢钠 100 ～ 250ml 静脉滴注纠正代谢性酸中毒。

3. 神昏者，予醒脑静注射液稀释于 0.9% 生理盐水 250ml 中静脉滴注，每日 1 ～ 2 次。或用安宫牛黄丸鼻饲，每次 1 丸，每日 2 次。

三、中成药治疗

1. 消渴丸

组成：北芪、生地黄、天花粉、格列本脲（每丸含 0.25mg，即 10 丸消渴丸含一片）。

功效及主治：滋肾养阴，益气生津。具有改善消渴“三多一少”等临床症状及降低血糖的作用。主治 2 型糖尿病。

2. 金芪降糖片

组成：黄连、黄芪、金银花等。

功效及主治：清热益气，主治气虚内热消渴，症见口渴多饮，喜热饮，易饥多食，气短乏力等。用于气阴两虚型 2 型糖尿病。

3. 七味地骨胶囊

组成：冬虫夏草、龟甲、郁金等。

功效及主治：滋阴润燥，化瘀通络。用于阴虚血瘀所引起的消渴，2 型糖尿病见上述证候者。

4. 珍芪降糖胶囊

组成：黄芪、黄精、珍珠等。

功效及主治：滋阴补肾，生津止渴。适用于成人各类型糖尿病、老年型糖尿病、幼年稳定型糖尿病，还可以预防糖尿病合并症的发生。

第三节　病证结合预防

HHS 应积极治疗和预防各种并发症，如感染、休克、心律失常、肾功能不全、脑水肿、心肌梗死、静脉血栓形成等。HHS 导致的癫痫禁用苯妥英钠，因可能损害内源性胰岛素释放。对于糖尿病患者来说，定期进行血糖检测和正规治疗非常重要，以避免发生高血糖高渗状态等急性并发症。同时，老年人应该注意保持适当的饮水量，避免因渴感减退而导致血液浓缩。

第35章 糖尿病酮症酸中毒

糖尿病酮症酸中毒（diabetic ketoacidosis，DKA）是一种急性严重的糖尿病并发症。临床上，DKA的主要特征表现为高血糖、高血酮和代谢性酸中毒。其成因通常与胰岛素缺乏及胰岛素拮抗激素增加有关。这种紊乱状态导致糖、脂肪和蛋白质代谢的严重失衡，进一步造成水、电解质和酸碱平衡失调。严重者可因延误诊断和缺乏合理处理而造成死亡。根据美国疾病预防控制中心2020年发布的一项全国统计报告，成年糖尿病住院患者中8.8‰合并有DKA。我国目前尚缺少关于DKA发病率的全国性大规模数据研究。根据DKA典型症状，古代医家有"形弊""尸夺""秽浊""毒火""神昏"等记载。根据DKA临床表现，目前中医学可将其归属于"消渴及消渴急症"范畴，并根据具体症状进一步归类为"呕吐""厥证""心悸""腹痛"等病证范畴。

第一节　病证结合诊断

一、西医诊断标准

参照《中国2型糖尿病防治指南（2020年版）》中DKA的诊断标准：若血酮体升高（血酮体≥3mmol/L）或尿糖和酮体阳性（++以上）伴血糖增高（血糖＞13.9mmol/L），血pH（＜7.3）和（或）二氧化碳结合力降低（HCO_3^-＜18mmol/L），无论有无糖尿病病史，都可诊断为DKA。

依据体内酮体水平及代偿能力又分为单纯糖尿病酮症和糖尿病酮症伴代谢性酸中毒两个阶段。在其失代偿阶段常出现食欲减退、恶心、呕吐、腹痛、烦躁等症状。DKA可发生于各种类型的糖尿病，甚至可能是糖尿病的首发症状。其诱发因素多种多样，包括但不限于停药、感染、饮食不当、妊娠、分娩、心血管疾病，以及创伤性打击（无论是生理上还是心理上）。

二、中医辨证诊断

传统中医理论对DKA尚无系统全面的认识，古今医家以"形弊""尸夺""秽浊""毒火""神昏"等命名本病。对其类似症状记载散见于零星中医典籍中，如《金匮要略·消渴小便不利淋病脉证并治第十三》说："厥阴之为病，消渴气上冲心，心中疼热，饥而不欲食，食即吐，下之不肯止。"孙思邈在《备急千金要方》中阐述消渴重者"精神恍惚，口舌焦干而卒"。刘完素曾在《河间六书》中指出“身热头痛”及在《素问玄机原病式》所述的“膈痰呕吐”“烦热消渴”皆为消渴重症。上述医家所描述的症状都与西医学的DKA症状最为相似。从本病典型的临床症状分析，可归属于“消渴及消渴急症”范畴，DKA失代偿期表现又可根据其具体症状归属于“呕吐”“厥证”“心悸”“腹痛”等病证范围。

三、病因病机

（一）病因

1. 饮食不节　饮食不节是DKA发病的重要外在诱因。脾胃主运化，食物的消化吸收主要依赖于脾胃的正常纳运功能。长期过度摄入肥甘厚味、酗酒，加之暴饮暴食等不良饮食习惯，可导致脾胃运化功能紊乱，肠胃积热，湿热内生，进而交互郁结，最终形成湿热糖毒，进而引发DKA。《素问·奇病论》中提到：“此人必数食甘美而多肥也，肥者令人内热，甘者令人中满，故其气上溢，转为消渴。”这充分说明了饮食失节是导致消渴发病的重要原因。同样，《临证指南医案·湿》也指出：“多因膏粱酒醴，必患湿热。”长期过量摄入肥甘厚味和醇酒，会导致脾胃运化功能失调，清阳之气无法上升，浊阴之气无法下降，气机郁滞不畅，水液代谢失常，进而产生湿热毒邪，最终诱发DKA。

2. 情志失调　七情刺激，气逆为患，若所愿不遂导致郁怒不畅，肝失条达，肝气郁结，久郁化火，消灼肺胃阴津，《儒门事亲·河间三消论》曰：“耗乱精神，过违其度……之所成也。”说明情志失调是消渴病因之一。《临证指南医案·三消》云：“心境愁郁，内火自燃，乃消症大病。”《丹溪心法·六郁》有“气血冲和，百病不生；一有怫郁，诸病生焉”，故五志过极，气机郁结，郁而化火，而成郁火、糖毒、秽浊，引发DKA。

3. 劳欲过度　房事不节，耗损肾精，虚火内生，则火因水竭益烈，水因火烈而益干，发为消渴。张景岳《类经·消瘅·热中》云：“壮盛之时，不自保养，快情恣欲……遂使肾水枯竭，心火燔盛，三焦猛烈，五脏渴燥，由是渴利生焉。”《外台秘要·消渴消中》也云：“房室过度，致令肾气虚耗，下焦生热，热则肾燥，肾燥则渴。”这些都说明劳欲过度，久则真气脱而热气盛，肾精亏虚，虚火上炎，引起他脏病变，终成虚火、糖毒、秽浊，变生DKA。

4. 病久失治　《备急千金要方》云：“经月余，渐患渴，经数日，小便大利，日夜百行，百方治之，渐以增剧，四体羸，不能起止，精神恍惚，口舌焦干而卒。”又如《张氏医通》中关于消渴重症的论述“消渴之久，未有不元气受伤者也，其证夜卧则烦，不得眠，昼则昏思卧，神疲懒言”。消渴病久失治，阴液亏虚，虚火上炎，津液重伤，阴伤气耗；或病程日久，阴损及阳，正气虚弱，鼓动无力，血运迟滞；或虚热消蒸津液，津亏液竭，虚热内扰，痰热互结而壅滞气机，这是DKA发生的主要因素。

（二）病机

DKA属于中医学“消渴”范畴，在消渴基本病机“阴虚为本，燥热为标”基础上，复因饮食不节、情志失调、劳欲过度、病久失治等因素，脏腑气血功能运行失调，燥热内盛，痰瘀互结，浊毒自生而成DKA。其病机主要为阴虚燥热，外以湿热浊毒实邪干扰，日久热盛化火成毒，发为本病，阴伤及气，可见气阴两虚；火热煎熬阴液、阴精，而阴阳互根互用，相互消长，消渴日久，阴虚愈剧，阳亦虚久，可致阴阳两虚。现代医学认为，DKA 的发生与胰岛素拮抗激素增加、胰岛素缺乏有着直接关系，将“痰热壅滞与胰岛素拮抗激素增加”“阴阳欲绝与胰岛素绝对缺乏”对应联系，以综合全面的视角来理解糖尿病急性并发症——DKA 的发病机制。

1. 痰热壅滞与胰岛素拮抗激素增加　中医学认为，多重病因导致体内湿热浊毒积聚，日久化火，痰热相互交结，阻塞气血运行，血糖或血酮水平升高，导致机体代谢紊乱。胰岛素拮抗激素增加是西医对糖尿病酮症酸中毒病理机制的认识。当糖尿病患者发生酮症酸中毒时，由于应激反应或代谢紊乱，体内胰岛素拮抗激素（如胰高血糖素、儿茶酚胺、生长激素和糖皮质激素等）的分泌会增加。这些激素与胰岛素相互拮抗，进一步加剧血糖和酮体的代谢紊乱。由此可见，痰热壅滞与胰岛素拮抗激素增加在一定程度上所引发的症状是相似的。痰热壅滞致气血运行不畅，引起脏腑功能失调，进而加重胰岛素拮抗激素的分泌，影响糖脂代谢紊乱，出现高糖、高酮症状，严重者出现代谢性酸中毒。

2. 阴阳欲绝与胰岛素绝对缺乏　DKA 迁延日久，阴伤及气，可见气阴两虚，进一步气虚及阳，可致阴阳两虚，理解为一种阴阳失衡的状态。当病情严重到一定程度时，阴阳之气可能面临欲绝的危险境地，即患者生命垂危的状态。这种阴阳欲绝的状态与糖尿病酮症酸中毒的严重性和危急性相吻合。现代医学认为本病是以胰岛素缺乏所引起的高血糖高酮血症和（或）代谢性酸中毒为主要生化改变的临床综合征，当胰岛素绝对缺乏时，血糖无法得到有效的利用，从而导致血糖升高和代谢紊乱。这种代谢紊乱进一步导致脂肪分解加速，产生大量酮体，进而引发酸中毒。因此，胰岛素的绝对缺乏是 DKA 发生的关键环节。随着病程的进展和血糖、HbA1c 的升高，发展至气虚、阴虚等阶段。在 DKA 发病过程中，阴阳欲绝与胰岛素绝对缺乏是相互促进、相互影响的。胰岛素的绝对缺乏导致血糖代谢紊乱，进而引发阴阳失衡；而阴阳失衡的加剧又可能进一步影响胰岛素的分泌和作用，形成恶性循环。

四、临床表现

DKA 早期主要症状包括口燥唇干、烦渴引饮、消谷善饥、尿频便结、身热心烦、恶心呕吐、头晕目眩、疲倦乏力、四肢麻木等。舌红绛少苔或苔黄燥，脉弦数或细数。

DKA 后期主要症状包括不思饮食、恶心、呕吐、倦怠乏力、口淡不渴、舌质淡、苔薄白、脉沉弱等，发展到严重阶段，出现阴阳气血逆乱时，可能表现为烦躁异常，甚者昏迷、脉微欲绝等阴阳离决、阴竭阳亡危象。

第二节　病证结合治疗

一、辨证分型治疗

1. 阴虚热盛证

症状：DKA 的早期病情尚轻浅阶段，可见咽干口燥，心烦畏热，多食易饥，烦渴引饮，多尿，溲赤便秘，神疲乏力、肢体倦怠，舌干红少津，苔薄黄，脉细滑数，或细弦数。

治法：润燥泻火，生津益气。

方药：方选人参白虎汤加减。人参、生石膏、知母、炙甘草、山药。

随症加减：口干渴甚者加生牡蛎、天花粉；便秘者加玄参、麦冬；燥热明显者加地骨皮、黄芩，改人参为西洋参；大汗、乏力甚者加浮小麦、乌梅、白芍；恶心呕吐者加竹茹、代赭石。

2. 浊毒壅滞证

症状：DKA的中度阶段。在阴虚热盛证的症状基础上又出现食欲减退、恶心呕吐、精神萎靡、肤干瘪皱，舌干红苔垢而燥，脉沉细。

治法：化浊解毒，通畅三焦。

方药：黄连温胆汤合增液承气汤加减。黄连、半夏、陈皮、茯苓、甘草、竹茹、枳实、玄参、麦冬、细生地、大黄、芒硝。

随症加减：热结较甚、腹满痛较重者，可加枳实、厚朴；津伤较甚者，加石斛；阴液耗伤过甚，兼见潮热、脉细数等阴虚症状者，可加知母、黄柏；失眠多梦严重者，加酸枣仁、夜交藤；急躁易怒严重者，加柴胡、白芍。

3. 气阴两虚证

症状：DKA的重度阶段。症见口干咽燥、神疲乏力、多食易饥、气短懒言及烦热失眠，舌淡或舌红少津，脉细数。甚者出现神志不清、昏睡等神志改变。

治法：补气养阴，清热除烦。

方药：玉女煎合增液汤加减。生石膏、熟地黄、黄芪、麦冬、知母、玄参、生地黄、天花粉、薏苡仁。

随症加减：大便秘结者，加大黄；心烦失眠者，加柏子仁、酸枣仁；神志不清、昏睡者，加用安宫牛黄丸、紫雪丹等。

4. 阴竭阳脱证

症状：DKA晚期的休克阶段，主要症状为面色苍白、大汗淋漓、目合口开、撒手遗尿、神志昏蒙、气短息微、四肢厥逆，舌淡苔腻，脉微欲绝。

治法：益气养阴，回阳固脱。

方药：参附汤合生脉散加减。人参、附子、麦冬、五味子。

随症加减：津液不能内守，汗泄过多者，加煅龙骨、煅牡蛎、黄芪、白术；阴精耗伤，舌干，脉微者，加玉竹、黄精；心悸不宁者，加远志、柏子仁、酸枣仁。

二、专方专药治疗

1. 消酮汤　张家远等在西医常规治疗的基础上加用消酮汤治疗脾虚津亏型糖尿病酮症酸中毒患者190例，研究结果表明该方可显著改善糖脂代谢，降低血糖及血酮，纠正脱水和电解质紊乱，对于脾虚津亏型DKA有良好的治疗效果。消酮汤组成：白术10g，苍术10g，茯苓10g，黄芪15g，葛根10g，生地黄10g，女贞子10g，玄参10g，天花粉10g，麦冬10g，丹参10g，山茱萸10g，五味子3g，山药10g，泽泻10g，甘草10g。脾虚对消渴发生起着关键性的作用，DKA属于消渴并发症，是阴津极度耗损所致的危重证。脾虚津亏、浊毒壅滞是

DKA 的病机关键，其发病机制为久病消渴，耗气伤阴，脾虚失运，浊毒壅滞三焦，出现胸闷纳呆，进而出现烦躁、昏迷等一系列酮症酸中毒症状。因此，DKA 应采用健脾祛湿，益气养阴治疗。消酮汤是由健脾祛湿之术甘苓泽汤与益气养阴之玉液汤经过加减变化而成。在配伍组成中，白术能祛湿养津，而苍术则健脾燥湿，两者相辅相成，使毒邪得以运化消散，不再积聚。茯苓与泽泻则共同发挥利水渗湿燥土的作用。黄芪与葛根搭配有助于元气的恢复，与山药配合使用则能相互增强，益气生津。玄参与麦冬合用，养阴生津，润燥止渴。丹参凉血祛瘀，葛根生津止渴，两者合用能通利血脉，祛瘀生新。生地黄与女贞子可滋补肝肾，天花粉则生津止渴，山茱萸与五味子则能收敛固涩。诸药联合使用，具有健脾祛湿化浊、益气养阴清热的显著功效。现代药理研究进一步证实，白术、茯苓、泽泻、苍术均能有效调节糖脂代谢，有助于降低血糖，消除酮体。黄芪与山药联合作用能够调节酮体的合成与降解及丙酮酸代谢途径，从而促进酮体的消除。此外，葛根、山药、天花粉、丹参、麦冬均具备调节糖脂代谢的能力；而五味子和女贞子则具有抗炎、抗氧化的作用，对治疗 DKA 具有重要意义。消酮汤在降低血糖、消除酮体、纠正脱水、纠酸和维持电解质平衡等方面均展现出良好的作用，为 DKA 的治疗提供了新的有效手段。

2. *三黄汤*　王志同等采用自拟“三黄汤”治疗糖尿病酮症患者 36 例，研究结果表明该方可使尿酮体全部转阴。自拟“三黄汤”基本方为黄连 6g，黄芩 6g，黄柏 6g，金银花 20g，败酱草 20g，鱼腥草 20g，西洋参 10g，天花粉 15g，生地黄 20g，丹参 20g。肺胃热盛、热毒内蕴型加生石膏 30g，知母 12g。阴虚热盛型加玄参 15g，白芍 15g，栀子 12g。气阴两虚兼血瘀型加黄芪 20g，桃仁 9g，红花 12g。脾虚痰浊内蕴型加黄芪 20g，苍术 12g，白术 12g，大黄炭 9g。糖尿病酮症属中医学“毒”的范畴，诸毒并存，诸毒互结而发病。诸毒互结壅盛超出机体化解，“毒”从小便溢出则见酮体。尿酮体阳性实为机体内诸毒壅盛之表现，故用自拟“三黄汤”，黄芩、黄连和黄柏清利上、中、下三焦湿热瘀毒；金银花、败酱草和鱼腥草，共助清热解毒、凉血之功；西洋参、生地黄、天花粉滋阴益气、清热凉血；丹参凉血活血兼可滋补。诸药合用，共成清热解毒、泻火兼滋阴益气、调补正气之功，诸毒解，酮体消。

3. *闭关止渴汤加味*　但玲英等在西医常规治疗的基础上加用闭关止渴汤加味治疗阴虚热盛型糖尿病酮症酸中毒患者 104 例，研究结果表明闭关止渴汤加味可促进血糖、血酮水平恢复，纠正酸中毒，以及减轻氧化应激损伤，对于阴虚热盛型 DKA 有良好的治疗效果。闭关止渴汤加味药物组成为熟地黄 60g，石膏 15g，玄参 60g，麦冬 60g，青蒿 15g，肉桂 6g，泽泻 12g，茯苓 12g，牡丹皮 15g，山茱萸 25g。DKA 基础病机为阴虚燥热，附加外邪侵入、饮食不节、情志失调等，进一步耗损阴液，阴愈虚则燥热愈盛，燥热内灼，煎熬营血，水至竭则火益烈，形成恶性循环，致脏腑功能严重失调，毒浊内盛，上蒙清窍。故中医临证治疗 DKA，主张滋阴、清热、化毒为主。闭关止渴汤加味方中熟地黄养血滋阴，为主药。山茱萸滋补肝肾之阴；玄参凉血滋阴、泻火解毒；麦冬清热养阴生津；石膏清热泻火，除烦止渴，与主药合用可消火壮水。肾为水火之脏，故以肉桂引火归原；青蒿退虚热；佐以泽泻、茯苓渗湿健脾泄浊，并防熟地黄之滋腻恋邪；牡丹皮清泄相火，并制山茱萸之温涩。以上药物共用，起到滋阴清热、化湿解毒等作用。可见，闭关止渴汤加味对 DKA（阴虚热盛证）的疗效显著，可促进病情好转，纠正酸中毒，并减轻氧化应激损伤。

4. *自拟解酮汤* 于九洋等运用自拟解酮汤联合胰岛素改善糖尿病酮症酸中毒。自拟解酮汤药物组成为黄芪20g，当归20g，黄精20g，葛根15g，麦冬15g，太子参15g，山药15g，丹参15g，五味子10g，玄参10g，杜仲10g。每日1剂，水煎2次温服。服用中药治疗后患者的血糖恢复、尿酮体分解、酸中毒纠正所用时间均明显缩短。本病以阴虚为本，燥热为标，因复感外邪、饮食不节等因素作用下急剧发展时，燥热内盛，严重耗伤气阴，致气血郁滞，浊毒内盛，治以益气滋阴，活血安神兼以化浊法。自拟解酮汤，有补气养阴、生津止渴、活血补血、安神补肾之效，方中黄芪、太子参大补元气；黄精、麦冬养阴生津止渴；葛根生津止渴，山药补气养阴；五味子补气生津，玄参生津清热，杜仲补肾填精，丹参、当归补血活血、清心安神。纵观全方，有的放矢，共奏益气滋阴，活血生津安神之效。

三、中成药治疗

渴消胶囊由黄连、生地黄、天花粉、玄参、葛根、牛膝、黄芩、苍术、麦冬、地骨皮组成。方中重用天花粉以生津清热；佐黄连清热降火；生地黄养阴清热；加用玄参、葛根、麦冬、黄芩加强养阴清热之力，牛膝引火下行；苍术合玄参加强降糖效果；现代药理学研究证实地骨皮有降糖效果。本药对阴虚燥热型DKA有较好的治疗效果。

第三节　病证结合康复和预防

一、病证结合康复

（一）针刺

DKA患者若出现剧烈呕吐，适当针灸或可取得较好效果。辨证取穴与经验用穴相结合选取：内关，可宣通上中二焦气机，是治疗呕吐的高频用穴。中脘、足三里，分别为足阳明胃经募穴与下合穴，“六腑有疾，多取之募”，两者“合治六腑”，又为循阳明胃经取穴之意，三者共奏疏通气机，和胃降逆之功。《针灸集成·呕吐》说：“呕吐中脘内关并针三阴交留针神效。”胃俞与中脘相配为俞募配穴，以调理脾胃，使中气振奋；阳陵泉，有疏肝解郁之功，可解肝气乘脾之逆；胰俞，为“消渴”经验用穴，对其相关变证有正向调节作用。

对于DKA属闭证者，以中等强度针刺部分穴位，选穴如下。主穴：百会、人中；配穴：足三里、涌泉等，刺激双侧穴位，留针30min，间隔10min行针1次，每日1次，10次为1个疗程。

（二）艾灸

采用艾条灸法温热局部穴位，取穴主要包括足三里、中脘、气海、关元、肺俞、肾俞等穴位，每穴灸15min，每日1次，10次为1个疗程。此法治疗DKA脱证效果佳。

（三）穴位注射

穴位注射疗法是以腧穴的功效与药物的作用相结合，对穴位产生持续的物理刺激，以增强药物的效能，因此，穴位注射疗法对 DKA 患者疗效较佳。

李慧枝等用合甲氧氯普胺注射液穴位注射双侧足三里穴，每日 1 次，同时内服加味小柴胡汤（黄芩、生地黄、天花粉、玉米须各 15g，柴胡、法半夏、太子参、生姜、大枣、黄连各 10g，炙甘草 6g），每日 1 剂。DKA 乃消渴基础上而发，肝气不疏，横逆犯胃，胃气上逆，发为呕吐；少阳枢机不利，气化失常，清阳不升，浊阴不降，浊毒内盛，上犯于脑窍，故见烦躁，甚则昏迷不醒，而致厥证。治疗以疏肝理气、养阴生津、和胃降逆止呕为法。本研究采用和解少阳法配合甲氧氯普胺穴位注射足三里可显著恢复 DKA 患者血糖水平，促进酮体转阴，纠正酸中毒，提高临床效果。

（四）其他中医外治疗法

耳穴压豆法，是将王不留行准确地粘贴于耳穴处，给予适度的揉、按、捏、压，使其产生酸、麻、胀、痛等刺激感应，以达到治疗目的的一种外治疗法。

郑秀芹等采用天王补心丹加味方（生地黄、五味子、当归、天冬、麦冬、柏子仁、酸枣仁、太子参、玄参、丹参、茯苓、远志、黄芪、葛根），每日 1 剂，配合耳穴压豆治疗糖尿病酮症，主穴为胰、内分泌，辅穴为肾、三焦、耳迷根、神门、心、肝。将王不留行粘贴在 0.6cm × 0.6cm 大小的胶布中央，贴敷在选用的耳穴上，每日自行按压 3 ～ 5 次，3 ～ 7 日更换一次。本方法能有效降低血糖，减少酮体生成，降低血液黏稠度，有效阻止糖尿病酮症的进一步发展。

二、病证结合预防

DKA 是糖尿病的一种严重并发症，在已确诊的糖尿病患者中，DKA 是可以预防的。

1. *坚持正确的药物治疗* 糖尿病患者需要长期坚持正确的药物治疗，包括使用胰岛素和口服降糖药。不要随意更改药物剂量或停药，以免引起血糖波动和酮症酸中毒。

2. *合理饮食和运动* 合理的饮食和运动习惯对于糖尿病患者非常重要。建议控制饮食，避免高糖、高脂肪和高盐的食物，多吃蔬菜、水果和全谷类食物。同时，适当运动也有助于控制血糖和预防酮症酸中毒。

3. *保持水分充足* 糖尿病患者需要保持水分充足，以避免脱水引起的酮症酸中毒。建议每天喝足够的水，并避免过度饮酒和咖啡等。

4. *定期监测血糖* 糖尿病患者需要定期监测血糖，以便及时发现血糖波动和酮症酸中毒。如果血糖控制不理想或出现异常症状，应及时就医。

5. *避免应激情况* 应激情况如感染、手术、创伤等可能导致血糖波动和酮症酸中毒。糖尿病患者应尽量避免这些情况，并在必要时及时采取措施。

方 剂

B

保元汤（《医宗金鉴》）：人参、黄芪、甘草、肉桂。

补阳还五汤（《医林改错》）：黄芪、当归尾、赤芍、地龙（去土）、川芎、红花、桃仁。

半夏泻心汤（《伤寒论》）：半夏、黄连、黄芩、干姜、甘草、大枣、人参。

补中益气汤（《脾胃论》）：黄芪、炙甘草、人参、当归身、橘皮、升麻、柴胡、白术。

八正散（《太平惠民和剂局方》）：川木通、车前子（炒）、萹蓄、瞿麦、滑石、大黄、栀子、灯心草、甘草。

半夏白术天麻汤（《医学心悟》）：半夏、白术、天麻、茯苓、陈皮、甘草、生姜、大枣、蔓荆子。

八珍汤（《正体类要》）：人参、白术、茯苓、甘草、熟地黄、当归、川芎、白芍。

白虎加人参汤（《伤寒论》）：知母、生石膏、甘草、粳米、人参。

C

柴胡疏肝散（《证治准绳》）：柴胡、枳实、白芍、当归、川芎、甘草。

D

地黄饮子（《黄帝素问宣明论方》）：熟干地黄、巴戟天、山茱萸、石斛、肉苁蓉、附子、五味子、官桂、白茯苓、麦冬、石菖蒲、远志。

当归四逆汤（《伤寒论》）：当归、桂枝、芍药、细辛、通草、甘草、大枣。

当归六黄汤（《兰室秘藏》）：当归、黄芪、生地黄、熟地黄、黄连、黄芩、黄柏。

当归饮子（《重订严氏济生方》）：当归、白芍、川芎、生地黄、白蒺藜、防风、荆芥穗、何首乌、黄芪、炙甘草。

当归补血汤（《内外伤辨惑论》）：黄芪、当归。

大柴胡汤（《伤寒论》）：柴胡、黄芩、半夏、大黄、枳实、白芍、生姜、大枣。

丹栀逍遥散（《内科摘要》）：当归、白芍、柴胡、牡丹皮、栀子、茯苓、白术、薄荷、生姜。

独活寄生汤（《备急千金要方》）：独活、杜仲、桑寄生、牛膝、茯苓、细辛、秦艽、防风、川芎、肉桂心、当归、人参、甘草、干地黄、芍药。

大黄䗪虫丸（《伤寒论》）：大黄、黄芩、甘草、桃仁、杏仁、芍药、干地黄、干漆、虻虫、水蛭、蛴螬、䗪虫。

E

二仙汤（《寿世保元》）：仙茅、淫羊藿、当归、巴戟天、黄柏、知母。

复元活血汤（《医学发明》）：当归、川芎、牡丹皮、赤芍、红花、桃仁、大黄、柴胡、瓜蒌、金银花、穿山甲、肉桂。

二陈汤（《太平惠民和剂局方》）：半夏、陈皮、茯苓、炙甘草、生姜、乌梅。

防己黄芪汤（《金匮要略》）加减：防己、甘草、白术、黄芪。

G

顾步汤（《外科真诠》）：黄芪、人参、石斛、当归、金银花、牛膝、菊花、甘草、蒲公英、紫花地丁。
归脾汤（《医学心悟》）：白术、茯神、龙眼肉、酸枣仁、人参、木香、甘草、当归、远志。
桂枝茯苓丸（《金匮要略》）：桂枝、茯苓、牡丹皮、赤芍、桃仁。
葛根芩连汤（《伤寒论》）：葛根、黄连、黄芩、炙甘草。
膈下逐瘀汤（《医林改错》）：红花、桃仁、当归、赤芍、川芎、牡丹皮、乌药、延胡索、香附、枳壳、五灵脂、生甘草。
瓜蒌薤白半夏汤（《金匮要略》）：瓜蒌实、薤白、半夏、白酒。
桂枝汤（《伤寒论》）：桂枝、芍药、生姜、大枣、炙甘草。

H

黄芪桂枝五物汤（《金匮要略》）：黄芪、桂枝、芍药、生姜、大枣。
黄芪汤（《医方考》）：黄芪、麻仁、白蜜、陈皮。
活血疏风止痒散：黄芪、丹参、玄参、地黄、苍术、葛根、炒白术、地肤子、炒蒺藜、苦参、陈皮。
黄连解毒汤（《外台秘要》）：黄连、黄芩、黄柏、栀子。
虎潜丸（《丹溪心法》）：黄柏、龟甲、知母、生地黄、陈皮、白芍、锁阳、虎骨（代）、干姜。
活血生肌汤：乳香、赤芍、党参、丹参、川芎、生地黄、大黄、生黄芪、红花、黄柏。
化浊解毒汤：苍术、玄参、黄连、牡丹皮、生黄芪、丹参、佩兰、生地黄。
黄芪葛根汤（《证治汇补》）：黄芪、葛根。
化积丸（《杂病源流犀烛》）：三棱、莪术、阿魏、海浮石、香附、雄黄、槟榔、苏木、瓦楞子、五灵脂。

J

济生肾气丸（《济生方》）：熟地黄、川牛膝、官桂、山药、山茱萸、泽泻、茯苓、牡丹皮、车前子、炮附子。
加味越鞠丸化裁（《古今医鉴》）：香附、川芎、栀子、苍术、神曲、玄参、黄连。
交泰丸（《万病回春》）：黄连、肉桂。

L

李氏清暑益气汤加减（《内外伤辨惑论》）：黄芪、党参、麦冬、五味子、白术、葛根、泽泻、苍术、青皮、陈皮、黄柏、升麻。
龙胆泻肝汤（《医方考》）：栀子、黄芩、柴胡、生地黄、车前子、泽泻、木通、甘草、当归。
绿豆饮加减（《证治准绳》）：绿豆、干葛、黄连、甘草。
六味地黄丸（《小儿药证直诀》）：熟地黄、山茱萸、牡丹皮、山药、茯苓、泽泻。
六君子汤（《医学正传》）：人参、白术、茯苓、甘草、陈皮、半夏。

M

麦门冬汤（《金匮要略》）：麦冬、半夏、人参、甘草、粳米、大枣。

N

牛膝汤（《圣济总录》）：牛膝、羌活、羚羊角、升麻、酸枣仁、芍药、防风、虎胫骨（狗胫骨代）、栀子。

P
平胃散（《简要济众方》）：苍术、厚朴、陈皮、炙甘草。

Q
芪丹化瘀通络汤：黄芪、丹参、川芎、当归、赤芍、地龙、桃仁、红花、鸡血藤、生地黄、黄柏、苍术。
杞菊地黄丸加减（《医级》）：枸杞子、菊花、熟地黄、酒山萸肉、牡丹皮、山药、茯苓、泽泻。
青娥丸（《太平惠民和剂局方》）：胡桃肉、补骨脂、杜仲。
芪黄降浊颗粒（刘铁军自拟方）：黄芪、大黄、丹参、泽泻、茯苓、决明子、葛根、海藻。
清瘟败毒饮（《疫疹一得》）：生石膏、生地黄、乌犀角（水牛角代）、真川连、生栀子、桔梗、黄芩、知母、赤芍、玄参、连翘、竹叶、甘草、牡丹皮。

R
人参养荣汤（《三因极一病证方论》）：人参、白术、茯苓、甘草、陈皮、黄芪、当归、白芍、熟地黄、五味子、桂心、远志。

S
芍药甘草汤（《伤寒论》）：芍药、甘草。
三黄四物散（《医宗金鉴》）：黄连、黄柏、黄芩、生地黄、赤芍、当归、川芎、玄参、牡丹皮、地骨皮、鸡血藤、川牛膝、土鳖虫、全蝎。
升降散（《伤暑全书》）：白僵蚕、全蝉蜕、姜黄、川大黄。
四妙汤加减（《成方便读》）：紫草、升麻、甘草。
双合汤（《杂病源流犀烛》）：当归、川芎、白芍、生地黄、陈皮、半夏、茯苓、桃仁、红花、白芥子、甘草、竹沥、姜汁。
四妙活血汤：金银花、玄参、当归、丹参、甘草、赤芍、桃仁、红花、黄芪、党参、生地黄、知母、天花粉。
四妙勇安汤（《验方新编》）：金银花、玄参、当归、甘草。
四逆散（《伤寒论》）：柴胡、芍药、枳实、甘草。
桑螵蛸散（《本草衍义》）：桑螵蛸、远志、石菖蒲、龙骨、人参、茯神、当归。
生脉饮（《医学启源》）：人参、麦冬、五味子。
参芪地黄汤（《杂病源流犀烛》）：人参、黄芪、茯苓、熟地黄、山药、牡丹皮、山茱萸、生姜、大枣。
参附汤（《校注妇人良方》）：人参、附子。
升陷汤（《医学衷中参西录》）：生黄芪、知母、柴胡、桔梗、升麻。
失笑散（《太平惠民和剂局方》）：五灵脂、蒲黄。
参苓白术散（《幼科发挥》）：人参、白术、陈皮、白扁豆、山药、甘草、桔梗、莲子、砂仁、薏苡仁。
升阳益胃汤（《内外伤辨惑论》）：黄芪、半夏、人参、炙甘草、独活、防风、白芍、羌活、橘皮、茯苓、柴胡、泽泻、白术、黄连。
少腹逐瘀汤（《医林改错》）：小茴香、干姜、延胡索、没药、当归、川芎、肉桂、赤芍、蒲黄、五灵脂。
三才封髓丹（《卫生宝鉴》）：人参、天冬、熟地黄、黄柏、砂仁、甘草。
三仁汤（《温病条辨》）：杏仁、白蔻仁、薏苡仁、厚朴、半夏、通草、滑石、竹叶。
参附龙牡汤（《中医内科学》第十版）：熟附子、人参、煅龙骨、煅牡蛎、白芍、炙甘草。
参蛤散（《博济方》）：蛤蚧、人参。
参芪复方（成都中医药大学教授谢春光自拟方）：人参、黄芪、生地黄、天花粉、山茱萸、山药、丹参、制大黄。
生脉地黄汤（《医宗金鉴》）：熟地黄、山萸肉、山药、牡丹皮、泽泻、茯苓、红参、麦冬、五味子。

施今墨对药配方（华北理工大学王雪楠）：黄连、肉桂、葛根、丹参、五味子、苍术、生地黄、厚朴、天花粉、生黄芪、菟丝子、炒莱菔子、桑白皮、玄参。
四君子汤（《太平惠民和剂局方》）：人参、白术、茯苓、甘草。
疏肝化痰消浊方（舒仪琼自拟方）：柴胡、半夏、白芍、当归、苍术、陈皮、茯苓、薏苡仁、泽泻、丹参、牡丹皮、瓜蒌、葛根、黄连。
参麦兰苓汤（李颖自拟方）：商陆、茯苓、知母、五味子、太子参、法半夏、泽兰、山药、麦冬。

T
托里消毒散（《外科正宗》）：人参、川芎、白芍、黄芪、当归、白术、茯苓、金银花、白芷、甘草、皂角针、桔梗。
桃红四物汤（《医宗金鉴》）：桃仁、红花、熟地黄、当归、川芎、白芍。
葶苈大枣泻肺汤（《金匮要略》）：葶苈、大枣。
天王补心丹（《校注妇人良方》）：人参、茯苓、玄参、丹参、桔梗、远志、当归、五味子、麦冬、天冬、柏子仁、酸枣仁、生地黄。
天麻钩藤饮（《杂病证治新义》）：天麻、钩藤、石决明、山栀、黄芩、川牛膝、杜仲、益母草、桑寄生、夜交藤、朱茯神。
痛泻要方（《丹溪心法》）：陈皮、白术、白芍、防风。
填精通络方：地黄、芡实、生黄芪、巴戟天、白花蛇舌草、水蛭、茯神。
通痹汤：黄芪、防风、秦艽、细辛、当归、川芎、白芍、牛膝、杜仲、络石藤、桂枝、全蝎、白芥子、半夏。
通络疽愈方：黄芪、桃仁、红花、当归、川芎、太子参、麦冬、鸡血藤、莪术、延胡索、地龙、五味子、炮姜、肉桂、制附片、川牛膝、甘草。
糖足方：生地黄、黄芪、当归、莪术、川牛膝、虎杖、玄参、甘草、赤芍。
天楼解毒消肿散：重楼、制天南星、拳参、山柰、樟脑。
通窍活血汤（《医林改错》）：赤芍、川芎、桃仁、红花、老葱、鲜姜、红枣、麝香、黄酒。

W
乌蛇祛风汤（《朱仁康临床经验集》）：乌蛇、蝉衣、荆芥、防风、羌活、白芷、黄连、黄芩、金银花、连翘、甘草。
五味消毒饮（《医宗金鉴》）：金银花、野菊花、蒲公英、紫花地丁、紫背天葵子。
温经通络熏洗方：花椒、当归、桃仁、红花、桂枝、川牛膝、威灵仙、鸡血藤。
温胆汤加减（《三因极一病证方论》）：陈皮、半夏、茯苓、枳实、竹茹、甘草、生姜、大枣。
五苓散（《伤寒论》）：猪苓、泽泻、茯苓、桂枝、白术。

X
血府逐瘀汤（《医林改错》）：桃仁、红花、当归、生地黄、牛膝、川芎、桔梗、赤芍、枳壳、甘草、柴胡。
香砂六君子汤（《古今名医方论》）：人参、白术、茯苓、甘草、陈皮、半夏、砂仁、木香。
逍遥散（《太平惠民和剂局方》）：甘草、当归、茯苓、白芍、白术、柴胡、煨生姜。
奚氏敛湿汤：黄连、黄柏、白头翁。
续命降糖方：黄芪、生地黄、丹参、葛根、川芎、当归、附子、麻黄、赤芍、防风、防己。
消渴健肌汤（第四批全国名老中医学术经验继承人苗建英自拟方）：党参、白术、茯苓、黄芪、石斛、白及、淫羊藿、骨碎补、益智仁、川牛膝、酒萸肉、陈皮、炒神曲、砂仁、炒薏苡仁、连翘、透骨草。
小建中汤（《伤寒论》）：桂枝、炙甘草、大枣、白芍、生姜、胶饴。
小柴胡汤（《伤寒论》）：柴胡、半夏、人参、炙甘草、大枣、生姜。

Y

阳和汤（《外科证治全生集》）：熟地黄、肉桂、白芥子、姜炭、生甘草、麻黄、鹿角胶。

玉屏风散（《丹溪心法》）：黄芪、防风、白术。

玉液汤（《医学衷中参西录》）：生山药、生黄芪、知母、葛根、五味子、天花粉、生鸡内金。

右归丸（《景岳全书》）：熟地黄、山茱萸、山药、枸杞子、鹿角胶、杜仲、菟丝子、肉桂、当归、附子。

越鞠丸（《丹溪心法·六郁》）：香附、苍术、川芎、栀子、神曲。

一贯煎（《续名医类案》）：沙参、麦冬、当归、生地黄、枸杞子、川楝子。

益胃汤（《临证指南医案》）：沙参、麦冬、冰糖、生地黄、玉竹。

茵陈蒿汤（《伤寒论》）：茵陈、栀子、大黄。

玉枢丹（《丹溪心法附余》）：雄黄、文蛤（一名五倍子）、山慈菇、红芽大戟、千金子（一名续随子）、朱砂、麝香。

Z

左归降糖清肝方（喻嵘自拟方）：黄芪、熟地黄、郁金、山药、丹参、黄连、茵陈、山茱萸、虎杖、陈皮。

炙甘草汤（《伤寒论》）：甘草（炙）、生姜、桂枝、人参、生地黄、阿胶、麦冬、麻仁、大枣。

真武汤（《伤寒论》）：茯苓、芍药、生姜、附子、白术。

增液承气汤（《温病条辨》）：玄参、麦冬、生地黄、大黄、芒硝。

知柏地黄汤（《医宗金鉴》）：知母、川柏、熟地黄、茯苓、泽泻、山萸肉、白芍、牡丹皮、黄芪、桃仁、红花、川芎、益母草。

滋肾通关丸（《兰室秘藏》）：黄柏、知母、肉桂。

增液汤（《温病条辨》）：玄参、麦冬、生地黄。

滋阴除湿汤（《外科正宗》）：生地黄、玄参、丹参、当归、茯苓、泽泻、地肤子、蛇床子。

止痒熄风汤（《朱仁康临床经验集》）：生地黄、玄参、当归、丹参、马勃、煅龙骨、煅牡蛎、炙甘草。

镇肝熄风汤加减（《医学衷中参西录》）：白芍、天冬、玄参、龟甲、代赭石、茵陈、牛膝、生龙骨、生牡蛎、生麦芽。

左归丸（《景岳全书》）：熟地黄、山药、枸杞子、山茱萸、菟丝子、川牛膝、鹿角胶、龟甲胶。

中成药

B

萆薢分清丸（《杨氏家藏方》）：粉萆薢、益智仁（炒）、乌药、石菖蒲、甘草。

八味箍围膏：大黄、黄柏、白芷、当归、儿茶、血竭、乳香、冰片。

补肾益脑颗粒：枸杞子、熟地黄、黄精、山萸肉、补骨脂、益智仁、炒黄芪、山药、石菖蒲、川芎。

C

川蛭通络胶囊：水蛭、川芎、丹参、黄芪。

D

灯盏生脉胶囊：灯盏细辛、人参、五味子、麦冬。

丹黄消炎液：黄芪、丹参、当归、皂角刺、金银花、黄柏。

F

复方参冬丸：人参、麦冬、五味子、山药、芡实、丹参、酸枣仁、龙骨、牡蛎。

复方血栓通胶囊：三七、黄芪、丹参、玄参。

复方黄柏液：连翘、黄柏、金银花、蒲公英、蜈蚣。

扶肾颗粒：黄芪、当归、淫羊藿、陈皮、半夏、丹参、鬼箭羽、大黄。

H

红油膏：红信、棉子油、黄蜡。

荷丹片：荷叶、丹参、山楂、番泻叶、补骨脂（盐炒）。

J

九一丹（《医宗金鉴》）：石膏、黄灵药。

绞股蓝总苷颗粒：绞股蓝总苷。

金天格胶囊：人工虎骨粉。

金芪降糖片：黄连、黄芪、金银花。

津力达颗粒：人参、黄精、苍术、苦参、麦冬、黄芪、葛根、丹参。

加味水陆二仙丹：芡实、金樱子、黄连、黄芪。

L

六味地黄丸（《小儿药证直诀》）：熟地黄、山萸肉、山药、茯苓、牡丹皮、泽泻。

M

木丹颗粒：黄芪、延胡索（醋制）、三七、赤芍、丹参、川芎、红花、苏木、鸡血藤。

脉络舒通颗粒：黄芪、金银花、黄柏、苍术、薏苡仁、玄参、当归、白芍、甘草、水蛭、蜈蚣、全蝎。

密骨胶囊（上海中医药大学附属曙光医院制剂）：制首乌、淫羊藿、黄芪、石斛、肉苁蓉、骨碎补、杭菊花。

P

培元通脑胶囊：制何首乌、熟地黄、天冬、龟甲（醋制）、鹿茸、肉苁蓉（酒制）、肉桂、赤芍、全蝎、水蛭（烫）、地龙、山楂（炒）、茯苓、炙甘草。

蒲参胶囊：何首乌、蒲黄、丹参、川芎、赤芍、山楂、泽泻、党参。

Q

千草脑脉通：虎尾草、千斤坠。

七味地骨胶囊：地骨皮、郁金、水蛭、冬虫夏草、紫苏子、龟甲（制）、地龙。

清肝降压胶囊：制何首乌、夏枯草、槐花（炒）、桑寄生、丹参、葛根、泽泻（盐炒）、小蓟、远志（去心）、川牛膝。

清脑降压颗粒：黄芩、夏枯草、槐米、磁石（煅）、牛膝、当归、地黄、丹参、水蛭、钩藤、决明子、地龙、珍珠母。

芪苈强心胶囊：黄芪、人参、附子、丹参、葶苈子、泽泻、玉竹、桂枝、红花、香加皮、陈皮。

全杜仲胶囊：杜仲。

清热祛浊胶囊：黄连、知母、枳实、泽泻、茯苓、大黄、桑白皮。

R

润燥止痒胶囊：生地黄、何首乌、制何首乌、桑叶、苦参、红活麻。

S

肾气丸（《金匮要略》）：桂枝、附子、熟地黄、山萸肉、山药、茯苓、牡丹皮、泽泻。

四黄膏：黄连、大黄、黄柏、黄芩。

三黄生肌愈足液：黄芪、大黄、黄柏、丹参、当归、鸡血藤、伸筋草、透骨草、乳香、没药、苦参、地榆、冰片。

三黄汤洗剂：黄芩、黄连、黄柏、川牛膝、金银花、桃仁、红花、刘寄奴、苏木、白芷、马齿苋、鱼腥草、甘草、紫花地丁。

参芪降糖胶囊：人参茎叶皂苷、五味子、黄芪、山药、地黄、覆盆子、麦冬、茯苓、天花粉、泽泻、枸杞子。

生脉注射液：红参、麦冬、五味子。

速效救心丸：川芎、冰片。

舒脑欣滴丸：川芎、当归。

湿毒清胶囊：地黄、当归、丹参、蝉蜕、苦参、白鲜皮、甘草、土茯苓、黄芩。

参芪五味子片：党参、黄芪、五味子、酸枣仁。

松龄血脉康胶囊：鲜松叶、葛根、珍珠层粉。

舒脑心丸：川芎、当归。

舒肝解郁胶囊：丹参、当归、川芎、白芍、茯苓、泽泻、枸杞子、山楂、郁金、炙甘草。

T

糖脉康颗粒：黄芪、地黄、黄精、淫羊藿、丹参、牛膝、赤芍、麦冬、葛根、黄连、桑叶。

通塞脉片：当归、牛膝、黄芪、党参、石斛、玄参、金银花、甘草。
通脉降糖胶囊：太子参、丹参、黄连、黄芪、绞股蓝、山药、苍术、玄参、水蛭、冬葵果、葛根。
糖毒清颗粒：黄连、大黄、僵蚕、枳实、清半夏、柴胡、黄芩、干姜、佩兰。
天麦消渴片；五味子、麦冬、天花粉、吡考啉酸铬。

W

尪痹片：生地黄、骨碎补、续断、附子、熟地黄、淫羊藿、独活、桂枝、防风、威灵仙、羊骨、皂角刺、白芍、知母、狗脊、伸筋草、红花。
乌灵胶囊：乌灵菌粉。
稳心颗粒：党参、黄精、三七、琥珀、甘松。
五苓片（《伤寒论》）：泽泻、茯苓、猪苓、白术（炒）、肉桂。

X

心通颗粒：黄芪、党参、麦冬、何首乌、淫羊藿、葛根、当归、丹参、皂角刺、海藻、昆布、牡蛎、枳实。
消渴丸：葛根、地黄、黄芪、天花粉、玉米须、南五味子、山药、格列本脲。
消银颗粒：地黄、牡丹皮、赤芍、当归、苦参、金银花、玄参、牛蒡子、蝉蜕、白鲜皮、大青叶、红花、防风。
仙灵骨葆胶囊：淫羊藿、补骨脂、续断、丹参、地黄、知母。
血滞通胶囊：薤白。
血脂康胶囊：红曲。

Y

银芪软膏：生黄芪、金银花、三七。
延寿丹（《世补斋医书》）：何首乌、豨莶草、菟丝子、杜仲、牛膝、女贞子、霜桑叶、忍冬藤、生地黄、桑椹膏、黑芝麻膏、金樱子膏、墨旱莲膏。
银丹心脑通软胶囊：银杏叶、丹参、灯盏细辛、绞股蓝、山楂、大蒜、三七、艾叶。
益心舒片：人参、麦冬、五味子、黄芪、丹参、川芎、山楂。

Z

珍芪降糖胶囊：珍珠、黄芪、黄精、黄芩、生地黄、天花粉、麦冬、石斛、蝉蜕、鸡内金、山药、沙苑子、青皮、葛根。
枝黄止痛洗剂：大黄、桂枝、两面针。
知柏地黄丸（《医宗金鉴》）：知母、熟地黄、黄柏、山茱萸（制）、山药、牡丹皮、茯苓、泽泻。

参考文献

艾诗蓓，郑枞，曹明哲，等，2022. 不同程度糖尿病性视网膜病变患者的生化指标及光学相干断层扫描血管成像的差异 . 眼科学报，37(12): 918–925.

曹旭，许家骏，曹珂儿，等，2021. 视清饮对阴虚燥热型非增殖期糖尿病视网膜病变视网膜神经的作用 . 中华中医药杂志，36(2): 1177–1180.

程少波，2022. 免疫功能检测对糖尿病合并高脂血症患者的诊断价值 . 中国社区医师，38(20): 81–83.

陈秋，倪青，刘桠，2021. 糖尿病视网膜病变病证结合诊疗指南 (2021–09–24). 世界中医药，16(22): 3270–3277.

陈宇，黄国东，覃婷，等，2023. 中药靶向外泌体防治糖尿病肾脏病的新进展 . 中国病理生理杂志，39(9): 1675–1682.

丛丽，2023. 中药塌渍联合熏药疗法在糖尿病皮肤瘙痒患者中的应用效果研究 . 中国实用医药，18(2): 162–165.

崔塬苑，张娟，2020. 乌梅枣仁汤对 2 型糖尿病合并睡眠障碍患者胰高血糖素、血糖变异性及睡眠质量的影响 . 现代中西医结合杂志，29(17): 1866–1870.

但玲英，孙霞，吴静，2024. 闭关止渴汤加味治疗 2 型糖尿病酮症酸中毒 (阴虚热盛证) 的临床观察 . 中国中医急症，33(1): 82–84.

杜沁圆，秦聪聪，张义敏，等，2022. 基于阴阳理论研究中医药干预细胞焦亡的研究进展 . 中国实验方剂学杂志，28(22): 276–282.

范冠杰，唐咸玉，方朝晖，等，2023. 糖尿病性周围血管病变中医诊疗指南 . 中华中医药杂志，38(12):5915–5919.

樊俐慧，杨霞，王志刚，2024. 线粒体自噬在糖尿病及其并发症中的作用与中药干预进展 . 中国中药杂志，49(1): 46–54.

富晓旭，刘桠，高泓，等，2021.“脾气散精” 环节在机体糖调节中发挥核心作用的理论探讨 . 中国中医基础医学杂志，27(3): 398–399, 426.

勾阳阳，杨娇娇，向琴，等，2023. 左归降糖清脂方对 2 型糖尿病合并非酒精性脂肪性肝病 MKR 鼠 Visfatin 信号分子的影响 . 湖南中医药大学学报，43(4): 585–590.

郭丹，沈璐，2023. 基于久病入络理论探讨糖尿病肾病与瘀血的关系 . 世界中医药，18(5): 650–653.

何清华，郭立新，2023. 重视老年糖尿病合并肌少症的防治与研究 . 中华糖尿病杂志，15(1): 1–5.

黄芳，谭子虎，鄢文静，等，2022. 六味地黄汤通过调节 AMPK/Akt/GSK3β/Nrf2 通路减轻糖尿病抑郁大鼠 vHIP 髓鞘损伤及抑郁样行为 . 中国实验方剂学杂志，28(2): 38–46.

黄宏兴，史晓林，李盛华，等，2022. 肌少 – 骨质疏松症专家共识 . 中国骨质疏松杂志，28(11): 1561–1570.

黄健，张旭，2022. 中国泌尿外科和男科疾病诊断治疗指南：2022 版 . 北京：科学出版社 .

黄美玲，韩秀丹，杨治芳，等，2023. 铁死亡在糖尿病及其并发症中作用机制的研究进展 . 中国糖尿病杂志，31(2): 155–157.

胡卓瑜，颜家朝，李怡琛，等，2022. 活血化瘀类方药联合羟苯磺酸钙治疗糖尿病视网膜病变的 Meta 分析．中国中医眼科杂志，32(2): 151–156.

金钊，左渝陵，2023. 益气升阳活血法指导中药方剂对伴随糖尿病的牙周炎临床运用分析．中华中医药学刊，41(2): 101–103.

邝柏宇，祝雨辰，梁金萍，等，2024. 基于“肾藏精”理论探讨外泌体与阿尔茨海默病的防治．中国中药杂志，49(1):55–61.

冷玉琳，杜联，刘晓可，等，2020. 从神经微环境探讨调和营卫法治疗糖尿病周围神经病变的作用机制．中国实验方剂学杂志，26(21): 220–225.

李纪新，张旭明，王文茹，等，2023. 口服中成药治疗 2 型糖尿病周围神经病变的网状 Meta 分析．中草药，54(17): 5677–5695.

李莉，晏军，王世东，等，2021. 从吕仁和“陈气蕴毒化热” 理论探讨糖尿病急性并发症．环球中医药，14(8): 1458–1461.

李梦俊，张晓荣，高艳萍，2020. 炎症反应与肌肉减少症．中华骨质疏松和骨矿盐疾病杂志，13(4): 367–373.

李双蕾，倪青，舒晓春，2023. 糖尿病合并骨质疏松症病证结合诊疗指南．世界中医药，18(17): 2413–2422.

李硕，倪向敏，王建，2021.2 型糖尿病性骨质疏松症发病机制研究进展．中国骨质疏松杂志，27(11): 1661–1665.

凌媛，2022.2 型糖尿病合并非酒精性脂肪肝的临床特征及肠道菌群特征．广州：南方医科大学．

刘红梅，李云楚，汪燕燕，等，2021. 倪青教授病证结合分期分步骤治疗糖尿病肾病经验．世界中医药，16(5): 721–725.

刘弘毅，陈岳祺，颜洁，等，2021. 中药调节肠道菌群干预 2 型糖尿病合并骨质疏松患者的影响研究．中国骨质疏松杂志，27(11): 1572–1575, 1593.

刘佳宝，张瑞英，2022. 心力衰竭时氧化应激与心肌代谢．国际心血管病杂志，49(2): 89–91.

刘涛，何志军，李金鹏，等，2024. 糖尿病神经病变过程中非编码 RNA 的作用及机制．中国组织工程研究，28(7):1124–1129.

李晓晨，杨鹏，王晓萌，等，2023. 中医药通过抑制细胞焦亡和炎性小体改善糖尿病肾病的研究进展．中国实验方剂学杂志，29(13): 273–282.

李长辉，朱凌云，2021. 超短波联合中药治疗糖尿病周围神经病变的疗效研究．山东中医杂志，40(10): 1104–1108.

陆灏，倪青，柳国斌，等，2021. 糖尿病足病中医病证结合诊疗指南．中医杂志，62(12):1099–1104.

罗丹，高卫萍，2021. 中医辨证分型治疗干眼的临床研究．中国中医眼科杂志，31(5): 331–336.

罗芳，2021. 八段锦对老年 2 型糖尿病合并高血压患者的干预效果及机制分析．中国老年保健医学，19(5): 13–16.

马凯，王四平，孙敬宣，等，2021. 李士懋运用新加升降散治疗火郁型心悸经验．中医杂志，62(12): 1020–1023.

马明靓，李小娟，2022. 糖尿病泌汗异常的中医药治疗研究概况．中医药临床杂志，34(9): 1783–1786.

卯银辉，魏志涛，王明星，等，2023. 糖尿病性勃起功能障碍的中医证型探讨及实验研究．中国性科学，32(7): 125–129.

马雪妹，王小萌，2020. 耳穴贴压法对 2 型糖尿病住院患者血糖控制的影响．山西医药杂志，49(20): 2885–2887.

彭少林，李珏笛，喻思宇，等，2021.2 型糖尿病心脏自主神经病变临床特征及诊疗研究进展．中国慢性病预防与控制，29(10): 776–781.

彭思涵，张翕宇，谢菊，等，2022. 基于“肝肾同源” 理论探讨形神共养法调节老年糖尿病合并抑郁状态海马 –HPA 的作用机制．中国老年学杂志，42(24): 6141–6144.

钱秋海，倪青，杨文军，2022. 糖尿病心肌病病证结合诊疗指南 (2021-12-31). 世界中医药，17(12):1641-1653.

钱秋海，倪青，黄延芹，2024. 糖尿病高血压病证结合诊疗指南. 环球中医药，17(1): 173-187.

曲笑啸，陈清光，陆灏，2023. 糖尿病领域类器官研究进展与中医药应用展望. 辽宁中医杂志，50(1): 211-215.

任烨，吴文君，2020. 成人糖尿病酮症酸中毒临床特征及诊疗规范进展. 中华全科医师杂志，19(6): 549-555.

邵红雨，刘静，2022. 林兰教授治疗糖尿病足部溃疡的经验. 中国继续医学教育，14(1): 195-198.

施森，刘勇，曾宏，等，2021. 顾步汤加减改善 2 型糖尿病下肢动脉粥样硬化病变热毒伤阴、瘀阻脉络证患者血管内皮功能及对血流动力学的影响. 中国中医基础医学杂志，27(10): 1627-1630.

宋琳琳，薛一涛，2022. 心力衰竭氧化应激与中医药研究进展. 世界中医药，17(12): 1769-1772, 1777.

孙亚庆，季康寿，杨茗茜，等，2022. 冠心病机制研究：铁死亡及其中医药研究进展. 辽宁中医药大学学报，24(2): 131-135.

唐利，廖常彬，王强，等，2022. 糖尿病肾病（Ⅲ ~ Ⅳ期）气阴两虚血瘀证患者应用益气养阴通络汤治疗效果及作用机制. 中药材，45(10): 2507-2511.

汤晓晖，陈祥，2021. 合并 2 型糖尿病的乳腺癌患者临床病理特征及预后分析. 中国医药指南，19(33): 22-24.

涂海涛，黎颖，宋娜，等，2022. 健脾养阴固涩方对糖尿病肾病气阴两虚证患者临床疗效及足细胞的保护作用. 中国实验方剂学杂志，28(9): 103-109.

王安娜，李慧，石岩，等，2021. 针刺治疗糖尿病周围神经病变的网状 Meta 分析及安全性评价. 世界中医药，16(21): 3225-3236.

王敢，钟江华，陈小盼，2023. 细胞焦亡在糖尿病心肌病中作用与机制的研究进展. 中国心血管杂志，28(5): 495-500.

王佳，宋向欣，苏旭，等，2020. Th17/Treg 失衡在 2 型糖尿病伴慢性牙周炎患者中的临床意义. 实用口腔医学杂志，36(6): 886-890.

王静茹，倪青，2021. 糖尿病神经病变六经辨证论治思路与方法. 世界中医药，16(5): 730-732, 737.

汪金坪，黄珂，张广德，2023. 魏子孝分期辨治糖尿病神经源性膀胱经验. 江苏中医药，55(7):31-34.

王军媛，张军，刘颖，等，2021. 针药结合治疗 2 型糖尿病合并冠心病心绞痛：随机对照研究. 中国针灸，41(4): 371-375.

王丽，谢莉，刘晶，2021. 金蒲含漱液对糖尿病合并牙周病患者的疗效观察. 新疆中医药，39(5): 13-15.

王琪，雷涛，徐媛颖，等，2022.2 型糖尿病合并肌少症发病机制及中医药治疗进展. 山东中医药大学学报，46(1): 129-136.

王婷婷，2021. 恶性肿瘤合并 2 型糖尿病临床特点及中医证型相关因素分析. 沈阳：辽宁中医药大学，14-15.

王威，高慧娟，翟金婷，等，2023. 冯兴中教授基于“气虚生毒”论治糖尿病合并恶性肿瘤经验. 环球中医药，16(1): 95-98.

王秀阁，倪青，庞国明，2021. 糖尿病周围神经病变病证结合诊疗指南. 中医杂志，62(18): 1648-1656.

温永天，王凤云，唐旭东，等，2022. 从肠道菌群探讨“内伤脾胃，百病由生”的科学内涵. 中华中医药杂志，37(8): 4334-4337.

吴梦竹，张梨，张新霞，等，2021. 基于心与小肠相表里探析肠道菌群与糖尿病认知障碍的关联. 中国实验方剂学杂志，27(3): 231-237.

吴旭芝，陈佳佳，马庆湖，2020. 参苓白术散治疗二甲双胍所致 2 型糖尿病患者腹泻的临床效果及调节 5-羟色胺作用. 中国药物经济学，15(8): 116-118.

向桂珍，陈天芬，2020. 三步调神法治疗 2 型糖尿病合并失眠患者的效果. 现代医药卫生，36(12):1877-

1880.
熊建业，张东蕾，何伟，2022. 中医药基于肠道菌群治疗糖尿病视网膜神经退行性病变的研究进展．中国中医眼科杂志，32(5): 399–403.
徐翔，倪青，2020. 糖尿病泌汗异常辨治体会．中医杂志，61(10): 900–901, 912.
杨荣阁，张振锋，孙兴华，2022. 调营和卫益气养血法治疗血虚型糖尿病性皮肤瘙痒症的临床应用．中国美容医学，31(5): 114–117.
杨宇峰，石岩，2021. 基于 UPLC/Q–TOF–MS 联用技术探讨糖尿病气阴两虚证生物标志物．中医学报，36(7): 1530–1536.
姚琳，刘雁泽，王洪峰，等，2023. “调脏醒神” 电针对 2 型糖尿病相关认知功能障碍患者脑内代谢的影响．中国针灸，43(12): 1343–1350.
亚洲干眼协会中国分会，海峡两岸医药卫生交流协会眼科学专业委员会眼表与泪液病学组，中国医师协会眼科医师分会眼表与干眼学组，等，2021. 中国干眼专家共识：免疫性疾病相关性干眼 (2021 年). 中华眼科杂志，57(12): 898–907.
叶导祥，2023. 穴位贴敷结合益气养血汤治疗糖尿病性视网膜病变的疗效．中国处方药，21(1): 137–141.
叶加虎，孙虹，朱平，2020. 糖尿病心肌病的药物治疗进展．中华老年心脑血管病杂志，22(5): 551–552.
叶青，苏海周，黄亚莲，2021. 枳术宽中胶囊联合莫沙必利治疗糖尿病胃轻瘫的疗效及其对胃肠激素的影响．药物评价研究，44(4): 785–788.
袁丽华 ,2023. 糖尿病胫前色素斑临床意义初探．交通医学，37(1):67–70.
袁丽莎，张宁，刘世巍，等，2023. 芪黄益肾方调控 Lnc RNA MALAT1 及 Wnt/β–catenin 通路抑制糖尿病视网膜病变大鼠上皮 – 间充质转化的作用．中华中医药杂志，38(5)：2403–2408.
余江毅，倪青，刘苏，2022. 糖尿病肾病病证结合诊疗指南．中医杂志，63(2): 190–197.
张利丹，崔鑫，刘福梅，等，2021. 木丹颗粒治疗糖尿病周围神经病变 (气虚络阻证) 的临床综合评价．中国中药杂志，46(23): 6078–6086.
张铁松，黄思聪，潘剑威，2021. 补阳还五汤促缺血性脑卒中后血管生成机制的研究进展．中华危重症医学杂志 (电子版), 14(6): 507–511.
张旭明，赵晓晓，刘毅，等，2023. 口服中成药治疗 2 型糖尿病合并冠心病心绞痛的网状 Meta 分析．中国中药杂志，48(18):5078–5090.
张卓，2022. 2 型糖尿病胫前色素斑与血管并发症相关性及血瘀证临床分析．北京：北京中医药大学．
中国中西医结合学会内分泌专业委员会糖尿病肾脏病专家委员会，中国微循环学会中医与微循环专业委员会，2023. 糖尿病肾脏病中西医结合防治专家共识（2023 版）. 中华糖尿病杂志，15(8): 690– 702.
中国医师协会中西医结合医师分会内分泌与代谢病学专业委员会，倪青，2021. 糖尿病合并高脂血症病证结合诊疗指南．世界中医药，16(16): 2377–2385.
中华医学会骨质疏松和骨矿盐疾病分会，2023. 原发性骨质疏松症诊疗指南 (2022). 中国全科医学，26(14): 1671–1691.
中华医学会糖尿病学分会，2021. 中国 2 型糖尿病防治指南（2020 年版）（上）. 中国实用内科杂志，41(8):668–695.
中华医学会糖尿病学分会，2021. 中国 2 型糖尿病防治指南（2020 年版）（下）. 中国实用内科杂志，41(9):757–784.
中华医学会糖尿病学分会神经并发症学组，时立新，朱大龙，等，2021. 糖尿病神经病变诊治专家共识 (2021 年版). 中华糖尿病杂志，13(6): 540–557.
Biessels GJ, Nobili F, Teunissen CE, et al,2020. Understanding multifac–torial brain changes in type 2 diabetes: a biomarker perspective .Lancet Neurol, 19 (8) : 699–710.
Guo Y J, Luo N, Kang X R, 2022. Potential mechanism of the Shunaoxin pill for preventing cognitive impairment

in type 2 diabetes mellitus. Front Neurol, 13: 977953.

He L S, Bao T T, Yang Y Y, et al, 2022. Exploring the pathogenesis of type 2 diabetes mellitus intestinal damp-heat syndrome and the therapeutic effect of Gegen Qinlian Decoction from the perspective of exosomal miRNA. Journal of Ethnopharmacology, 285: 114786.

Liang M Z, Zhu X D, Zhang D, et al, 2022. Yi-Shen-Hua-Shi granules inhibit diabetic nephropathy by ameliorating podocyte injury induced by macrophage-derived exosomes. Frontiers in Pharmacology, 13: 962606.

Liu J L, Zhang Y M, Sheng H Q, et al, 2021. Hyperoside suppresses renal inflammation by regulating macrophage polarization in mice with type 2 diabetes mellitus. Frontiers in Immunology, 12: 733808.

Ma X J, Ma J R, Leng T, et al, 2023. Advances in oxidative stress in pathogenesis of diabetic kidney disease and efficacy of TCM intervention. Renal Failure, 45(1): 2146512.

Mancia G, Kreutz R, Brunström M, et al, 2023.2023 ESH Guidelines for the management of arterial hypertension The Task Force for the management of arterial hypertension of the European Society of Hypertension: Endorsed by the International Society of Hypertension (ISH) and the European Renal Association (ERA). J Hypertens, 41(12): 1874–2071.

Zhou Q B, Chen Y, Zhang Y, et al, 2022. Hypermethylation effects of yiqihuoxue decoction in diabetic atherosclerosis using genome-wide DNA methylation analyses. J Infl amm Res, 15: 163–176.